このシールをはがすと,『《標準OT 専門分野》高次脳機能作業療法学 第2版』の動画にアクセスするためのIDとパスワードが記載されています。

↙ ここからはがしてください。

本 Web 付録の利用ライセンスは,本書1冊につき1つ,個人所有者1名に対して与えられるものです。第三者への IDとパスワードの提供・開示は固く禁じます。また図書館・図書施設など複数人の利用を前提とする場合には,本 Web 付録を利用することはできません。

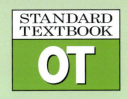

標準作業療法学
専門分野

高次脳機能作業療法学
第2版

■編集
能登真一　新潟医療福祉大学リハビリテーション学部作業療法学科・教授

■執筆（執筆順）
能登真一　新潟医療福祉大学リハビリテーション学部作業療法学科・教授
濱口豊太　埼玉県立大学大学院保健医療福祉学研究科リハビリテーション学専攻・教授
佐々木浩三　静岡市立清水病院リハビリテーション技術科・技師長
福本倫之　大和大学保健医療学部総合リハビリテーション学科作業療法学専攻・教授
鈴木　誠　東京家政大学健康科学部リハビリテーション学科作業療法学専攻・教授
森下史子　武蔵中原まちいクリニック
坂本安令　横浜市立大学附属市民総合医療センターリハビリテーション部
菅原光晴　清伸会ふじの温泉病院リハビリテーション課
太田久晶　札幌医科大学保健医療学部作業療法学科・教授
酒井　浩　藍野大学医療保健学部作業療法学科・教授
窪田正大　鹿児島大学医学部保健学科作業療法学専攻・教授
竹原　敦　群馬パース大学リハビリテーション学部作業療法学科・教授
砂原伸行　金沢大学医薬保健研究域保健学系作業療法学専攻・准教授
原　麻理子　国際医療福祉大学福岡保健医療学部作業療法学科・准教授
外川　佑　山形県立保健医療大学保健医療学部作業療法学科・准教授

医学書院

標準作業療法学　専門分野
高次脳機能作業療法学

発　　　行	2012年1月1日　第1版第1刷
	2019年3月1日　第2版第1刷©
	2024年2月1日　第2版第6刷

シリーズ監修　矢谷　令子
　　　　　　　やたに　れいこ

編　　　集　能登　真一
　　　　　　のと　しんいち

発　行　者　株式会社　医学書院
　　　　　　代表取締役　金原　俊
　　　　　　〒113-8719　東京都文京区本郷 1-28-23
　　　　　　電話　03-3817-5600(社内案内)

組　　　版　ビーコム
印刷・製本　大日本法令印刷

本書の複製権・翻訳権・上映権・譲渡権・貸与権・公衆送信権(送信可能化権を含む)は株式会社医学書院が保有します．

ISBN978-4-260-03818-8

本書を無断で複製する行為(複写, スキャン, デジタルデータ化など)は，「私的使用のための複製」など著作権法上の限られた例外を除き禁じられています．大学, 病院, 診療所, 企業などにおいて，業務上使用する目的(診療, 研究活動を含む)で上記の行為を行うことは，その使用範囲が内部的であっても，私的使用には該当せず, 違法です．また私的使用に該当する場合であっても，代行業者等の第三者に依頼して上記の行為を行うことは違法となります．

JCOPY 〈出版者著作権管理機構　委託出版物〉
本書の無断複製は著作権法上での例外を除き禁じられています．複製される場合は, そのつど事前に, 出版者著作権管理機構 (電話 03-5244-5088, FAX 03-5244-5089, info@jcopy.or.jp)の許諾を得てください．

＊「標準作業療法学」は株式会社医学書院の登録商標です．

刊行のことば

　21世紀に持ち越された高等教育の課題を表す重要キーワードとして，"教育改革"という4文字がある．このことは初等・中等教育においても同様と考えられるが，きわめて重要な取り組みとして受け止められている．また，大学入学定員と志願者数が同じになるという"全入時代"を数年後に控えた日本の教育界において，"変わる教育"，"変わる教員"が求められる現在，"変わる学生"が求められるのもまた必然の理となる．教育の改革も変革もまだまだこれからであり，むしろそれは常に"今日"の課題であることはいうまでもない．ただし，改革や変革を安易に日常化してしまうのではなく，それら1つひとつを真摯に受け止め，その結果を厳しく評価することで，教員も学生も一体となって教育の成果を体得することこそ重要になる．

　このような状況下にあって，このたび「標準作業療法学 専門分野」全12巻が刊行の運びとなった．これは「標準理学療法学・作業療法学 専門基礎分野」全12巻，および「標準理学療法学 専門分野」全10巻の両シリーズに並び企画されたものである．

　本シリーズの構成は，巻頭見開きの「標準作業療法学シリーズの特長と構成」の項に示したように，「作業療法教育課程の基本構成領域」（指定規則，平成11年度改定）に基づき，『作業療法学概論』以下，各巻の教科タイトルを選定している．加えて，各領域の実際の臨床現場を多様な事例を通して学習する巻として『臨床実習とケーススタディ』を設け，作業療法教育に関連して必要かつ参考になる資料および全巻にわたる重要キーワードの解説をまとめた巻として『作業療法関連資料・用語解説』を設けた[注1]．

　また，シリーズ全12巻の刊行にあたり心がけたいくつかの編集方針がある．まず注意したことは，当然のことながら"教科書"という性格を重要視し，その性格をふまえたうえで企画を具体化させたことである．さらに，前述した教育改革の"改革"を"学生主体の教育"としてとらえ，これを全巻に流れる基本姿勢とした．教員は学生に対し，いわゆる"生徒"から"学生"になってほしいという期待を込めて，学習のしかたに主体性を求める．しかし，それは観念の世界ではなく，具体的な学習への誘導，刺激があって，学生は主体的に学習に取り組めるのである．いわば，教科書はそのような教育環境づくりの一翼を担うべきものであると考えた．願わくば，本シリーズを通して，学生が学習に際して楽しさや喜びを感じられるようになれば幸いである．

　編集方針の具体化として試みたことは，学習内容の到達目標を明確化し，そのチェックシステムを構築した点である．各巻の各章ごとに，教育目標として「一

般教育目標」(General Instructional Objective; GIO)をおき，「一般教育目標」を具体化した項目として「行動目標」(Specific Behavioral Objectives; SBO)をおいた．さらに，自己学習のための項目として「修得チェックリスト」を配した．ちなみにSBOは，「～できる」のように明確に何ができるようになるかを示す動詞によって表現される．この方式は1960年代に米国において用いられ始めたものであるが，現在わが国においても教育目標達成のより有効な手段として広く用いられている．GIOは，いわゆる"授業概要"として示される授業科目の目的に相当し，SBOは"授業内容"または"授業計画"として示される授業の具体的内容・構成に通ずるものと解することができる．また，SBOの語尾に用いられる動詞は，知識・技術・態度として修得する意図を明確にしている．今回導入した「修得チェックリスト」を含んだこれらの項目は，すべて学習者を主体として表現されており，自らの行動によって確認する方式になっている．

　チェックリストの記入作業になると，学生は「疲れる」と嘆くものだが，この作業によって学習内容や修得すべき事項がより明確になり，納得し，さらには学習成果に満足するという経験を味わうことができる．このように，単に読み物で終わるのではなく，自分で考え実践につながる教科書となることを目指した．

　次に心がけたことは，学生の目線に立った内容表現に配慮したという点である．高校卒業直後の学生も本シリーズを手にすることを十分ふまえ，シリーズ全般にわたり，わかりやすい文章で解説することを重視した．

　その他，序章には見開きで「学習マップ」を設け[注2]，全体の構成・内容を一覧で紹介した．また，章ごとに「本章のキーワード」を設け，その章に出てくる重要な用語を解説した．さらに終章として，その巻の内容についての今後の展望や関連領域の学習方法について編者の考えを記載した．巻末には「さらに深く学ぶために」を配し，本文で言及しきれなかった関連する学習項目や参考文献などを紹介した．これらのシリーズの構成要素をすべてまとめた結果として，国家試験対策にも役立つ内容となっている．

　本シリーズは以上の点をふまえて構成されているが，まだまだ万全の内容と言い切ることができない．読者，利用者の皆様のご指摘をいただきながら版を重ね，より役立つ教科書としての発展につなげていきたい．シリーズ監修者と8名の編集者，および執筆いただいた90名余の著者から，ご利用いただく学生諸氏，関係諸氏の皆様に，本シリーズのいっそうの育成にご協力くださいますよう心よりお願い申し上げ，刊行のあいさつとしたい．

2004年5月

シリーズ監修者
編集者　一同

〔注1〕本シリーズの改訂にあたり，全体の構成を見直した結果，『作業療法関連資料・用語解説』についてはラインアップから外し，作業療法士が対象とする主要な対応課題である高次脳機能障害の教科書として，『高次脳機能作業療法学』の巻を新たに設けることとした．　　　　　（2009年8月）

〔注2〕改訂第3版からは，"「標準作業療法シリーズ」の特長と構成"に集約している．　（2015年12月）

第2版 序

　本書の改訂第2版がこのたび発行の運びとなった．高次脳機能障害も広く医学のなかの1つの対象として治療，研究され，それが日々進歩していることを考慮すると，今回の改訂が初版から7年が経過してしまったことをまずもってお詫び申し上げたい．しかしながら，その充電期間があったからこそ，今回の第2版は初版に比べて1ページ1ページが益々開き甲斐のある内容に仕上がったと自負するとともに，そのことに免じてご容赦いただきたいと思う．それでは，その内容について順に説明していきたい．

　まず，すぐに気づくと思うが，紙面の印刷がカラーになった．見出しや表が見やすくなっただけではなく，何より脳の図や検査バッテリーの写真などはとても見やすくわかりやすくなっているのがおわかりいただけると思う．色は気づきや記憶の強化因子でもあるので，読者の皆様の理解を促進できるものと確信している．

　また，評価表を初版よりも多く掲載している．それは決して評価のためだけのマニュアル化を意図したのではなく，評価表のなかの1つひとつの設問に直接触れることが症状の理解や評価のポイントをつかみやすくなると考えたからである．

　そして最大のアピールポイントは，主要な高次脳機能障害の症状や評価場面について動画による閲覧を可能にしたことである．"百聞は一見に如かず"というが，高次脳機能障害ほど想像したり理解することが難しい症状はないものと思われる．だとすると，難解な症状を"観て理解する"ことはとても貴重な手段となりうるはずである．

　今から約30年前，筆者が学生だった頃，学んだ教科書の中身はほとんどが文字ばかりであった．それでも，その文字や文脈から症状の定義の意味や特徴を何とか理解しようと努力したものである．昨今は，そのような教科書にも図や表が加わり，そこに色が添えられた．そして今回ついに動画が加わったのである．作業療法士を目指す学生や新人の作業療法士にはこれ以上ない環境が整ったのではないだろうか．ぜひこれらのコンテンツを最大限に活用して大いに学んでほしい．

　最後に，ここに紹介してきた本書の進化は編集・印刷技術の向上やIT環境の整備によってもたらされたものであることはもちろんであるが，それ以上に，あらゆるコンテンツは実際に高次脳機能障害を患った対象者の苦労とその治療に挑んだ先人たちの努力によってもたらされたものであるということに気づいていただけるとありがたい．特に今版の長所として収載した動画は，その撮影に快く協力

してくれた対象者の理解があってこそ実現したものである．動画を閲覧する際にはそのことに敬意を表し，多少であっても感謝の念を抱いてほしいと思っている．そして，対象者が願う先には，いつの日かその症状が回復して，以前のような生活，ささやかだけれども対象者にとって何ごとにも代えがたい幸せがあることを忘れないように，そしてそれに対する支援を行えるのが作業療法士であるということを常に意識してほしい．

2019年1月

能登 真一

初版の序

 このたび，医学書院の「標準作業療法学シリーズ」に高次脳機能分野が追加されることとなった．このことは，ほとんどの作業療法士養成校で"高次脳機能作業療法学"という類の科目が身体機能作業療法学などから独立して開講されているという現状とともに，作業療法士によるわかりやすい教科書が必要とされている背景がある．いずれにせよ，この分野の知識を評価方法や治療方法と合わせて学習できることは，学生諸君あるいは作業療法士の資格を取得されてまだ日が浅い皆さんにとって，専門職としての深みを増す1つのチャンスとしてとらえていただきたい．
 脳卒中を中心とした身体障害領域で活躍されようとしている方々はもちろんのこと，認知症を伴う高齢者を対象とする高齢期領域においても，高次脳機能作業療法学の理解なしには優れた作業療法士となることはできない．なぜなら，人が毎日の生活を営むうえで欠かせないコミュニケーションやさまざまな行為の土台になっているのが高次脳機能だからである．
 さて，言語聴覚士の制度化と臨床現場での増加はわれわれリハビリテーション関係職種として大いに歓迎すべきことである．しかしながら，このことによって作業療法士の高次脳機能分野での士気が下がるということは決してあってはならない．むしろ，言語聴覚士と協力しながらより細かな評価を行ったり，治療計画を立てたりと役割を分担し，対象者にとって親切でていねいな対応が実践されるようになるべきであろう．つまり，高次脳機能障害の評価は言語聴覚士に任せておけばよいということではなく，作業療法士も積極的に行い，あるいは言語聴覚士が評価を実施するような病院，施設にあっても評価結果を解釈できるだけの知識をもちながら治療計画を立てていく必要が当然あるということである．
 上記のことを念頭において，対象者やその家族までをも包み込むような評価と治療が実践できる真の作業療法士を目指して学習してもらえることを期待したい．
 最後になったが，作業療法士にとってこの高次脳機能分野の発展に尽力された先輩諸氏の存在を忘れるわけにいかない．対象者の症状の理解や治療方法に手がかりの少なかった時代にそれらに積極的に取り組み，多くのアドバイスを後進に残していただいた．そうして，現在の高次脳機能作業療法学の基盤がつくられ，発展がもたらされたといえる．敬意を表するとともに，この場を借りて御礼を述べさせていただきたい．あわせて，本刊の刊行にあたって尽力いただいた医学書院編集部の方々に感謝申し上げる．

2011年10月

能登 真一

「標準作業療法学シリーズ」の特長と構成

シリーズコンセプト

毎年数多く出版される作業療法関連の書籍のなかでも，教科書のもつ意義や役割には重要な使命や責任が伴います．
本シリーズでは，①シリーズ全12巻の構成内容は「作業療法教育課程の基本構成領域（下欄参照）」を網羅していること，②教科書としてふさわしく，わかりやすい記述がなされていること，③興味・関心を触発する内容で，自己学習の示唆に富む工夫が施されていること，④学習の到達目標を明確に示すとともに，学生自身が自己学習できるよう，"修得チェックリスト"を設けること，といった点に重点をおきました．

シリーズ学習目標

本シリーズによる学習を通して，作業療法の実践に必要な知識，技術，態度を修得することを目標とします．また最終的に，作業療法を必要とする人々に，よりよい心身機能の回復，生活行為達成への支援，人生の意味を高める援助のできる作業療法士となることを目指します．

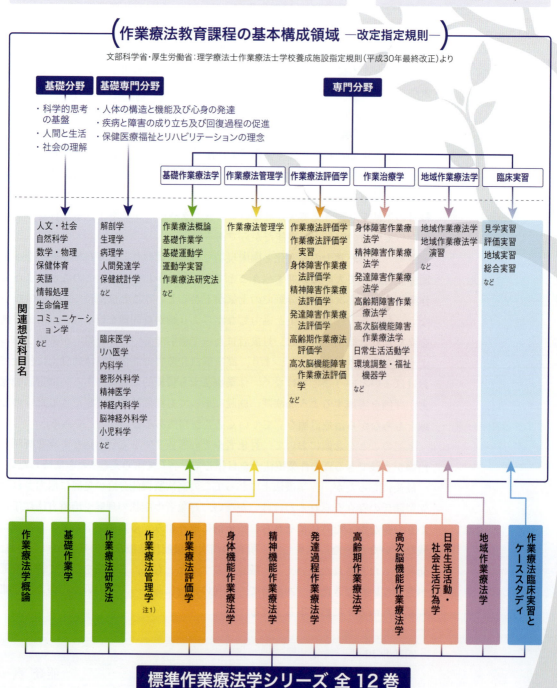

注1）標準理学療法学・作業療法学・言語聴覚障害学 別巻シリーズとして『リハビリテーション管理学』が刊行予定（2019年12月現在）

作業療法臨床実習とケーススタディ

臨床実習は作業療法の全教育課程の3～4割を占めるとされる専門分野の領域にあたります．これまで学んできた全教科のいわば総合編にあたり，多様な臨床の現場の実態を事例ごとに紹介し，実践教育として学習を深めます．

地域作業療法学

現在，作業療法が対象とする領域は，医療機関から地域へと広がっています．本巻では介護保険をはじめとする諸制度とのかかわりや地域作業療法の評価・プログラムの立案・実践過程について学習します．また，他職種との連携やさまざまな施設での実践事例を紹介します．

日常生活活動・社会生活行為学

個人の日常生活から心身の統合や社会生活の満足度を高める作業療法について，日常生活活動（ADL）の行為ごとに，作業療法士が行うべき評価，プログラム立案，訓練に至るまで事例を交えて学びます．

高次脳機能作業療法学

人の行動に深くかかわる中枢機能としての高次脳機能について，障害の基礎的な理解および評価・治療などの実践について学びます．また，関連する法律や制度などの社会的支援体制についても紹介しています．

身体機能作業療法学

身体障害に関して『基礎作業学』や『作業療法評価学』で学んだ関連事項をもとに，作業療法の特性を生かした治療・指導・援助の方法を学習します．脳卒中をはじめ，整形外科疾患，難病，内部障害など幅広い疾患に対する作業療法の実際を網羅しています．

精神機能作業療法学

精神障害に対する作業療法を，『基礎作業学』や『作業療法評価学』で学んだ関連事項をもとに学習します．主要な疾患の実践事例をもとに，必要とされる作業療法士の思考過程と技術の展開方法を学びます．

発達過程作業療法学

乳幼児から青年までを対象とした作業療法を，『基礎作業学』や『作業療法評価学』で学んだ関連事項をもとに学習します．発達途上にある対象児個人の将来の可能性を広げるために，家庭生活や教育環境などで活かせる，より適切な援助法を学びます．

高齢期作業療法学

高齢期を迎えた対象者の心身機能の変化や，それによる生活上の動作・行動・行為への援助法について学びます．障害をもつ対象者に関してはもちろん，健康である高齢者へのかかわりも含めて作業療法がどうあるべきか学習します．本書の内容は『地域作業療法学』とも深い関係があります．

作業療法評価学

作業療法の全領域で使用されている評価と評価法に関する知識および技法を，理論・演習を通して学習します．またそれらが各領域での実践において，どのような意味を持つものであるかについても学びます．これらの評価法の学習を通して，対象者個人と人物・物的・文化的環境とのかかわりまで幅広く見て，プラス面・マイナス面を同時に評価し，治療に結びつけられるような視点を養います．

基礎作業学

作業療法の最大の特徴である"作業・活動"に焦点を当てて，作業療法としての運用のしかたを学習します．また，『作業療法学概論』で述べた"作業・活動"がどのように選択され，治療に使われるのか，その理論と実際を深く学びます．

作業療法研究法

作業療法という専門職の研究・発展に必要な研究基礎知識や，実際に研究の演習法についても学習します．作業療法の効果を明示し社会的評価へとつなげる研究は，今後ますます重要になります．すでに発表された研究論文の読み方などについても学びます．

作業療法学概論

作業療法学全体を見渡すための巻です．身体機能・精神機能・発達過程・高齢期の各専門領域について導入的に説明します．また，作業療法士に求められる資質や適性，記録や報告など，作業療法を行うにあたり最低限必要とされる知識を万遍なく学びます．

本シリーズの共通要素について

■**「標準作業療法学シリーズ」の特長と構成** ※前頁に掲載
本シリーズの全体像,ならびにシリーズ各巻と作業療法教育課程の基本構成領域との関係性を図示しています.また,本シリーズ全体における各巻の位置づけや役割が把握しやすくなっています.

■**一般教育目標(General Instructional Objective; GIO)**
各章の冒頭に設け,それぞれの章において修得すべき知識・技術・態度の一般的な目標(学習終了時に期待される成果を示すもの)について把握します.通常講義などで使用されている"講義概要"や"一般目標"に相当します.

■**行動目標(Specific Behavioral Objectives; SBO)**
一般教育目標(GIO)を遂行するために立てられた具体的な目標です(GIOを達成するためのいくつかの下位目標).知識面,技術面,態度や情意面に分けられ,それぞれの達成目標が明確に表現されていますので,自分の学習目標がはっきりします.通常授業などで使用されている"学習目標"や"到達目標"に相当します.

■**修得チェックリスト**
行動目標(SBO)を受けた形で,さらに学習のポイントを具体化したものです.修得度をチェック項目ごとに確認していく自己学習のためのリストです.

■**本章のキーワード**
各章の末尾に設け,学習する際に役立つキーワードを紹介し,簡潔に解説を施しています.さらに深い知識が身につき,理解力がアップします.本文中の該当語には🔑をつけています.

■**さらに深く学ぶために**
巻末に設けたまとめです.本文では言及しきれなかった,その巻に関連する学習項目や参考文献などを紹介し,今後の学習の道筋が広がる内容となっています.

本シリーズの呼称・表記について

■**サービスの受け手の表現について**
作業療法領域ではサービスの受け手を主に以下の5通りで表現しています.
- 「**対象者・対象児**」は,サービスの受け手を限定せずに指すときに使われます.またサービスの受益者と提供者が対等な関係であることを示しており,日本作業療法士協会が採用しています(「作業療法臨床実習の手引き第4版」2010年).英語そのままに**クライエント**(client)の語も多く用いられます.
- 「**患者**」はもっぱら医療の対象者を指します.上記,実習の手引きでも,作業療法を含めて主に医療の対象者として表現する場合は「患者」の語を使うとしています.
- 「**当事者**」は精神障害分野において一般の人々が抱くマイナスイメージを避ける意味を込めて使われます.
- 「**利用者**」は疾患や障害に関係なく,在宅サービス(通所や訪問)を受ける人々を指して用いられます.
- 「**障害者**」は,本シリーズでは文脈上必要な場合を除き,極力用いない方針をとっています.ただし,「上肢機能障害」など障害そのものを表す場合は「障害」としています.

■**「介入」という用語について**
「介入」は,問題・事件・紛争などに,本来の当事者でない者が強引にかかわることという意味の用語です.本シリーズでは,作業療法が対象者とともに問題を解決するという立場から,「介入」は極力用いず,「**治療,指導,援助**」を行うという表現にしています.

■**IADL(instrumental activities of daily living)の訳語について**
食事の用意,家事全般,金銭や薬の管理,買い物,交通手段の利用など,セルフケア以外で多くの人々が日常的に行う活動には,"活動手段となるべき物"が介在するという考えに基づき,本シリーズでは,文献引用などの場合を除き,IADL,APDL(activities parallel to daily living)ともに「**生活関連活動**」の訳語を用いています.

付録 Web 動画の使い方

本書には，付録の Web 動画と関連する箇所に ▶ と動画番号を示してあります．

付録 Web 動画は PC，iPad，スマートフォン（iOS，Android）でご覧いただけます（フィーチャーフォンには対応しておりません）．下記 URL からアクセスしてください．ログインのための ID，パスワードは表紙の裏のシールをはがしてご利用ください．

http://www.igaku-shoin.co.jp/prd/03818/

- 動画を再生する際の通信料（パケット通信料）は読者の方のご負担となります．パケット定額サービスなどにご加入されていない場合，多額のパケット通信料を請求されるおそれがありますのでご注意ください．
- 配信される動画は予告なしに変更・修正が行われることがあります．また，予告なしに配信を停止することもありますのでご了承ください．
- 動画は書籍の付録のため，ユーザーサポートの対象外とさせていただいております．ご了承ください．

動画一覧

動画 1　保続と錯語（00：23） …………………………………………………… 70 ページ
呼称において，「えんぴつ」の正答に続き，＜お手玉＞を「えのぐ」と呼び，異なる単語が出現している．これを語性錯語と呼ぶ．さらに，呼称の物品が＜ハサミ＞に変わっても「えのぐ」と呼んでしまう保続が出現している．

動画 2　ブローカ失語：自発会話（01：15） ……………………………………… 73 ページ
療法士の質問を理解し，発語の内容は適確に答えている．ただ，その後の詳しい説明をしようとする際に，スムーズに言葉が出ず（喚語困難），「あれ」や「あれだよ」という指示代名詞が多くなり，言葉に詰まり最後は伝えることを諦めてしまった．発語失行のため構音の歪みもあり聞き取りづらい．

動画 3　ブローカ失語：呼称（01：24） …………………………………………… 73 ページ
発語失行．「みかん」が「にかん」に音が置換する，喚語困難があり，呼称がスムーズにできない．語が出てこないため，療法士が「鼻」に対して「は」と語頭音を与えると正答になるように，語頭音のヒントが有効であることがわかる．

動画 4　ウェルニッケ失語：自発会話（03：13） ………………………………… 73 ページ
全体に話し方は流暢である．療法士の問いかけが理解されず「え？」と聞き返したり，話の内容が脱線したりする．発語では新造語や音韻性錯語が出て，聴き手が内容を推測する必要がある．本症例では聴覚的な理解の改善に伴い，自分が言ってしまった発語の誤りを認識し，時折語頭を繰り返すことで誤りを自己修正しようとしている様子が伺える．

動画 5　ウェルニッケ失語：口頭指示（02：45） ………………………………… 73 ページ
例題では，療法士の「ハンカチを取ってください」という指示を聴き取り，流暢に復唱し，理解がなされている．しかし続く問題では，文章を復唱した後，「歯ブラシと鉛筆」のうち，鉛筆は合っているが，「歯ブラシ」と口で言いながらハサミを取っており，単語が理解できていない．「櫛」も理解できず「歯ブラシ」を持ってしまう．復唱が正しく音が入っていながら，単語の意味が理解されていない様子が伺える．

xi

動画 6 観念失行：箸（01：15） ……………………………………………………………………………… 82 ページ
箸の持ち方がわからない．お椀に垂直に立てようとしており，その位置関係も誤っている．療法士が実演しても，それを修正できず最後まで箸を使うことはできなかった．

動画 7 観念失行：ハサミ（00：44） …………………………………………………………………… 82 ページ
ハサミの把持の仕かたがわからず，戸惑っている．ハサミの方向を変えると把持できたが，ハサミと対象物である紙との位置関係が誤っており，紙を切ることができなかった．

動画 8 観念失行：ライター（00：48） …………………………………………………………………… 82 ページ
ライターであることは認識できており，点火するスイッチを押そうとしているが，その場所が誤っている．療法士が実演しても改善できなかった．

動画 9 観念失行：金槌（00：40） ……………………………………………………………………… 82 ページ
金槌の把持の仕かたに戸惑っている．把持したものの，対象物である釘の頭を打つには先切りのほうではなく，平面になっている丸いほうを当てるべきであるが，それができなかった．左手で釘を持つことは正しくできていた．

動画 10 観念失行：封筒の糊付け（01：30） ………………………………………………………… 82 ページ
封筒に便箋をしまい，糊で封をしようとはしている．しかし，糊をつける位置がわからず戸惑っている．糊をつける位置がわかった後も糊の角度が誤っておりうまく糊がつかない．療法士が手を添え修正してあげると正しくできた．

動画 11 観念運動失行：BPO（body part as object）（00：10） ……………………………… 83 ページ
タバコを吸う真似は可能だが，ハサミや歯ブラシの使用のパントマイムでは自分自身の手や指が道具になってしまう．

動画 12 Pusher 現象（02：32） ……………………………………………………………………… 95 ページ
座位で健側（右側）の上肢が伸展して麻痺側のほうに押してしまう．療法士が重心の位置を修正しても麻痺側に押してしまう．車椅子への移乗の際も，療法士の首に回した健側の上肢で車椅子のアームレストをつかみ抵抗しようとする．健側下肢も突っ張って抵抗し，なかなかスムーズに移乗できない様子がわかる．

動画 13 視覚失認（00：55） …………………………………………………………………………… 99 ページ
ブラシを模写できるにもかかわらずその名前を言うことができない．ところが，手に取って触るとたちまち「ブラシです」と命名することができた．

動画 14 Bálint 症候群：視覚失調（00：03） ………………………………………………………… 109 ページ
輪入れのポールを認識できているにもかかわらず，それをつかもうとしてリーチするとポールからずれてしまう．

動画 15 半側空間無視：更衣動作（03：47） ………………………………………………………… 113 ページ
左上肢に上着の袖を通そうとするが，うまく入れられない．通せないまま，上着を右側に回し，右上肢だけ通した．2 度目は療法士が通しやすいように介助すると袖を通すことができたが，袖を手首までおろすことができなかった．このように，左側の行為に失敗したり拙劣になることが半側空間無視における更衣動作の特徴である．

動画 16 半側空間無視：線分二等分試験（00：56） ………………………………………………… 118 ページ
それぞれ 20.8 cm の線分であるが，いずれも大きく右側にシフトした．つまり，書き入れた中心点と線分の右端を 2 倍にした長さにしか認識されていないことになる．

| 動画17 | **半側空間無視:線分抹消試験**(01:22) ·· 118ページ

40本の線分のうち,9本しか印を付けられなかった.この課題を実施する際の半側空間無視の特徴として,右側の線分から印を付け始めることと,一度,印を付けた線分に2度目の印を付ける点があげられる.

| 動画18 | **半側空間無視:花模写**(01:28) ··· 119ページ

右側の花弁から描き始めるが,左側の花弁を書き落としている.紙の右側に描かれていることも特徴的といえる.

| 動画19 | **半側空間無視:立方体模写**(02:05) ··· 119ページ

立方体の右側は正しく描くことができるが,左側では描けなかったり拙劣になったりする.療法士の指示を十分に確認せずに勝手に描いてしまうことも半側空間無視の特徴としてしばしば確認される.

| 動画20 | **半側空間無視:時計描画**(01:20) ··· 119ページ

時計の丸い枠は正しく描けるが,数字を書き入れる際に,12から順に右側から書き始め,9,10,11が正しい位置に配置できない.右側に比べて,左側で拙劣になる様子が確認できる.

| 動画21 | **遂行機能障害:BADS(Behavioral Assessment of the Dysexecutive Syndrome)**
(01:06) ··· 136ページ

与えられた道具を駆使してシリンダーに入ったコルクを取り出す課題である.右側のビーカーに入った水を使用することに気付かず,取り出すことはできなかった.目標の設定はできているが,それを達成するための計画ができないととらえる.

目次

1 高次脳機能障害作業療法学の基礎

GIO，SBO，修得チェックリスト ……………… 2

I 高次脳機能とその発達　能登真一　3

- A 高次脳機能とは ……………………………… 3
  - 1 脳の役割 ………………………………… 3
  - 2 高次脳機能の種類 ……………………… 3
  - 3 高次脳機能の障害 ……………………… 3
- B 脳の進化と発達 ……………………………… 4
  - 1 脳の発生 ………………………………… 4
  - 2 大脳の発達 ……………………………… 4
  - 3 注意 ……………………………………… 6
  - 4 記憶 ……………………………………… 6
  - 5 言語 ……………………………………… 7
  - 6 空間と対象の認知 ……………………… 7
  - 7 情動 ……………………………………… 9
- C 脳の側性化と利き手 ………………………… 10
  - 1 大脳の優位半球と側性化 ……………… 10
  - 2 左右大脳半球の機能の違い …………… 10
  - 3 大脳の側性化と利き手の関係 ………… 10
- D 脳と意識 ……………………………………… 11
  - 1 意識とは何か …………………………… 11
  - 2 意識の構造 ……………………………… 11
  - 3 意識の神経基盤 ………………………… 12
- 【COLUMN】神経心理学と二重解離の原理 …… 14

II 脳解剖と画像診断　濱口豊太　15

- A 脳の主な部位の名称 ………………………… 15
  - 1 大脳の葉 ………………………………… 15
  - 2 灰白質と白質 …………………………… 15
  - 3 大脳皮質の構造 ………………………… 16
  - 4 大脳辺縁系と皮質下の核 ……………… 16
  - 5 局所脳機能とブロードマンの脳地図 … 18
- B 大脳動脈とその灌流領域 …………………… 19
  - 1 脳の動脈と血液供給 …………………… 19
  - 2 脳機能局在と血液供給 ………………… 19
- C 画像所見の診かた …………………………… 19
  - 1 画像の原理 ……………………………… 19
  - 2 画像所見の診かた ……………………… 21
- 【COLUMN】脳に男女差はあるか？
  　　　　　　—ヤコブレフのトルクの謎 …… 24

III 評価と治療の流れ　能登真一　26

- A 作業療法の実践過程 ………………………… 26
  - 1 評価と問題点の抽出 …………………… 26
  - 2 治療・指導・援助計画の立案 ………… 31
- 【COLUMN】サヴァン症候群の才能とその
  　　　　　　魅力 ……………………………… 37

IV 多職種連携と作業療法士の役割　能登真一　39

- 1 医療現場での多職種連携 ……………… 39
- 2 地域における多職種連携 ……………… 39
- 3 就労に向けた多職種連携 ……………… 40
- 【COLUMN】働きバチの分業とハチの巣，
  　　　　　　あるいはクモの巣について …… 41

本章のキーワード ………………………………… 43

2 高次脳機能作業療法 症状と評価・治療

GIO，SBO，修得チェックリスト ……………… 46

I 注意障害　能登真一　47

- A 定義と分類 ……………………………………… 47
  - 1 定義 ……………………………………… 47
  - 2 分類 ……………………………………… 47
- B 責任病巣 ………………………………………… 49
- C メカニズム ……………………………………… 49
- D 評価 ……………………………………………… 50
  - 1 評価前の確認事項 ……………………… 50
  - 2 評価方法 ………………………………… 50
- E 治療 ……………………………………………… 52
  - 1 治療の原則 ……………………………… 52
  - 2 治療方法 ………………………………… 53

II 記憶障害　能登真一　56

- A 定義と分類 ……………………………………… 56
  - 1 定義 ……………………………………… 56
  - 2 分類 ……………………………………… 56
- B 責任病巣 ………………………………………… 58
- C メカニズム ……………………………………… 59
  - 1 健忘のメカニズム ……………………… 59
  - 2 意味記憶障害のメカニズム …………… 59
- D 評価 ……………………………………………… 59
  - 1 評価前の確認事項 ……………………… 59
  - 2 評価方法 ………………………………… 60
- E 治療 ……………………………………………… 62
  - 1 治療の原則 ……………………………… 62
  - 2 治療方法 ………………………………… 63

【COLUMN】"おばあちゃん細胞"はあるか？ ……………………………………………………… 67

III 失語　佐々木浩三　68

- A 定義と分類 ……………………………………… 68
  - 1 定義 ……………………………………… 68
  - 2 失語と他のコミュニケーション障害との鑑別 ……………………………………… 68
  - 3 言語症状の分類 ………………………… 69
- B 責任病巣 ………………………………………… 72
  - 1 言語機能の側性化 ……………………… 72
  - 2 言語領野 ………………………………… 72
  - 3 損傷部位と失語タイプ ………………… 72
- C メカニズム ……………………………………… 73
  - 1 タイプ分類 ……………………………… 73
- D 評価 ……………………………………………… 74
  - 1 スクリーニング ………………………… 74
  - 2 言語機能評価 …………………………… 75
  - 3 実用コミュニケーション能力の評価 … 76
- E 治療 ……………………………………………… 78
  - 1 国際生活機能分類（ICF）からみた治療目的 ……………………………………… 78
  - 2 言語治療の種類と内容 ………………… 78
  - 3 発症からの経過 ………………………… 78
  - 4 重症度 …………………………………… 78
  - 5 家族や介助者に対する援助 …………… 78
  - 6 社会復帰 ………………………………… 78
  - 7 心理的問題 ……………………………… 79
  - 8 社会的支援 ……………………………… 79

【COLUMN】言葉を理解するゴリラ …………… 80

IV 失行　能登真一　81

- A 定義と分類 ……………………………………… 81
  - 1 定義 ……………………………………… 81
  - 2 分類 ……………………………………… 81
- B 責任病巣 ………………………………………… 85
- C メカニズム ……………………………………… 85
- D 評価 ……………………………………………… 86

1　評価前の確認事項 …………… 86
　　2　評価方法 ………………………… 87
　E　治療 ………………………………… 90
　　1　治療の原則 …………………… 90
　　2　治療方法 ……………………… 91
【COLUMN】Pusher現象は高次脳機能
　　　障害か？ ……………………………… 95

V 失認（対象認知の障害）　能登真一　97

　A　定義と分類 ……………………… 97
　　1　定義 …………………………… 97
　　2　分類 …………………………… 97
　B　責任病巣 ……………………… 101
　C　メカニズム …………………… 101
　D　評価 …………………………… 102
　　1　評価前の確認事項 ………… 102
　　2　評価方法 …………………… 102
　E　治療 …………………………… 105
　　1　治療の原則 ………………… 105
　　2　治療方法 …………………… 106
【COLUMN】バリント（Bálint）症候群の不思議
　　　…………………………………… 109
【COLUMN】病態失認の正直さとミラー
　　　ボックスの発明 …………………… 110

VI 半側空間無視　能登真一　112

　A　定義と分類 …………………… 112
　　1　空間と注意機能 …………… 112
　　2　半側空間無視の症状と発症率 … 113
　　3　関連症状 …………………… 114
　B　責任病巣 ……………………… 115
　C　メカニズム …………………… 115
　　1　方向性注意障害説 ………… 115
　　2　方向性運動低下説 ………… 115
　　3　表象地図障害説 …………… 116

　　4　自己中心枠障害説 ………… 116
　D　評価 …………………………… 116
　　1　評価前の留意事項 ………… 116
　　2　半側空間無視の評価 ……… 118
　E　治療 …………………………… 121
　　1　治療の原則 ………………… 121
　　2　覚醒レベルへのアプローチ … 122
　　3　認知的アプローチ ………… 122
　　4　ADL面へのアプローチ …… 124
　　5　環境調整 …………………… 125
【COLUMN】半側空間無視患者さんの告白 … 127

VII 遂行機能障害　能登真一　128

　A　定義と分類 …………………… 128
　　1　定義 ………………………… 128
　　2　分類 ………………………… 128
　B　責任病巣 ……………………… 131
　C　メカニズム …………………… 131
　D　評価 …………………………… 132
　　1　評価前の確認事項 ………… 132
　　2　評価方法 …………………… 132
　E　治療 …………………………… 136
　　1　治療の原則 ………………… 136
　　2　治療方法 …………………… 137
【COLUMN】ホモ・サピエンスと遂行機能 … 140
【COLUMN】ストループ効果とストループ
　　　テスト ……………………………… 140

VIII 社会的行動障害　能登真一　142

　A　定義と分類 …………………… 142
　　1　定義 ………………………… 142
　　2　分類 ………………………… 142
　B　責任病巣 ……………………… 146
　C　メカニズム …………………… 146
　　1　負の心理反応 ……………… 146

2　脱抑制 147
D　評価 147
　　1　評価前の確認事項 147
　　2　評価方法 147
E　治療 148
　　1　治療の原則 148
　　2　治療方法 149
【COLUMN】フィネアス・ゲイジの悲劇と貢献 153

IX　認知症　能登真一　155

A　定義と分類 155
　　1　定義 155
　　2　分類 156
B　責任病巣 159
C　メカニズム 159
D　評価 160
　　1　評価前の確認事項 160
　　2　評価方法 160
E　治療 165
　　1　治療の原則 165
　　2　治療方法 165
本章のキーワード 170

3　高次脳機能作業療法に対する作業療法の実際

I　注意障害　福本倫之　174

GIO，SBO，修得チェックリスト 174
症例提示 174
A　評価 175
　　1　神経学的所見 175
　　2　神経心理学的所見 175
　　3　活動時の観察 175
　　4　ADLおよびIADL 176

　　5　心理面 176
　　6　評価の解釈と治療への展開 176
B　治療 177
　　1　カード分類課題 177
　　2　電卓を用いた計算課題 177
　　3　文章入力と図表作成課題 178
　　4　ADLとIADLの動作課題（更衣動作と調理動作） 178
　　5　治療経過と結果 178
　　6　考察 181
C　類似例に対するアドバイス 182

II　記憶障害　鈴木　誠　184

GIO，SBO，修得チェックリスト 184
症例提示 184
A　評価 185
　　1　神経学的所見 185
　　2　神経心理学的所見 185
　　3　日常生活活動状況 186
B　治療 186
　　1　治療内容 187
　　2　治療結果 188
　　3　考察 189
C　類似例に対するアドバイス 190
　　1　評価 190
　　2　練習内容 190
　　3　練習結果 191
　　4　考察 191
【COLUMN】高次脳機能障害から回復するということ 193

III　失語　森下史子　194

GIO，SBO，修得チェックリスト 194
症例提示 194
A　評価 195

- 1 神経学的所見 195
- 2 神経心理学的所見 195
- 3 ADL 197
- 4 問題点 198
- 5 治療方針 198
- B 治療 198
  - 1 ベッドサイドでの治療 198
  - 2 ADL 練習 198
- C 結果 199
- D 類似例に対するアドバイス 200
  - 1 失語以外に高次脳機能障害がない症例に対する治療 200
  - 2 記憶障害や認知症を合併している症例に対する治療 200
  - 3 失行を合併している症例に対する治療 200

【COLUMN】奇跡の脳と最も必要だった40のこと 202

IV 失行　坂本安令　204

- GIO, SBO, 修得チェックリスト 204
- 症例提示 204
- A 評価 205
  - 1 事前の情報収集 205
  - 2 作業療法評価（発症後第9病日以降） 205
  - 3 問題点のまとめ 207
  - 4 治療方針 208
- B 治療 208
  - 1 入院時の作業療法の経過（3週間程度） 208
  - 2 外来時の作業療法の経過 208
  - 3 失行症状の変化（外来開始3か月時） 209
- C 類似例に対するアドバイス 209
  - 1 失語の対象者とのコミュニケーションのとり方 209
  - 2 ADL場面へのアプローチと配慮点 210

V 視覚失認　菅原光晴　213

- GIO, SBO, 修得チェックリスト 213
- 症例提示 214
- A 評価 214
  - 1 神経学的所見 214
  - 2 神経心理学的所見 215
  - 3 ADL および IADL 215
  - 4 視覚失認のタイプや障害の特徴を理解するための掘り下げ検査 215
  - 5 評価の解釈と治療への展開 217
- B 治療 218
  - 1 基本的視覚機能障害へのアプローチ 218
  - 2 視覚失認に対する治療的アプローチ 218
  - 3 視覚以外のモダリティを利用した代償方法の導入 220
  - 4 環境調整 220
  - 5 結果 221
  - 6 考察 221

VI 半側空間無視　菅原光晴　223

- GIO, SBO, 修得チェックリスト 223
- 症例提示 223
- A 評価 224
  - 1 神経学的所見 224
  - 2 神経心理学的所見 224
  - 3 頭部の動きや視線，姿勢，リーチ動作の行動観察 224
  - 4 ADL 225
  - 5 左半側空間無視の特性の把握 225
  - 6 評価の解釈と治療への展開 226
- B 治療 228
  - 1 環境調整 228
  - 2 姿勢の非対称性に対するコントロール 228
  - 3 左半側空間無視に対する要素的トレーニング 228

　4　ADLトレーニング　229
　5　結果　231
　6　まとめ　232
C　類似例に対するアドバイス　232

VII　半側空間無視（プリズム順応）　太田久晶　233

GIO，SBO，修得チェックリスト　233
A　プリズム順応課題と効果判定の実施方法　233
　1　実施環境　233
　2　実施手順　234
　3　プリズム順応効果　237
B　自験例の紹介　237
症例提示　238
　1　プリズム順応課題の実施手順　238
　2　結果　239
　3　考察　240
C　おわりに　240

VIII　遂行機能障害　酒井浩　242

GIO，SBO，修得チェックリスト　242
症例提示　242
A　評価　243
　1　神経学的所見　243
　2　神経心理学的所見　243
　3　エピソードの聴取　244
　4　評価の解釈と治療への展開　244
B　治療　245
　1　注意・ワーキングメモリ・記憶トレーニング　245
　2　メタ認知・アウェアネストレーニング　245
　3　遂行機能の4つのコンポーネントごとのトレーニング　246
　4　職業前トレーニングと環境調整　246

　5　結果　247
　6　まとめ　247
C　類似例に対するアドバイス　248

IX　社会的行動障害　窪田正大　249

GIO，SBO，修得チェックリスト　249
　1　外的アプローチと内的アプローチ　251
症例提示　252
　1　現病歴　252
　2　外来通院開始時の評価結果　252
　3　症例の社会的行動障害　252
　4　リハビリテーションプログラム　253
　5　作業療法プログラム実施後の神経心理学検査結果　254
　6　まとめ　255

X　認知症　竹原敦　258

GIO，SBO，修得チェックリスト　258
症例提示　258
A　評価　259
　1　心身機能・構造　259
　2　活動・参加　259
　3　個人因子　261
　4　環境因子　261
B　治療　262
　1　作業療法実践　262
　2　作業療法実践の経過　262
　3　再評価（3か月後）　263
　4　考察　264
C　類似例に対するアドバイス　264
本章のキーワード　266

4 高次脳機能障害と社会復帰支援

GIO, SBO, 修得チェックリスト ……… 268

I 高次脳機能障害支援事業　砂原伸行　269

A 高次脳機能障害支援事業の成り立ちと背景 ……………………………………………… 269
B 高次脳機能事業支援普及事業 ……… 269
　1 支援起点機関の事業 ………………… 269
　2 支援起点機関の取り組み …………… 270
　3 作業療法士に期待される役割 ……… 270
C 症例提示 …………………………………… 271
　症例1 …………………………………… 271
　症例2 …………………………………… 273
　症例3 …………………………………… 275
D 考察 ……………………………………… 278
　1 就労への対応 ………………………… 278
　2 グループ療法 ………………………… 278
　3 支援拠点機関での対応 ……………… 279
　4 おわりに ……………………………… 279

II 高次脳機能障害と就労支援　原　麻理子　281

A 作業療法士による就労支援 …………… 281
　1 就労支援とは ………………………… 281
　2 高次脳機能障害の定義 ……………… 281
　3 就労支援における同意 ……………… 281
B 就労形態に応じた制度と支援機関 …… 281
　1 一般就労 ……………………………… 281
　2 福祉的就労 …………………………… 283
　3 その他 ………………………………… 283
C 復職 ……………………………………… 284
　1 休職 …………………………………… 284
　2 経済的保障 …………………………… 284
　3 復職準備 ……………………………… 284

D 職業準備性 ……………………………… 284
　1 健康管理や障害の理解，日常生活能力，社会生活能力 ……………………… 284
　2 基本的労働習慣 ……………………… 285
　3 職務遂行に必要な技能 ……………… 285
E 国際生活機能分類(ICF)に基づく包括的支援 …………………………………… 285
　1 健康状態 ……………………………… 285
　2 心身機能・身体構造 ………………… 285
　3 活動・参加 …………………………… 286
　4 個人因子 ……………………………… 286
　5 環境因子 ……………………………… 286
F 病期別の作業療法士の役割 …………… 286
　1 急性期 ………………………………… 287
　2 回復期 ………………………………… 287
　3 生活期 ………………………………… 287
G 就労支援における課題 ………………… 287
　1 障害の理解と対応方法 ……………… 287
　2 連携 …………………………………… 288
症例提示 …………………………………… 289
　1 回復期，医療機関で復職を目指した例 … 289
　2 生活期，就労支援機関で新規就労を目指した例 ……………………………… 291
H 就労支援で目指すもの ………………… 291

III 高次脳機能障害と運転　外川　佑　293

A 高次脳機能障害を有する脳損傷患者の自動車運転と交通安全上のリスク，疫学的リスク ………………………………… 293
B 運転中止後のQOL低下や予後悪化へのリスク ………………………………… 293
C 脳損傷患者の運転再開の背景にある制度—道路交通法について ……………… 293
D 自動車運転再開に向けた評価・支援の流れ ……………………………………… 295
　1 自動車運転再開に向けた評価 ……… 295
症例提示 …………………………………… 298

1　症例プロフィール ………………… 298
　　2　評価 ………………………………… 299
　　3　治療 ………………………………… 301
　E　まとめ—自動車運転再開において作業
　　療法士に期待される役割 ……………… 303
本章のキーワード ……………………………… 305

高次脳機能作業療法学の発展に向けて　能登真一　307

　A　高次脳機能障害と作業療法士の関係 …… 307
　B　作業療法士にできること ………………… 307

　　1　生活への影響を明らかにすること …… 307
　　2　新たな評価方法や治療方法を開発する
　　　こと ………………………………… 308
　C　作業療法士をめざす皆さんに期待すること ………………………………………… 308

さらに深く学ぶために　能登真一　309

索引 ……………………………………………… 311

第1章 高次脳機能障害作業療法学の基礎

GIO 一般教育目標
1. 高次脳機能障害を学ぶために必要となる基礎知識を修得する．

SBO 行動目標

1-1） 脳の発達過程から高次脳機能の獲得過程をいくつか具体的に述べることができる．
☐ 発達過程における注意や記憶の機能の獲得時期に気づくことができる．
☐ 言語の役割と獲得についてクラスメイトと話し合うことができる．

1-2） 大脳の側性化について左右の大脳機能の違いを1つ以上述べることができる．
☐ 大脳の側性化と利き手との関係を述べることができる．

1-3） 大脳の構造をおおまかに説明できる．
☐ 大脳皮質の構造や主要な部位について述べることができる．
☐ ブロードマンの脳地図が何かを説明できる．

1-4） CTやMRIを用いた脳の画像診断の診かたを説明できる．
☐ CTやMRIの原理をグループで話し合える．
☐ 病巣の診かたを具体的に述べることができる．

1-5） 作業療法の実践過程を概説できる．
☐ 作業療法の実践過程をグループで確認し合える．

1-6） 高次脳機能障害に対する評価の特徴を説明できる．
☐ 情報収集の重要性について述べることができる．
☐ 高次脳機能障害の評価の手順を述べることができる．

1-7） 高次脳機能障害に対する治療の方略を説明できる．
☐ 治療目標，治療目的の違いについて述べることができる．
☐ 治療根拠と治療方略についていくつか具体的に述べることができる．

1-8） 多職種連携における作業療法士の役割を説明できる．
☐ 多職種連携の目的と作業療法士の役割を述べることができる．

高次脳機能とその発達

A 高次脳機能とは

本書を手にとっている皆さんのなかには，われわれ人間の日々の活動をコントロールしている場所が脳であることに疑いを抱く人はいないであろう．しかしながら，脳は哺乳類や爬虫類などをはじめとした脊椎動物はもちろん，ハチやアリなどの昆虫にさえあるとされている．そうであるなら，われわれ人間の脳が他の動物や昆虫と異なる点はどこであろうか．さらには，人間が他の動物や昆虫より優れているところは具体的に何であろうか，という疑問がわいてくるはずである．

高次脳機能とその発達過程を学ぶことは，まさにこの問いの答えを探す作業にほかならず，ひいては，この作業が高次脳機能障害に対する作業療法を学ぶためのステップになると信じている．

1 脳の役割

人間の脳は大脳と間脳，脳幹，小脳という4つの領域に分けられた，神経細胞と神経線維の集合体である．脊髄とともに中枢神経系を形成している．なかでも大脳は前頭葉，頭頂葉，側頭葉，後頭葉という4つの脳葉に分けられ，非常に発達している部位である．大脳の構造や特徴については次節（→15ページ）で詳しく述べるが，そこには2つの大きな役割がある．

1つは筋を収縮させて関節を動かすという「運動」を司る役割であり，もう1つは視覚や聴覚，触覚から入力される情報を感じる「感覚」を統合する役割である．この「運動」と「感覚」という2つの機能は，脊椎動物や昆虫を含めたあらゆる動物にも備わっている．本書で学んでほしい内容は，それらの動物にも備わっている「運動」と「感覚」という2つの機能を超えた高次の脳機能であり，人間で特に発達した機能の役割とその障害についてである．

2 高次脳機能の種類

本書で取り上げる高次脳機能は注意，記憶，言語，対象認知，空間認知，行為，遂行機能，情動のコントロールなどである．これらのなかには，注意や記憶など，他の動物にも備わっている機能が含まれる．その一方で，人間に特化した高次脳機能として言語や遂行機能といった機能があり，それらは人間を人間たらしめている機能といっても過言ではない．これらのいずれもが，1人の人間としてその人らしい日常生活を送るために重要な，「運動」と「感覚」をコントロールする役割を担っている．

3 高次脳機能の障害

高次脳機能が脳のなんらかの損傷や血流の低下などの原因によって，その一部であっても機能しなくなると，それまで問題のなかった生活活動に支障が出ることになる．それは人間らしい日々の営みを阻害することとなり，ひいては家庭復帰や社会復帰を困難にする．これは時によって，麻痺による運動障害よりも深刻となることが多い．そ

れは高次脳機能の障害が外見からはその有無を確認できない，さらにはこの障害がまだよく知られていないことなどの理由で，周囲の人からの理解や援助が得られにくいためである．このことをよく理解したうえで，「本書を手にとったわれわれこそがこの障害を正確に評価し，治療できるようにならなければいけない」という使命感をもって学んでいってほしい．

B 脳の進化と発達

高次脳機能は主に大脳が司るものであるが，そもそもこの大脳を含めた脳という部位はどのように発生し，進化してきたのであろうか．高次脳機能を理解するうえで，脳の発生や発達過程を知ることはとても重要である．ここでは発生学や解剖学の観点から高次脳機能障害を学ぶうえで必要となる基礎知識を整理する．

1 脳の発生

受精卵は体細胞分裂によって胚葉を形成するが，それは内胚葉，中胚葉，外胚葉の3つに分かれる．このうち脳を含めた神経系は皮膚とともに外胚葉から形成されていく．ちなみに内胚葉は内臓のもととなり，中胚葉からは骨や筋がつくられる．

この胚からの発生過程において，大脳を含めた中枢神経系は神経管と呼ばれる1本の管の壁から発生する．神経管は受精後約22日で形成されるが，その後，前脳，中脳，菱脳の3つに分化していく．前脳は終脳と間脳および眼胞に分かれていく．終脳はさらに左右の大脳半球に，間脳は視床と視床下部に分かれ，眼胞は眼になる（▶図1）[1]．

終脳ではニューロンが増殖しながら灰白質である大脳皮質を形成し，ニューロンから伸びる軸索は白質となる．神経管の内側はのちに側脳室と第3脳室に分かれる．

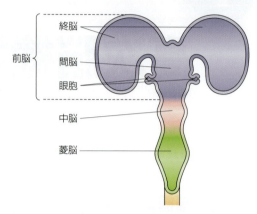

▶図1　前脳の分化
〔ベアー MF，コノーズ BW，パラディーソ MA（著）／加藤宏司，後藤薫，藤井聡（監訳）：神経科学―脳の探求．p146，西村書店，2007 より〕

2 大脳の発達
a 系統発生と大脳

脊椎動物には中枢神経が存在するが，大脳を含む終脳もそれらの脊椎動物にみられる組織である．終脳は**系統発生**上で起源に近いとされる魚にもみられ，爬虫類，鳥類，そして哺乳類への進化とともに発達していく（▶図2）[2]．終脳が発達していくということは，中脳や小脳に比べて大脳の割合が大きくなっていくということである．大脳は運動や感覚を司るとともに高次脳機能をも司ることから，系統発生の進化とともに高次脳機能も進化してきたともいえる．特にヒトは哺乳類のなかでも最も大脳が進化した動物であり，その進化の過程と，それによって可能となった人間固有の機能とは関連があるはずである．

それでは大脳のどの部分が特に進化したのかを以下にみていこう．

b 哺乳類における大脳の進化

先に述べたとおり，大脳の進化は哺乳類における種の進化にも当てはめて考えることができる．種の進化の様子は大脳の大きさと構造の変化とと

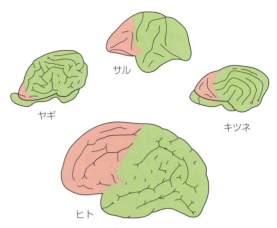

▶図3 哺乳類の前頭葉
〔時実利彦:心と脳のしくみ. pp71-72, 講談社, 1988より〕

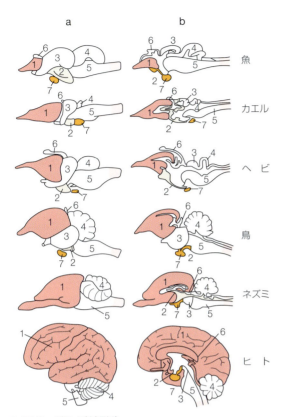

▶図2 脳と系統発生
ヒトの脳以外はすべて拡大して示している. aは脳の外観で, bは断面図である.
1:大脳半球, 2:間脳, 3:中脳(視蓋ともいう), 4:小脳, 5:延髄, 6:松果体(しょうかたい), 7:脳下垂体
〔時実利彦:生物における神経系の役割. 岩波講座現代の生物学6 脳と神経系. p5, 岩波書店, 1966より〕

もにあったといえるからである.

まず大脳の大きさについては, その実質の大きさ自体が哺乳類の進化に伴って増加している. さらにこの実質の増加は哺乳類のなかでも特に, 霊長類で目立っている.

構造については, 哺乳類の大脳が正中線を境に左右対称性の構造をもつ点では共通している. 違ってくるのは, 大脳の4つの脳葉のうち, 前頭葉の割合が進化に伴って大きく変化し, その割合が増えていく点である(▶図3)[3]. 大脳皮質に占める前頭葉の比較では, ウサギが2%, イヌでは7%であり, 霊長類でもヒヒが約10%, チンパンジーが約17%である. これに対して, ヒトの前頭葉の割合は約30%にも達する[3]. また前頭前野とブロードマンのエリア〔Brodmann area;BA;次節参照(→18ページ)〕6野は「高等」といわれる霊長類ほど広く, 人間で最も広い. これとは逆にBA 4野の割合は「高等」な霊長類ほど小さくなっている. さらに領野別の違いについては, BAのなかで44野と47野だけはヒトにのみ追加された領野のようである[4]. BA 44野は, 第2章Ⅲ「失語」(→68ページ)で触れる有名なブローカ野である.

このように, 前頭葉は哺乳類のなかでも霊長類, 特にヒトで進化を遂げ, そのことが人間固有の高次脳機能や人間らしさの獲得につながったのである.

C 高次脳機能の獲得

高次脳機能障害とは人間が成長に伴って獲得していった機能の障害もしくは喪失であるため, その獲得の過程, つまりいつごろ, どのように発達していったのかについても知っておくことが重要である. ここでは人間の成長の過程と注意, 記憶, 言語, 認知などの高次脳機能の獲得の関係について確認する.

3 注意
a 注意と意識

人間をはじめとした動物には，外部の刺激に反応してそれに意識を向けるという注意機能が備わっている．これは身を守るために欠かせない機能であり，人間においては自分の身を守ったうえで，より効率的に生きていくために必要となる最も基本的な高次脳機能である．さらにこのあとに述べるほかの高次脳機能についても，まずは外部の刺激に意識を向けてからさまざまな処理を行うため，この注意がすべての高次脳機能のもとになっていると考えることもできる．

さらに，刺激に意識を向けるためには，脳が覚醒していなければならない．つまり，注意をはじめとした高次脳機能は，脳が覚醒しているという意識のうえに成り立っているのである．この脳と意識の関係についてはあとで詳しく述べる（→11ページ）．

b 注意の発達

注意には持続性の注意や選択性の注意などといったようにいくつかの分類があるが，人間ではいつごろからこの注意機能が付与されているのであろうか．

乳幼児を対象にした研究では，生後3か月半の乳幼児でも予測しうる刺激のほうに前もって視線を動かしたという報告や，生後6か月の乳児で3〜5秒の遅延をはさんでも視覚的な注意が持続するという報告がある．つまり，人間では生後少なくとも半年までに視覚によって捉えた刺激に対して意識を向けるという注意機能を有するようになることがわかっている．さらには，母親の胎内にいる胎児でさえ，出産1か月前になると成人女性の声の高さを区別でき，母親の声をほかの女性の声と聞き分けることができるともいわれている[5]．

また小学生を対象とした選択性の注意の研究で

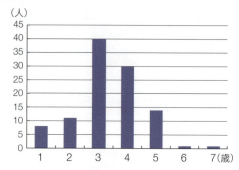

▶図4 最も幼い時期の記憶

大学生110人に一番古い記憶を尋ねたところ，3〜4歳と答えた学生が多かった．
〔矢野喜夫：幼い時代の記憶．岡本夏木（編）：認識とことばの発達心理学．p251，ミネルヴァ書房，1988より改変〕

は，学年が進むにしたがってターゲットの刺激だけに注意を向けるために，課題に無関係の情報を無視する能力が備わってくることが示されている．このように，人間の注意は誕生する前後から発達し始め，加齢とともにその機能が向上していくことがわかっている．

4 記憶
a 幼児期健忘

記憶は人間が成長したり，日常生活を送ったりしていくうえで決して欠かすことのできない機能である．そして注意と並んで，ほかの高次脳機能の基礎となる機能でもある．

人間はいつごろから記憶という機能を発揮できるようになるのだろうか．自分が生まれたときの状況を覚えている人はいるだろうか．

一般に人間は出産時どころか3歳より前のことをほとんど覚えていないとされる．図4のように，大学生を対象に最も幼い時期の記憶を調べた研究では，3〜4歳時の記憶を挙げた人が多かった[6]．このように3歳より前の記憶がないことは幼児期健忘と呼ばれ，その理由として，まだ脳神経の成長が伴っていないことや，のちに発達する意識化できる記憶システムというものを構築する

ため，ということが考えられている．

b 記憶と言語の関係

人間は1歳になる前から喃語を話し始め，2歳になるころにはいくつもの言葉を話し始める．言葉の学習には記憶が必要であることを考慮すると，幼児期健忘の理由として指摘されている記憶の神経回路の未発達という仮説は強い説得力をもつものではないのかもしれない．いずれにしても，記憶と言語の発達の間には密接な関係があることは理解してもらえるだろう．

一方，記憶は言語を通してのみ行われるものではない．非言語，つまり物の形や色，景色などを記憶することもできる．別の節（→56ページ）で詳しく述べるが，人間は左右の大脳半球を使い分けながら，言語と非言語の情報を貯蔵していくのである．

5 言語
a 言語の役割

言語は人間固有の高次脳機能である．鳥やイルカなど声を出して合図する動物はいるが，それらはあくまで鳴き声であって言語ではないとされる．先の記憶の発達でも述べたとおり，人間の場合，記憶をはじめさまざまな高次脳機能の発達は言語の発達とともにあるといっても過言ではない．言い換えれば，人間は言語機能の獲得によって意思を伝達したり，コミュニケーションをはかったりすることで社会生活を送る唯一の動物である．ただし，その例外もある〔COLUMN「言葉を理解するゴリラ」参照（→80ページ）〕．

b 言語の発達

それでは言語機能はいつごろからどのように発達していくのであろうか．表1に各月齢・年齢における言語機能の獲得状況を示す．

言語機能の獲得は人種を問わず喃語🔑の出現からスタートする．その後，同じ喃語を繰り返して

▶表1 発達に伴う言語機能の獲得状況

月齢・年齢	言語の獲得	例
0歳2〜3か月	喃語	不明瞭な無意味音声
0歳9か月	音声模倣	（「どうぞ」に対して）「ターター」
1歳	初語	「ママ」「ネンネ」
1歳〜1歳半	1語発話	「ワンワン」
1歳半〜2歳	2語発話	「マンマ ナイナイ」
2歳前後	3語文	「モット オミズ チョウダイ」
2歳半前後	複文	「オヘヤニ イル クマサン サッキ イッショニ アソンダ」
3〜4歳	多語文，従属文	「ハレテタカラ ママト テヲ ツナイデ イッテキタ」

言う反復喃語を経て，自分に話しかける大人の言葉を模倣しようとし始める（音声模倣）．このころは同時に指さしや親子間のやりとりがみられる時期でもあり，この時期を経てちょうど1歳前後に初語がみられるようになる．その後は図5に示すように，語彙数を2歳前ごろから急激に増加させながら2語文，3語文を完成させていく[7]．さらに3〜4歳ごろには接続詞や助詞，助動詞を使用できるようになり，言語によるコミュニケーションを発達させる[8]．

c 脳の発達と言語の獲得

図6は年齢と脳の重量を示したグラフである[9]．成人の脳の重量は1,300〜1,400gであり，12歳ごろにはほぼその重量に達している．ここに言語の獲得の時期を重ねてみると，脳の重量を増す時期と言語獲得の時期が重なっている．つまり，言語の獲得は12歳までにどれだけ濃密に学習するかが重要であると理解される．

6 空間と対象の認知
a 視覚と聴覚の発達

人間はほかの動物と同様に空間と対象に対する

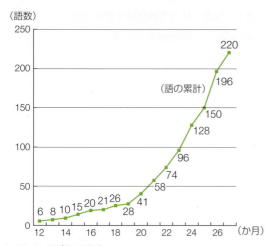

▶図5 語彙の発達
〔岩淵悦太郎,波多野完治,内藤寿七郎,他:ことばの誕生―うぶ声から五才まで.p135,日本放送出版協会,1968より〕

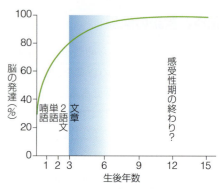

▶図6 脳の重量の変化と言語の獲得
脳の重量と生後年齢との関係.縦軸の100は成人の平均値に対応する.通常の言語発達の段階を色で示した.
〔Sakai KL:Language acquisition and brain development. *Science* 310:815-819, 2005より〕

認知と注意の機能を身につけなければ,さまざまな危険から身を守ることができない.しかしながら,この高次脳機能も生まれながらに備わっているわけではなく,発達していく機能の1つである.空間や対象の認知は主に視覚と聴覚による知覚入力によって行われる.

視覚は生後6週以降に色と線の処理過程が働きだすと考えられている.生後6週で図形の方位を弁別し,生後14週では角度の違いを弁別できるようになる.視力は生後6か月までに急速に発達する.

一方,聴覚は先に述べたように,胎内にいるときから発達し始めている.言葉の発達に照らし合わせると,音の弁別ができるようになるのは生後6か月ごろである.

D 空間と対象の認知の発達

空間と対象の認知の評価ではしばしば用いられる描画課題において,ある発達段階が確認されている.花模様のあるマグカップを事前によく見たうえで模写する課題(把手が見えないようにして置かれている)で,7歳までの児童では見えていない把手を描くが,8歳以降ではそれを描かなくなるという.このことから,8歳ごろまでの児童は見えていることよりも知っていること,つまり,視覚リアリズムよりも知的リアリズムに基づいた判断を下すことがわかっている[10].

また左右に対する空間認知については,小児に対する線分二等分課題〔第2章Ⅵ「半側空間無視」参照(→112ページ)〕においてその発達過程が検討されている.これによると10~12歳ごろまでは使用手と同側の空間に中心点がシフトするとされ,左右の空間認知がこの時期まで十分ではない可能性が指摘されている[11].

E 他者の見え方の認知

他者の見え方を理解する機能については,しばしばピアジェ(Piaget)による「3つの山」課題[12]が取り上げられる.これは図7のような模型をAの位置から見ながらA以外の場所から見た場合を想像して描くものである.これによると9歳以下の児童には描画が不可能なことが多く,空間視点取得,つまり自分以外の他者からの見え方を理解する機能がこのころにはまだ十分に発達していないことが指摘されている.この機能はメンタルローテーションやミラーイメージとも関係し,さ

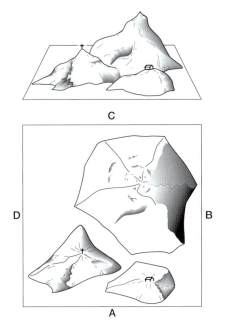

▶図7　ピアジェの「3つの山」課題
〔Piaget J, Inhelder B：La Psychologie de l'espace chez l'enfant. Presses Universitaires de France, 1948（Transiated by Langdon FL. Lunzer JL：The child's conception of space. p211, Routiedge & Kegan Paul, 1959）より〕

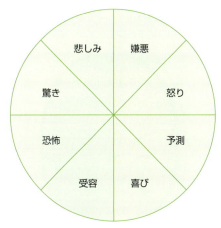

▶図8　8つの基本情動
〔Plutchik R：The emotions. Facts, Theories and New Model. p113, Random House, New York, 1962 より〕

まざまな場面で必要となっていく．

7 情動

a 8つの基本情動

　人間が他者とコミュニケーションをとりながら社会生活を送っていくうえで欠かせない，もう1つの重要な高次脳機能に情動をコントロールする機能がある．情動は感情よりも激しい心の動きのことであり，表情など身体の変化を伴うものである．

　情動については，プルチック（Plutchik）[13]が動物と人間に共通する一次的なものとして，8つの基本情動というものを提起している．これによれば，基本情動は図8のように嫌悪・怒り・予測・喜び・受容・恐怖・驚き・悲しみに分けられ，それらの強度と組み合わせによって種々の混合感情がつくられるという．

b 情動とそれをコントロールする機能の発達

　それでは人間の情動をコントロールする機能はどのように発達していくのだろうか．情動は表情にも表れ，生後間もない赤ちゃんでは大人のさまざまな表情を真似ることが報告されている．しかし，これは共鳴反応と呼ばれるもので，意図的なものではなく原始的なものである．意図的な情動として表れるのは，生後3か月ごろに自分自身の生理的状態への反応として「喜び」や「悲しみ」を表わすのが最初といわれている．その後，ほかの高次脳機能や身体機能の発達とともに情動も発達し分化していくが，1歳半ごろには他者の感情を読み取ることが可能となり，2歳半ごろには自分の感情と他者の感情の違いを理解し他者の立場に立って人を慰めることが可能となる．さらに情動をコントロールすること，つまり自己主張と自己抑制の双方が可能となるのは3歳以降であり，6歳ごろまでに急速に発達する．

　一方，他者の行動の背後にその人自身の心的状態が存在するということを理解できるようになるのは4歳以降である．これは「心の理論」と呼ばれるもので，自分自身の心の変化を内省することに

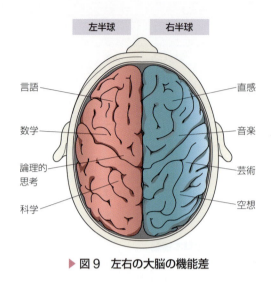

▶図9 左右の大脳の機能差

2 左右大脳半球の機能の違い

言語機能ばかりではなく，さまざまな人の機能について左右の大脳半球の優位性が知られている．図9のように，左右の大脳はそれぞれ特徴的な機能を有している．すなわち，一般的な右利きの人では左半球は言語機能をはじめ数学や論理的な思考などを担っているのに対し，右半球は非言語の音楽や芸術に関する機能などを担っている．

3 大脳の側性化と利き手の関係

このような大脳の側性化をもたらす利き手はいつごろ，どのように決まるのだろうか．この議論は長きにわたり言語機能の獲得や道具の把持を行うようになる2〜3歳ごろに決まると考えられてきた．しかしヘッパー（Hepper）ら[14]が調べた胎児の動作によると，母親の胎内にいるときに右の親指をしゃぶっていた胎児は10〜12歳時にも右利きになり，左の親指をしゃぶっていた胎児の場合は弱い左利きになったという（▶表2）．このことから，利き手というものは母親の胎内にいる間に決定されるものであり，生後に獲得するものではないことが理解される．

この利き手の情報は損傷した脳が病前にどのような高次脳機能を有していたのかを知るための有力な情報となる．よって，高次脳機能障害を評価するためには，まず利き手を調べる必要があり，それはいくつかの質問に答える方法で行う．わが国では八田[15]によるHN利き手テストがよく用いられている（▶表3）．判定基準は個々の質問ごとに左手は−1点，どちらでもない場合は0点，右手は1点とし，合計が−4点以下は左利き，＋8点以上は右利き，それ以外は両手利きとされる．

C 脳の側性化と利き手

1 大脳の優位半球と側性化

人間の大脳は左右の半球に分かれているが，それぞれ優位半球と劣位半球と呼ばれることがある．これは言語機能について優位か劣位かという呼び方である．右利きの人の場合にはほとんどが優位半球は左半球である．つまり言語機能の中枢が左半球にあるということである．左利きの人の場合には，その約半数において右半球が優位半球となる．このように言語機能はその利き手側と対側の大脳半球に存在するが，同じ優位半球側に行為に関する機能があったり，劣位半球には空間認知の機能が偏在していたりというように大脳半球の機能には左右差がある．このことを大脳の側性化と呼んだり，ラテラリティがあるといったりする．

▶表2 指しゃぶりと利き手の関係

		10〜12歳時の利き手(人)			
		強い左利き	弱い左利き	弱い右利き	強い右利き
胎内での指しゃぶり	右	0	0	19	41
	左	0	10	5	0

〔Hepper PG, Wells DL, Lynch C：Prenatal thumb sucking related to postnatal handedness. *Neuropsychologia* 43：313-315, 2005 より〕

▶表3 HN利き手テスト

	質問
1	消しゴムはどちらの手に持って消しますか？
2	マッチを擦るのに軸はどちらの手に持ちますか？
3	ハサミはどちらの手に持って使いますか？
4	押しピンはどちらの手に持って押しますか？
5	果物の皮をむくときナイフはどちらの手に持ちますか？
6	ねじ回しはどちらの手に持って使いますか？
7	釘を打つとき金槌はどちらの手に持ちますか？
8	カミソリまたは口紅はどちらの手に持って使いますか？
9	歯をみがくとき歯ブラシはどちらの手に持って使いますか？
10	ボールを投げるのはどちらの手ですか？

〔八田武志：左ききの神経心理学. p28, 医歯薬出版, 2001 より〕

D 脳と意識

　注意の項（➡6ページ）で述べたとおり，人間がさまざまな活動を開始する際には外部からの刺激に対して意識を向けることから始める必要がある．そして注意はすべての高次脳機能の基盤となるものである．このことをふまえると，高次脳機能がそれぞれ機能するためには脳は覚醒していなければならないこととなる．

　そのため，高次脳機能を評価したり治療したりする際には，意識レベルを必ず確認しておかなければならない．自分が熟睡しているところを突然起こされたときや徹夜明けでウトウトしているときのことを思い出してみよう．そのようなときには，難しい課題に長時間取り組むことや，ましてその課題に正答することは至難の業であるし，なにより苦痛に思うだろう．対象者の高次脳機能を評価する場合にも，このことが当てはまり，十分な覚醒状態を確保することが重要となる．ここではその意識の構造と神経基盤について確認しておく．

1 意識とは何か

　ここまで，刺激に対して意識を向けることが人間の活動の出発点であることを説明してきたが，そもそも意識とは何なのだろうか．簡単に説明するなら，目が覚めている状態であり，何らかの活動ができる状態ということができる．「意識がある」という状態については，哲学者のサール（Searle）が述べた「意識は感覚，感情，気づきから成り立ち，睡眠の状態から目覚めたときに始まり，再び眠りに落ちたりしない限り1日中続くものである」という定義が紹介されている[17]．一方で「気になっている人のことを考えること」についても「意識する」と表現するが，本書で扱う意識とは，「何かのものが見えたり，何らかの音が聞こえたりすることを自覚できる状態」のことを指す．

2 意識の構造

　意識の構造については図10のように3つの層に分けて理解されている[16]．ベースとなる第1層は覚醒である．これは目が覚めている状態のことで，いわゆる「意識がある状態」を指す．高次脳機能を評価していくうえでは，この覚醒が維持されていることが前提となる．第2層は**アウェアネス**と呼ばれるものである．アウェアネスとは「気づき」のことで，能動的な意識である．つまり，覚醒状態を維持したうえで，たとえば目に見た情景を美しいと感じる，あるいは雑踏のなかから聞こえてくる音楽を「知っている曲だ」とはっきりと認識するような意識のことである．さらに第3層として自己意識がある．これはメタ意識とも

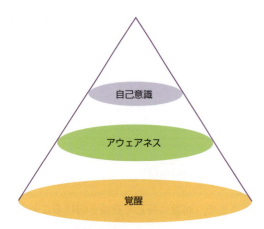

▶図10 意識の3階層
〔苧阪直行：意識とは何か―科学の新たな挑戦．p17, 岩波書店，1996より〕

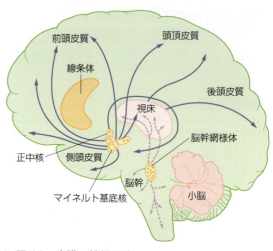

▶図11 意識の神経回路
〔クリストフ・コッホ(著)，土谷尚嗣，金井良太(訳)：意識の探求―神経科学からのアプローチ(上)．p174, 岩波書店，2006より改変〕

呼ばれ，自分自身の意識自体をモニターできるというものである．

　この3層のなかで高次脳機能の評価をするうえで重要なのは，まずは覚醒していることだが，第2層のアウェアネスも重要である．単に見えている，あるいは聞こえているというのは知覚であって，それが何であるか，今どのような状態なのかということに気づくことが空間や対象の認知に代表される認知という機能である．言い換えれば，意識の3階層のうち，アウェアネスのレベルこそが高次脳機能の評価の対象になるということがいえる．

3 意識の神経基盤

　意識の神経基盤のうち，覚醒の維持に関与しているのは脳幹にある中脳網様体であり，さらにそこから視床や視床下部，さらには基底核を経て大脳皮質に投射する上行経路である（▶図11)[17]．そして，これらの神経回路は神経伝達物質の1つであるアセチルコリンによって活性化される．

　覚醒の神経回路は脊髄視床路からの知覚入力によっても活性化できる．意識障害のある対象者を覚醒させるために痛み刺激を入力したり，座位や立位にしたりするのはこのためである．一方，アウェアネスをもたらすためには体性感覚入力をとらえる大脳皮質連合野の働きが，さらに自己意識には前頭連合野の働きが重要になると考えられている．

●引用文献

1) ベアー MF，コノーズ BW，パラディーソ MA(著)／加藤宏司，後藤 薫，藤井 聡(監訳)：神経科学―脳の探求．pp135-157, 西村書店，2007
2) 時実利彦：生物における神経系の役割．岩波講座現代の生物学6 脳と神経系．岩波書店，1966
3) 時実利彦：心と脳のしくみ．pp71-72, 講談社，1988
4) 澤口俊之，澤口京子：前頭葉の進化．神経進歩 37：14-25, 1993
5) 水田敏郎：注意・認知と脳．平山 諭，保野孝弘(編)：発達心理学の基礎と臨床2 脳科学からみた機能の発達．pp96-102, ミネルヴァ書房，2003
6) 矢野喜夫：幼い時代の記憶．岡本夏木(編)：認識とことばの発達心理学．p251, ミネルヴァ書房，1988
7) 岩淵悦太郎，波多野完治，内藤寿七郎，他：ことばの誕生―うぶ声から五才まで．p135, 日本放送出版協会，1968
8) 坂原 明：思考・言語と脳．平山 諭，保野孝弘(編)：発達心理学の基礎と臨床2 脳科学からみた機能の発達．pp112-124, ミネルヴァ書房，2003

9) Sakai KL : Language acquisition and brain development. *Science* 310 : 815-819, 2005
10) 杉村伸一郎, 坂田陽子(編) : 実験で学ぶ発達心理学. pp114-124, ナカニシヤ出版, 2004
11) Dellatolas G, Coutin T, De Agostini M : Bisection and perception of horizontal lines in normal children. *Cortex* 32 : 705-715, 1996
12) Piaget J, Inhelder B : La Psychologie de l'espace chez l'enfant. Presses Universitaires de France, 1948 (Transiated by Langdon FL. Lunzer JL : The child's conception of space. p211, Routiedge & Kegan Paul, 1959)
13) Plutchik R : The emotions. Facts, Theories and New Model. Random House, p113, New York, 1962
14) Hepper PG, Wells DL, Lynch C : Prenatal thumb sucking related to postnatal handedness. *Neuropsychologia* 43 : 313-315, 2005.
15) 八田武志 : 左ききの神経心理学. p28, 医歯薬出版, 2001
16) 苧阪直行 : 意識とは何か―科学の新たな挑戦. 岩波書店, 1996
17) クリストフ・コッホ(著), 土谷尚嗣, 金井良太(訳) : 意識の探求―神経科学からのアプローチ(上). 岩波書店, 2006

●参考文献

18) 岩田　誠, 河村　満(編) : 発達と脳―コミュニケーション・スキルの獲得過程. 脳とソシアル, 医学書院, 2010
19) 加藤義信(編) : 資料でわかる　認知発達心理学入門. ひとなる書房, 2008
20) ゴスワミ U(著), 岩男卓美, 上淵　寿, 古池若葉, 他(訳) : 子どもの認知発達. 新曜社, 2003

COLUMN　神経心理学と二重解離の原理

　「高次脳機能」や「高次脳機能障害」という用語は，そのまま英語に訳すとそれぞれ higher brain function, higher brain dysfunction になるが，実はこの訳語は世界的にはほとんど使われていない．海外ではむしろ，"cognitive function"や"cognitive dysfunction"のほうが一般的である．しかしながら，これを和訳してしまうと「認知機能」「認知機能障害」となるから「認知症」と混同しやすい．

　そもそも，この分野は「神経心理学（neuropsychology）」という名のもとに学問として発展してきた．先の higher brain function や cognitive function には学問としての接尾語である「-logy」がつかないことから，学問としての名称と症状としての総称が混在して用いられていると考えたほうがわかりやすい．そのため，図書館では，これらに関するさまざまな名称のテキストが並んでいる．手にとってみるとわかることだが，内容は同じもの，同じ分野である．

　さて，学問としての「神経心理学」には重要な原理がいくつかある．そのうちの1つにトイバー（Teuber）が唱えた「二重解離の原理」というものがあるので紹介しておきたい．これは病巣と症状を関連づけるための原則であり，機能局在を考えるうえでなくてはならない原則でもある．図[1]のように，病巣aで症状Aが出現するが，症状Bは認められない．一方，病巣bでは症状Aは出現しないが，症状Bは認められる．このような症状の解離が確認されたとき，症状Aと病巣aおよび症状Bと病巣bの関係を推定できるというものである．

　第2章Ⅲ「失語」の項（→68ページ）でブローカ（Broca）失語とウェルニッケ（Wernicke）失語の症状と病巣を比較してみてもらいたい．

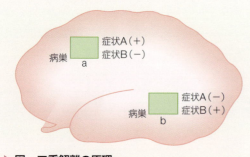

▶図　二重解離の原理
〔山鳥　重：神経心理学入門．pp4-6，医学書院，1985 より〕

●引用文献
1）山鳥　重：神経心理学入門．pp4-6，医学書院，1985

脳解剖と画像診断

　高次脳機能障害の評価を正確に行うことと，脳画像から障害部位を高い精度で読み取ることは，患者の治療・支援計画に必要である．高次脳機能は複数の脳領域が神経線維でつながり，情報処理を重層的にネットワークで行っている．高次脳機能障害の患者を理解する手がかりの1つが，脳の構造と**脳機能局在**を知ることである．

　ヒトの大脳は左右でその機能が大きく異なっている．これは利き手とも関係している．大脳はその前後でも役割が異なっており，4つの脳葉，さらに小さな部位ごとにもそれぞれ別々の機能がある．このため脳損傷患者の作業療法実施にあたっては，画像診断の結果から障害された部位を特定し，出現していると考えられる高次脳機能障害を事前に予測しながら評価を進める．

　脳地図は，脳損傷によってもたらされる身体障害や高次脳機能障害とその責任病巣との関係を知るうえで重要な示唆を与える．しかし，ヒトの脳に蓄えられた記憶の読み出しや行動の発現は神経構造だけでは説明できない．記憶，注意，言語といった高次脳機能発現には神経回路基盤とその効果器（たとえば筋肉，内臓臓器）と感覚器官（目，耳，皮膚など）が連携している．また，脳機能は個体が体験し学習したことに修飾を受ける．すなわち，同じ脳領域でも機能には個体差があることが自然である．標準的な脳機能局在と個々の患者の責任病巣とを比較するときは，高次脳機能として発現した患者の行動と照合することが臨床上，重要である．

　脳損傷による運動麻痺や知覚障害は，高次脳機能障害に比較して判断しやすく，脳機能局在と責任病巣が一致しやすい．一方，高次脳機能は運動と知覚を複雑な情報処理過程で発現させるため，病巣と機能障害が一致しないこともある．しかし，標準的な脳の構造と機能地図は，この複雑な高次脳機能の理解には欠かせない．ここでは標準的な脳の構造と機能を学び，患者1人ひとり異なる症状に対して有効な作業療法を行うための基礎としたい．

A 脳の主な部位の名称

1 大脳の葉

　大脳は中央を前頭から後頭に走る大脳縦裂によって左右の半球に分かれる．半球にはそれぞれ表面部で前頭葉，頭頂葉，側頭葉，後頭葉に区分される（▶図1）．半球の内側面には左右半球をつなぐ脳梁の上面に覆い被さるように辺縁葉があり，帯状回と呼ばれる．また，外側溝（シルビウス溝）から側頭葉と前頭葉，頭頂葉を分けて脳の内側へ進入すると島皮質があり，半球の葉では島葉という．島皮質は脳の水平断面で見ると被殻の外側に位置する皮質である．

2 灰白質と白質

　灰白質は神経細胞（ニューロン）の細胞体が集まり，ニューロンの構成により6層に分かれる（等皮質，新皮質）．海馬，扁桃体などは3層または

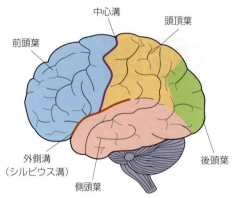

▶ 図1　大脳の葉
前頭葉と頭頂葉は中心溝で分けられ，前頭葉と側頭葉は外側溝（シルビウス溝）で分けられる．溝と回は構造上の区分で，葉は神経細胞の分布による皮質構造と機能から分けられている．このため，側頭葉と頭頂葉の連続のように溝と回が葉の区画をまたいでいることがある．後頭葉と頭頂葉は溝と回による区別が唯一明瞭な区画である．

4層からなる（不等皮質，古皮質）．尾状核，被殻ならびに淡蒼球は神経細胞体が集中した灰白質であり，大脳基底核と呼ばれる．

白質は神経線維（有髄線維の束）で構成される．白質の線維構造は灰白質の異なる領域を結ぶ神経路である．隣り合う脳回をU字型に大脳弓状線維がつなぐ．前頭葉と後頭葉を結ぶ上縦束，前頭葉と側頭葉を結ぶ前頭側頭束のように脳回を隔てた神経路がある．白質は間脳の神経核周囲も包んでいる．このような線維束が多発脳梗塞などで損傷を受けると，接続されていた灰白質の回路が正常に機能せず，高次脳機能障害がおこりうる．

3 大脳皮質の構造

脳の表面は肉眼的構造により葉・回・溝に区分されている．前頭葉と頭頂葉，中心溝，帯状回などは脳表面の構造上の区分である．顕微鏡や染色法による組織学的構造では新皮質のほとんどがニューロンの形態と分布により6層構造に分けられる（▶図2）[2]．肉眼では判別できないニューロンの分布様式で大脳皮質を領域に分けるとき，「野」または「領野」と呼ぶ．

皮質を拡大してみると，ほとんどの部位で神経細胞の分布により6層構造となる[1,2]．この層構造は領域によってそれぞれの層（細胞構築）の厚みが異なる．層の厚みはその脳領域の機能を反映する．脳機能局在論では，細胞構築の特徴がそこで行われている神経細胞の情報処理特性と関係していると考えられている．

4 大脳辺縁系と皮質下の核

大脳の外表面を覆うのが新皮質で，辺縁系は内側部に位置する．これは発生初期に前脳胞の外側部が新皮質，内側部が古皮質となり，神経構築が異なることから（神経構築は大脳皮質が6層に対し，辺縁系は3～4層），その機能も辺縁系と大脳皮質で違いがある．辺縁系には多くの部位があるが，ここでは記憶と情動などの高次機能に関与する海馬，帯状回，扁桃核，視床を概説する．それぞれの脳内の位置を図3に示す．

a 海馬

海馬は原始皮質（archicortex）または古皮質（allocortex-old pallium）と呼ばれ，発生の早期に形成された皮質の一部である．海馬機能は記憶の記銘過程や空間記憶の保持に関連した作業に関与している．

b 帯状回

帯状回は大脳縦裂で分けられた半球の内側面で脳梁の上部に帯状に位置する．帯状回の下部には帯状束という神経線維の束がある．帯状束は矢状方向（脳の前後方向）へ脳梁に沿って前帯状回，後帯状回，海馬傍回に連絡する．また，帯状回は大脳辺縁系の各領域，視床，体性感覚野からの神経投射を受ける．

帯状回の機能は情動形成と知覚情報処理，学習と記憶にかかわりをもつ．前帯状回は行動の報酬が減少したという情報に基づいて動作を選択する課題を遂行するとき，動作の切り替えの際に特異

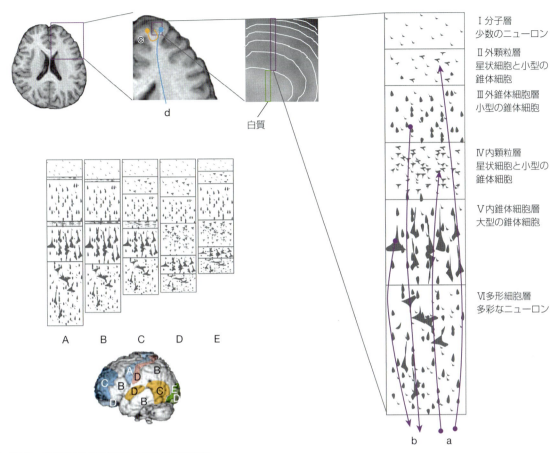

▶図2　大脳皮質(灰白質)の組織学的構造
A：無顆粒型．B：前頭型．C：頭頂型．D：顆粒型．E：極型．
a：顆粒層は主に他の脳領域から求心性に神経投射を受ける．b：錐体細胞層は他の脳領域へ遠心性に神経投射を行っている．c：小型の錐体細胞は近接する領域へ投射する．d：大型の錐体細胞は脳回を隔てて長距離を結ぶことが多い．Ⅱ層とⅣ層に分布する星状細胞は軸索が短く，局所の情報処理を行う細胞である．星状細胞は抑制性の介在ニューロンとして機能することが多い．これらの組織構造は脳領域によって厚みが異なる．
〔平沢興：神経系―大脳．分担解剖学2　脈管学・神経系．改訂第11版，p291，図284，図285，金原出版，1982より改変〕

的な活動を示す[3]．また，痛みや不快情動に対する特異的な活動も示す[4]．前帯状皮質は血圧や心拍数の調節のような多くの自律的機能のほかに，報酬予測，意思決定，共感や情動などの認知機能にかかわっている[5]．

c 扁桃核

扁桃核は側頭葉前部の海馬傍回の前端の下部に位置する．扁桃核は皮質内側核群と基底外側核群とに大別される．扁桃核と大脳皮質間は，側頭葉前部，前頭葉眼窩面皮質，帯状回と相互に神経連絡がある．尾状核の尾部先端が扁桃核に連続するが直接の線維連絡はない．扁桃核は情動の強弱に関連した活動[6]をするため，認知機能，情動発現，動機づけや記憶・学習などさまざまな機能に関連する．

d 視床

視床は間脳に含まれ，大脳半球と脳幹の間に位置する．視床は機能の異なる神経核で構成される．感覚路のほとんどが視床を介して大脳皮質へ投射する．視床は感覚情報を分配して処理する多

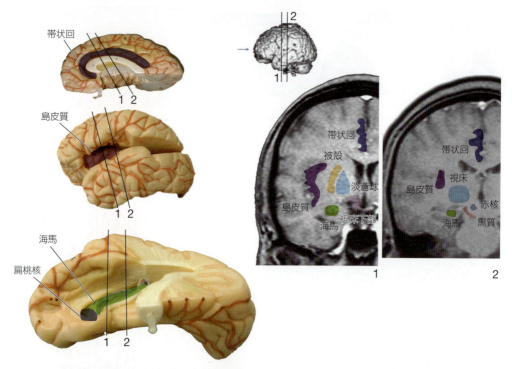

▶図3　海馬，帯状回，扁桃核，島皮質，視床の位置

様な神経核群である．

　視床の核は大脳皮質に投射する特殊核群と，脳幹・間脳・線条体に投射する非特殊核群に分けられる．視床特殊核群は大きく，①前核群，②内側核群，③腹外側核群，④背側核群に分けられる．視床は意識レベルを維持するほか，記憶や言語，視空間や身体の認知などさまざまな処理に関与している．

5 局所脳機能とブロードマンの脳地図

　縦方向に層構造をもつ皮質は，機能的観点から脳表面方向にまったく異なるモジュールに分けられる．この機能的神経モジュールの区画は形態的に明瞭ではないが，中心溝を隔てた前後では運動と感覚のように機能が弁別できるのでわかりやすい．ブロードマン（Korbinian Brodmann, 1868〜

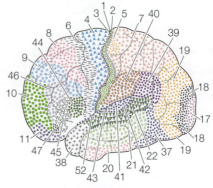

▶図4　ブロードマンの脳地図

1918）は皮質の細胞構築が均一である脳領域を1〜52の番号を割り当て平面地図に示した（▶図4）．ペンフィールド（Wilder G. Penfield, 1891〜1976）は脳を直接刺激して生体反応をみることで皮質にヒトの身体図を描いた．いずれも偉大な業績であり，これらはCT，MRI，PETなど脳機能画像解析の基本地図として参照されている．

　次の脳領域と局所機能は図4の脳地図を参考

に位置とともに覚えておきたい．中心溝前部(中心前回)の4野は一次運動野，中心後回の1, 2, 3野は一次体性感覚野，後頭葉の17野は一次視覚野，側頭葉の41, 42野は聴覚野．前頭葉の44, 45野は運動性言語に関与することで有名なブローカ(Broca)の領域である．

B 大脳動脈とその灌流領域

1 脳の動脈と血液供給

　脳血管障害によって生じる高次脳機能障害は多く，梗塞や出血によってどのあたりの脳領域に損傷が及ぶかの判断の1つは，脳動脈の分布と血液供給領域から推測できる．

　脳は総頸動脈と椎骨動脈から血液供給を受ける．総頸動脈は内頸動脈と外頸動脈に分かれ，内頸動脈は前大脳動脈と中大脳動脈に分岐し，前大脳動脈は前頭部内側から頭頂部へかけて血液供給する．中大脳動脈は前頭外側部から側頭上・中部をカバーする．椎骨動脈から合流した脳底動脈は後大脳動脈を左右に分岐して側頭下部から後頭部まで分布する．椎骨動脈は脊髄，脳幹，小脳へ枝を分布する．

　脳底に位置する大脳動脈輪(ウィリス動脈輪)は，前・中・後大脳動脈と前・後交通動脈，脳底動脈により構成される．大脳動脈輪は一側の血管の血流が低下したとき，環状により血流を副次的に供給することを可能にしている．

2 脳機能局在と血液供給

　前・中・後大脳動脈から血液供給を受ける領域を図5に示した．中大脳動脈は一次運動野，一次体性感覚野，運動性言語野，感覚性言語野を含む領域に血液を送っている．中大脳動脈は島皮質の下部付近から前頭葉，頭頂葉，側頭葉に向けて分岐する．また，大脳基底核，視床，内包への細い枝を分布させている．中大脳動脈の梗塞によって対側の運動，知覚，言語，聴覚などさまざまな高次脳機能障害が生じる．後大脳動脈の梗塞では視覚野への血液供給が途絶え，視覚障害が生じる．

C 画像所見の診かた

1 画像の原理

　脳画像検査には脳の形態(構造)をみるものと脳の機能(動態)をみるものがある．構造をみるにはcomputed tomography(CT)，magnetic resonance imaging(MRI)があり，脳の動態をみるにはsingle photon emission computed tomography(SPECT)，positron emission tomography(PET)，functional MRI(fMRI)などがある．その他，脳表面の血流動態を測定するnear-infrared spectroscopy(NIRS)がある．これらの脳機能画像は身体障害や高次脳機能障害の病態とその責任病巣を知り，神経学的診断所見と比較して，適切な評価と治療を行うために重要な情報である．

a CT

　頭部CTは単純X線を頭部へ360°照射して組織のX線透過量の違いを描出する．画像の密度(density)は物質の原子番号によって決まる．画像上，白く見える高吸収領域(物質の密度が高くX線が吸収される領域)は出血・石灰沈着，脳腫瘍などを判別する．黒く見える低吸収領域(物質の密度が低くX線が透過する領域)は，梗塞・壊死組織・陳旧性血腫・グリオーシスなどを判別する．

　CTはMRIに比べて撮像時間が短いことから急性期脳血管障害，頭蓋骨折，頭蓋骨病変の診断に用いられる．脳腫瘍性疾患が疑われる場合は造

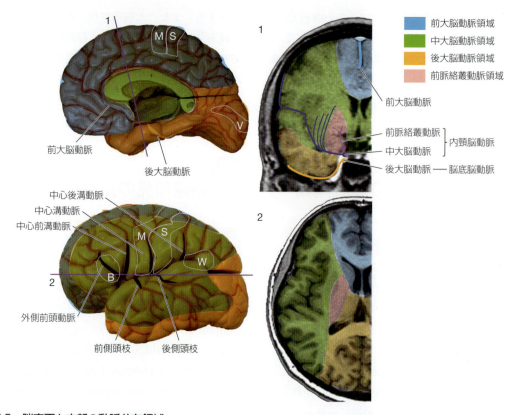

▶ 図5　脳表面と内部の動脈分布領域
M：一次運動野，S：一次体性感覚野，V：一次視覚野，B：ブローカ野，W：ウェルニッケ野
内包や大脳基底核は主に内頸動脈から分岐した中大脳動脈と前脈絡叢動脈から血液供給を受ける．大脳深部の領域は図のように細い動脈であるため，血管障害が起こりやすい．

影CTが鑑別診断に用いられる．

b MRI

　MRIは磁場内で磁力線が物質の陽子（プロトン）で曲げられて進むのを核磁気共鳴信号として描出する．静磁場から高磁場にしてまた静磁場に戻したときの核磁気の角度変化が戻る時間の差と核磁気信号強度で画像構成する．標的となる原子は，医療上はほとんどが水素（$^+$H）で，人体では水分子が標的となっている．CTに比べ，分子の密度に影響を受けにくいため，アーチファクト🔑が少なく，鮮明な画像を得られる．

　MRIはプロトンの密度と磁力線の戻る時間差（T1，T2）をそれぞれ強調して描出できる．T1強調画像は組織に含まれる結合水（巨大分子）を高信号化し，T2強調画像は組織に含まれない自由水（小分子）をそれぞれ強調して描出する．プロトン強調（proton density；PD）画像はT1とT2の差を少なくして信号密度で画像化している．

　T1強調画像はX線CTとほぼ同様に組織を見ることができる（図6の上段）．T2強調画像は自由水が強調され白く見える（図6の下段）．T2強調画像は脳室や浮腫を伴う脳梗塞病変が白く見える．脳出血ではT1，T2強調画像はともに出血部位が白く見える．

　fluid-attenuated inversion recovery（FLAIR，水抑制）画像は水分子の信号を抑制したT2強調画像である．FLAIR画像は脳室と隣接した病巣を明瞭に描出でき，多発性硬化症，ラクナ梗塞，血管性認知症にみられるビンスワンガー型白質脳症

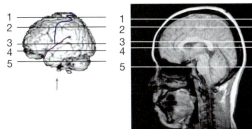
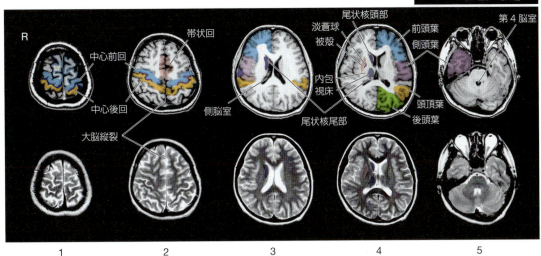

▶ 図6 T1とT2のMRI画像

水平断層画像の上段がT1強調画像，下段がT2強調画像．上部の画像は水平断の位置を矢状面から示す．
1：頭頂付近断面では，一次運動野（中心前回）と一次体性感覚野（中心後回）のおおよその位置を識別できる．2：頭頂から下方へ断面を下げ，内面の帯状回を識別できる．3：左右に側脳室があり，前頭葉と側頭葉の空間的区分を示す．3と4の断面と重ねて，尾状核と側脳室がアーチ型であることが想像できる．4：大脳基底核，内包，視床を識別できる．これらの領域は内頸動脈から分岐した中大脳動脈の枝や前脈絡叢動脈が細く入り込むため，血管障害が生じやすい．5：水平断の基準．脳画像を撮像するときは両眼球の最大膨隆部を結ぶ線と鼻梁中心線とを交差させ，顔面上の基準とする．両眼球の後方に側頭葉の前方下面が描出される．

などの病変部位が白色に描出される．

発症から6～8時間以内の急性期脳梗塞では水分子の変化を検出することが難しい．しかし，拡散強調画像（diffusion weighted image；DWI）や脳灌流画像（perfusion image；PI）を用いて発症数時間以内の脳の変化を描出することが可能となっている[7]．DWIは水分子の拡散運動（自由運動度）を画像化し，拡散が低下した領域が高信号（白色）として描出される．急性期の脳梗塞では拡散が低下するため，脳梗塞の部位判定に用いられる．

2 画像所見の診かた

a 位置情報の確認

CTやMRIで描出された脳画像を読むには，脳表面から深部に至るまでの神経解剖学の知識が必要である．脳の大きさ，溝や回の形状，機能的な神経構築の分布は個体差が大きい．脳梁は女性のほうが男性より太く，脳形態には性差がある．加齢による変化もある．加えて，利き手と逆の大脳半球は脳体積が4～10％大きい．性別と年齢と利き手は脳画像を診る際に確認しておいたほうがよい．

臨床で脳画像を診る際は，診断した医師の所見記録を必ず参照しておく．また，脳の表面と断面が解説された解剖学書を参照しながら画像を確認するとよい．脳の構造とともに脈管系の循環領域，脳室，皮質の重要な機能領域は標準脳などからおおよその空間的位置を把握できる．

最初に確認すべきことは，診断所見にある事項を画像上から発見することである．病変があればその部位が診療記録に掲載されているので，この脳部位を画像上から見つければよい．しかし，手がかりなしに脳画像から病変部位の有無を判断することは困難なので，まずは断層画像の基準面を探す．

脳断層画像は1枚のフィルムまたはファイルに複数の脳画像が描画されている．脳断層撮影時は患者の眼窩外側縁または眼窩中心と外耳孔を結ぶ眼窩耳孔線（orbitomeatal base line）が基準面となり，ここより数mmずつスライス面を撮像する．基準画像は図6の5のように両眼球が同じように写るのでこれを確認する．基準面を確認したら，そこを0mmとして高さが画像情報として記録されているので，その高さを目安に脳部位の空間的位置を確認する．

B 中心溝を同定する

図6の5のように側頭葉の下面や小脳があり，また，図6の3または4のように大脳基底核や脳室があれば脳断面の位置を推定することが容易である．しかし，脳溝と回のように形状に個体差があると，ランドマークの少ない脳室より上部の脳断面からは一見して高さや脳溝の位置から機能領域を推定することが難しい．中心溝やシルビウス溝も画像上はどこにあるかわかりにくい．そこで，簡便な中心前回と中心溝の見分け方を覚えておきたい．

図6の1を参照し，大脳縦裂を前方から平行に走行する脳回をたどると，左右半球とも鋭角に外側へ折れ曲がるのがわかる．この屈曲を外側に走行する脳回が中心前回（一次運動野）である．中

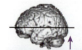
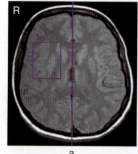
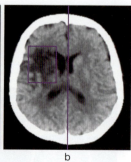

▶図7　右中大脳動脈領域の梗塞例
a：発症から数時間後のPD画像．両側の半球に著明な変化は認められない．
b：発症から3日後のCT画像．右側頭前部から前頭葉，前島部，被殻，内包前脚から内包膝の領域に低吸収領域を認める．

心前回がわかればその直後には中心溝と中心後回（一次感覚野）を弁別できるだろう[8,9]．図6のT2強調画像で見分け方を試してみるとよい．

図6の2を参照し，同様に大脳縦裂を見ても図6の1より下に位置するため，灰白質と白質で見分けられた脳回が鋭角に折れ曲がる部分はいくつかあるように見える．溝に「ひ」の形状があれば中心溝である．この同定方法は手の運動領域が中心溝の膨らみ（precentral knob，文献上はΩ：omega-shapedまたはε：epsilon-shapedの構造）にあることに根拠がある[10]．また，中心前回のほうが中心後回より厚みがあることから，中心溝を推定したならばその前後の脳回の厚みを比較してみると同定しやすい．

C 病巣の確認

水平断層画像の場合は，脳の左右差を脳室・溝・回・白質と灰白質などから比較して明らかに異なる部分を検出する．脳は若干の左右差はあるが，ほぼ左右対称に脳回や脳室，基底核などがあるのでこれを比較することが基本である．

脳梗塞が生じると脳組織への血液供給が減少し，急性期には脳組織の浸透圧が高まり脳浮腫を

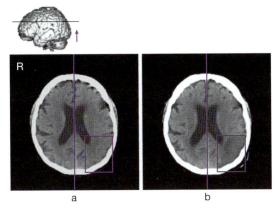

▶図8 脳梗塞後の頭部CTの時間経過例

a：発症から約10時間後，b：発症から約48時間後
大脳縦裂を中心に，脳室，脳溝，大脳皮質と髄質の左右差を確認する．aにはほぼ左右差はない．bには左中心後回から後頭葉と側頭葉領域に，右半球にはない黒い領域（低吸収領域）がある．このことから中大脳動脈から分岐した後側頭動脈の梗塞により，その灌流領域の脳組織に壊死が生じていると考えられる．また，bにみられる低吸収領域の周辺の脳溝はaに比べ明瞭さがなく，限局性の脳腫脹が疑われる．梗塞巣周辺に生じる脳腫脹のような病変はmass effectと呼ばれる．発症から次第にみられ，1週間程度で最大となる傾向がある．大きな梗塞巣ほどmass effectは大きく持続時間も長い傾向がある．この対象者には視空間失認と聴覚性言語障害がみられた．時間経過とともに高次脳機能障害の所見と脳画像を照合してみることは重要である．

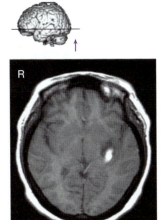

▶図9 左被殻出血後のT1強調MRIの例

大脳基底核，視床，側頭葉，島皮質の領域を確認できる高さの水平断である．

認める．PD画像では浸透圧の亢進により⁺Hが高信号となり出血でなくても白く描出される．発症から時間が経ち腫脹が減少すると，DWIやPIの手法でなければ脳組織の虚血性壊死領域が明瞭化するまでMRIで病巣を見つけるのは難しくなる（▶図7）．

発症からの時間経過によって病巣が明らかになってくることは図8の頭部CTの例に示した．出血の場合はMRIで明瞭に描出される（▶図9）．CT・MRIいずれも経時的に変化が生じるので，患者の容態とともに画像の変化も経時的に確認する必要がある．

● 引用文献

1) 平沢 興：神経系—大脳．分担解剖学2 脈管学・神経系．改訂第11版，pp248-353，金原出版，1982
2) Schunke M, Schulte E, Schumacher U：大脳皮質の組織学的構造と機能．坂井建雄，河田光博（監訳）：プロメテウス解剖学アトラス 頭部／神経解剖，pp200-201，医学書院，2009
3) Chiu PH, Holmes AJ, Pizzagalli DA：Dissociable recruitment of rostral anterior cingulate and inferior frontal cortex in emotional response inhibition. *Neuroimage* 42：988-997, 2008
4) Straube T, Schmidt S, Weiss T, et al：Dynamic activation of the anterior cingulate cortex during anticipatory anxiety. *Neuroimage* 44：975-981, 2009
5) Davis KD, Taylor KS, Hutchison WD, et al：Human anterior cingulate cortex neurons encode cognitive and emotional demands. *J Neurosci* 25：8402-8406, 2005
6) Hamann SB, Ely TD, Grafton ST, et al：Amygdala activity related to enhanced memory for pleasant and aversive stimuli. *Nat Neurosci* 2：289-293, 1999
7) Kidwell CS, Alger JR, Saver JL：Beyond mismatch：evolving paradigms in imaging the ischemic penumbra with multimodal magnetic resonance imaging. *Stroke* 34：2729-2735, 2003
8) Towle VL, Khorasani L, Uftring S, et al：Noninvasive identification of human central sulcus：a comparison of gyral morphology, functional MRI, dipole localization, and direct cortical mapping. *Neuroimage* 19：684-697, 2003
9) Missir O, Dutheil-Desclercs C, Meder JF, et al：Central sulcus patterns at MRI. *J Neuroradiol* 16：133-144, 1989
10) Yousry TA, Schmid UD, Alkadhi H, et al：Localization of the motor hand area to a knob on the precentral gyrus. A new landmark. *Brain* 120(Pt 1)：141-157, 1997

COLUMN 脳に男女差はあるか？
－ヤコブレフのトルクの謎

　容姿や性格には明らかな男女差があるように思うが，脳にその男女差はあるのだろうか？

　まず，大脳の左右差から確認してみよう．図1に示すように，大脳を下から見てみると前頭葉や後頭葉は左右対称ではないことがわかる．右の前頭葉のほうが左の前頭葉よりも幅が広く前方に突出し，逆に後頭葉では左のほうが広い幅を持ち，後方に突出している．矢印が付されると大脳全体がねじれているように見える．このねじれは発見者にちなんで，ヤコブレフのトルク（Yakovlevian anticlockwise torque）と呼ばれている．

　この大脳のねじれは類人猿にもみられるが，人間においては男性で特に目立つという．このことから，男性は右半球の前頭葉をより使うようにプログラムされ，逆に女性は左半球の機能が右半球に比べて優位になっているのではないかという推測が成り立つ．先にも述べたが，右半球は空間認知に長けており，左半球は言語機能を担っている．つまり，狩猟時代に遡って考えると，男性は狩りをするために空間認知能力が女性よりも発達している必要があり，一方，女性は家事や育児をこなすために物事を論理的に考える必要があった，と整理するとわかりやすい．

　カナダのウェスタンオンタリオ（Western Ontario）大学の研究によると，女性が得意なテストと男性が得意なテストがはっきりと分かれたという．図2に示すとおり，女性は物の観念を問う問題や言語の流暢さ，あるいは四則計算で成績が良かったのに対して，男性は頭の中で物を回転させるテストや運動技能，そして数学では推理能力が優れていたという．これらの結果も脳の男女差を示す有力な手がかりとなっている．

　さらに，臨床現場に話を移せば，統合失調症や注意欠陥多動性障害（attention-deficit hyperactivity disorder；ADHD）の罹患率は男性のほうが高いこと，一方，うつ病やアルツハイマー（Alzheimer）病は女性のほうが多い．これらは脳の性差だけではなく，ホルモンなどの影響もあるかもしれないが，脳の男女差という観点から眺めてみるものも興味深い．

　そういえば，もう随分と前だが，世界的なベストセラーになった本があった．タイトルは『話を聞かない男，地図が読めない女』（主婦の友社，2000年）…関連が大いにありそうである．

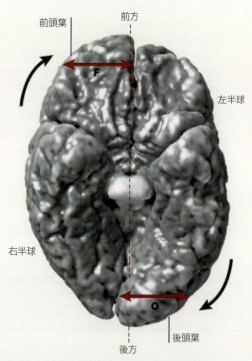

▶図1　下から見た大脳とトルクの様子
F：frontal，O：occipital

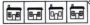

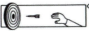

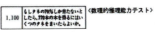

▶ 図2　女性と男性が得意なテスト

●参考文献
1) Toga AW, Thompson PM：Mapping brain asymmetry. *Nature Reviews* 4：37-48, 2003
2) エルコノン・ゴールドバーグ（著），沼尻由起子（訳）：脳を支配する前頭葉─人間らしさをもたらす脳の中枢．講談社，2007
3) 新井康允：脳の性差─男と女の心を探る．共立出版，1999
4) アラン・ピーズ，バーバラ・ピーズ（著），藤井留美（訳）：話を聞かない男，地図が読めない女．主婦の友社，2000

III 評価と治療の流れ

A 作業療法の実践過程

　作業療法には作業療法評価や作業療法治療という用語や定義はない．評価と治療を一体化して提供するサービス全体を作業療法と呼ぶからである．一方で，その実践過程自体は大きく評価と治療に分けたほうが理解しやすい．

　ここでは高次脳機能障害を対象とした作業療法の実践過程について説明する．もちろん，実践過程そのものはほかのさまざまな疾患や障害をもつ対象者に対するものと同様であり，**図1**に示すように情報収集に始まり，評価の計画・実施，そこから問題点を抽出し，治療目標と治療計画を立案したうえで，必要に応じて再評価を繰り返しながらゴールに導くという過程になる．本項の目的は高次脳機能障害を例に解説することで，よりその実践過程の理解を促すことである．

1 評価と問題点の抽出
a 情報収集

　高次脳機能障害に対する情報収集はなるべく初回評価に先立って行うことが望ましい．しかしながら，対象者以外からの情報収集は担当療法士の都合でその日時を選べるわけではないため，各所にアポイントメントをとったうえで，できるだけ早い段階で行うのがよい．

　収集すべき情報は**表1**に示すように，医学的情報と家族を含めた対象者を取り巻く社会的情報に分けられる．後者は国際生活機能分類（International Classification Functioning, Disability and

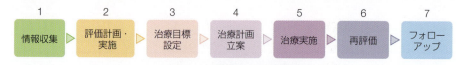

▶図1　作業療法の実践過程

▶表1　情報収集過程で入手すべき情報と情報源

分類		入手すべき情報	情報源
医学的情報		診断名，合併症，発症や受傷の経緯，治療経過，画像診断，薬物療法（副作用を含む），血液など生化学検査データとその解釈，予後予測，治療方針，禁忌事項などリスク管理に関する情報，治療期間（入院期間）など	主治医，リハビリテーション専門医カルテ，施設間連絡票など
		他のリハビリテーションの情報	理学療法士，言語聴覚士など
社会的情報	個人因子	成育歴，生活歴，性格，好み，趣味，学歴，職歴など	看護部門 医療ソーシャルワーカー（MSW） 対象者本人，家族
	環境因子	（物理的）自宅環境，職場環境，経済状況など （人的）家族状況，キーパーソンなど	

Health;ICF)の分類において，個人因子と環境因子として整理される情報である．

1) 医学的情報

医学的情報の最たるものは病気の診断に関する情報である．診断名，病歴，予後，治療方針，合併症，既往歴そして禁忌事項に関する情報であり，これらは対象者の主治医から入手する．

高次脳機能障害に対する治療目標を検討する際に特に必要となる情報は，治療方針と病気や障害の予後である．治療方針は主治医による最も重要な意思決定であり，手術，投薬など主治医が直接執行するものから，入院期間や転院先など治療の終了を見据えた方針の決定までが対象となる．

また禁忌事項は，作業療法を進めていくうえでリスク管理の視点から欠かせない情報であり，合併症によるリスクやそのマネジメント方法などを確認しておく．

さらに主治医によっては，MRIなどの画像所見から脳全体の状態や責任病巣などの情報を説明してくれる場合があるので，積極的に尋ねるとよいだろう．

2) 社会的情報

①個人因子に関する情報

対象者個人に関する情報はその多くが病前に存在していた情報である．つまり，対象者が病前に生活してきた生活歴ともいえるもので，性格，趣味，好み，交友関係，学歴，職歴，時には価値観までもが含まれることもある．

②環境因子に関する情報

環境因子は自宅や学校，職場などにおける物理的環境と，家族，親族，キーパーソンといった人的環境に大別される．

物理的環境に関する情報では，運動麻痺など身体障害の有無にかかわらず，自宅の構造，すなわち玄関やトイレ，浴室，居室などについての環境をそれらの動線を含めて入手する．また後述する失行や視覚失認などの症状の場合は，さまざまな日常生活活動（ADL）場面で使用する用具の形態や配置といったより細かな情報が必要となることもある．

一方，人的環境については，対象者のより早い自宅復帰，社会復帰を叶えるために，家族をはじめとした対象者の周囲にいる人々の把握が欠かせない．特にキーパーソンとなる人には，積極的に高次脳機能障害の理解と対処法を促す必要があるため，それが誰であるかということと，いつ来院しているのかといった情報を早い段階で確認しておく必要がある．

b 初回評価

高次脳機能障害に対する初回評価は片麻痺などほかの身体障害の評価と並行して実施する．ただし，意識レベルや失語の評価については，いずれの評価にも先立って実施されるべきである．

1) 初回評価に先立って実施すべきこと

さまざまな高次脳機能を正しく機能するためには，脳が覚醒していることが絶対条件となる．そのため，高次脳機能障害の評価に先立って覚醒レベルの評価が欠かせないことになる．仮に，対象者が傾眠傾向にあったり，目が覚めていてもぼーっとしていたりする場合には，正確な高次脳機能の評価ができないことに留意しておくべきである．

さらに，評価では対象者との言語によるコミュニケーションが欠かせないことから，失語の有無を大まかに把握しておく必要もある．それは発話と理解について，表2に示すような簡単なやりとりで確認することができる．初回評価では簡単なあいさつや自己紹介などをすることになるが，その場面を利用して大まかな言語機能について評価する．まず，発話については，たとえば療法士のあいさつや自己紹介に対して，対象者からも「おはようございます」や「こんにちは」あるいは「よろしくお願いします」などの返事が得られればその発話の程度が把握できる．あるいは，いくつかの手近にある物品を提示して「これは何ですか？」と問い，答えてもらうとよい．言語の理解については，名前や住所，今日の調子を尋ねるこ

▶表2 失語の有無の確認方法

確認すべき項目		質問内容
出力 （発話）	自発会話	「こんにちは」「おはようございます」というあいさつができるかどうか，あるいは「今日の調子はどうですか？」と尋ね答えてもらう
	呼称	複数の物品を提示して，「これは何ですか？」と尋ね答えてもらう
入力 （理解）	簡単な指示の理解	名前や住所を尋ねる 「口を開けてください」などの簡単な動作の指示をし，行ってもらう
	単語の理解	複数の物品を提示して，「○○はどれですか？」と尋ねる

とで，その返事から理解の程度が把握できる．つまり，名前や住所を聞いているのに，それに答えなかったり，的外れな回答をしたりする場合には，言語理解の障害を疑う．そのような場合は，「口を開けてください」「右手はどちらですか」などといった簡単な動作の指示によりその程度を把握する．あるいは，複数の物品を提示したうえで，「○○はどれですか？」と問い，ポインティングをしてもらうとよい．

2）初回評価の手順

高次脳機能障害はその多くが対象者の外見，あるいは対象者の行為の観察からは確認できないものである．また高次脳機能障害は複数の障害が合併することもあるため，初回評価ではその全体像を大まかに把握するように努める．

初回評価の手順は**図2**に示すように，「最初は大まかに段々細かく」という流れをイメージしながら進めるとよい．つまり，まず全体像を把握することによって個別の高次脳機能障害の有無を把握し，次にそれらから予測された個別の症状をより詳細に評価し，さらにその症状がADL場面でどのような影響を与えているのかを評価するという流れである．

①全体像の把握

これには大きく2通りの方法がある．1つは標準化された検査によって全般的な高次脳機能の程度を評価することである．一般に用いられるものは認知症の評価でも用いられるMini Mental State Examination（MMSE）や改訂長谷川式簡易知能評価スケール（Hasegawa's Dementia Scale-Revised；HDS-R）である〔2章Ⅸ「認知症」を参照（→155ペー

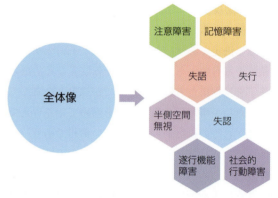

▶図2 初回評価の手順

ジ）〕．いずれも言語を介して質問し，解答を求める検査であるため，失語がある場合には実施できないこととなり，注意が必要である．このうち，MMSE[1]は世界中で用いられており，信頼度も高く有効である．HDS-Rにはない，書字や描画といった行為も含まれており，全般的な高次脳機能を把握することに長けている．失語がある場合には，コース立方体組み合わせテスト（▶図3）やレーヴン色彩マトリックス検査（▶図4）を用いて全般的な認知度を測定する．また，ウェクスラー成人知能検査（WAIS-Ⅲ）は知能検査として幅広く用いられており，その結果も参考となる．WAIS-Ⅳが最新のものであり，測定結果をIQとして把握できるメリットがある．

全般的な高次脳機能を把握するもう1つの方法は複数の高次脳機能の評価を含んだ**スクリーニングテスト**🔑を実施することである．図5に示すスクリーニングテスト[2]は聖マリアンナ医科大学病院で開発されたものであり，Ⅰが失語の検査，

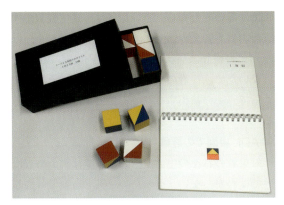

▶ 図3 コース立方体組み合わせテスト

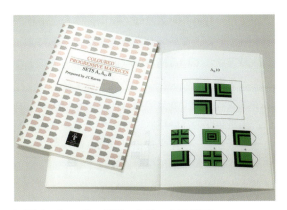

▶ 図4 レーヴン色彩マトリックス検査

高次脳機能スクリーニング検査 Ⅰ

回目 検査者：＿＿＿
検査日：＿＿年＿＿月＿＿日
意識レベル：
麻痺手：右・左・両
使用手：右・左・両

1）3個の物品の呼称（5秒以内 触：10秒以内）

患者

	Naming	Pointing	触覚性
1．ハサミ			
2．ペン			
3．カギ			
	／3	／3	／3

2）系列指示（15秒以内）
ライターにさわってから、かぎをとってください。 （ ）

3）2物品間の操作命令（15秒以内）
ハサミをペンとかぎの間においてください。 （ ）

4）復唱（15秒以内）
（A）空が／青い。 （ ）
（B）となりの／町で／火事が／あった。 （ ）

5）書き取り（単語：15秒、文：60秒以内）
単語：①本 （漢字 ）（仮名 ）
②時計 （漢字 ）（仮名 ）
文 ：（A）雨が／降る。 （ ）
（B）友達に／手紙を／出した。 （ ）

6）読解（15秒以内）
音読 文字：ほ ね た （ ）（ ）（ ）
単語：本 時計 （ ）（ ）
選択 単語：①電話、くつした （漢字 ）（仮名 ）
②犬、くるま （漢字 ）（仮名 ）
文 ：鳥が飛んでいる。

7）発語
流暢、非流暢、
麻痺性構音障害、
錯語（語性、音韻性）、ジャーゴン

8）計算（暗算：1コ15秒以内）
①2＋4＝ ②6－3＝ ③8÷2＝ ④7×6＝

検査No	所要時間	主観的疲労度
① ～	分	
② ～	分	
③ ～	分	
Total		

Impression

高次脳機能スクリーニング検査 Ⅱ

回目 検査者：＿＿＿
検査日：＿＿年＿＿月＿＿日
意識レベル：
麻痺手：右・左・両
使用手：右・左・両

9）記憶
①順唱（5ケタ）：「95372」 （ ）
②逆唱（4ケタ）：「6153」 （ ）
③単語記銘：「帽子、車、茶碗」 （ 回目記憶）（5分後再生 コ）
④図形再生（記入）：（提示は30秒以内） （ ）

10）行為
①自動詞的運動：
「ジャンケンのハサミを作って下さい。」
「自分の頭をなでて下さい。」
「指でキツネの形を作って下さい。」
②他動詞的運動：
「櫛で髪をとかす。」
「ライターを点火する。」
③Mortor Impersistence：「閉眼、開口、挺舌」（ ／20秒） ＊5分後再生施行

口令	模倣
ジェスチャー	物品

11）構成
①積み木の構成 練習◧ ◪ （3分以内） （ ）
②Double Daisy模写：（3分以内） （ ）
③自発画（時計 3時半）：（1分以内） （ ）

12）身体認知
①身体部位の認知：（10秒以内）
◇鼻（ ） ◇肩（ ）、◇腹（ ）
②手指認知（開眼）：（10秒以内）

患側	呼称	口令	健側	呼称	口令
薬指			薬指		
親指			親指		

③左右の判別：（10秒以内）
患者 「右手はどちらですか？」 （可、不可）
「左耳はどちらですか？」 （可、不可）
検者 「左の親指はどれですか？」 （可、不可）
④半側身体部位認知：
◇マヒの否認「どちらの手足が不自由ですか？」 （＋、－）
◇身体半側の無関心 （＋、－）
◇頸の位置 右向き傾向（＋、－） 左向き傾向（＋、－）

13）色彩認知

	呼称	マッチング
赤		
黄		
青		

（10秒以内）

14）視空間認知
①2点発見 （ ）
②線分抹消テスト （ ）
③線分2等分 （右 cm 左 cm）
④Visual Extinction （＋、－）

検査No	所要時間	主観的疲労度
① ～	分	
② ～	分	
③ ～	分	
Total		

Impression

▶ 図5 高次脳機能スクリーニング検査

〔二木淑子，鈴木克枝，中館美保子，他：ベッドサイドにおける高次脳機能スクリーニングテスト─健常者と症例での検討．OT ジャーナル 25：229-235，1991 より〕

Ⅱが記憶，行為，対象認知，空間認知などの検査となっている．このスクリーニングテストによって，障害されている高次脳機能を特定することが可能となる．このようなスクリーニングテストを入手することができない場合には，損傷半球ごとに，出現頻度の高い症状について大まかに検査を実施するとよい．左半球損傷であれば，失語や失行の検査を，右半球損傷であれば半側空間無視の評価を実施する．

② より詳細な検査

全体像を把握したら，次は疑いのある個別の高次脳機能障害について，より細かく精査するための評価を実施していくこととなる．ここで重要なのは，標準化された評価方法を用い定量的に評価しておくことである．なぜなら，ADL場面における動作に対する評価だけでは，高次脳機能障害の改善の程度を把握できないからである．もちろん，ADLについてもBarthel Indexや機能的自立度評価法(Functional Independence Measure；FIM)といった定量化できる評価方法はあるが，それらはあくまで各動作に対する到達度を間隔尺度によって測定するものであり，高次脳機能障害の有無や改善度を反映できるものではないことに留意しておいてほしい．

より詳細な評価の進め方については，症状ごとにマニュアルが出版されている評価バッテリーを用いるとよい．症状ごとの詳細は個々の節に譲るが，たとえば，注意障害であれば標準注意検査法(Clinical Assessment for Attention；CAT)，失行であれば標準高次動作性検査(Standard Performance Test for Apraxia；SPTA)，半側空間無視であれば行動性無視検査(Behavioural Inattention Test；BIT)といった具合に，それぞれの症状に対する検査が網羅され，総合的に採点できる評価バッテリーが出版されているので，それらを用いるのが最善の策となる(個別の評価手法については，第2章の各節を参照のこと)．

標準化された評価バッテリーが手に入らない場合には，症状ごとに開発されている個別の検査を実施することとなる．その際には，必ず複数の検査を実施するよう留意してほしい．なぜなら，ほとんどの検査は症状の検出率が必ずしも100％ではないため，複数の検査を同時に実施することによって，その検出率を高める必要があるためである．

③ ADL場面での評価

対象者の日々の生活や活動の様子は机上検査だけではわからない．そのため，机上検査で評価した各種の高次脳機能障害が生活場面でどのような影響を与えているかということについて，必ず実際のADL場面で確認する必要がある．なかでも，失行や半側空間無視は記憶障害や失語などとは異なり，ADL上のさまざまな局面で影響を与えることとなる．

失行は箸や歯ブラシ，ブラシ，爪切りなど日ごろ使い慣れた身のまわりにある道具が使えなくなる症状である．そのため，そこがたとえ病室や作業療法室であっても，実際に道具を使用してもらい評価する．

また半側空間無視はさまざまな日常生活場面で，その一方(ほとんどが左側)に気づかない症状である．食事場面では左側にある食べ物を食べ残すし，更衣動作では左側だけを上手く着ることができない．さらに車椅子からの移乗動作やトイレ動作では，左側のブレーキをかけ忘れたり，左足をフットレストから降ろさないまま立ち上がろうとしたりする．これらは仮にさまざまな机上検査で半側空間無視の存在が確認されていたとしても十分に予測できないことである．そのため，机上検査の結果がさまざまなADL場面でどのような影響を与えているか確認しなければならない．

そして，Barthel IndexやFIMなどのADL評価尺度上において，それぞれの動作がうまくできなくなっている要因が運動麻痺や感覚障害などの身体障害の影響なのか，あるいは高次脳機能障害の影響なのかについて鑑別しておくことが重要である．なぜなら，その区別こそが，その後の治療プログラムの立案に直結するからである．

c 問題点と利点の抽出

机上検査とADL場面の評価で明らかとなった問題点については，列記したうえで，他の問題点と同様にICFの分類ごとに整理する．つまり，机上検査で検出された高次脳機能障害の有無については「心身機能」における問題点として，また，ADL場面で確認された高次脳機能障害による影響については「活動」における問題点としてそれぞれ整理する．

一方で，利点，つまり高次脳機能障害がありながらも残存している機能についても整理しておくとよい．たとえば，失語によって発話が得られない対象者であっても，言語理解が良好な場合は，聴覚的な入力を促しながらジェスチャーなどによってコミュニケーションが良好にとれるということを意味し，作業療法をはじめとしたリハビリテーションを進める阻害要因にはならないと判断できるからである．また半側空間無視があっても，障害されていない言語機能を利用して，代償手段を獲得することにもつながる．

このように，対象者の全体像を把握し，問題点と利点を整理する際には，必ず問題点ばかりではなく残されている機能，つまり対象者の利点についても整理しておくことが重要である．

2 治療・指導・援助計画の立案
a 治療目標の設定

治療プログラムは，その治療を提供することによって，どのような成果をもたらすことができるかということをプログラムの立案に先立って設定しておく必要がある．治療の成果とは，当然ながら治療者にもたらされるものではなく，あくまで対象者にもたらされるメリットである．高次脳機能障害に限れば，それは個々の症状の軽減であり，高次脳機能障害によって失われたADLや生活関連活動（IADL）の再獲得などである．また最終的には，自宅復帰や社会復帰による役割の獲得

▶ 表3 病期と治療目標

病期	主な治療目標
急性期	高次脳機能障害の把握 コミュニケーション手段の確保
回復期	高次脳機能障害の症状の軽減 ADL，IADLの再獲得
維持期（生活期）	代償手段の獲得 環境調整

といったQOLの向上もその目標に含まれるだろう．

治療目標はこのように多次元で設定されるものであるが，作業療法をはじめとしたリハビリテーションでは治療目標をその時間の長さによって大きく2つに分けて整理する．つまり，それぞれの病院での入院期間中に達成できる短期の目標と，転院先を含めて今後実施される作業療法により達成されるべき長期の目標である．それぞれ時間的な長さは明確に決まっているものではないが，短期目標については病院ごとの入院期間，たとえば急性期の病院であれば2週間～1か月程度，回復期の病院であれば2～3か月程度となるだろう．長期目標は一般に6か月～1年程度に設定されることが多い．

また，それぞれの病期に合わせた治療目標というものがある．表3に示すように，急性期には早期の高次脳機能障害の把握とコミュニケーション手段の確保が優先され，回復期では症状そのものの軽減とともにADLやIADLの各活動を直接練習していくことがメインとなる．また維持期（生活期）では，代償手段の獲得と環境調整がその中心となる．

さらに，作業療法以外のリハビリテーションや医師，看護師，さらには医療ソーシャルワーカー（medical social worker；MSW）を含めた対象者にかかわるすべての職種が，カンファレンスなどを通して疾患の予後や対象者の人的環境，経済状況などを含めた対象者のゴールを設定する場合がある．この場合に設定されるゴールは作業療法独自の目標と区別する意味で，リハビリテーション

ゴールと呼ぶ場合が多い．

b 治療目標と治療目的の関係

　治療目標が目指すべき大まかなゴール地点の状態だとすれば，治療目的は個々の治療を実施する狙いのことである．言い換えれば，治療目標を達成するために目的をもった個々の治療を提供することとなる．

　治療目標はその目標とする時期によって異なるものだが，治療目的は治療プログラムごとに異なったものとなる．表4に示すように，たとえば，半側空間無視を軽減するという短期目標に対して，机上での抹消課題とトイレ動作練習を実施するとしよう．この場合，抹消課題の治療目的はより左方への気づきを促すことであり，トイレ動作練習の目的は個々の動作の工程で左側を忘れないようにする代償手段を獲得することである．治療プログラムの立案に際しては，プログラムごとに治療目的を明確にしながら整理することが求められる．

c 評価結果の解釈と治療目標の立案

　ここでは評価結果の解釈のしかたと治療目標の立て方について，実際の例を挙げて確認しておこう．図6に第3章で紹介されている半側空間無視の症例（→223ページ）の作業療法過程をまとめた．

　まず高次脳機能障害に対する評価では，全般的認知機能としてMMSEなどを実施し，半側空間無視に対してはBITを，さらに全般的な注意障害に対して聴覚性検出検査（Audio Motor Method；AMM）やTrail Making Test（TMT）といった検査を実施している．これらに加えて，姿勢やリーチ動作，ADLの評価を行ったうえでこの症例における半側空間無視の特性の把握に努めている．BITの成績は，通常検査56点（カットオフ値131点），行動検査36点（同68点）であるから，この症例の半側空間無視の程度は中等度に重いことがわかる．またAMMやTMTの成績にみられるように注意障害についても症状が認められる．こ

▶ 表4　治療目標と治療目的の関係

治療目標	治療プログラム	治療目的
半側空間無視の軽減	机上での抹消課題	より左方への気づきの促進
	トイレ動作練習	左側を忘れないようにする代償手段の獲得

の評価結果をふまえ，高次脳機能障害の症状がいずれも中等度であり，69歳という年齢を考慮しても機能改善の余地があると考えられるため，治療目標を症状の軽減として掲げている．一方，動作・活動面については，半側空間無視や運動麻痺の影響と考えられる姿勢の非対称や更衣の障害が認められる．また環境因子の影響を調べ，騒々しい環境では症状が悪化すること，姿勢の矯正で症状が改善することを確認している．ADLの遂行レベルを上げることは自宅退院や社会復帰を促すために重要であるから，この点の向上も治療目標に掲げた．

　先に述べたとおり，回復期の作業療法ではADLの各活動を通して症状の軽減をはかっていく必要がある．高次脳機能障害に対する機能練習だけではADLの再獲得へと汎化できないということもADLトレーニングを実施する理由となっている．

d 治療内容・方法・手段の決定

　治療プログラムは治療目標を達成するために立案されるものである．作業療法では，ICFで分類される心身機能，活動と参加，そして環境因子に幅広くアプローチする必要があるため，治療プログラムは多岐にわたる．特に高次脳機能障害に対する治療プログラムは，その機能障害に直接アプローチするものと，他の身体障害を含めた活動面へのアプローチ，さらには環境因子に働きかけるアプローチも含まれる．

　治療プログラムにはそれを具体化した治療内容，治療方法，治療手段が含まれなければならない．表5に半側空間無視に対する治療プログラムを例に，それらの具体例を示した．抹消課題とは紙面に配置された文字や図形のなかからター

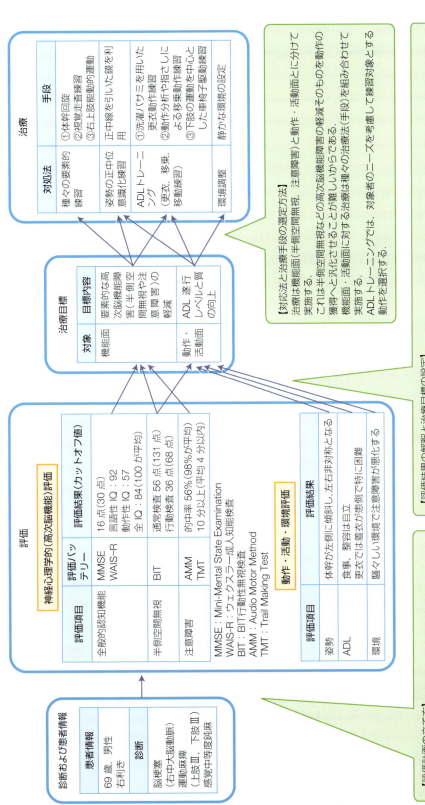

▲ 図6 評価から治療に至る流れと解釈
[第3章Ⅵ「半側空間無視」で紹介されている症例より（→223ページ）]

▶ 表5 治療内容, 方法, 手段の関係

治療プログラム	治療内容	治療方法	治療手段
抹消課題	紙面上でのターゲット探索	机上でより左方への気づきを促す	ヒントや目印と各種抹消課題
トイレ動作練習	車椅子用トイレでの左側の動作確認	工程ごとに自身で確認作業を行っていく	キーワード法

ゲットとなるものに印をつけていく探索課題であるが,これは机上で無視する左側の範囲を少なくするために行う.その方略には療法士が「もっと左」などとヒントを出したり,左側に目印をつけたりする方法がある.用いる課題には多くの種類があり,難易度も異なるため段階づけをしながら実施することとなる.トイレ動作練習に関しては,車椅子用トイレで車椅子から便座への移乗動作を含めて工程別に分けながら,左側で生じる動作忘れを防ぐことを身につけていく.具体的には,口頭で工程ごとにキーワードを述べながら確認作業を行っていく.

ⓔ 治療根拠と治療戦略

1) 治療根拠の明確化

　高次脳機能障害に限ったことではないが,治療プログラム立案の際に気をつけなければならないのは,実施しようとする治療の根拠を明確にもつことである.医師が処方する薬を間違えてはいけないように,作業療法でも効果のない治療を提供してはならない.特に作業療法は薬とは異なり,副作用がほとんどないため効果のない治療を漫然と続けてしまう可能性があることを自覚しておく必要がある.

　治療の根拠にあたるエビデンスの確認方法の詳細は専門書に譲るが,多くは「MEDLINE」や「医中誌」などの論文データベースにおける文献検索や,各症状に関するシステマティックレビューやガイドライン[3]で確認できる.

　しかしながらその一方で,高次脳機能障害を含めた脳損傷者の症状は多様であり,集団を対象とするような効果検証や,ランダム化比較試験のような研究デザインを用いた効果検証が難しいなどの理由により,エビデンスをつくりにくいという現実もある.そのため,エビデンスがない場合には,少なくとも効果の裏づけとなる治療メカニズムを考慮したうえで治療プログラムを立案することを心がけてほしい.

2) ICF分類による治療対象とアプローチ方法(▶表6)

　高次脳機能障害をICFの分類に当てはめると,「心身機能」のなかの「精神機能」に分類される.そこでは,注意機能(b140),記憶機能(b144),情動機能(b152),高次認知機能(b164),言語に関する精神機能(b167)などとして細分類されている.一方,高次脳機能障害によってADLに支障が及ぶと,それは「活動と参加」における「コミュニケーション」や「セルフケア」の問題として取り上げなければならなくなる.さらに,障害された高次脳機能を補うためには家族やデバイスなど環境を調整することも有効となることが多い.このように,高次脳機能障害に対してはICF分類におけるあらゆる領域にアプローチすることが必要となってくる.

①心身機能に対するアプローチ

　高次脳機能障害を機能障害としてとらえた場合,その機能を少しでも回復させようとするアプローチ方法である.これには,脳の血液循環量を増やして脳全体を活性化しようとするプログラムや,神経の可塑性を手がかりにさまざまな刺激を用いて新たなネットワークを形成しようとするアプローチなどが含まれる.機能面へのアプローチだけではADLが改善しないため,次の「活動と参加に対するアプローチ」を併用すべきである.

▶表6 ICF分類に沿ったアプローチ方法

ICF	細分類	アプローチ方法
心身機能	注意機能 記憶機能 情動機能 高次認知機能 言語に関する精神機能　など	機能回復のための認知課題 脳の活性化をはかるアプローチ 神経可塑性刺激　など
活動と参加	コミュニケーション セルフケア 家庭生活 対人関係 主要な生活領域　など	個々の活動方法の再学習 代償手段の獲得練習　など
環境因子	生産品と用具 支援と関係 態度　など	デバイスの設置など物理的調整 家族指導など人的調整

②活動と参加に対するアプローチ

　ADLやIADLの個々の活動に関して、その障害に対する気づきを確認しながら活動のしかたを再学習したり、新たな代償法を身につけたりするアプローチ方法である。高次脳機能障害に対する活動や参加のアプローチでは、練習した活動では可能になったとしても、他の活動にそれが生かされない、つまり汎化できないことが多いと指摘されている。

③環境因子に対するアプローチ

　環境因子は物理的環境と人的環境の2つに分けられるが、高次脳機能障害に対してもこの両面からアプローチすることがしばしば必要となる。物理的環境に対しては、記憶障害や注意障害などに対してブザーを設置したり、スケジュール表を掲示したりする。また人的環境に対しては、家族に高次脳機能障害の症状や自宅での対処方法を指導することなどが含まれる。

3) 2つの治療戦略

　ここでは、高次脳機能障害に対する治療を戦略の面から整理しておく。それはボトムアップアプローチとトップダウンアプローチである。半側空間無視など一部の高次脳機能障害に対して、この2つのアプローチ方法が整理され用いられている。

①ボトムアップアプローチ

　脳を活性化させることによって、低下した高次脳機能障害を少しでも回復させようとするものであり、対象者自らはその戦略を意識しないまま治療が進むアプローチ方法である。片麻痺などと同様に、神経の可塑性に期待しながら、高次脳機能障害の回復をはかる。たとえば、半側空間無視に対して、右視野を遮蔽した眼鏡(プリズム眼鏡)をかけて机上課題に取り組むことなどがこれに当てはまる。

②トップダウンアプローチ

　対象者自らがその方略を意識(理解)しながら行う治療アプローチである。高次脳機能障害を補うための代償法を獲得するためのもので、たとえば、半側空間無視に対して、車椅子からの移乗動作の際に声を出しながらブレーキのかけ忘れやフットレストの位置などを確認する方法を身につける練習などがこれに当てはまる。

f 再評価による効果判定と目標の再検討

　作業療法をはじめとしたリハビリテーションでは、実施している治療プログラムの効果が予定どおり得られているかどうかの検証を行う必要がある。また、当初に設定した治療目標に予想したよりも早く到達する場合もあるため、高次脳機能障

害に対する作業療法に関しても，定期的に再評価をして，治療効果を判定しなければいけない．

テイラー（Taylor）[4]によると再評価は，作業能力の再分析，標的とする成果の批判，そして活動の確認という3つのレベルで行われるべきであるという．つまり，高次脳機能障害の状態について，初期評価時点との差を比較し，そこから治療の成果を批判的に検証し，さらにそれが活動面にどのように汎化できているかということを改めて評価しなければいけないということである．

再評価時点で症状が改善していれば，より難易度の高い評価手段を用いて評価を実施し，次の治療目標を立て治療計画を見直していくべきである．

g フォローアップ

病院での治療が終了すると，自宅退院となるか，介護老人保健施設など施設に入所することとなる．いずれの場合も，治療の場は医療現場から地域へと移行することになる．高次脳機能障害は個々の症状自体が完治する場合よりも，症状が軽減されながらも持続する場合のほうが多いため，医療現場での治療が終了になったのちも地域でのフォローアップが実施されることが望ましい．

フォローアップを継続的に実施するためには，医療現場と地域間双方での情報共有が欠かせない．医療現場で実施してきた作業療法がどのような治療目標のもと，どのようなプログラムとして提供されてきたのかという情報であり，通常は，施設間連絡票というレポートに初期評価の結果や治療プログラム，そして最終評価の結果を含めた経過を記すことになっている．

また，地域でフォローアップを実施していくためには，さまざまな制度を含めた社会資源を活用していくことも重要である．そのため，ケアマネジャーや地域包括支援センター，社会福祉協議会などとの連携が必要となってくる．特に各都道府県に置かれた高次脳機能障害支援センターと情報を共有したうえで，しかるべきサービスの継続を立案し，フォローアップし続ける姿勢が重要である．さらに，復職や就労に向けては，勤務先や就労支援センターなどとの協議や調整が必要となってくる．

● 引用文献

1) 森　悦朗, 三谷洋子, 山鳥　重：神経疾患患者における日本語版 Mini-Mental State テストの有用性．神経心理学 1：2-10，1985
2) 二木淑子, 鈴木克枝, 中舘美保子, 他：ベッドサイドにおける高次脳機能スクリーニングテスト―健常者と症例での検討．OT ジャーナル 25：229-235，1991
3) 日本作業療法士協会：脳卒中に対する作業療法ガイドライン（2018年度版）．2018
4) Taylor RR：Therapeutic relationship and client collaboration. In：Boyt BA, Gillen G, Scaffa M, et al (eds)：Willard & Spackman's Occupational Therapy, 12th ed, pp430-433, Lippincott Williams & Wilkins, Philadelphia, 2014

● 参考文献

5) 二木淑子, 能登真一（編）：作業療法学概論．第3版，標準作業療法学　専門分野，医学書院，2017
6) 鎌倉矩子：高次脳機能障害の作業療法．三輪書店，2010

COLUMN サヴァン症候群の才能とその魅力

われわれは何らかの障害を抱えた人たちの日常生活や社会参加を支援することを目指している．障害に対してどうしてもネガティブなイメージを抱きやすいが，昨今はパラリンピックを目指すアスリートたちをとおして，そのイメージもポジティブな方向に向きつつある．

サヴァン症候群（savant syndrome）は，自閉症などに代表される他者とのコミュニケーションの障害を抱えながらも，その一方で音楽や芸術，計算，記憶などのいわゆる高次脳機能に優れた才能を有する人たちのことを指す．その定義は，「発達障害ないしは重篤な精神障害をもつ人間が，その障害とはあまりにも対照的に，驚異的な能力・偉才の孤島を有する場合」とされている（傍点は筆者による）．

以下に代表的な人物を紹介したい

- キム・ピーク（Kim Peek, 1951～2009：自閉症，映画「レインマン」のモデル）

何ページもある分厚い本を一度読んだだけで覚えることができた．7,000冊以上の本を丸暗記し，電話帳に書かれた電話番号も即座に回答することができた．また，4桁の掛け算も一瞬で可能であった．

- レスリー・レムケ（Leslie Lemke, 1952～：全盲，知的障害，脳性麻痺）

7歳ごろからピアノ，アコーディオン，ボンゴ，木琴などを演奏できるようになった．14歳のときには，テレビ番組をとおして1度聞いただけのチャイコフスキーのピアノ協奏曲第1番をすらすらと間違えずに弾くことができた．

- スティーブン・ウィルシャー（Stephen Wiltshire, 1974～：自閉症，画家）

5歳の頃から絵を描き始め，特に風景を描くことに長けていた．彼の特徴は上空から1度見た景色を記憶に基づいて忠実に描くことができることで，来日した際にも東京の上空をヘリコプターで30分間飛行した後に，長さ10メートルにも及ぶ絵を描いた（▶図1）．現在，ロンドンに画廊を構えて画家として暮らしている．

- アイリス・グレース（Iris Grace, 2009～：自閉症）

2歳のときに自閉症の診断が下されたが，両

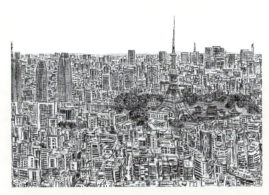

▶図1　スティーブン・ウィルシャーが描いた東京の一部

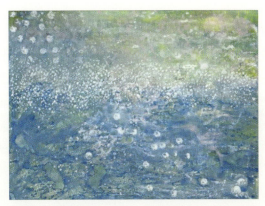

▶図2　アイリス・グレースの作品「タツノオトシゴのかくれんぼ」

親はその治療の一環として絵を教えた．すると，その絵がとても魅力的でインターネットで公開したところ問い合わせが殺到するようになった(▶図2)．「小さなモネ」と称されるように，その絵はあたかも現代のモネを想像させるものである．

このほかにもサヴァン症候群による偉才と作品が数多く報告されており，その多くが芸術的才能に長けていることから「右脳の天才」ともいわれることもあるが，彼ら，あるいは彼女らがなぜこのような才能を発揮できるのかについては，十分に解明されていない．ただ1つ確かなことは，人間の脳は，たとえその一部が障害を受けていたとしても，障害されていない部分には無限大の能力が秘められているということである．このような報告に触れるたびに，あらゆる絶望から解放されるような気がするのは私だけだろうか．

●参考文献
1) ダロルド・A・トレッファート(著)，高橋健次(訳)：なぜかれらは天才的能力を示すのか―サヴァン症候群の驚異．草思社，1990
2) アラベラ・カーター・ジョンソン(著)，吉井智津(訳)：小さなモネ―アイリス・グレース―自閉症の少女と子猫の奇跡．辰巳出版，2017
3) スティーブン・ウィルシャー(https://www.stephenwiltshire.co.uk/)
4) アイリス・グレース(https://irisgracepainting.com/)

多職種連携と作業療法士の役割

1 医療現場での多職種連携

医療現場では，高次脳機能障害を有する対象者に対して，医師，看護師を含めたさまざまな専門職が連携し1つのチームとして対象者の治療に携わる．一般には，対象者に関するカンファレンスの場で，お互いの情報を共有し合い，チームとしてのリハビリテーションゴールを設定することとなる．

それぞれの役割は表1に示すように明確である．医師は病気や症状の予後を見極め，入院期間など治療の大きな方針を決める．看護師は病棟で対象者の生活状況を見極め，家族と連絡をとりながら最善の生活環境を整える．薬剤師や管理栄養士はそれぞれの専門的立場から現在の管理の状況を，医療ソーシャルワーカー(medical social worker；MSW)は対象者の家庭状況，生活状況などから利用可能な福祉サービスの情報を提供する．さらにリハビリテーション関連職種のなかでは，理学療法士が基本的動作や移動手段の予後を予測し，言語聴覚士は高次脳機能障害に関する詳細な評価を実施する．

このようなチームのなかで作業療法士は，高次脳機能障害に関する評価と治療の両面から情報提供を行う立場にある．そして高次脳機能障害について，その予後予測を述べる立場にある．高次脳機能障害の評価に関しては，言語聴覚士と役割分担をして実施する病院が多いが，作業療法士は評価についても積極的に関与すべきである．特に，机上検査の結果と日常生活活動(ADL)場面での症状との整合性を説明できるのは作業療法士であるため，それを実践できる力を身につけておかなければならない．

2 地域における多職種連携

老人保健施設や通所リハビリテーションセンター，あるいは在宅を含めた地域においても，高次脳機能障害を有する対象者のために多職種による連携が必要である．ただし，地域では専門職が関わる主な目的が医療から生活に移るため，積極的に関わる専門職の職種とそれぞれの役割も医療現場とは異なったものとなってくる．表2に医療現場とは異なる地域における専門職とその役割を整理した．

地域における専門職チームの中心となるのは，ケアマネジャー，そして**地域包括ケアセンター**

▶ 表1　医療現場における専門職の役割

専門職	チームにおける役割
医師	病気や症状の予後の見極め 入院期間など治療の大きな方針の決定
看護師	病棟での生活状況の見極め 家族との連絡調整
理学療法士	基本的動作や移動手段についての予後予測
作業療法士	高次脳機能障害の評価と治療の状況説明 高次脳機能障害の予後予測
言語聴覚士	高次脳機能障害に関する詳細な評価結果の解釈
薬剤師	服薬管理の方法の情報提供
管理栄養士	栄養管理の方法の情報提供
医療ソーシャルワーカー	利用可能な福祉サービスの情報提供

▶ 表2　地域における専門職の役割

専門職	チームにおける役割
医師	病気や症状の予後に関する助言
看護師・保健師	必要とする医療ケアに関する情報提供 対象者と家族に関する生活状況の把握と状況提供
ケアマネジャー	介護認定と利用するサービス内容に関する助言 家族ニーズなどに関する情報提供
理学療法士	全身状態と移動手段の情報提供
作業療法士	高次脳機能障害の評価と治療の状況説明 生活場面における高次脳機能障害の対処方法の提供
言語聴覚士	コミュニケーションや嚥下に関する情報提供
介護福祉士	必要とするケアに関する情報提供
医療ソーシャルワーカー	利用可能な福祉制度に関する情報提供

に所属する保健師や作業療法士となる．高次脳機能障害を有する対象者に対しては，都道府県ごとに高次脳機能障害支援センター〔第4章Ⅰ「高次脳機能障害支援事業」（→269ページ）参照〕が設置されているため，そこに所属する保健師や相談員がチームの中心となる場合もある．また地域では，介護保険制度，障害者総合支援制度，地域生活支援事業など，地域によって異なるシステムやサービスがある．そこでも，介護福祉士や行政の担当者などと連携を図っていく必要がある．

作業療法士はこのようなさまざまなサービス形態が揃い，医療現場とは異なる専門性が必要となる状況においてもなお，中心的な役割を果たしていかなければならない．その役割とは，チームのそれぞれの専門職に対し，高次脳機能障害の症状とその程度，そして生活場面への影響を説明することである．そのうえで，生活場面上の目標を設定する際に中心的な役割を果たしていく必要がある．いずれにしても，高次脳機能障害については作業療法士が最も知識を有していることを忘れてはならない．

3 就労に向けた多職種連携

高次脳機能障害を有する対象者にとって，就労は大きな課題である．それは対象者のなかにいわゆる若年層，青年層の就労可能な世代が多いため，経済的な問題も然ることながら日中の活動の場，さらには人生の生きがいとしての場の確保という側面からも重要なためである．

就労に向けた支援はハローワークや就労支援センター，職業能力開発校などがその主な現場となる．各所で業務にあたるのは，職業カウンセラーやジョブコーチ，就労支援ワーカーであり，作業療法士はその専門職と積極的に情報を共有しながら対象者を支えていく．このように，就労に向けた取り組みは医療現場以外で実施されることが多いため，両者をつなぐ役割が作業療法士に求められている．

また復職，つまり元の職場に復帰する場合には，入院中から直接，復職先の社長や人事担当者と協議し，職場の環境整備や配置転換のアドバイスを行い，積極的に改善を図っていく．その際は，MSWとも連携していくことが重要となる．

COLUMN 働きバチの分業とハチの巣，あるいはクモの巣について

　多職種連携は文字どおり，さまざまな職種が1つの目標に向かって連携して取り組むことである．医療現場や介護現場では，1人の対象者ごとに治療の目標が定められ，職種ごとの役割を遂行するようになっている．

　このような多職種連携は人間以外，たとえば，昆虫もできるものだろうか？

　連携，ここでは分業としたほうが適切かもしれないが，その昆虫といえば，真っ先にハチが思い浮かぶ．そう，あの働きバチである．

　彼らは巣の中の女王バチを守るために，そしてコロニーを維持するために，さまざまな役割を担っている．それは，女王バチの世話をはじめ，巣の清掃，幼虫の育児，蜜の受け取りと加工，花粉詰め，門番，換気，採餌，そして巣板建築などである．働きバチはこれらの業務を分業によって行っており，1匹の働きバチが複数の業務を担っているという．そしてその業務分担は日齢によって決まっている．つまり日齢を重ねるごとに業務を変えていくのである．

　さて，昆虫にも微小脳と呼ばれるごく小さな脳があることが知られている．ただ，ニューロンの数は人間の1,000億個に対して，昆虫のそれはせいぜい100万個ほどらしい．しかし，働きバチが構築するハチの巣の出来栄えはどうだろうか．正確な正六角形を組み合わせた巣はよく見れば見るほど見事なものである（▶図1）．また，昆虫ではないが，クモの巣はどうだろうか．ハチとは違い連携や分業はしないが，1匹で見事な巣を完成させることができる（▶図2）．しかも，あっという間にである．しかしながら残念なことは，ハチやクモによるこれらの芸術品は彼らの本能によってのみ制作されるということである．

　おそらく，われわれはハチやクモのように短時間で正確に巣をつくることはできないだろう．しかしながら，人間がハチやクモよりも優れているといえるところは，人間には本能以外

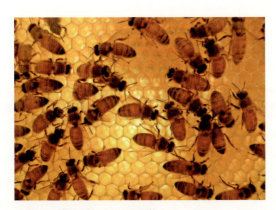

▶図1　働きバチとハチの巣

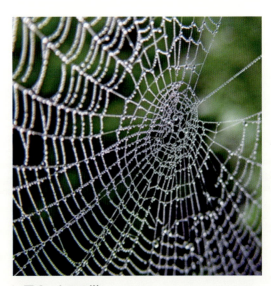

▶図2　クモの巣

の工夫や躊躇，他者への配慮といった理性によってその作業をコントロールできるということであろう．

　功利主義を唱えたミル(Mill)は自身の書のなかで，「満足した豚であるより，不満足な人間であるほうがよい」と述べている．その意図は，どのような快楽が得られたにせよ，人間だけがもっている知性や誇り，そして尊厳を捨てたりはしないだろうということである．

　本書はこのような人間らしさの基盤である高次脳機能を，さまざまな角度から優しくていねいに解説しようと心がけている．

● 参考文献

1) 原野健一：ミツバチの世界へ旅する．フィールドの生物学，東海大学出版会，2017
2) 水波　誠：昆虫―驚異の微小脳．中公新書，中央公論新社，2006
3) J. S. ミル(著)，川名雄一郎，山本圭一郎(訳)：功利主義論集．近代社会思想コレクション05，京都大学学術出版会，2010

本章のキーワード

- **系統発生**　生物の種が進化してきた過程のこと．ダーウィンの進化論を基にヘッケルが提唱した．脊索動物→脊椎動物→顎口類→魚類→肉鱗類→四肢動物→哺乳類（途中略）となる．哺乳類は胚の段階で鰓裂（さいれつ；エラのこと）が確認されることから，魚類を経て進化したと考えられた．現在では，その鰓裂は咽頭嚢と呼ばれる分泌腺であり，魚類のエラではないとする説もある．

- **喃語**　生後4～10か月ごろに，親の声に合わせた抑揚を持つ母音を使用した発声のこと．英語ではbabble.「あーあー」や「えうー」などと発し，特に複数音節のものはクーイングと呼ばれている．

- **アウェアネス**　意識の分類のなかの「気づき」のことで，人間の能動的な過程とされている．英語のaware（気がついて）が名詞化（awareness）されたカタカナ語である．

- **脳機能局在**　大脳がある部分ごとに異なる機能を有しているということ，あるいはそれを訴える理論のこと．失語のなかでもブローカ野とウェルニッケ野の損傷では異なる症状を呈するという報告以降に徐々に明らかにされていった．ブロードマンの脳地図はこの機能局在を説明する際によく利用される．この理論とは逆に，高次脳機能の症状出現に関しては，局在よりも損傷された量が重要であるという「全体論」が存在する．

- **大脳辺縁系**　辺縁葉とそれに関連する皮質下部の構造物からなる機能単位．大脳半球内面で脳幹を包み込むように存在している．英語ではlimbic systemとなり，limbicが「縁の，周辺の」という意味である．ブローカによって命名された．海馬，帯状回，扁桃体などを含み，記憶や情動に関与している．

- **アーチファクト**　CTやMRIなど画像診断上に表れる偽像のこと．障害陰影ともいう．原因としては，被験者が動いてしまったことによるモーションアーチファクト，金属や骨，脳脊髄液などによるアーチファクトがある．

- **スクリーニングテスト**　短時間，かつ網羅的に実施できるテストのこと．評価の早い段階で検査を実施することで，個々の症状を検出したり，問題のありそうな領域を大まかに特定したりすることが可能となる．

- **地域包括ケアセンター**　おもに在宅で暮らす高齢者の生活を支援するために，介護予防や相談窓口として設置されている事業所のことで，ケアマネジャーをはじめ，保健師や作業療法士，社会福祉士などの専門職が配置されている．各自治体は中学校区に一つの割合で設置することを目指している．

第2章 高次脳機能作業療法の症状と評価・治療

GIO 一般教育目標

1. 以下に示すさまざまな高次脳機能障害に対する作業療法を実践するために，各障害の症状の特徴，および評価，治療の方法を学習する．

SBO 行動目標

1-1）注意障害の具体的特徴を挙げ，その評価法や治療法を説明できる．
  ☐ 注意障害の定義について，その要点を述べることができる．
  ☐ 注意障害の評価方法についていくつか具体的に説明できる．
  ☐ 注意障害に対する治療方法をいくつか列挙できる．

1-2）記憶障害の具体的特徴を挙げ，その評価法や治療法を説明できる．
  ☐ 記憶障害の定義について，その要点を述べることができる．
  ☐ 記憶障害の評価方法についていくつか具体的に説明できる．
  ☐ 記憶障害に対する治療方法をいくつか列挙できる．

1-3）失語の具体的特徴を挙げ，その評価法や治療法を説明できる．
  ☐ 失語の定義について，その要点を述べることができる．
  ☐ 失語の評価方法についていくつか具体的に説明できる．
  ☐ 失語に対する治療方法をいくつか列挙できる．

1-4）失行の具体的特徴を挙げ，その評価法や治療法を説明できる．
  ☐ 失行の定義について，その要点を述べることができる．
  ☐ 失行の評価方法についていくつか具体的に説明できる．
  ☐ 失行に対する治療方法をいくつか列挙できる．

1-5）失認の具体的特徴を挙げ，その評価法や治療法を説明できる．
  ☐ 失認の定義について，その要点を述べることができる．
  ☐ 失認の評価方法についていくつか具体的に説明できる．
  ☐ 失認に対する治療方法をいくつか列挙できる．

1-6）半側空間無視の具体的特徴を挙げ，その評価法や治療法を説明できる．
  ☐ 半側空間無視の定義について，その要点を述べることができる．
  ☐ 半側空間無視の評価方法についていくつか具体的に説明できる．
  ☐ 半側空間無視に対する治療方法をいくつか列挙できる．

1-7）遂行機能障害の具体的特徴を挙げ，その評価法や治療法を説明できる．
  ☐ 遂行機能障害の定義について，その要点を述べることができる．
  ☐ 遂行機能障害の評価方法についていくつか具体的に説明できる．
  ☐ 遂行機能障害に対する治療方法をいくつか列挙できる．

1-8）社会的行動障害の具体的特徴を挙げ，その評価法や治療法を説明できる．
  ☐ 社会的行動障害の定義について，その要点を述べることができる．
  ☐ 社会的行動障害の評価方法についていくつか具体的に説明できる．
  ☐ 社会的行動障害に対する治療方法をいくつか列挙できる．

1-9）認知症の具体的特徴を挙げ，その評価法や治療法を説明できる．
  ☐ 認知症の定義について，その要点を述べることができる．
  ☐ 認知症を引き起こす疾患について述べることができる．
  ☐ 認知症の評価方法についていくつか具体的に説明できる．
  ☐ 認知症に対する治療方法をいくつか列挙できる．

Ⅰ 注意障害

A 定義と分類

1 定義

　われわれは何らかの課題を遂行しようとするとき，その課題や設問に意識を集中させ，その集中させた意識を一定時間持続する必要に迫られる．注意障害とはこのような意識を集中させたり，いったん向けた意識を一定時間持続したりすることができなくなる状態のことをいう．

　注意という言葉は日常でもさまざまな意味で用いられる．たとえば，「段差に注意する」「悪事を注意する」「健康に注意する」などである．それらを英語に直すと mind, attention, caution, care などたくさんの単語が思い浮かぶが，英語で attention として扱われる注意が本項での対象である．

　注意は図1に示すように，前後左右といった空間に関する空間性注意と，それを問わない全般性注意に分けられるが，本項で扱う注意は後者の全般性注意であり，その障害である．つまり，何らかの対象に対して意識を集中させたり，それを持続させたりする機能のことである．医学用語ではないが，集中力と置き換えれば理解しやすい．なお，空間性の注意障害は「半側空間無視」の項で扱う（➡112ページ）．

　全般性注意には後述するようにいくつかの分類がある．また次節（➡56ページ）で述べる記憶との関連では，保持時間のとても短い記憶（瞬時記憶）を注意と置き換えて整理することもできる．いずれにしても，注意は記憶と並んで，人の高次脳機能の基盤をなす機能であり，これが障害されるとほかのさまざまな高次脳機能にも影響が出てくることとなる．

2 分類

a 注意の分類

1) 注意と意識

　これまで述べてきたように，さまざまな課題を遂行するためには，意識をその対象に向ける必要がある．言い換えるなら，注意機能を発揮するためには，何らかの刺激に反応する，つまり気づく必要がある．寝ていたり，ぼーっとしていては刺激に気づくことはできないので，注意機能を発揮するためには覚醒していることが条件となる．

2) 段階による分類

　全般性注意の機能はその能力の違いによって，より細分化して考えることができる．これはソルバーグ（Sohlberg）ら[1]が分類したもので，表1に示すように5つの機能に分けられる．すなわち，注意の焦点化，注意の維持，注意の選択，注意の

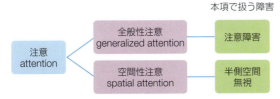

▶ 図1　2つの注意とその障害

切り替え，注意の分割である．そのうえで，これらが階層性をもち，下位の注意機能が上位の注意機能の基礎となると考えている．表1の場合，1番上に表記されている注意の焦点化が最下位の階層となる．

b 注意障害の分類

注意機能は上記のとおり，いくつかに分けて確認することが可能であるが，臨床現場ではその分類に基づいた診断を下すことはあまりない．しかしながら，意識障害との鑑別が重要であることと，評価については注意の分類に応じた評価方法が整理されていることを念頭に置いておきたい．

1）感度の障害

感度とは意識レベルが保たれているにもかかわらず，ぼーっとしたり，思考や行動が定まらなかったりする状態のことを指し，記憶内容が混乱したり，ミスの増加が起きたりする．頻繁にあくびをしているような場合には，刺激を特定してそこに焦点を当てることはできない．ましてや何らかの反応をする能力は乏しくなる．

2）持続性注意の障害

持続性注意とは，一度向けた刺激に対して，その後も一貫した反応を示す能力のことである．この能力が障害されると，同じ水準の刺激を探し続けたり，一定の反応をし続けたりすることが難しくなる．いわゆる「集中力が続かない」状態と言い換えれば理解しやすいかもしれない．単純な課題であっても時間が経過するにつれて見落としや誤りといったミスが目立つようになるのが特徴である．

3）選択性注意の障害

選択性注意とは，複数の刺激のなかから，自身が注意を向けたい刺激だけに注意を向ける能力のことである．これはカクテルパーティ効果とも呼ばれ，この能力によって立食パーティなど騒がしい環境のなかでも，特定の人たちの会話に耳をすませ，それを聞き取ることが可能となる．選択性注意が障害されると，自身が注意を向けたい刺激

▶ 表1 注意の5段階

段階	能力
注意の焦点化（感度）	特定の感情刺激に直接反応する能力
注意の維持（持続性）	連続あるいは繰り返して一貫した反応を行う能力
注意の選択（選択性）	干渉刺激がある場合に行動および認知的構えを維持できる能力
注意の切り替え（転換性）	異なる認知的課題や行動間で注意の集中を移動できる能力
注意の分割（配分性）	複数の課題や認知的要求に同時に対応できる能力

〔Sohlberg MM, Mateer CA：Management of attention disorders. In Cognitive Rehabilitation：an Integrative Neuropsychological Approach, pp105-136, Guilford Press, New York, 2002 より〕

対象とそれ以外の干渉刺激の区別がつかなくなり，騒々しい場面などでは，ある刺激だけに注意を向けることができなくなる．あるいは，何かの課題をしているときに干渉刺激が入るとそちらのほうに注意が向いてしまい，課題の遂行が不可能になる．

4）転換性注意の障害

転換性注意とは，意識を向ける刺激の水準やその矛先を必要に応じて柔軟に変更する能力のことである．われわれはある課題，たとえば，たくさんの数字のなかから奇数だけを探し出す課題に取り組んでいる途中で，刺激対象を奇数から偶数に変更することは容易に可能である．転換性注意の障害では，このような刺激対象の切り替えができなくなる．

5）配分性注意の障害

配分性注意とは，複数の課題を同時並行で遂行するために，異なった刺激に同時に注意を向けることである．われわれが日々，音楽を聴きながら調理をしたり，車を運転しながら同乗者と話したりすることができるのはこの機能が備わっているおかげである．配分性注意が障害されると，複数の刺激に対し注意を向けることが不可能となるため，極端な例ではテレビを見ながら食事をすることが不可能となる．前述の持続性注意，選択性注意，転換性注意を駆使しながら活用する，より複

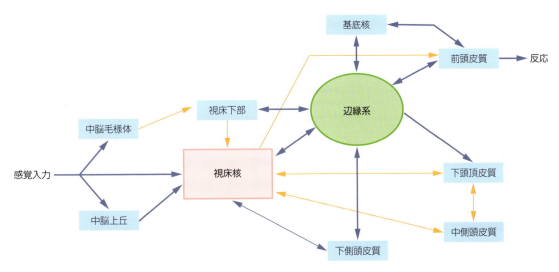

▶図2 注意のネットワーク
〔Cohen RA, Malloy P, Jenkins M, et al：Disorders of attention. In：Parsons MW, Hammeke TA(eds)：Clinical Neuropsychology：A Pocket Handbook for Assessment, second edition, p580, American Psychological Association, Washington. 2006 より改変〕

雑な注意の能力であり，1つの課題や検査では問題が認められなくても，2つの課題や検査を同時に行った際に発見されることがある．社会復帰した際に改めてミスなどの問題が指摘されるのは，この配分性注意の障害によることが多い．

B 責任病巣

注意の基盤となる覚醒の維持は脳幹網様体から始まるネットワークによってコントロールされている．全般性注意は刺激を入力してから反応を示すまでの過程においてさまざまな脳部位が関与しているが，それはとても複雑で，むしろ脳全体が関与しているととらえたほうがよい．図2[2]に示すように，感覚器を通して入力された刺激は中脳や視床核を通り，そこから下側頭皮質，中側頭皮質，下頭頂皮質および辺縁系を経て，最終的に前頭皮質から何らかの反応が出力される．つまり，これらのどこが障害されても全般性の注意障害が生じる可能性がある．

一方，メスラム(Mesulam)[3]によると，感度の障害である**錯乱状態**は右半球の前頭前野や頭頂葉後部の損傷後に生じやすいとされ，全般性注意障害と右半球の関係性が指摘されている．

C メカニズム

ポズナー(Posner)ら[4]は全般性注意のなかの視覚による注意機能について，ある脳モデルを提唱している．これによると，①ある視覚刺激から注意を解放するメカニズム，②ある刺激から別の刺激へ注意を移動させるメカニズム，③新たな刺激に注意のスポットライトを当てて増幅するメカニズムという3つのメカニズムを考え，それぞれ頭頂葉後部，中脳の上丘，視床枕が関与しているとした．

また注意が自動的な状況ではない，つまり習慣的な反応を抑制しながら新たな活動を行う必要があるときに，制御システムが働くという説もある[5]．この説によると，図3のように監視上の注意システム(supervisory attentional system；SAS)が行動を制御しているとされ，SASの中にある

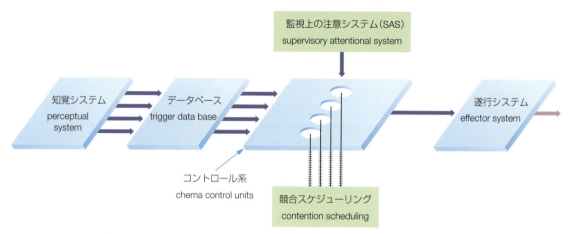

▶ 図3　行動制御モデルとSAS
〔Shallice T：Specific impairments of planning. *Philos Trans R Soc Lond Biol Sci* 298：199-209, 1982 より〕

中枢制御装置が注意を配分したり転換したりすることによって，複数の行動が競合しないように適切な行動だけが選ばれることになるという．さらに，これらはワーキングメモリと関係し，前頭葉に存在するとされており，前頭葉損傷によって注意障害が生じやすいとしている[6]．

D 評価

1 評価前の確認事項

注意障害が疑われる対象者は，リハビリテーション室のほかの対象者や療法士に容易に注意が向きやすく，評価を進めることに難渋したり，正しい機能のレベルを測定することが困難になったりする．このため，評価にあたっては課題だけに注意が向くように，静かで対象者と療法士以外は目にふれないような静かな言語聴覚療法室などの個室を利用して実施するのがよい．個室が用意できない場合には，作業療法室の隅を使って評価を実施するなど，環境に十分に配慮すべきである．

また，注意機能は加齢によりある程度低下するものであり，評価課題によっては年齢層ごとの標準値が報告されているものもある．この場合は，それら標準値をもとに症状の有無や重症度について判断すべきである．

2 評価方法

注意障害の評価はその障害の分類ごとに実施するのが望ましいが，多岐にわたるためすべての評価を網羅することは難しい．対象者の年齢や耐久性に応じて評価法を選定することが重要である．

a 感度の評価

感度は覚醒水準ともとらえてよく，単純な課題で評価できる．よく用いられているのは数字の順唱である．ディジットスパン(digit span)ともいう．通常1〜9までのランダムな数字を1秒間にひとつずつの早さで伝え，それを復唱してもらう課題である．結果は桁数で表記するが，成人であれば7±2桁が正常範囲とされる．3桁から始め，徐々に桁数を増やしていく．

また伝えた数字を逆から復唱してもらう，逆唱課題もある．これは順唱よりも難易度が高く，健常者でも5±2桁が標準値である．

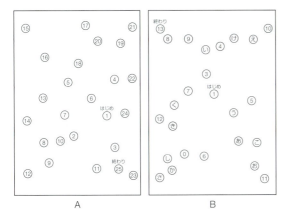

▶図4　Trail Making Test-A/B

b 持続性注意の評価

　持続性注意をみるためには同じタスクを一定時間続け，その成績を評価する．CPT(Continuous Performance Test)はコンピュータディスプレイ上にランダムに呈示される数値のうち，⑦にだけ反応していく(パソコンのキーボードを叩く)課題である．反応時間や正答率で評価する．

　またPASAT(Paced Auditory Serial Addition Test)は，1-4-5-6-9-5-7-2-1-8-4と次々と読み上げられる数字と1つ前に読み上げられた数字を足していく課題である．61個の数字を読み上げるが，60個の正答のうち，いくつ正解したかで評価する．

　さらにTrail Making Test-A(TMT-A)(▶図4)では，用紙にランダムに配置された1〜25までの数字を線で結び，かかった時間を評価する．

c 選択性注意の評価

　妨害刺激が含まれる設問のなかから決められた刺激だけに反応する課題が用いられる．仮名ひろいテストは平仮名で書かれた物語文章のなかから「あ・い・う・え・お」だけに〇を付けていく課題である[7]．2分間に正しくつけられた数などで評価する．年代ごとの標準値も示されており，平均正答数が40代では35であるのに対し，50代は27，60代は20と加齢により低下することがわかっている．仮名ひろいテストが視覚性課題であるのに対して，Audio Motor Method(AMM)は聴覚性課題である．「ト・ド・ポ・コ・ゴ」というそれぞれの音が毎秒1音の速度で提示され，「ト」だけに反応する課題である．

d 転換性注意の評価

　転換性注意は課題の途中でターゲットが変わる課題である．Trail Making Test-B(TMT-B)は数字と平仮名を交互に線で結んでいく課題で，TMT-Aと同様に要した時間によって評価する(▶図4)．

e 配分性注意の評価

　2つの注意課題を同時に実施する二重課題(dual task)で評価する．たとえば，PASATとTMT-Bを同時に実施するというもので，それぞれの課題を単独で実施した場合との時間や正答率などで評価する．二重課題は健常者でも十分に難易度が高いため，課題の実施にあたっては事前に療法士間で実施しておくなど，難易度が高くなり過ぎないように注意する必要がある．その一方で，先にも述べたとおり，配分性注意の障害は特に社会復帰後にそれを指摘されることが多い．そのため，若年者における復職などの社会復帰を想定する場合には，対象者がおかれるであろうさまざまな状況を考慮したうえで，それに即した，より実践的な評価をしておくべきである．

f 総合的なバッテリー

　上記の種々の全般性注意障害を総合的に評価するバッテリーがある．これは標準注意検査法(Clinical Assessment for Attention；CAT)というもので，PASATやCPTなど表2に示す検査を含んでいる．課題が多岐にわたるため時間を要するが，さまざまな全般性の注意機能の評価が網羅されている．

▶ 表2　標準注意検査法(CAT)に含まれる課題

1	Span(視覚性，聴覚性)
2	抹消課題(視覚性，聴覚性)
3	Symbol Digit Modalities Test(SDMT)
4	Memory Updating Test
5	Paced Auditory Serial Addition Test(PASAT)
6	Position Stroop Test
7	Continuous Performance Test(CPT)

▶ 表3　日常観察による注意評価スケール(ARS)

1	眠そうで，活力に欠けて見える
2	すぐに疲れる
3	動作がのろい
4	言葉での反応が遅い
5	頭脳的ないしは心理的な作業(たとえば，計算など)が遅い
6	言われないと何事も続けられない
7	長時間(約15秒以上)宙をじっと見つめている
8	1つのことに注意を集中することが困難である
9	すぐに注意散漫になる
10	一度に2つ以上のことに注意を向けることができない
11	注意をうまく向けられないために，間違いをおかす
12	何かする際に細かいことが抜けてしまう(誤る)
13	落ち着きがない
14	1つのことに長く(5分以上)集中して取り組めない

まったく認めない	0点
時として認められる	1点
時々認められる	2点
ほとんどいつも認められる	3点
絶えず認められる	4点

〔先崎　章：枝久保達夫，星　克司，他：臨床的注意評価スケールの信頼性と妥当性の検討．総合リハ25：567-573, 1997 より〕

g 日常生活活動(ADL)場面での評価

　全般性注意の障害はその重症度が軽度の場合には日常場面でも問題とならないが，重度になればなるほどさまざまな問題を呈するようになる．それは病棟や自宅など刺激の限られた環境よりも，職場のような社会生活場面で特に顕著となる．

　自宅などの生活関連活動(instrumental ADL；IADL)場面では調理や洗濯，掃除などが雑になってしまう．その結果，部屋は乱雑になり，衣服など私物の管理ができなくなる．職場ではミス

▶ 表4　Behavioral Assessment for Attention Disturbance (BAAD)

行動観察の内容
1	活気がなく，ボーっとしている
2	訓練中じっとしていられない，多動で落ち着きがない
3	訓練(動作)に集中できず，容易にほかのものに注意がそれる
4	動作のスピードが遅い
5	同じことを2回以上したり，同じ誤りを2回以上おかす
6	動作の安全性への配慮が不足，安全確保ができていないのに動作を開始する

※問題行動の出現頻度を4段階(0：なし〜3：常に)で重みづけ(0〜18点)
※原則として，作業療法実施中の状況を作業療法士が評価する
※1週間程度の期間をかけ，繰り返し観察したうえで評価する
〔豊倉　穣，菅原　敬，林　智美，他：家族が家庭で行った注意障害の行動観察評価 ─ BAAD (Behavioral Assessment of Attentional Disturbance)の有用性に関する検討．リハ医学46：306-311, 2009 より〕

が目立ち，大きな計算ミスをしてしまうなど職務の遂行にしばしば困難をきたす．

　このような生活上でのさまざまな問題は対象者本人から聞き出すことは難しいため，家族や介護者からの情報をもとに評価するとよい．また表3[8]に示すように，日常観察による注意評価スケール(Attention Rating Scale；ARS)を用いて，日常場面を定量的に評価することも可能である．これは各項目を0〜4の5段階で評価し，点数が高いほど注意障害の日常場面への影響があると判定する．また，これを簡略化した行動評価尺度(Behavioral Assessment for Attention Disturbance；BAAD)も開発されており(▶表4)，作業療法実施中の様子を作業療法士が評価する点に特徴がある[9]．

E 治療

1 治療の原則

　注意障害に対する治療は注意機能そのものの改

善を目指す治療と，実際のADLやIADL場面で動作改善を目指す治療，さらに環境調整とに分けられる．機能改善を目指す治療はさらに注意障害全般に対するアプローチと注意障害ごとに練習する特異的アプローチに分けられる．

これらを実施する際にはいずれも難易度の低い課題から高い課題へと段階づけをしていく．さらにその結果を対象者にフィードバックしたうえで，成功した場合には賞賛を与えることも重要である．

2 治療方法

a ボトムアップアプローチ

全般性の注意障害に対するボトムアップアプローチでは，課題を通して注意機能の改善をはかる全般的アプローチとステップを踏んだ課題を戦略的に実施する戦略的アプローチに分けられる．いずれも，対象者自身が種々の課題に取り組むなかで，機能障害の改善をはかるものである．

1) 全般的アプローチ

注意障害全般に対する簡単なアプローチは，課題に集中できる作業時間を延ばし，ミスを1つでもなくすことが目標である．用いるものはパズルやトランプ，計算ドリルなど身近にあるものでよい．対象者によってはパソコンのゲームも有用である．いずれも難易度に注意し，完成できるレベルのものから提供する．これらは時間や完成度をみることができるし，何より容易に手に入ることが利点である．

2) 戦略的アプローチ

全般性注意障害に対して考案された練習プログラムがある．これは米国で開発されたAttention Process Training（APT）[10, 11]というもので，個々の注意障害に対して別々の課題を実行していきながら全体としての改善を目指すという系統化されたプログラムである．APT II [12]はAPTの難易度を上げた練習キットであり，**表5**に示すとおり持続性注意，選択性注意，転換性注意，配分性注意の4つのカテゴリーに分けたうえで，それぞれ異なる課題からなっている．特に，配分性注意の課題は，**図5**[13]に示すように難易度が高いため，実施にあたっては対象者の障害のレベルに配慮する必要がある．

b トップダウンアプローチ

全般性の注意障害に対するトップダウンアプローチでは，生じるミスを減らすための代償法を身につける方略を練習する．これには，課題に向かう姿勢を準備する練習と，自己をコントロールしながら課題やADLを遂行する自己教示法などがある．

1) 課題に向き合う姿勢の準備

ニューヨークにあるラスク（Rusk）研究所では，脳損傷者のための通院プログラムを提供している[15]．そこでは，全般性の注意障害に対して，以下のような課題に向かう準備を促している．それは，まず①姿勢を整えること，そして②課題になんとかついていけるように努力をすることである．後者では，視線を話し相手に向ける，ノートをとるなどして焦点を維持することを心がけるよう練習する．このような，課題に向き合う姿勢を準備することから注意障害の治療を始めている．

2) 自己教示法

ミスや脱落が生じないように，繰り返し確認したり，自分自身に対してミスがないかどうかを問いかけたりするように意識づけして，注意障害をできるだけ克服しようとするものである[14]．確認の際には，声に出すなど言語化することも有効である．慌てるとミスが生じやすいため，時間をかけてゆっくり行うことも身につける．

またADLやIADLといった活動面に対しては，工程を簡略化したキーワードにして，同様に言語化したうえで確認していくとよい．

c 環境調整

注意障害のある対象者には環境調整も重要な意味をもつ．それは物理的な環境調整と人的な環境

▶表5　Attention Process Training Ⅱ(APT Ⅱ)の課題と概要

A. sustained attention （持続性注意）	①テープに録音された単語例を聞きながら条件に合う標的単語に反応する． 　（例）直前に提示された都市より南の地名，2ないしペアで用いるもの，直前の語の反対語，前の単語より1文字多い単語，など ②テープ録音された物語を聞き，文意から最後に続く文として最もふさわしいものを選ぶ． ③4〜6語文を聞き，（意味を無視して）指示された方法で語を並べ替える． 　（例）語頭文のアルファベット順，提示と逆順，構成アルファベット数の少ない順，など ④0〜100までの数字を4ないし5個聞き，指示された順に並べ替える． 　（例）大きい数字から小さい数字へ，提示された順と逆順，1つおきの数字を回答，など ⑤一度に提示された4つの数字に同じ計算処理（「2倍」「＋3」「＋4」「−2」のどれか）を行う．
B. alternating attention （転換性注意）	①テープを聞きながら標的単語に反応する． 　（例）標的⑤（2または3の倍数，偶数または奇数，果実か着物かなど）は途中で入れ替わる． ②提示されたアルファベットの1つ前または1つ後の文字を書く（一定時間で交代に施行）． ③提示された数字に2または3ステップの可算と減算を繰り返す． 　（例）「9足して4引く」，「8足して6引いて1足す」などを繰り返す． ④A③の課題の実施条件を交互に行う． ⑤口頭で提示された0〜100までの数字4ないし5個を昇順（降順）で並べ変える（一定時間で並び替え規則を変更）．
C. selective attention （選択性注意）	①A①のテープ課題を行うが，騒々しいカフェテリア，物語の朗読などが背景ノイズとしてミキシング録音されている． ②Aの課題を背景ノイズ下に実施する．付属のテープや検者の自作テープ（食堂内の騒音，ラジオ放送，スポーツ中継などを録音）を流す．訓練場面でわざと検者が話しかけたりテレビをつけるなどして注意をかく乱させる． ③上と同様の課題だが，被験者の周囲で注意乱す動作を行う（床や机でボールをうつ，うろうろする，タイプを打つ，電話をかけるなど）．
D. divided attention （分配性注意）	①聴覚的課題（主にAで用いられるテープ課題）と視覚的ワークシート作業を同時進行させる． ②物語，新聞を読んで内容を把握しながら標的文字（アルファベット）を抹消する． ③課題（上記Aでよい）を施行しながら時間にも注意を払い，一定時間（1分，5分など）が経過したら検者に知らせる．

〔豊倉　穰：注意障害の臨床．高次脳機能研究28：320-328, 2008 より〕

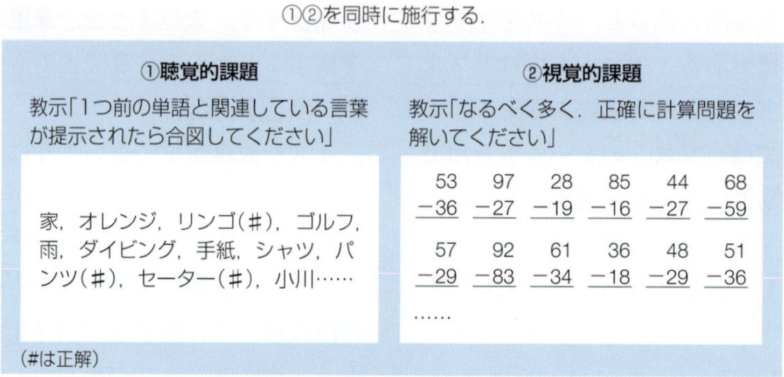

①②を同時に施行する．

①聴覚的課題	②視覚的課題
教示「1つ前の単語と関連している言葉が提示されたら合図してください」	教示「なるべく多く，正確に計算問題を解いてください」
家，オレンジ，リンゴ(#)，ゴルフ，雨，ダイビング，手紙，シャツ，パンツ(#)，セーター(#)，小川……	53　97　28　85　44　68 −36　−27　−19　−16　−27　−59 57　92　61　36　48　51 −29　−83　−34　−18　−29　−36 ……

(#は正解)

▶図5　APT Ⅱの配分性注意課題の例
〔西村葉子，阿久津伊織，豊倉　穰：注意障害．臨床リハ22：1084-1091, 2013 より〕

調整に分けられる．まず物理的な環境調整では，注意が散漫になりやすい対象者のために，できるだけ1人で課題に臨めるように配慮し，騒音などの聴覚的妨害刺激も極力避けるようにする．特にリハビリテーション室などではほかの対象者との相席を避けるようにしたり，ラジオや好みではない音楽などが鳴っていればそれを消したりするなどの配慮が必要である．さらに高齢者では全般性の注意障害が転倒のリスクを高める可能性があるため，障害物のないバリアフリーな環境に調整す

ることも必要である．

　また人的な環境調整では，医療福祉従事者に注意障害の影響を説明し，対象者の理解を促す．対象者の家族に対しても同様とし，特に在宅の場合は，自宅での自主練習のサポートや部屋の整理整頓など動作面の監督を依頼する．注意障害は自己の内面からの統制がききにくい障害であるため，周囲からのサポートが重要な意味をもつ．

● 引用文献

1) Sohlberg MM, Mateer CA：Management of attention disorders. In Cognitive Rehabilitation：an Integrative Neuropsychological Approach, pp105-136, Guilford Press, New York, 2002
2) Cohen RA, Malloy P, Jenkins M, et al：Disorders of attention. In：Parsons MW, Hammeke TA(eds)：Clinical Neuropsychology：A Pocket Handbook for Assessment, second edition, p580, American Psychology Association, Washington, 2006
3) Mesulam MM：A cortical network for directed attention and unilateral neglect. *Ann Neurol* 10：309-325, 1981
4) Posner MI, Raichle ME：Imaging of Mind. Scientific American Library, New York, 1994〔養老孟司，加藤雅子，笹井清登(訳)：脳を観る―認知神経科学が明かす心の謎．p231, 日経サイエンス社, 1997〕
5) Shallice T：Specific impairments of planning. *Philos Trans R Soc Lond Biol Sci* 298：199-209, 1982
6) Baddeley A：Working memory or working attention? In：Baddeley A, Weiskrantz L(eds)：Attention：Selection, Awareness, and Control, pp152-170, Oxford University Press, Oxford, 1993
7) 今村陽子：臨床高次脳機能評価マニュアル2000．改訂第2版，p111, 新興医学出版社, 2000
8) 先崎　章：枝久保達夫，星　克司，他：臨床的注意評価スケールの信頼性と妥当性の検討．総合リハ25：567-573, 1997
9) 豊倉　穣，菅原　敬，林　智美，他：家族が家庭で行った注意障害の行動観察評価―BAAD(Behavioral Assessment of Attentional Disturbance)の有用性に関する検討．リハ医学46：306-311, 2009
10) Sohlberg MM, Mateer CA：Attention Process Training. Association for Neuropsychological Research and Development, Washington D.C, 1986
11) 豊倉　穣，本田哲三，石田　暉，他：注意障害に対するAttention process trainingの紹介とその有用性．リハ医学29：153-158, 1992
12) 豊倉　穣：注意障害の臨床．高次脳機能研究28：320-328, 2008
13) 西村葉子，阿久津伊織，豊倉　穣：注意障害．臨床リハ22：1084-1091, 2013
14) 島田康司，福本倫之：注意障害例に対する認知リハビリテーションの試み．土佐リハビリテーションジャーナル7：33-39, 2008
15) Yehuda Ben-Yishay, 大橋正洋(監修), 立神粧子：前頭葉機能不全　その先の戦略―Rusk通院プログラムと神経心理ピラミッド．pp91-93, 医学書院, 2010

● 参考文献

16) 鹿島晴雄，加藤元一郎，本田哲三：認知リハビリテーション．医学書院, 2001
17) 種村留美，種村　純：注意・集中力障害：検査法と訓練．総合リハ30：1291-1296, 2002
18) 三井　忍：注意がそれてしまう人の評価と生活．OTジャーナル40：623-626, 2006
19) 坂爪一幸：全般性注意障害．神経内科68(特別増刊号)：532-539, 2008

記憶障害

A 定義と分類

1 定義

記憶障害とは，それまでに知識や出来事として貯蔵されていた情報を思い出せない症状のことである[1]．記憶には図1のような記銘（符号化），保持（貯蔵），再生（検索）という3つのプロセスがある．記憶障害とはこのプロセスの一部あるいは全部が障害された状態のことを指す．

記憶障害はしばしば健忘（amnesia）と呼ばれる．これは記憶の内容の分類のうち，自己が経験した出来事についての記憶であるエピソード記憶の障害に対して使われる用語で，知識の記憶である意味記憶の障害に対しては使われない．

記憶障害は外傷性の脳損傷患者や認知症患者によく認められる．日常生活に与える影響も大きく，社会復帰を妨げる重大な高次脳機能障害の1つである．

2 分類

a 記憶の分類

1）内容による分類
①陳述記憶🔑と非陳述記憶

記憶の対象には言葉にできるものとできないものがある．日常生活上の記憶や勉強によって蓄えた知識などは言語化して思い出すことができるが，たとえば，幼いころに覚えたボールの投げかたや箸の持ちかたなどは言語化して再生するものではなく動作として再現するものである．

スクワイヤ（Squire）ら[2]は前者の言葉にできる情報の記憶を陳述記憶，後者の言葉にできない記憶を非陳述記憶と分類した．図2に示すように，陳述記憶はさらにエピソード記憶と意味記憶に分けられる．非陳述記憶は運動技能や作業の手順といった記憶を指し，手続き記憶と定義される．先述の通り，これは自転車の乗り方や泳ぎ方といった動作に関する記憶で，ある運動パターンに習熟した状態のことを指す．

陳述記憶には過去の記憶だけではなく，現在進行形で次々と入れ替わる記憶と未来に対する記憶が含まれる．前者は作業記憶（ワーキングメモリ）[3]と呼ばれ，長期に保存する必要のない，一時的に保持するだけの記憶である．たとえば，講

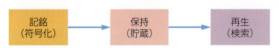

▶図1　記憶のプロセス

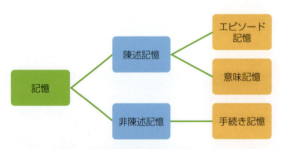

▶図2　記憶の分類（記憶内容による）
〔Squire LR, Zola Morgan S：The neuropsychology of memory：new links between human and experimental animals. Ann NY Acad Sci 444：137-149, 1985 より〕

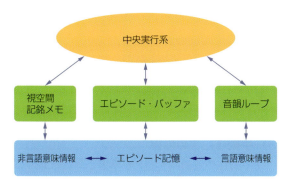

▶図3　ワーキング・メモリのモデル
〔Baddeley A：The episodic buffer：a new component of working memory？ Trends Cogn Sci 4：417-423, 2000 より改変〕

▶表1　エピソード記憶と意味記憶

エピソード記憶 「リンゴ」に関する思い出	意味記憶 「リンゴ」に関する知識
「小学校〇年生のときに〇〇の場所にある農園でリンゴ狩りをした」 「先月，自宅でアップルパイをつくった」	「リンゴは赤い」 「産地は長野や青森が有名だ」

義内容をノートにメモするときに，板書内容を一時的に保持し，ノートに書いたあとにはすぐに消し去る際などに働く．バデリー（Baddeley）[3]は図3に示すようなモデルで説明している．つまり，ワーキングメモリは視空間記銘メモ，音韻ループ，エピソード・バッファという3つの構成要素からなり，視覚情報，聴覚情報，それ以外の複合した情報をそれぞれ一時的に保持し再生する機能を有する．しかしそれぞれの構成要素の容量が小さいために，中央実行系が3つの構成要素にその容量を振り分ける役割を担っているというものである．さらに，これらワーキングメモリを介して，意味記憶やエピソード記憶に置き換えられていくとされる．

一方，未来に関する記憶は予定記憶と呼ばれ，明日のアルバイトの予定や来月の旅行の予定など将来を展望する際に必要となる記憶である．

②エピソード記憶と意味記憶

陳述記憶，つまり言葉で再生できる情報には，日々の社会の出来事や自己が経験する出来事，あるいは生まれてからこれまでに学んできた学習内容や知識といったものがある．そしてそれらはすべて言語化したうえで，それが正しいかどうかを再認識できる情報でもある．タルビング（Tulving）[4]はこれらは言葉にすることができ，再認識できる（意識できる）記憶をエピソード記憶と意味記憶の2つに分けた．

エピソード記憶とは過去に起こった，あるいは経験した出来事についての記憶であり，思い出のことである．表1に示すとおり，たとえば「リンゴ」を例にあげると，「リンゴ」に関連する思い出として，「小学校〇年生のときに〇〇の場所にある農園でリンゴ狩りをした」とか，「先月，自宅でアップルパイをつくった」という記憶があるように，時間と場所の情報があるものを指す．

一方，意味記憶とは，一般に知識と呼ばれている記憶である．先の「リンゴ」を例に考えると，「リンゴは赤い」とか「産地は長野や青森が有名だ」というように「リンゴ」に関しての概念や関連知識のことを指す．

2）保持時間による分類

記憶のもう1つの分類方法は保持時間によって分けるものである．これは記銘してから再生するまでの時間の長さによって，短期記憶と長期記憶に大きく分けられる．このうち短期とは1分以内程度までを指し，長期とはそれ以降を指すが，その時間の境界に厳密な定義はない．

一方で，保持時間を3つに分ける分類方法もある．これは数秒程度の非常に短い時間の記憶である即時記憶，数分〜数日までの記憶を指す近時記憶，さらにこれより長い時間の遠隔記憶である．この分類についても時間の長さに明確な定義はないが，数秒〜10秒程度のごく短い時間だけ保持する記憶は注意の機能とほぼ同義に用いられる．

この保持時間という時間軸上に記憶内容の分類を重ねると図4のようになるが，図上の分類は主に心理学分野で，図下の分類は神経学の分野で用いられることが多い．

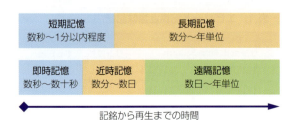

▶ 図4　保持時間による記憶の分類

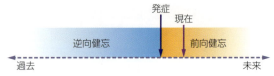

▶ 図5　逆向健忘と前向健忘

B 記憶障害の分類

1）エピソード記憶の障害

エピソード記憶の障害は日常生活上の記憶の障害であり，過去の出来事を再生できなかったり，日々の出来事を記銘できなかったりするものである．自分自身の経験の記憶である自伝的記憶と社会的出来事の記憶の双方が障害される．

先述のとおり，エピソード記憶の障害は健忘と呼ばれる．健忘は脳損傷の前後でさらに分類されており，発症前のエピソードを思い出せないものを逆向健忘と呼び，発症後のエピソードを新たに記憶できないものを前向健忘と呼ぶ（▶図5）．逆向健忘ではたとえば交通事故で受傷した際，なぜその日にその場所にいたのか，受傷の前日に何をしていたかということを再生できない．この逆向健忘では時間的勾配があると知られており，発症直前よりも過去のことのほうが保存されやすい．この古い記憶ほど保たれやすいことをリボー（Ribot）の法則という[5]．一方，前向健忘では，入院後に誰がお見舞いに来てくれたのか，昨日の晩ご飯のメニューは何だったのかということなどが再生できない．

2）意味記憶の障害

意味記憶の障害は事物や人についての概念や知識の障害であり，エピソード記憶の障害とは解離して現れる．意味記憶では道具や動物という具合にカテゴリーごとに障害される場合がある．意味記憶はエピソード記憶に比べて発症する頻度は低いが，アルツハイマー（Alzheimer）病などの変性疾患では障害されることがある．

3）手続き記憶の障害

ある動作の運動パターンが障害された状態のことである．これは過去に学習した動作の障害であるとともに，新たな動作に対する学習効果がない場合もある．本来，同じ動作を繰り返すと動作がスムーズになり，要する時間も短くなるという運動学習による効果が認められるが，それがなくなる症状である．

4）見当識障害

見当識とは自分自身の現在の定位を時間的かつ空間的に確かめる機能である．時間の見当識，場所の見当識に加えて，自分自身が誰であるかという自分についての見当識がある．なかでも時間と場所に関する見当識の障害は意識障害や認知症などで認められることが多い．特に時間の見当識障害はエピソード記憶の障害との区別が難しいが，見当識障害は記憶と全般性の注意，さらには意識の障害によって起こりうる症状であるため注意が必要である．

B 責任病巣

記憶の回路として2つの回路が提唱されている．1つはパペッツ（Papez）の回路と呼ばれる側頭葉の内側面を中心にした回路で，もう1つは前頭葉の基底部を中心とした前脳基底回路である．記憶障害，特にエピソード記憶の障害はこれらの回路の一部が損傷して生じると考えられている．

パペッツの回路は図6に示すとおり，海馬を中心とした回路で「海馬−脳弓−乳頭体−視床前核−帯状回−海馬」となっている[6]．このいずれの部位の損傷でも健忘を認める．両側の損傷で健

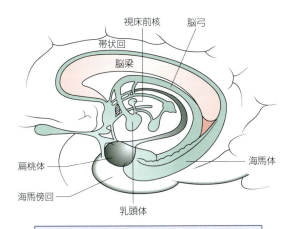

▶図6　パペッツの回路
(Valenstein E, Bowers D, Verfaellie M, et al. Retrosplenial amnesia. *Brain* 110：1631-1646, 1987 より)

忘が生じるが，一側性の損傷では左半球損傷で言語性の記憶が，右半球損傷では非言語性（視覚性）の記憶が障害されやすい[7]．一方，前脳基底回路は「扁桃体－視床内側核－前頭葉眼窩部－側頭葉前方－扁桃体」からなり，この部分の損傷でも健忘を生じる[8]．作話が高頻度で認められることが特徴的である．

一方，意味記憶については，熟知した人物に関する意味記憶が両側側頭葉前方領域の損傷で生じることが知られている[9]．

さらに手続き記憶についてはその障害が基底核や小脳の変性疾患に多いことから，小脳から視床を経て前頭葉へ至る経路が疑われている[10]．

C メカニズム

1 健忘のメカニズム

記憶障害は先に述べた記憶システムである記銘，保持，再生のうち，どの機能が障害されて生じるかは明確になっていない．責任病巣との関係では，側頭葉内側の損傷では比較的短期の逆向健忘しか生じないことや，前向健忘には海馬体が，逆向健忘には海馬傍回が重要であるという報告がある[8]．いずれにしても健忘には海馬の損傷が大きな意味をもつものと考えられる．

また記憶障害のメカニズムを考えるうえで重要なポイントは，健忘を呈する症例でも知的水準は保たれ，社会的な礼儀や常識が損なわれないということである．つまり，時間的勾配を考慮すると，古い記憶よりも新しい記憶の障害が強い．知識として体制化するのは小学生のころであることから，出来事であっても比較的古いものは知識として意味記憶へと貯蔵されていると考えられる．

2 意味記憶障害のメカニズム

一方，意味記憶についてはいくつかの理論が考えられている．1つは階層性モデルである．これはたとえば，スズメ→鳥→動物というように知識が階層構造によって貯蔵されているというものである．もう1つはネットワークモデルである[11]．これはたとえば，スズメ－ハト－ワシというようにカテゴリーごとに知識が貯蔵されているとするものである．これらのメカニズム仮説に立てば，意味記憶の障害では関連した複数の知識が再生できなくなることが想定されることになる．

D 評価

1 評価前の確認事項

記憶障害の評価に限らず，高次脳機能障害の評価は言語的に答えてもらうものがほとんどである．少なくとも評価の指示は言葉で説明しなければいけないわけであるから，事前に失語の確認を行っておくことが重要となる．

また記憶には前述のとおりいくつかの分類があるため，どの記憶を対象に評価するのかを明確に

しておかなければいけない．

2 評価方法

a エピソード記憶の評価

1）日常の出来事の確認

まずは見当識の確認をする．これは初期評価の際にベッドサイドでもできる簡単な評価で，「今日は何月何日ですか？」「ここはどこですか？」と尋ねる．

評価はまずは日々の出来事を確認することにより，ある程度可能である．たとえば，その日の朝食や昼食のメニューを尋ねたり，前日のリハビリテーションの内容や出来事を確認したりすればよい．エピソード記憶の障害だけの場合は病識が保たれていることが多く，それらの質問に答えられない場合は「忘れました」と回答したり，「○○だったと思うけど…」などと答えたりする．**コルサコフ症候群**では，この場合に場当たり的な虚偽の作り話（作話）で反応してしまう．

2）単語記銘課題

高次脳機能障害の全般的な評価や認知症の評価に用いられる改訂長谷川式簡易知能評価スケールやMini Mental State Examination〔第2章「認知症」（→160ページ）参照〕には3つの単語を記銘する課題が含まれている．「桜」「ネコ」「電車」などの単語を復唱し，数分後に再生してもらう課題である．直後再生は即時記憶，数分後の再生は近時記憶あるいは短期記憶の課題である．

数分後の再生がスムーズに再生できないと，日常生活場面の出来事も記憶できないこととなるため，エピソード記憶が障害されているとみなす．

一方，発症もしくは受傷前のエピソード記憶の障害である逆向健忘についての評価は，その発症もしくは受傷の日時がはっきりとしている場合に行う．受傷の直前や前日の出来事を覚えているかどうかを尋ねる．さらに，児童期を含めた自伝的記憶については自叙伝的記憶検査[12]という検査法

があるが，この評価には自叙伝的エピソードの事実を裏づける家族の証言などが欠かせない．

b 意味記憶の評価

意味記憶の評価は身近にある文房具や物品を用いて，その名称や用途などを尋ねるとよい．単に，単語を伝え，その意味や，それが事物であればその特徴などを聞く方法もある．意味記憶障害の場合は呼称が答えられなかったり，多数の物品のなかから選ぶことすら困難な場合がある．呼称が答えられない場合には失語との鑑別が重要となるが，指示の理解の程度や物品に対するポインティングなどを用いてそれを確認するとよい．

意味記憶はカテゴリーごとに障害される場合があるため，動物の名前，野菜の名前，文房具の名前などとカテゴリーに分類したうえで質問することも必要である．また，有名人など既知の人物について，写真を見せながら名前や職業などの意味情報を確認する方法もある．

c 手続き記憶の評価

それまでに修得している手続き記憶の評価を臨床現場で確認することは簡単ではない．病院などで自転車や自動車の乗りかたは確かめられないし，対象者が病前にどのような運動パターンに習熟していたかについて聴取することが難しいからである．

よって，一般には新たな運動パターンが学習可能かどうかについて調べる．しばしば用いられるのがハノイ（Hanoi）の塔（▶図7）という，いくつかのルールに従って円盤を移動させるパズルである[13]．このパズルではできるだけ少ない回数（手かず）で円盤を移動させなければならず，健常者であれば繰り返すほどこの回数は減少していき，最後には最少回数で完成させることができるようになる．これは数時間後，翌日以降でも学習効果が保存されることが知られているが，手続き記憶の障害ではこのような効果がみられなくなる．

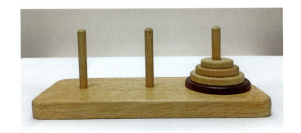

▶図7 ハノイの塔

▶表2 記憶障害の評価バッテリー

言語性	非言語性(視覚性)	総合バッテリー
三宅式記銘力検査	レイ複雑図形検査	ウェクスラー記憶検査(WMS-R)
レイ聴覚性言語学習検査	ベントン視覚記銘検査	リバーミード行動記憶検査(RBMT)

▶表3 三宅式記銘力検査

東大版		高次脳機能障害モデル事業版	
有関係	無関係	有関係	無関係
煙草ーマッチ	少年ー畳	海ー船	ホタルー切符
空ー星	つぼみートラ	男ー髭	頭ー秋
命令ー服従	入浴ー財産	春ー秋	煙ー弟
汽車ー電車	ウサギー障子	火事ーポンプ	正直ー畳
葬式ー墓	水泳ー銀行	煙草ーマッチ	夏ーとっくり
相撲ー行司	地球ー問題	病気ー薬	けんかー香水
家ー庭	嵐ー病院	夜ー電灯	谷ー鏡
心配ー苦労	特別ー衝突	ハトー豆	柳ー電話
寿司ー弁当	ガラスー神社	運動ー体操	時間ー砂糖
夕刊ー号外	停車場ー真綿	心配ー苦労	練習ー地震

b その他

1) 定量化できる評価

記憶を定量的に評価する方法は**表2**に示すとおり,大きく言語性の評価と非言語性(視覚性)の評価に分けられる.言語性評価で最も汎用されているのは三宅式記銘力検査[14]である.これは2つの単語を対で記憶するもので,有関係対語と無関係対語各10問ずつからなっている.東大版と高次脳機能障害モデル事業版の2種類を**表3**に示す.一方,視覚性評価で汎用されているのはレイ(Rey)の複雑図形[15](**▶図8**)というもので,これを模写してもらった5分後あるいは10分後に再生してもらう課題である.**表4**[15]に示すように,36点満点で評価できる.

2) 総合的なバッテリー

さらに言語性と非言語性の課題を組み合わせた総合的な評価バッテリーがあり,これらを用いることで記憶障害の有無と程度を体系的に評価できる.このうち,ウェクスラー記憶検査(Wechsler

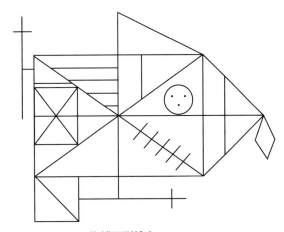

▶図8 レイの複雑図形検査
〔Lezak MD:Neuropsychological Assessment. 3rd ed, pp569-576, Oxford University Press, New York, 1995 より〕

Memory Scale-Revised:WMS-R)[16]は机上でのみ実施する要素的検査であるのに対して,リバーミード行動記憶検査(Rivermead Behavioral Memory Test:RBMT)[17]は日常生活に焦点をあてて作成されたバッテリーである.**表5**に示すように,約束をしたり,道順を覚えてもらったりするな

ど，日常生活で経験する場面を想定した課題が用意されている．

記憶障害の認識の程度については，表6に示す生活健忘チェックリスト[18]を用いて評価が可能である．これは日常記憶の障害のために実生活で起こりうる問題点を4段階で評価し，それらの合計を0〜39点の範囲でスコア化するものである．得点が高いほど障害が強いことを示す．対象者と介護者のスコアを比較することで病識低下の程度を確認できる．

なお，意味記憶はウェクスラー成人知能検査（Wechsler Adult Intelligence Scale-Third Edition: WAIS-Ⅲ）[19]のなかの単語や知識を問う問題を用いて評価することが可能である．

e ADL場面での評価

記憶障害，特にエピソード記憶の障害の場合，日常生活活動（ADL）の動作自体は問題なく行えることが多い．しかしその一方で，新しい環境，たとえば入院先ではトイレの場所が覚えられなかったり，時間の管理がルーズになったりする．一方，生活関連活動（IADL）に関しては，他人との約束を忘れたり，金銭管理ができなかったりすることで現れる．たとえば，自宅で留守番をしているときに，不在の家族に電話がかかってきてもそのことを伝え忘れたり，何かの集金があって支払ったとしてもそれを記憶できなかったりする．在宅の対象者の場合には，同居する家族から家での失敗したエピソードを聞き取ることが重要である．

E 治療

1 治療の原則

記憶障害に対する治療は記憶を促進するための内的方略を獲得する方法と，代償手段など外的方略を獲得する方法とに大別される[20]．これらに加えて，人的・物理的な環境調整を行う．

記憶障害を有する対象者では障害そのものに対する気づきが低下していたり，方略の獲得そのものを記憶できなかったりという記憶障害特有の困難を伴う．よって，記憶障害の程度とともに病識の有無の評価が重要なポイントとなる．

また重要な治療の原則として，誤りなし学習（errorless learning）というアプローチ方法がバデリー（Baddeley）ら[21]によって提唱されている．これは課題に取り組む際に，間違いをするよりも

▶ 表4 レイの複雑図形の評価方法

ユニット	
1	長方形の外側の左端にある十字
2	大きいほうの長方形
3	交差する対角線
4	2の水平線
5	中央にある垂直線
6	2の左側にある小さな長方形
7	6の上にある短い線
8	2の内部にある4本の平行線
9	2の右側上部にある三角形
10	2の内部，9の下にある短い垂直線
11	2の内部，3つの点のある円
12	2の右側下部にあり，3に交差する5本の平行線
13	2の右側に接する三角形
14	13に接するひし形
15	13の三角形の内部にある垂直線
16	13の内部にあり，4の右側につながる水平線
17	2の下方にあり，5に接する十字
18	左下方にあり，2に接する正方形

採点方法		
18の個々のユニットに対して，正確さと全体図に対する相対的配置を次のように得点化する		
正反応	正確な配置	2点
	不完全な配置	1点
不完全反応（ゆがんだ，もしくは不完全だが同定できる）	正確な配置	1点
	不完全な配置	0.5点
欠如，もしくは同定できない反応		0点
最高得点		36点

〔Lezak MD：Neuropsychological Assessment. 3rd ed, pp569-576, Oxford University Press, New York, 1995 より改変〕

▶ 表5　リバーミード行動記憶検査の内容

課題番号	課題名	課題の内容
1	姓名	顔写真を提示し，その人の姓名を覚えてもらう
2	持ち物	対象者の持ち物を借用して，検査の終了後にその持ち物の返却を要求してもらう
3	約束	20分後に鳴るようにタイマーをセットし，ブザーが鳴った時点で「検査はいつ終わるか？」など，決められた質問をしてもらう
4	絵	絵カードを10枚提示し，その後，ダミーのカードを加えたなかから先に覚えたカードだけを答えてもらう
5	物語	物語を読み，直後と数分後にそれぞれその内容を思い出してもらう
6	顔写真	顔写真を提示し，性別と年齢を判断してもらい，数分後にダミーの写真を加えたなかから先に覚えた顔だけを答えてもらう
7	道順	部屋の中にある窓や机などを目印にして，道順を覚えてもらったうえで，実際に歩いてもらう
8	用件	7の道順課題の途中で，決められた場所に手紙を置いてくるという用件を実際に行ってもらう
9	見当識と日付	日付などを確認する

間違いをしないほうが記憶は促進されるという理論に基づいている．課題ではできるだけヒントを与えて正答を引き出そうとしたり，仮に間違いをしたとしてもすぐにそれを修正したりするものである．

2 治療方法

a 記憶障害へのアプローチ

記憶障害に対しては，他の高次脳機能障害とは異なり，機能障害を回復させるボトムアップアプローチは有効でないことが多い．これには海馬など記憶を担っている部位の可塑性が低く，いったん損傷を受けると新たなネットワークを形成しにくいという背景がある．そのため，代償手段の獲得などのトップダウンアプローチを用いるとよい．記憶障害に対するトップダウンアプローチとしては，内的方略を用いる方法と外的方略を用いる方法がある．

1）内的方略の獲得

内的方略には視覚的手がかりと言語的手がかりを用いる方法がある．作業療法ではこれらの手がかりの利用方法を身につけるよう練習する．

視覚的手がかりのなかでよく用いられる方法は視覚イメージ法である．これは記憶すべき対象の名前などの言語情報にイメージを組み合わせることで記憶を促進しようとするものである[22]．この方略は視覚性記憶に優位な右半球が温存されている対象者には特に効果的である．一方，言語的手がかりにはPQRST（preview, question, read, self-recitation, test）法や頭文字手がかり法などがある．

これらの手がかりを用いることとは異なり，記憶する時間を調整する方法を身につける方法もある．時間伸長法と呼ばれる方法で，記銘する時間の間隔を10分後，30分後，1時間後，6時間後，翌日という具合に徐々に伸ばしていくものである．

2）外的方略の獲得

記憶障害に対する代償手段として最も活用されているのがメモリーノート（▶図9）である[23]．これは記憶できない日々の情報をメモに書き残すことによって貯蔵していこうとするものである．手帳やパソコンなどを使って，あらかじめその日の日程を書き込んだうえで，その日にあったことを時系列に記録していき，再生する必要があるときにそれを確認することで記憶の再生を補助しようとするものである[24]．この手段は獲得すればとて

▶ 表6　生活健忘チェックリスト

記入法：最近1か月間の生活の中で，以下の13の項目がどのくらいの頻度であったとおもいますか．
右の4つ（全くない，時々ある，よくある，常にある）の中から最も近いものを選択して，その数字を○囲んでください．

		全くない	時々ある	よくある	常にある
1	昨日あるいは数日前に言われたことを忘れており，再度言われないと思い出せないことがありますか？	0	1	2	3
2	つい，その辺りに物を置き，置いた場所を忘れてしまったり，物を失くしたりすることがありますか？	0	1	2	3
3	物がいつもしまってある場所を忘れて，全く関係のない場所を探したりすることがありますか？	0	1	2	3
4	ある出来事が起こったのがいつだったかを忘れていることがありますか？（例：昨日だったのか，先週だったのか）	0	1	2	3
5	必要な物を持たずに出かけたり，どこかに置き忘れて帰ってきたりすることがありますか？	0	1	2	3
6	自分で「する」と言ったことを，し忘れることがありますか？	0	1	2	3
7	前日の出来事の中で，重要と思われることの内容を忘れていることがありますか？	0	1	2	3
8	以前に会ったことのある人たちの名前を忘れていることがありますか？	0	1	2	3
9	誰かが言ったことの細部を忘れたり，混乱して理解していることがありますか？	0	1	2	3
10	一度，話した話や冗談をまた言うことがありますか？	0	1	2	3
11	直前に言ったことを繰り返し話したり，「今，何を話していましたっけ」などと言うことがありますか？	0	1	2	3
12	以前，行ったことのある場所への行き方を忘れたり，よく知っている建物の中で迷うことがありますか？	0	1	2	3
13	何かしている最中に注意をそれす出来事があった後，自分が何をしていたか忘れることがありますか？	0	1	2	3

〔数井裕光，綿森淑子，本多留美，他：日本版日常記憶チェックリストの有用性の検討．脳神経 55：317-325, 2003 より〕

も有効なものになるが，記憶障害が重度の対象者，特に病識の乏しい対象者では，メモをとること自体を記憶できないため，なかなか活用には至らないことが多い．そのため，メモリーノートに加えて，ブザーなどで知らせるという工夫も試みられている．また，日々の日課についてはチェックリストを作成し，1つひとつチェックをしてもらうという方法もある．

b 環境調整

記憶障害の対象者に対する環境調整でまず必要なものは，物理的な環境調整としての日課表の掲示である．日々の日課やスケジュールを時計とともに目に見える場所に掲示し，できるだけ自己管理のもとで1日の日課を果たせるようにする．またメモリーノートを練習している対象者に対しては，メモのとり忘れがないようにすることについて，それを刺激するような貼り紙が有効な場合がある．

一方，人的な環境調整としては，家族や介護者に対して，毎日の記憶課題の遂行をサポートしたり，メモリーノートの活用を促したりするようアドバイスのしかたなどを指導する．また，記憶障害がある対象者同士によるグループ練習が有効な場合もある[25]．これは対象者同士で記憶障害を確認し合い，それに対する気づきとその病識をもつことで代償手段を獲得してもらうものである．

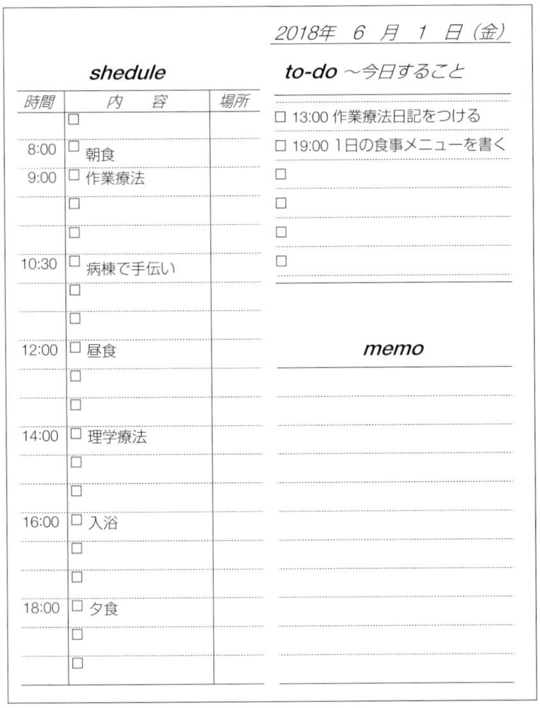

▶図9 メモリーノートの例
(高齢・障害者雇用支援機構　障害者職業総合センター：M-メモリーノート，エスコアール出版部，2006 より一部改変)

●引用文献

1) 山鳥　重：記憶の神経心理学．神経心理学コレクション，pp28-43，医学書院，2002
2) Squire LR, Zola-Morgan S：The neuropsychology of memory：new links between human and experimental animals. *Ann NY Acad Sci* 444：137-149, 1985
3) Baddeley A：The episodic buffer：a new component of working memory? *Trends Cogn Sci* 4：417-423, 2000
4) Tulving E：Episodic and semantic memory. In：Tulving E, Donaldson W(eds)：Organization of Memory. pp381-403, Academic Press, New York, 1972
5) 宮森孝史：記憶と高次脳機能の神経心理学．海保博之(監修)，利島　保(編)：朝倉心理学講座4　脳神経心理学，pp114-138，朝倉書店，2006
6) Valenstein E, Bowers D, Verfaellie M, et al：Retrosplenial amnesia. *Brain* 110：1631-1646, 1987
7) Milner B：Disorders of learning and memory after temporal lobe lesions in man. *Clin Neurosurg* 19：421-446, 1972
8) 菊池大一，藤井俊勝：記憶障害—概論．神経内科 68(増刊号)：484-493, 2008
9) 数井裕光，田辺敬貴，池田　学，他：特異な人物の同定障害を呈した限局性脳萎縮の1例．脳神経 47：77-85, 1995
10) 吉田高志，山下　光，山鳥　重：痴呆と基底核・小脳病変—手続き記憶障害など．*Dementia* 7：361-367, 1993
11) Klimesch W：The Structure of Long-term Memory：A Connectivity Model of Semantic Processing. pp41-50, Lawrence Erlbaum Associates, New Jersey, 1994
12) 吉益晴夫，加藤元一郎，鹿島晴雄，他：自叙伝的記憶と新しい検査法について．脳と精神の医学 4：87-91, 1993
13) 月浦　崇，鈴木匡子，藤井俊勝，他：健忘症患者における手続き記憶—運動技能と知覚・認知技能との解離．神経心理学 14：216-224, 1998
14) 大達清美，太田喜久夫：三宅式記銘力検査．臨床リハ 18：541-545, 2009
15) Lezak MD：Neuropsychological Assessment. 3rd ed, pp569-576, Oxford University Press, New York, 1995
16) 青木重陽：ウェクスラー記憶検査(WMS-R)．臨床リハ 18：433-436, 2009
17) 原　寛美：リバーミード行動記憶検査．臨床リハ 18：346-351, 2009
18) 数井裕光，綿森淑子，本多留美，他：日本版日常記憶チェックリストの有用性の検討．脳神経 55：317-325, 2003
19) 渡邉　修：ウェクスラー成人知能検査(WAIS-III)．臨床リハ 18：44-48, 2009
20) Glisky EL, Schacter DL：Models and method of memory rehabilitation. In：Boller F, Grafman J(eds)：Handbook of Neuropsychology, Vol. 3, pp233-246, Elsevier, Amsterdam, 1989
21) Baddeley A, Wilson B：When implicit learning fails：amnesia and the problem of error elimination. *Neuropsychologia* 32：53-68, 1994
22) 原　寛美，酒井純子，綿森淑子：記憶障害へのアプローチ—記憶訓練法の適応と効果．臨床リハ 4：633-638, 1995
23) 高齢・障害者雇用支援機構　障害者職業総合センター：M-メモリーノート．エスコアール出版部，2006
24) 山崎文子，高岡　徹：記憶・病識・視空間認知・遂行機能に問題のある方の事例—メモリーノート活用訓練の試みと社会参加支援．OTジャーナル 40：772-779, 2006
25) 高塚美貴，山崎文子：記憶障害者を対象としたグループ訓練の試み．作業療法 22：243-252, 2003

●参考文献

26) 山崎せつ子, 鎌倉矩子：記憶とリハビリテーション. OT ジャーナル 33：241-244, 1999
27) 砂原伸行：記憶障害をもつ人に対する作業療法評価. OT ジャーナル 40：614-619, 2006
28) 山鳥 重：記憶の神経心理学. 神経心理学コレクション, 医学書院, 2002
29) 石割佳恵, 毛利史子, 奥平れい子, 他：記憶障害に対する長期治療介入―各病期に合わせた作業療法アプローチ. 作業療法 25：18-27, 2006
30) 藤井俊勝：記憶とその障害. 高次脳機能研究 30：19-24, 2010

COLUMN "おばあちゃん細胞"はあるか？

1人の人間が知っている人の顔の数は数千を下らないといわれている．この数千という数のなかには，家族や親族，クラスメイトや先生という身近な存在ばかりではなく，歌手や俳優，スポーツ選手に政治家など有名人も多く含まれている．われわれはそれだけ多くの人に出会い，名前や職業をはじめとしたその人たちに関する情報にふれてきたことになる．それでは，それらの情報はどのように頭のなかに貯蔵されているのだろうか．

仮説の1つに，特定の人の顔や声に反応する固有の神経細胞が存在しているというものがある．つまり，知っている人の数の分だけ，神経細胞がその役割を担っているという考えである．この仮説は古くから grandmother cell，つまり"おばあちゃん細胞"と呼ばれ，その存在をめぐってしばしば論争の的になってきた[1]．

近年になって，有名人をターゲットにした研究成果が発表され，あらためてその存在が取り沙汰されている．その研究では，被検者に，女優のジェニファー・アニストンや元大統領のビル・クリントンなどの正面からの写真を見本にして学習させた後に，表情や角度を変えた写真を見てもらい，その反応を調べた．すると，本人の写真だけに反応する細胞が海馬に見つかり，その細胞はダミーの写真には反応しなかったという[2]（▶図）．つまり，おばあちゃんではないが，"おばあちゃん細胞"と同様の役割をもつ細胞の存在が証明されたといえる．

ただし，表情や角度ごとに細胞の反応が異なるため，その数だけ細胞が必要になるのか，という点はまだ明らかになってはいない．

●引用文献

1) Gross CG：Genealogy of the "Grandmother Cell". *Neuroscientist* 8：512-518, 2002
2) Suthana NA, Parikshak NN, Ekstrom AD, et al：Specific responses of human hippocampal neurons are associated with better memory. *Proc Natl Acad Sci USA* 112：10503-10508, 2015

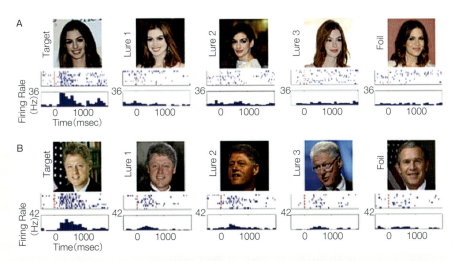

▶図　ジェニファー・アニストン（A）とビル・クリントン（B）をターゲットにした反応

III 失語

A 定義と分類

1 定義

　失語はなんらかの原因で脳の言語領野が損傷されそれまで正常に働いていた言語機能が低下あるいは障害された状態である．たとえば「聴く」障害では言葉を聴いても音は聞こえているが理解できない．「話す」障害では言いたい言葉が出てこない．聴いたり話したりできないので会話が難しくなり，電話も困難となる．障害が重ければ1人でテレビを見てもニュースやドラマなどが理解できなくなり，興味が失われる．このように言語機能の障害は日常生活のさまざまな情報の処理や伝達にも影響を及ぼし生活の質（QOL）の低下につながる．失語の定義の要点をまとめると以下のようになる．

①脳損傷に由来しその大部分は左半球の言語領域の損傷である．
②発達性ではなくいったん獲得された言語機能が障害されたものである．
③話す（speech）ではなく言語（language）の問題であり，障害は「聴く hear」「話す speech」「読む read」「書く write」の4つの言語様式（モダリティー）全般に及ぶ．しかし，そのモダリティーごとの障害の程度は損傷の部位や大きさなどにより異なり，失語の症候群（タイプ）を形成する．

2 失語と他のコミュニケーション障害との鑑別

　患者と話した際に話が通じにくい，あるいはしゃべり方がおかしいなど問題を感じた場合でも失語であるとは限らない．失語は言語機能の障害によるコミュニケーション障害の1つである．コミュニケーションの障害には聴覚障害や**構音障害**などの要素的な障害や，認知機能や精神機能の低下から起こる二次的障害も含まれ，原因はさまざまである．コミュニケーション障害の原因が何により起こっているのかで治療や対応が異なる．失語と他のコミュニケーションの障害とは基本的には**表1**のように区別される．臨床上混同されやすい構音障害との鑑別では，書いてもらったり50音表などの指さしで意思表出が可能かどうか（失語では通常障害されている）を診る．

▶表1　失語の鑑別点

	知能	聴く	話す	読む	書く
失語	○	×	×	×	×
①構音障害	○	○	×	○	○
②聴覚障害	○	×	○	○	○
③認知症	×	×	×	×	×
④発声障害	○	○	×	○	○

○：保持，×：障害．これらの障害が重複することがある．
①構音障害とは発声発語にかかわる神経や筋などの麻痺・失調などの運動障害に基づくもの
②聴覚器官の障害
③全般的な脳機能の低下が言語機能にも影響するもの（意識障害・認知症など）
④精神・心理的な問題による発声の障害や意欲の低下（発声障害など）

▶表2 失語の症状

	症状	特徴や反応例
聴く	1)語音の弁別障害	「え？」と聴き取れない．タイヤを「ダイヤ」と聴き誤る，など
	2)語の理解障害	口で真似していながら理解できない
	3)文の理解障害	単語はわかるが文になると理解できない
	4)聴覚的記銘力の低下	刺激が長くなると一度では聴き取れず理解できない
話す	1)喚語困難	語が出ず無反応であったり，時間がかかってやっと出てくる状態
	①迂言	鉛筆→「書くときに使うやつ」
	②語性錯語・意味性錯語	鉛筆→「時計」，猫→「いぬ」
	③音韻性錯語(字性錯語)	鉛筆→「しんぴつ」
	④新造語	鉛筆→「とごろしい」
	2)ジャルゴン	男の人が歩いている→ごろしいのでつたってる
	3)反響言語	体調はいかがですか？→「体調はいかがですか」
	4)再帰性発話	こんにちは→「きあのにき」，体調は？→「きあのにき」
	5)文法の障害	本を読んでる→「本読む」(失文法)，「本で読む」(錯文法)
	6)流暢性の障害	努力性で歪みがあり遅い発話，プロソディーの障害など
	①プロソディーの障害	アクセントやイントネーション，リズムが乱れる
	②発語失行	たどたどしい発話，努力性で非一貫性の誤りや歪み
	7)保続	鉛筆を見て「えんぴつ」，続いてハサミを見ても「えんぴつ」
復唱	復唱の障害	太陽→「たよ…たいゆ…たいよう」，水を飲む→「みずを？」
読む	1)読解の障害	読解に障害があっても音読可能な場合もある
	2)音読の障害	読解と乖離している場合もある．字性，語性，意味性錯読
	3)漢字と仮名の差	猛暑→「なつ」(深層性失読)，財布→ざいふ(表層性失読)
書く	1)錯書	字性や意味性のほか漢字での類音や形態性錯書
	2)鏡映文字	文字を反対に書く

3 言語症状の分類(▶表2)

　失語は損傷部位やその広がりにより示す症状はさまざまであるが，共通する症状もある．それぞれの患者がどのような障害を示しているのか症状をよく観察することが重要である．

a 「聴く」の障害

　聴覚から入る言語刺激は音を弁別し単語や文を認識して意味が理解される．また聴覚的記銘力が理解に影響する．

1) 語音の弁別障害

　聴力は保持されているが単語の音(語音)を区別し認識することへの障害を示す．注意していても聴き取れないため「え？」と聴き返したり音の似ている他の語に誤りやすい．語音を正しく聴き取れないため，理解だけでなく復唱も困難になる．

2) 語の理解障害

　語音は正しく入力されているのに単語の意味が理解できない，あるいは，言われた語を復唱できることから語音は正しく入っているのに患者はその意味がわからない．これらの理解は品詞によっても異なるが，名詞で高頻度の具体語だと理解されやすく，逆に低頻度の抽象語だと理解されにくい．

3) 文の理解障害

　日本語では名詞や動詞，形容詞のような意味のある語(内容語)と助詞や助動詞のように内容語と結びついて機能する語(機能語)がある．これらが主に文の構造をなすが，文が長く構造や内容が複雑になるほど失語のある対象者にとっては理解し

にくいものとなる．

4）聴覚的記銘力の低下
聴覚的記銘力が低下すると，複数の連続した単語の記憶や長い文の復唱や理解が困難になる．

b 「話す」の障害
「話す」では言いたい内容が思い起こされ，単語や文の選択や配置が行われスムーズに話しをするための構音操作が行われる．

1）喚語困難
発話時に言いたい言葉が適切に出てこない状態を喚語困難という．喚語困難は失語の中核的な症状である．

①迂言
言いたい単語が出てこずにその語に関係する言葉や説明的な表現で表わす状態をいう．

②語性錯語・意味性錯語
目標とする単語とは別の単語に言い誤る．関連性のある単語に置き換えられた場合は意味性錯語という．

③音韻性錯語（字性錯語）
目標とする単語の一部が他の音に置き換えられた語で，もとの単語が推察できる程度の置き換えである．

④新造語
日本語の辞書にないような音のつながりに変化した非単語で，もとが推察されないもの．

2）ジャルゴン🔑
新造語や語性錯語を含む流暢な発話で内容がわからない症状をジャルゴンという．

3）反響言語
言われた言葉をそのまま繰り返す，いわゆるオウム返し．

4）再帰性発話
同じ音や単語が反復して出てくる．重度失語のある対象者の残された発話にみられる．

5）文法の障害
単語をぽつぽつと話し助詞が省略される失文法と，誤った助詞を使用する錯文法がある．運動失語では失文法が，感覚失語では錯文法が多いとされる[1]．

6）流暢性の障害
自発話が病前と同じで形式的に保たれた滑らかな発話を「流暢」，逆に発話に努力を要し速度が遅く滑らかでない状態を「非流暢」という（流暢性の判断基準は図1参照[2]）．この流暢性の評価はタイプを分けるときの基準となる．また，自発語を対象とするため，喚語困難による休止や錯語の修正などで発話が途切れても流暢性の評価には影響しない．

①プロソディーの障害🔑
アクセントやイントネーション，リズムが崩れてしまい病前とは異なる話しかたとなる．

②発語失行
口腔顔面に麻痺や運動障害がない，あるいは軽度であるのに話をするときの口の操作（これを構音と呼ぶ）に障害があるものを発語失行と呼ぶ（失構音，アナルトリーとも呼ばれる）．誤りには音の置換，歪み，省略などがある．一貫性のない誤りや複雑に誤るのが特徴であり，運動障害性の構音障害と異なる点である．

7）保続
前に言った言葉や，前に行った動作が対象が変わっても続いて出てしまう症状．失語だけに特異的な症状ではないが，呼称や復唱場面で時に認められることもある．他に，漢字や行為動作場面においても現れることがある．

▶動画①では，〈お手玉〉を「えのぐ」と呼ぶ語性錯語に続いて，〈ハサミ〉に対しても「えのぐ」と呼ぶ保続が出現している．

c 復唱の障害
聴いた音をそのまま真似して発話するには語音を聴き分け聴覚的に記銘し，さらに音を選択配置して構音操作する．

真似して話すことは通常たやすいと考えられるが，失語では自発話よりも復唱の障害が重いことがある．また逆に自発語より復唱が保持されてい

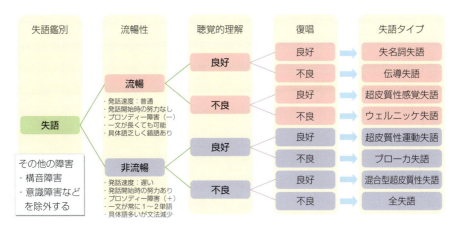

▶図1 失語鑑別タイプ診断
より詳細で的確な診断は，読む，書く，および呼称の検査を実施する．
〔中村裕子：評価(4)タイプ分類．日本言語療法士協会(編著)：言語聴覚療法臨床マニュアル．p43，協同医書出版社，1992より一部改変〕

ることもある．

d 「読む」の障害

日本語には主に漢字とひらがな，カタカナという表意文字と表音文字が存在する．失語ではこれらの文字言語に影響されて，読解や音読において両者に乖離がみられる患者もいる．

1) 読解の障害

漢字や仮名で書いてある単語や文が理解できない．音読できていながら意味がわからないこともあれば，音読できず意味もわからない場合もある．読みの過程で単語の一部を別の音に誤ってしまう字性錯読，別の意味の単語に誤る語性錯読，意味性錯読がある．

2) 音読の障害

漢字や仮名で書いてある単語や文を声に出して読むことができない．理解していても音読できないことや，理解していないために音読できないことがある．読解と同じ誤りがある．

3) 漢字と仮名の差

漢字と仮名において差がみられることがある．漢字のように意味との対応によって読み方が変わることに困難を示す(表層性失読)ことと，仮名のように1文字と音との対応だけで読むことに困難を示す(音韻性・深層性失読)ことがある．これらは認知神経心理学の立場から言語の処理過程が異なると考えられている[3]．

e 「書く」の障害

失語において最も障害されやすいのが書字である．症例によっては読みと同様に漢字と仮名で差が出る場合がある．

1) 錯書

書字過程で他の単語や文字に置き換わる誤りを錯書という．発話と同様の誤りが書字でもみられる(字性・語性・意味性錯書)．また漢字では形の似ている誤り(形態性錯書)や同音でも漢字の置き違い(類音性錯書)など日本語の文字特有の誤りもある．

2) 鏡映文字

鏡に写したように文字を左右に逆転させて書く誤り(▶図2)．失語では利き手が障害を受けることが多いため，利き手を交換した際にしばしばみられるが持続することは少ない．

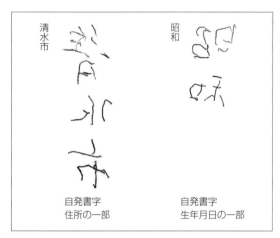

▶図2 自発書字における鏡映文字の例

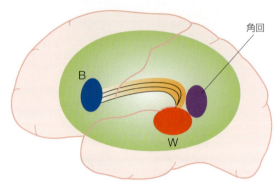

▶図3 言語機能に関与する領域と言語野
W：ウェルニッケ野(赤)とB：ブローカ野(青)が弓状束により外側溝周辺でつながっている．さらにその外側に広がる領域(緑)も言語機能に関与する．

B 責任病巣

1 言語機能の側性化

失語は脳損傷に由来し，右利きの人では左大脳半球の損傷で起こる．右利きの人の約99％は言語機能が左大脳半球に存在しているといわれている[4]．右半球では言語機能の障害は起こらない．このように，ある神経機能が一側に偏ることを側性化という．左利きもしくは両手利きの人でもある程度の側性化は認められるが，右利きほどはっきりしていない．失語では病前の利き手を調べておく必要がある．

2 言語領野

言語野は運動性言語野と感覚性言語野の2つの領域が提唱され，発見者の名前からそれぞれブローカ野，ウェルニッケ野と呼ばれる．ブローカ野は左下前頭回脚部(ブロードマンのエリア44, 45)で発話の中枢として，ウェルニッケ野は左上側頭回後部(ブロードマンのエリア22)で理解の中枢として報告されてきた．2つの言語野は弓状束により連絡される．これらはいずれも外側溝を取り巻く周辺領域にある．この部位が主要な言語領域とされ，特に言語の音の処理にとって重要だと考えられる．この外側溝を囲む領域のさらに外側に広がる領域の損傷でも失語は引きおこされることがある[5]（▶図3）．

また，読み書きの文字言語の障害に関しては左角回や左側頭葉後下部が重要とされている[6]．

3 損傷部位と失語タイプ

画像技術の進歩により詳細な損傷部位が視覚的にとらえられるようになり，かつての剖検例中心から症状と損傷部位の対応による観察が可能となった．剖検例の時代からの流れを汲む古典的な失語のタイプと損傷部位は対応しているが，いくつか見直されている点もある．ブローカ失語は，ブローカ野の限局病変だけでなく中心前回を含むより広範囲な損傷により出現する．ウェルニッケ失語もウェルニッケ野に加え損傷部位の広がりで症状が多様化し，語義の理解障害や錯語の有無などが加わる可能性が示唆されている．また大脳皮質以外の基底核の視床や被殻，線条体の損傷でも失語を呈することがある．

C メカニズム

これまで発見されてきたブローカ野やウェルニッケ野といった解剖的部位を理論的に結びつけ体系化・図式化したのがリヒトハイム（Lichtheim）である．ウェルニッケ-リヒトハイムの失語図式では概念中枢を想定し，聴覚言語中枢，運動言語中枢を合わせた3つの中枢と連絡路の離断からなる7つの失語症候群を説明するモデルを提唱した（▶図4）．これを古典論といい，修正を加えて現在でも広く活用されている．ここでは古典論に基づく失語のタイプ臨床的特徴について解説する．併せて，現在よく利用される失語タイプも説明したい．

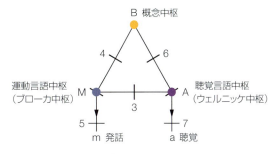

▶図4 ウェルニッケ-リヒトハイムの失語図式

1 タイプ分類

a 非流暢性失語群

1）ブローカ失語

非流暢な発話の中心が発語失行に伴うもの．発話の量が少なく，句の長さは短く，発話時努力性で音の歪みがある．聴覚的な理解は比較的良好であるのに対して発話の障害が目立つ．

▶動画②，③では，時々，言おうとする言葉につまったり，イラストで示されたものの呼称に苦労する様子がわかる．

2）超皮質性運動失語

自発話の開始時の困難や減少と単純化により非流暢となる．聴覚的理解や復唱は良好である．発話や行動全般に発動性が低下することがある．

3）混合型超皮質性失語

自発話に乏しく理解障害が重篤である．特徴的なのは質問や指示をそのまま，あるいは一部を繰り返すのみで理解できない点にある．言語野孤立症候群とも呼ばれるこのタイプは，いわゆるオウム返しの反響言語の存在があげられる．

4）全失語

すべての言語機能，すなわち「聴く」「話す」「読む」「書く」全般にわたって重度に障害される．失語のタイプのうちで最も重い．

b 流暢性失語群

1）ウェルニッケ失語

聴覚的理解に著しい低下を認める．復唱も障害される．発話は流暢であるが錯語が頻発し，時に空疎な発話となるため発話量に比べて内容が乏しくわかりにくい．発症初期には病識がないこともある．

▶動画④，⑤では，時々，意味不明な発話になったり，物品の単語レベルの理解ができないために指示どおりに物品を選択できない様子がわかる．

2）超皮質性感覚失語

聴覚的理解が障害され，流暢であるが錯語の多い発話．復唱は良好であるのに意味が理解できない．また仮名文字も音読できるが，理解が伴わない．

3）伝導失語

流暢な発話で構音は良好であるが，音韻性錯語が出現しそれを修正する接近行動がみられる．そのため発語が途切れるような印象を受ける．特に復唱の障害が顕著である．なお，聴覚的理解は良

好であるが，聴覚的記銘力が低下していることもある．

4）失名詞失語

自発話は流暢であり聴覚的理解は良好といえる．喚語困難を中心とした障害を示し，迂言反応を認めることもある．他の失語に比べて症状が軽度で，他のタイプの失語から回復し，新たに分類されることもある．

C 純粋症候群

「聴く」「話す」「読む」「書く」の言語機能のそれぞれだけが障害された病態である．通常は失語群の要素をなすが，個々の独立した障害は失語に含まれない．

1）純粋語唖（発語失行）

発語失行の症状のみが現れる〔発話の特徴は，A.3「言語症状の分類」の項（→69ページ）を参照〕．「話す」以外では障害がない．中心前回下部の限局した損傷で起こりやすいとされる[7]．

2）純粋語聾

聴力には問題がないが言語の聴き取りが低下する．復唱や書き取りなど聴覚から刺激が入るものは影響を受けるが，「聴く」以外に障害はない．

3）純粋失読

文字理解の障害が前景に出る．間をあけると自分が書いた文字も読めなくなる．理解できないため音読も困難だが，文字をなぞることで理解が促通（運動覚促通）されることもある．

4）純粋失書

書字には運動能力や空間認識などの要素も加わるため，障害を示すことが最も多い言語機能である．そのため，純粋例での報告は漢字に選択的障害を示す例から，写字を含めた書字全般が障害された例までさまざまな報告がなされている[8]．

d その他の失語

1）進行性失語（primary progressive aphasia；PPA）

主に失語症状が前景に出て進行し，初期には他の認知機能の低下を伴わない脳の変性疾患を指す．メスラムにより診断基準が示されている[10]．今日では，非流暢型（progressive non-fluent aphasia；PNFA），意味性認知症（semantic dementia；SD），ロゴペニック型（logopenic progressive aphasia；LPA）の3つのタイプが考えられている．

2）皮質下失語

視床や被殻の損傷により起こる失語の総称である．症候論的にはまだ議論がある．言語症状としては喚語困難や発語失行，発声の障害など音の問題がある一方で，復唱が良好で特異性が高いとの報告もある[9]．

3）交叉性失語

左利きの要素のない右利きの人が右半球損傷により失語が出現した場合に交叉性失語と呼ばれる．純粋な症例はまれである．両手利きや左利きの右半球損傷の失語はこのなかに含まれない．

D 評価

失語の評価は言語機能を評価するものと日常生活場面でのコミュニケーション能力を評価するものがある．評価の目的としては以下の点があげられる．

①言語障害の鑑別診断（失語の有無）やタイプの分類，有効なコミュニケーション手段の獲得
②言語機能のレベルと継時的変化の把握
③残存能力と喪失能力を評価し治療指針の手がかりを得る．

1 スクリーニング

発症から初期の評価は，患者の負担も考慮し短時間で大まかな鑑別と症状の把握をすることを目的としてスクリーニング検査を行う．失語の有無やその他の障害との重複，また，特に有効なコミュニケーション手段を調べることは重要である．

▶ 表3　失語の検査項目と例

〈聴く機能の評価〉		
1 単語レベルの理解*	部屋にあるもの(窓など)や机に物品や絵カードを複数並べて(本，時計など)指さしてもらう	
2 文レベルの理解 　身体指示の理解	「あなたは○○さんですか？」などの「はい-いいえ」反応 「万歳して」「天井を指さしてから床を指さして」動作など	
3 複雑な文の理解*	鉛筆，紙，櫛を置き「紙の上に鉛筆を置いてから元に戻してください」など	
4 聴覚的記銘	1個ずつ指させたら2個，3個と連続で行う	
〈話す機能の評価〉		
1 流暢性の評価* 　(図1参照)	「体調は？」「困っていることは？」などと質問して発話のしかたや文の長さ，努力性の有無など自発話を評価する	
2 呼称*	「机」「鉛筆」「歯ブラシ」など物品や絵カード提示し名前を言ってもらう	
3 情景画の説明	4コマ漫画や情景画を説明してもらう	
4 語の列挙	「野菜」や「動物」などの言葉をたくさんあげてもらう	
〈復唱の評価〉		
1 単語から文へ	「パンダ」「たけのこ」文字数の少ないものから長くしていく「長いトンネルを抜けると海が見えた」	
〈読む機能の評価〉		
1 漢字の読解	「聴く」1で使った物品を漢字で提示し，指さしてもらう	
2 仮名の読解	「聴く」1で使った物品を仮名で提示し，指さしてもらう	
3 複雑な文章の読解	「聴く」3で行った指示を文章で提示	
4 音読	「読む」1〜3を提示	
〈書く機能の評価〉		
1 名前，住所の書字	自分の名前や住所を自発で書く，振り仮名を振る	
2 単語の書字	「聴く」1で使った物品を漢字や仮名で書く	
3 書き取り	復唱で行った文などで書き取る	
4 情景画	情景画を説明する文章を書く	

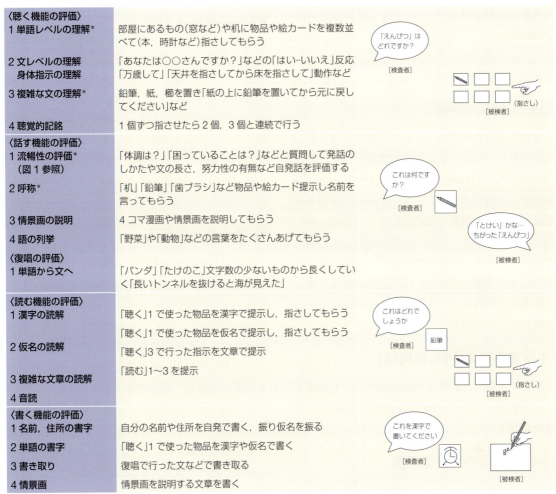

注1)スクリーニング項目は*で示す．必要に応じて「読む」「書く」の項目もスクリーニングに加える．

急性期の初期評価はベッドサイドから開始する．観察のポイントを表3，タイプの鑑別を図1[2)]にあげる．

2 言語機能評価

状態が安定したら言語機能の詳細な評価を行い，症状やタイプごとの言語機能の重症度などを把握する．また残存機能と喪失機能を評価し治療や援助のプランを立案する．そのほか関連障害の種類(知的機能や失行失認など他の高次脳機能障害)や重症度も評価し，失語への影響も考慮する．また言語機能の予後の予測も行う．

長期的には治療実施後定期的に再評価することで治療の効果や改善の度合いを確認し，治療内容を修正していく．

言語機能の総合的な評価には標準失語症検査(Standard Language Test of Aphasia；SLTA)や日本語版WAB(Western Aphasia Battery)があるが，SLTAはわが国でもっともよく用いられる失語症検査で，4つのモダリティー(聴く，話す，読む，書く)と計算の5つの大項目(26の下位項目)から成り立っている．各モダリティーの差を見るために同じ単語や文を用いており，評価に正

誤2段階と部分正答やヒント正答など段階づけした6段階6評価を併用しているのが特徴である（▶図5）．

ここでは個々の症状を把握するための具体的な検査項目を表3にあげる．

ⓐ 聴く機能の評価

単語レベルの理解から行い，可能ならば2語，3語を連続して行う．文レベルの理解では簡単な文の質問をして「はい-いいえ」で頷きや首ふり，あるいは○×図版の指さしで反応をみる．失語の患者は頷くなど肯定的な反応をしやすいため，同じ内容の質問に対して「はい」と「いいえ」の反応が両方できて，初めて理解しているといえる．さらに複雑な文の理解を調べるには，通常の使用方法とは関連ない操作をしてもらうことで動詞や文法の理解について調べる．

ⓑ 話す機能の評価（自発話）

名前や主訴などを尋ねて発話の流暢性を評価する．流暢性についての判断は図1の流暢性の項目を参照されたい．

ⓒ 呼称や語の列挙の評価

呼称では言えるか言えないかだけでなく誤り方の性質も評価する〔A.3「言語症状の分類」の項（→69ページ）参照〕．また言えないときに語頭音のヒントや説明によるヒントが有効かどうかもみる．促進効果があれば治療の手がかりとなる．漫画や動作絵を提示して文レベルの表現を評価し，喚語困難や文法，話の展開ができるかなどを評価する．

カテゴリー（野菜など）から語が列挙できるかについても評価する．

ⓓ 復唱の評価

語や文の復唱を評価する．単語も文字数が少ないものから文章へと長くしていく．

復唱そのものが日常生活のコミュニケーションに影響するわけではないが，失語のタイプや障害のメカニズムを知るうえでは必要な評価である．

ⓔ 読む機能の評価

漢字単語と仮名単語の読解を評価する．

通常，漢字で表記されている単語を提示し，絵や物品を指さしてもらう．また同じ単語をひらがなで提示し指さしてもらい，漢字と仮名の差をみる．さらに文章レベルでは，文に従って指示動作を行い複雑な文章の読解について評価する．

音読では漢字単語や仮名単語，文章などを声に出して読んでもらう．

ⓕ 書く機能の評価

まずは自分の名前や住所を書いてもらい，その後に振り仮名を振ってもらう．書称では提示した品物の名前を書いてもらう．その際に名前は言えている（呼称できている）のに書けないのか，あるいは名前そのものが思い出せずに書けないのかという点もみておく．書き取りでは，言われたとおりに漢字や仮名，文章で書けるかを評価する．

以上のように各言語機能の様式別に，単語や短文，複雑な文のレベルで評価していく．正否に関する量的な評価だけでなく，どのように誤りやすいのかといった誤り方の質的な評価を行うことは障害のメカニズムを知るうえで重要である．

また，検査ではなるべく統一した課題で行えば比較しやすい．たとえば，「聴く」ことでわからなかった単語（「とけい」）が，漢字（「時計」）を提示して理解できれば，「聴く」より「漢字の読解」のほうが理解がよいと考えられる．この結果，今後のコミュニケーションに漢字を提示することで理解が円滑になることが考えられる．

③ 実用コミュニケーション能力の評価

コミュニケーションの能力を評価する検査にCADL（communication ADL）がある．さまざまなコミュニケーション場面を想定し，手段を限定

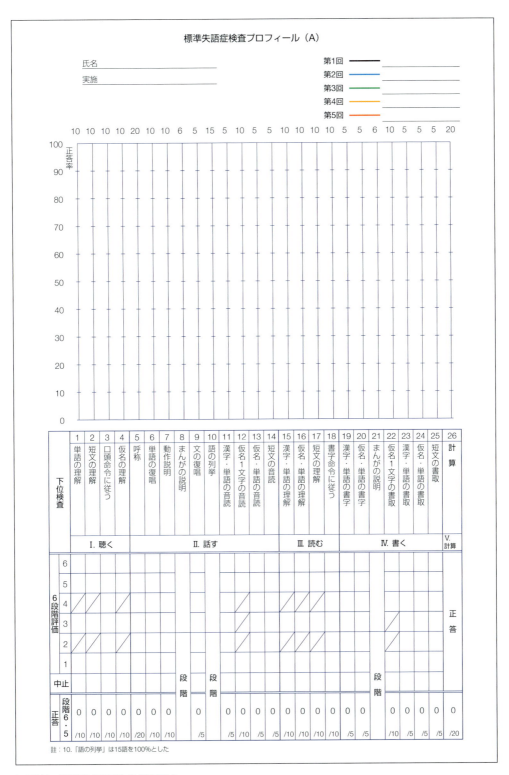

▶ 図5 標準失語症検査(SLTA)
現在では,高次脳機能障害学会のホームページからソフトをダウンロードし,自動でSLTAの集計表やグラフを作成することが可能となっている.

しないで，どのような形でも伝達可能か評価する．この検査には検査項目を抜粋した短縮版があり，これを利用することで短時間でコミュニケーションレベルが推測できる．

E 治療

治療にあたっては，発症からの経過時期や重症度のほか病前の社会的背景など個々の条件を考慮し，目標を立てて実施する．失語の治療には言語機能に対するアプローチだけでなくコミュニケーション障害への働きかけ，環境調整，家族への支援，心理面の援助などが含まれる．

1 国際生活機能分類(ICF)からみた治療目的

機能障害：脳損傷によって生じた言語機能の障害で，言語症状として現れる[11]．失語の治療は言語機能の低下に対して行う機能回復の練習が基本となる．

活動制約：失語の患者では言語機能の低下によりコミュニケーション活動が低下する．しかし言語機能の低下に比べるとコミュニケーション能力が比較的保持されている症例も少なからずいる．実用的なコミュニケーションの活動を目的に治療が行われる．

参加制約：環境調整や社会復帰支援が家庭生活や社会参加への支援として行われる．

治療では全人的な支援としてすべての面に働きかける．

2 言語治療の種類と内容

治療には各治療理論の背景に基づくさまざまな方法があるが，機能障害に対するアプローチとコミュニケーション活動に対するアプローチに分けられる．具体的な方法を表4にあげる．

3 発症からの経過

発症初期ではまず確実なコミュニケーション手段を獲得し不安の軽減をはかる．失語患者の訴えを汲み取りやすくすることで孤立感や心理的不安を和らげる．また家族，あるいは医師，看護師などの医療スタッフへ現状での適切なコミュニケーション手段を調整・指導する．全身状態が安定しトレーニングが行えるようになってから，重症度などを考慮したうえで機能障害に対するアプローチ，実用的なコミュニケーション手段の導入へ移行していく．

4 重症度

失語の治療は重症例であれば「はい-いいえ」での反応や指さしなど残存機能を活用する．中等度例では残存機能を活用し確実なコミュニケーション手段を確保しつつ障害された機能にアプローチする．軽度例では障害された機能やより実践的な問題に対してアプローチする．

5 家族や介助者に対する援助

家族・介助者がどれだけ本人の症状を理解しているかは失語者にとって重要な要素である．認知症と同じ対応をしたり，無理な復唱や五十音表の指さしを強要するなど誤った対応をすることは無益であるだけでなく有害になってしまう．評価や治療場面になるべく同席してもらい，状態をよく理解してもらいコミュニケーションに有効な手段を伝達する．場合によっては必要な説明をすることも大切である．また介助者や家族が孤立しないような配慮も必要である．

6 社会復帰

高次脳機能障害学会の調査[15]によると，失語の

▶ 表4　代表的な治療法

①機能障害へのアプローチ	
刺激−促進法	シュール(Schuell)の刺激−促進法では，強力な聴覚刺激を反復する．遮断除去法では障害されていない言語様式を活用し障害されている言語様式と継時的に組み合わせることで促通をはかる．
プログラム学習法	障害のレベルに応じた段階的なプログラムによる再学習方法．パソコンやワークブックなどを利用し自習も行える．
機能再編成法	効率的な機能系の一部が損傷されると障害が生じる．トレーニングでは，それまで抑制され未開発であった機能系を新たに開発し再編成させる．
認知神経心理学的方法	言語機能を情報処理モデルに基づいて分析し，検査などからその患者の障害メカニズムを推測，練習プログラムを立てる方法．
特定の障害に対する練習法	個々の言語障害にターゲットを当てて練習する．発語失行[12]，仮名書字障害[13]，純粋失読[14]などに焦点を当てたトレーニング．
②コミュニケーション活動に注目したアプローチ	
PACE(Promoting Aphasics' Communicative Effectiveness)	言語の形式よりも内容の伝達を意識した練習法．音声，文字，ジェスチャー，描画，指さしなどを自由に駆使して情報を伝達する．患者には，成功に応じて適切にフィードバックする．
CI(constraint-induced)療法	患者に対し，短期に集中して普段避けていることへ日常生活に即して直接的に練習する．PACEを応用し発話に限定した伝言ゲームを行い，患者の能力に応じて伝達内容を変更する，など．
拡大・代替コミュニケーション(augmentative and alternative communication；AAC)	描画からパソコンや携帯電話までさまざまなコミュニケーションのツールを利用し，活用できるよう練習する．コミュニケーションノートは，日常生活に必要なものを絵や文字で提示し，指さしなどで患者の意思表出の手助けとなる．

ある対象者の社会復帰状況は家庭内にとどまるものが半数を占め復職率は低い．特に会社のような集団組織に現職で戻ることはかなり困難な様子がうかがわれる．ただし，家庭に復帰できる可能性は他の高次脳機能障害に比べて高い．

7 心理的問題

失語のある対象者は言葉で説明することに苦手意識があるため，困っていることや悩みが相談できにくく心理的に孤独であり不安でもある．そのためストレスもたまりやすく抑うつ症状を示すこともある．機能的な面だけではなく治療を通して不安を軽減させコミュニケーションの意欲を引き出すことも重要である．

8 社会的支援

失語のある対象者への支援は今の治療だけでは限界がある．そのためデイサービスや失語症友の会など活用できる社会資源を紹介する．最近では失語に対するコミュニケーションスキルを学んで対話を行ってもらうボランティア(失語症会話パートナー)の育成なども行われている．失語のある対象者やその家族を孤立させない取り組みが必要である．

●引用文献

1) 岩田　誠，河内十郎，河村　満(監訳)：神経心理学事典．pp75-86，医学書院，2007
2) 日本言語療法士協会(編著)：言語聴覚療法臨床マニュアル．pp22-77，協同医書出版社，1992
3) Iwata M：Kanji versus kana. Neuropsychological correlates of the Japanese writing system. *Trens Neurosci* 7：290-293，1984
4) Carter RL, Satz P, Hohenegger M：On the statistical estimation of speech-organization distribution from aphasia date. *Biometrics* 40：937-946，1984
5) 中村裕子(監訳)：ベンソン&アーディラ臨床失語症学．pp33-51，西村書店，2006
6) 岩田　誠，河村　満(編)：神経文字学—読み書きの神経科学．pp37-46，医学書院，2007
7) 松田　実，鈴木則夫，長濱康弘，他：純粋語唖は中心前回症候群である—10例の神経放射線学的・症候学的分析．神経心理学 21：183-190，2005
8) 岩田　誠，河村　満(編)：神経文字学—読み書きの神

経科学．pp127-134，医学書院，2007
9) 大槻美佳：失語症．シンポジウム：臨床の技（スキル），高次脳機能研究 29：194-204，2009
10) Mesulam MM：Primary progressive aphasia. Ann Neurol 49：425-432，2001
11) 藤田郁代：評価・診断の原則．藤田郁代（シリーズ監修），立石雅子（編）：失語症学，標準言語聴覚障害学，pp148-149，医学書院，2009
12) Benton DF, Brayton-Gerratt S, et al：Assessment：melodic intonation therapy. Reports of the Therapeutics and Technology Assessment Subcommittee of the American Academy of Neurology. Neurology 44：566-568，1994
13) 物井寿子：失語症の読み書き障害の訓練—仮名書字訓練を中心に．神経心理学 6：33-40，1990
14) 吉野眞理子，山鳥　重，高岡　徹：純粋失読のリハビリテーション—単語全体読み促進を目指したフラッシュカード訓練と MOR 法による検討．失語症研究 19：136-145，1999
15) 高次脳機能障害全国実態調査委員会（種村純委員長）：高次脳機能障害実態調査報告．高次脳機能研究 26：89-98，2006

●参考文献

16) 相馬芳明，田邉敬貴：失語の症候学．医学書院，2003
17) 本村　暁：臨床失語症学ハンドブック．医学書院，1994
18) 重野幸次：失語症の治療とその回復のメカニズム．神経治療 14：209-218，1997
19) 平野哲雄，長谷川賢一，立石恒雄，他（編）：言語聴覚療法臨床マニュアル．第 3 版，協同医書出版社，2014

COLUMN　言葉を理解するゴリラ

　ゴリラのココ（Koko）（▶図）は米国のサンフランシスコ動物園で生まれたメスのローランドゴリラである．彼女は生後 3 か月のときに病気にかかり，その治療中に発達心理学者のパターソン（Patterson）から手話を習った．その後，ココは 1,000 語もの単語を習得し，人間とコミュニケーションをとることができるようになった．

　絵本の読み聞かせを気に入ったり，誕生日にプレゼントされたネコを可愛がったりと人間と同様に感情や愛情を表現するようになっていった．

　ただ，悲しいことが起こってしまう．ある日，その可愛がっていたネコが車に轢かれ死んでしまった．そのことを伝えると，手話で自身の悲しみを表現し，大きな声を出して泣いたという．

　人間以外でも言語を理解することができるということを証明し，奇跡のゴリラともいわれていたココであるが，2018 年 6 月 19 日にその生涯を閉じた．46 歳であった．

●参考文献

1) The Gorilla Foundation（http://www.koko.org）
2) Bonvillian JD, Patterson FGP：Sign language acquisition and the development of meaning in a lowland gorilla. In：Mandell C, McCabe A (eds.)：The Problem of Meaning：Behavioral and Cognitive Perspectives, pp181-219, Elsevier, Amsterdam, 1997

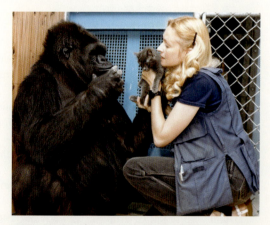

▶図　ココとパターソン，そして可愛がっていたネコ

失行

A 定義と分類

1 定義

失行とは運動麻痺や感覚障害などがみられないにもかかわらず，習熟した行為ができなくなった状態のことを指す．もちろん，要求されている行為の内容を理解していることなど認知面にも問題のないことが前提である．

この症状を初めて体系化したのはドイツの精神科医であったリープマン（Liepmann）である．彼は右手で握りこぶしをつくることができなかったり，歯ブラシをスプーンのように使ったりする症例を報告した．彼は論文のなかで，失行（apraxia）を「動かしうる身体部位を目的に応じて動かせないこと」と定義した[1]．

リープマンが体系化した失行の分類は，観念失行，観念運動失行，肢節運動失行の3タイプであったが，肢節運動失行は失行の定義に合致しない部分もあるため，本項では観念失行と観念運動失行を特に取り上げて説明する．

2 分類

a 行為の分類

1）行為の定義

リープマンの定義によれば，失行の対象となる運動は目的をもった運動（合目的的運動）である[1]．これは過去に学習された運動で，意図をもった運動ともとらえることができ，人にとっては「行為」という名称がふさわしい．

まずは用語の定義を確認しておこう．表1[2]に示すように，運動や行為に関連する用語にはそれぞれ明確な定義がある．まず，運動は身体の各部位の空間的位置関係の変化であり，たとえば，肩関節が150°屈曲し，肘関節が伸展している状態を表す．動作は運動によってもたらされる仕事や課題としての結果である．肘関節が伸展し，肩関

▶表1　運動・動作・行為・活動・行動の定義

	英訳	定義	例（講義において）
運動	movement	身体各部分の空間的位置の時間的変化	肩関節150°屈曲 肘関節伸展
動作	motion	運動によって具体的に行われる仕事，課題としてまとまった結果をもたらすもの	上肢挙上
行為	action	人間の行動のうちで単なる運動や動作ではなく，具体的な意図をもった行動のこと	答えが解けた合図
活動	activity	ある動きや働きをするまとまりのある行為の集合体	講義を受講する
行動	behavior	無意識に行われることを含む活動全般のこと	

〔齋藤　宏，矢谷令子，丸山仁司：姿勢と動作—ADLその基礎から応用．第3版，p3（本文），メヂカルフレンド社，2010を参考に作成〕

節が150°屈曲した状態を運動として表現すれば，上肢を挙上していることとなる．さらに，行為は意味や意図をもった動作のことを指すわけであるから，**表1**の例でいえば，講義中に答えが解けたという合図をしたということになる．さらに，活動はある動きや働きをもったまとまりのある行為の集合体であり，行動は無意識に行われる活動を含むより広義の活動全般のことを指す．それでは行為にはどのような分類があるのであろうか．

2）シニョーレの分類

シニョーレ（Signoret）[3]によれば，行為はその目的によっていくつかに分類することができるという．そのうち，失行に関係するのは「伝達の目的」と「使用の目的」の2つである．伝達の目的は行為者の周囲の人々が解読できる意味をもつ記号を表すものであり，使用の目的は行為者が道具・物品・器具・装置と名称はともかく，非常に多様な機能をもちうる対象を操作するものをいう．

3）動詞による分類

行為の目的を文法に定義されている動詞によって区別する方法もある．つまり，「**他動詞的行為🔑**」と「**自動詞的行為🔑**」である．他動詞的行為とは動作や作用が直接，他に働きかけたり，他をつくり出したりする働きとして成り立つものを指す．日本語の場合，動作・作用が及ぶ対象は助格詞「を」で表され，「箸を使う」や「窓を開ける」などと用いられる．一方，自動詞的行為とは，動作主体の動作や作用が他に及ばないもの，あるいは自身の働きとして述べられ，「を」格の目的語をもたない運動を指す．「挨拶する」「笑う」などがこれにあたる．

🅑 失行の分類

冒頭で述べたとおり，リープマンが失行と定義したのは観念失行，観念運動失行，肢節運動失行の3つであったが，現在では観念失行と観念運動失行の2つとしてまとめられている．しかしながらその一方で，この2つの失行の定義やそれぞれの名称については，学術的見解が一致せず，依然として混乱したままである．また観念失行と観念運動失行を分けずに上肢の失行として取り扱うべきという意見もある[4]．よって，失行を評価したり，それを記述したりする際には，どの定義や名称を用いるか立場を明確にしておく必要がある．このような点に配慮しつつ，本書では国内で汎用されている山鳥[5]の分類に従い説明していくこととする．

さらに，この2つの失行以外にもさまざまな症状に対して失行という名称が用いられているため，それらについても解説を加える．

1）観念失行（ideational apraxia；使用失行）

使用すべき道具の認知は保たれており，運動機能にも問題がないのに，道具の操作に失敗する状態のことである．先の行為の分類によれば「使用」を目的とする行為や他動詞的行為の障害にあたる．山鳥はさらに，観念失行を使用失行とも言い換えたうえで，道具の使用の失敗は単一物品の操作でも生じるし，複数物品の操作でも生じるとしている[6]．

観念失行では▶動画⑥〜⑩のように，箸やハサミを握って持とうとしたり，ライターや金槌，スティックのりなどの正しい操作方法がわからなくなったりする．さらに，複数の物品を使用した複数の工程からなる行為は系列行為として道具単品の使用とは区別される．たとえばお茶を入れるという系列行為では，茶葉を急須に入れる前にお湯を注いでしまうなど，工程の順序を誤ったり，一部の工程を省略したりする．

この系列行為の観念失行は，近年報告されたaction disorganization syndrome（ADS）との区別が難しく注意が必要である．ADSとは，日常生活行為における日頃慣れ親しんだ系列行為について，工程を省略したり誤ったりする症状をいう[7]．系列行為における観念失行との区別が難しいが，観念失行は道具の誤使用が生じるのに対して，ADSではそれが生じない．病巣についても議論があるが，両者の違いは明確ではない．

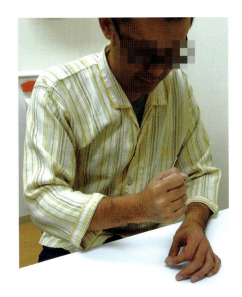

▶図1　BPO(body parts as object)
金槌を使う真似をするように指示したところ，自分の右手で拳を握り，机を叩く動作を繰り返した．

2) 観念運動失行(ideomotor apraxia； 身振り失行，パントマイム失行)

病前にはできたはずの習慣的行為を言語命令や模倣命令に応じて遂行することができなくなる．行為の分類によれば「伝達」を目的とする行為や自動詞的行為の障害である．

障害されるのは上肢での身振りや手振りであり，おいでおいでやバイバイなど慣習性の高い象徴的行為(ジェスチャー)や物品使用の真似(パントマイム)で失敗する．さらにこれらの行為は模倣でも失敗することが多い．また道具使用のパントマイムでは図1のように，自分の手指を道具に見立てた真似をする行為(body parts as object；BPO)がしばしば観察され，観念運動失行の特徴的な症状として知られている[8]．▶動画⑪では，ハサミや歯ブラシを使用するパントマイムで自身の手や指が道具になってしまう様子がわかる．観念失行と合併することが多いが，観念運動失行のみの場合は実際のADL上で問題とならないことが多い．先の使用失行のように現実的な症状に合わせた命名のしかたとして，身振り失行あるいはパントマイム失行と呼ぶ場合もある．

なお，舌を突き出したり，頬を膨らませたりといった，口腔や顔面を使った行為で困難が生じることは口腔顔面失行と定義されているが，上肢の観念運動失行に付随して出現することから観念運動失行の一部ととらえることにする．

3) その他の行為の障害

上記の2つの失行以外にも行為に関係する高次脳機能障害がいくつか定義されている．失行という名称のついた症状もあるが，先にも述べたとおり，純粋な失行は観念失行と観念運動失行の2つである．残りの症状は2つの失行と病巣やメカニズムが違うことに注意しながら理解してほしい(▶表2)．

①肢節運動失行

リープマンが体系化した3つの失行のうちの1つ．熟練しているはずの行為が拙劣になる．一側の手指のみにみられるもので，手袋をはめる際にスムーズに指を通すことができなかったり，ポケットに手を入れる際に指の何本かがポケットの挿入口で引っかかったりする．現象自体は失行と表現できるが麻痺や感覚障害との関連が否定できないため，拙劣症とも呼ばれている．左右どちらの病変でも対側一側の手指に出現するとされている[8]．

②着衣失行

両側性の着衣の障害で，半側空間無視によって出現する一側性の着衣の障害とは区別する．衣服の前後や裏表がわからず上下を反対に着たり，裏返しに着たりする．ただし，他人に服を着せることは可能であるという特異的な特徴をもつ．半側空間無視のない純粋な着衣失行は稀である．

③拮抗失行

右手の行為に対して左手が不随意に反対目的の行為をしてしまう症状である．たとえば，右手で服を着ようとすると左手がそれを邪魔しようとしたり，歯ブラシに歯磨き粉をつけようとする際に左手でキャップを閉めようとしたりする．

▶ 表2　その他の行為の障害

症状名	定義	症状	責任病巣
肢節運動失行	熟練しているはずの行為が拙劣化した状態，拙劣症ともいう	手袋をはめる，ポケットに手を入れる，紙を裏返す，ボタンをかけるなどの行為がぎこちなく困難になる	前頭葉運動前野
着衣失行	衣服を着ることができない症状で両側性の障害	衣服の前後や裏表がわからず，上下を反対に着たりする	右半球頭頂葉
拮抗失行	右手の行為に対して左手が不随意に反対目的の行為をする	右手で服を着ようとすると左手がそれを邪魔するなど，反対目的の行為をする	脳梁体部後端部
脳梁失行	左手の行為障害	左手の錯行為，無定型動作，保続など口頭命令や模倣の際に生じる	脳梁体部後部1/3
運動維持困難（motor impersistence）	閉眼，開口，挺舌などの動作を1つあるいは2つ以上同時に維持できない	一定方向を注視できない，上肢のプレーシングなどの肢位維持練習をすぐに止めてしまう	右前頭葉6野および8野
運動無視	病巣と対側の上肢の運動が低下する	片手動作は可能であるが，両手動作で麻痺側上肢を使おうとしない	補足運動野
本能性把握反応（同側性本能性把握反応）	触覚刺激あるいは視覚提示により示されたものにリーチし，握る	車椅子乗車中であっても，手すりやベッドの柵のそばに来るとそれに手を伸ばしつかむ	前頭葉内側面（前部帯状回を含む）
他人の手徴候（alien hand syndrome）	一側上肢があたかも他人の手のように行動する	行動はまとまりがなく，把握反射を伴うことが多い	前頭葉内側面（脳梁膝部を含む）
道具の強迫的使用現象	右手が眼前に置かれた物品を強迫的に使用してしまう	指示がないにもかかわらず，机上に置かれた鉛筆で紙に書いたり，櫛で髪をとかしたりする	前頭葉内側面（脳梁膝部を含む）
使用行動	眼前に置かれた物品を使用してしまう（両側性の行為障害）	指示がないにもかかわらず，お茶を入れるなど机上に置かれた複数の道具を両手で使用する	前頭葉下部

④脳梁失行

拮抗失行と同様に左手のみに現れる行為の障害である．左手だけが無目的な行為をしたり，模倣に失敗したりする．

⑤運動維持困難（motor impersistence）

閉眼，開口，挺舌などの動作を1つあるいは2つ以上同時に維持できない症状を指す．この症状があると，一定方向を注視したり，一定の姿勢を保ったりする際に困難が生じる．

⑥運動無視

病巣と対側の上肢の運動が低下する症状である．片手ずつ動かすよう指示した際には問題なくできるが，両手動作の際に一方の上肢を使おうとしない．

⑦本能性把握反応（同側性本能性把握反応）

触覚刺激あるいは視覚提示により示されたものにリーチし，握ってしまう症状である．必要がないのに視界に入る手すりなどにつかまってしまう．触角刺激によって強制的に把握しそれを注視できない把握反射とは区別され，指示があればいったん握った手指を開いてつかまったものから手を離すことは可能である．

⑧他人の手徴候（alien hand syndrome）

一側の上肢があたかも他人の手のように動いてしまう症状である．動く目的は一貫性がなく，まとまりがない．把握反射を伴うことが多いとされる．

⑨道具の強迫的使用現象

右手が眼前に置かれた物品を強迫的に使用してしまう症状のことである．何も指示されていないのに机の上に置かれたペンを持ち勝手に何かを書き始めたり，そこに櫛があれば勝手に使ってしまったりする．

⑩使用行動

道具の強迫的使用現象が右手のみにみられるのに対して，使用行動は両手が眼前に置かれた物品を使用してしまう症状のことである．指示がないにもかかわらず机の上に置かれた道具を両手で使

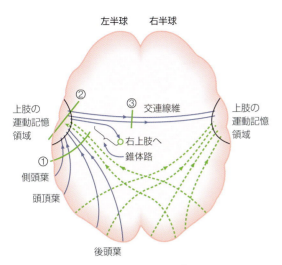

▶図2　リープマンの第2水平図式
①の損傷では頭頂葉からの情報が遮断されるため両手の失行が生じる．②の損傷では右手の麻痺と左手の失行，③の損傷では左手だけに失行が起こる．
〔Liepmann H：Apraxie. Ergb Gesamte Med 1：536, 1920 より一部改変〕

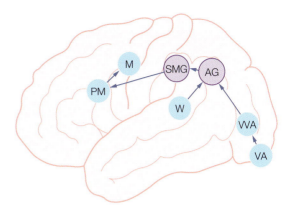

▶図3　行為における頭頂葉の役割
SMG：縁上回，AG：角回，M：運動野，PM：運動前野，W：ウェルニッケ野，VVA：視覚連合野，VA：一次視覚野．行為の記憶は頭頂葉に蓄えられ，聴覚や視覚からの指示により，頭頂葉から前頭葉に伝達され，道具の使用やジェスチャーとして表出される．
〔Golderberg g：Apraxia. The cognitive side of motor control. p75, Oxford University Press. Oxford, 2013 より〕

用してしまう．

B 責任病巣

リープマンは行為の中枢が左半球にあると仮定した．彼は左角回を含む頭頂葉後方病変で観念企図（視覚・聴覚・感覚運動の統合）が障害されるために観念失行が生じ，この部位と中心領域の連絡が縁上回の病変で断たれることによって観念運動失行が起こると説明した．図2にリープマンが描いた第2水平図式と呼ばれる模式図を示す[9]．これはそれぞれどの部位の病変でどのような失行（特に観念運動失行）が生じるかということを説明した模式図である．たとえば，図中の①で示された部位の損傷では左右どちらの上肢にも観念運動失行が生じると考えた．

観念失行の責任病巣は角回を含む左半球頭頂葉後方を中心とする領域であることが知られている．また観念運動失行は同様に左半球頭頂葉の縁上回が責任病巣という指摘がある[10]．図3[4]に示すように，左半球頭頂葉の角回と縁上回が道具の操作に関する知識や道具の有する技術を推論する能力をつかさどり，行為を発現するためにそれらの情報を前頭葉に伝達するというネットワークが考えられている．その一方で，アルツハイマー（Alzheimer）病患者で観念失行の報告が多いことから両側性の病巣を指摘している論文も少なくない[11]．

その他の行為の障害の責任病巣については先の表2に示すとおり，着衣失行が右半球頭頂葉であることを除けば，すべて前頭葉あるいは脳梁が責任病巣である．このように，病巣からも観念失行や観念運動失行という2つの失行と他の行為の障害がまったく別の性質をもつことに気がつくであろう．

C メカニズム

観念失行で問題となる行為は日常的に使い慣れた道具の使用・操作である．道具の使用にあたっ

▶図4 行為の概念系と産生系
〔Roy E, Square PA : Common considerations in the study of limb, verbal, and oral apraxia. In : Roy EA(ed) : Advances in Psychology. Neuropsychological Studies of Apraxia and Related Disorders. Vol. 23, pp111-161, North-Holland, Amsterdam, 1985 より一部改変〕

てはその名称はもちろんのこと，形状，用途，使い方などの知識が必要である．さらに実際の行為へと発展させるためにはそれらの知識をもとに何らかの運動を始める運動企図というものをもたなければならない．

これら行為の過程については，ロイ（Roy）ら[10]が「概念系」と「産生系」の2つのシステムからなることを提唱した（▶図4）．まず概念系として，物体（道具）の機能や行為についての知識を有するシステムがある．もう1つのシステムである産生系は行為のプログラムと動作コントロールに分けられている．そのうえで適切な行為は概念系と産生系の協調によってなされており，それが崩れると観念失行が出現すると説明している．オチパ（Ochipa）ら[12]はこの2つのシステムを踏襲しつつも，概念系の障害で概念失行が，産生系の障害によって観念運動失行が出現すると説明した．

これとは別に，中川ら[13]は観念失行を反復的・象徴的な動作を要する道具の使用技能を喚起する障害ととらえた．さらに小早川[14]も，失行患者は道具の機能に関する知識よりも操作に関する知識が低下していると報告したうえで，観念失行は道具の使用・操作に関する知識の障害であると説明

している．

一方，観念運動失行については，リープマンが視覚優位の運動イメージが運動野である前頭葉から離断されるためと説明したが，運動の記憶が左半球の頭頂葉にあり，その部分と前頭葉との連絡が遮断されることで生じるという考え方をすることが多い．BPOが出現するメカニズムについては，物品の形態イメージがそれを操作する手指の形態イメージよりも活性化されるためであるという仮説が提唱されている[15]．

いずれにしても観念失行や観念運動失行が生じるメカニズムは，はっきりと解明されていない．これは冒頭で述べたとおり，失行の名称と定義の混乱とも関係している．現時点でいえることは，観念失行と観念運動失行は右利きの左半球頭頂葉を含む病変で出現することと，両者の病巣が近いこともあって純粋にどちらか一方だけの症状を呈する症例が少ないということである．さらに，行為の中枢が左半球にあるとはいえ，症状がみられる割合は同側で起こる失語や対側の右半球で起こる半側空間無視に比べて圧倒的に少ないことも注意すべき点である．

その他の行為の障害については，表2に示したように，ほとんどが前頭葉の病変で起こる．特に前頭葉の内側面の病変では本能性把握反応や他人の手徴候，道具の強迫的使用現象など種々の行為の障害が起こることが報告されている．

D 評価

1 評価前の確認事項

行為の評価ではまず，指示に対する言語理解が保たれているかどうかを確認しておく必要がある．このことは高次脳機能のどの症状の評価でも必要なことであるが，特に失行の場合は左半球を損傷していることがほとんどであり，失語を合併

▶ 表3　観念運動失行評価のための課題の例

慣習性の高い象徴的行為（ジェスチャー）	道具使用のパントマイム
ジャンケン（グー・チョキ・パー） バイバイをする おいでおいでをする（手招き） 敬礼をする	歯ブラシで歯を磨く真似 櫛で髪の毛をとかす真似 爪切りを使う真似 金槌で釘を打つ真似

▶ 表4　観念失行評価のための課題の例

単一の道具使用	系列行為（複数の道具使用）
ハサミで紙を切る ホチキスを使う 箸でものをつかむ 櫛で髪の毛をとかす 爪切りを使う 金槌で釘を打つ	お茶を入れる（ポット→急須→茶筒→茶碗） ロウソクに火をつける（ロウソク→マッチ→ロウソク台） 手紙を出す（便箋→封筒→のり）

している可能性が高いことから注意が必要である．言語理解の観点からは2語文程度の言語の理解が保たれていることが評価を進めるうえでの前提である．つまり，「手を握ってください」「これを使ってみてください」などの言語指示が理解できないと評価の実効性や信頼性は低くなる．

さらに，失行の評価の前に知っておいてほしい原則に「自動性と意図性の解離」というものがある[16]．これは日常場面では問題なく行えている行為でも，検査場面で意図的に行おうとすると失敗する現象である．検査場面で「バイバイをしてみてください」と言ってもできないのに，検査が終了して検査室から出て行くときには自然と手を振っていたりすることを指す．このような自動的に行う場面と意図的に行う場面との症状の解離は失行患者でしばしばみられる．

2 評価方法

a 観念運動失行

観念失行の評価は実際の道具を用いて実施するが，観念運動失行の評価では道具使用のパントマイムを評価するため，実際の道具使用によって身振りが促進されないように観念運動失行の評価を先に実施するほうがよい．

観念運動失行は慣習性の高い象徴的行為（ジェスチャー）と道具使用のパントマイムに分けて評価を実施する．表3にそれらの代表的な例を示す．象徴的行為は国や民族によって若干異なるが，わが国では「ジャンケンのグー・チョキ・パー」や「バイバイ」「おいでおいで」が一般的であり，評価の際によく用いられる．「敬礼をする」も一定の世代に対しては有効な評価方法である．

これらを口頭指示によって行ってもらうが，できなかったり間違ったりする場合には検者の模倣をしてもらう．その際，患者の正面で見本を示すと鏡像になるため，患者の横に位置し同側の手を使って示すことが重要である．観念運動失行患者ではこれらの行為の際に，手指の形を誤ったり，動きがぎこちなくなったりする．道具使用のパントマイムでは歯ブラシで歯を磨く真似や櫛で髪の毛をとかす真似をしてもらう．BPOでは，歯ブラシで歯を磨く真似をする際に右手の示指が歯ブラシになってしまうし，図1のように金槌で釘を打つ真似をする際には右手で拳をつくりそれで打つ真似をしてしまう．

b 観念失行

観念失行の評価では実際の道具を使用してもらう．表4に示すように，単一の道具使用と複数の道具を使う系列行為の2つに分けて実施するが，あくまでそれらの行為は病前から使い慣れた道具を用いて行う．

観念失行の場合は，道具を使用する際に持つ位置を間違えたり，対象物との位置関係がずれたり，誤った使い方をしたりする．具体的には，ハサミで紙を切る際に紙と平行に動かそうとしたり，金槌を上下に振りおろすのではなく前後に動かしたりする．このような道具の誤った使い方は，前者が空間的な誤りであるのに対して，後者は道具の誤使用となる．また歯ブラシを櫛のように使おうとする意味性の錯行為もしばしばみられる．

▶ 表5 SPTAの検査成績表

大項目	指示様式	誤反応項目数 2点	誤反応項目数 1点	全項目数	誤反応得点	誤反応率 0%〜100%
1. 顔面動作	口頭命令			3	/6	0 1 2 3 4 5 6
	模倣			3	/6	0 1 2 3 4 5 6
2. 物品を使う顔面動作	物品(−)口頭命令			1	/2	0 1 2
	物品(−)模倣			1	/2	0 1 2
	物品(+)口頭命令			1	/2	0 1 2
	物品(+)模倣			1	/2	0 1 2
3. 上肢(片手)慣習的動作	右手, 口頭命令			3	/6	0 1 2 3 4 5 6
	右手, 模倣			3	/6	0 1 2 3 4 5 6
	左手, 口頭命令			3	/6	0 1 2 3 4 5 6
	左手, 模倣			3	/6	0 1 2 3 4 5 6
4. 手指構成 上肢(片手)	右手, 模倣			2	/4	0 1 2 3 4
	左手, 模倣			2	/4	0 1 2 3 4
	左→右, 移送			1	/2	0 1 2
	右→左, 移送			1	/2	0 1 2
5. 上肢(両手)客体のない動作	模倣			3	/6	0 1 2 3 4 5 6
6. 上肢(片手)連続的動作	右手, 模倣			1	/2	0 1 2
	左手, 模倣			1	/2	0 1 2
7. 上肢・着衣	口頭命令			1	/2	0 1 2
	模倣			1	/2	0 1 2
8. 上肢・物品を使う動作 (1)物品なし	動作命令, 右			4	/8	0 1 2 3 4 5 6 7 8
	動作命令, 左			4	/8	0 1 2 3 4 5 6 7 8
	模倣, 右			4	/8	0 1 2 3 4 5 6 7 8
	模倣, 左			4	/8	0 1 2 3 4 5 6 7 8
(2)物品あり	使用命令, 右			4	/8	0 1 2 3 4 5 6 7 8
	使用命令, 左			4	/8	0 1 2 3 4 5 6 7 8
	動作命令, 右			4	/8	0 1 2 3 4 5 6 7 8
	動作命令, 左			4	/8	0 1 2 3 4 5 6 7 8
	模倣, 右			4	/8	0 1 2 3 4 5 6 7 8
	模倣, 左			4	/8	0 1 2 3 4 5 6 7 8
9. 上肢・系列	口頭命令			2	/4	0 1 2 3 4
10. 下肢・物品を使う動作	物品なし, 右			1	/2	0 1 2
	物品なし, 左			1	/2	0 1 2
	物品あり, 右			1	/2	0 1 2
	物品あり, 左			1	/2	0 1 2
11. 上肢・描画(自発)	右手			2	/4	0 1 2 3 4
	左手			2	/4	0 1 2 3 4
12. 上肢・描画(模倣)	右手			2	/4	0 1 2 3 4
	左手			2	/4	0 1 2 3 4
13. 積木テスト	右手			1	/2	0 1 2
	左手			1	/2	0 1 2

麻痺による検査上の問題 _____
失語による検査上の問題 _____
誤反応の質的分類(錯行為・保続・拙劣など)に関するコメント _____
まとめ _____

〔日本高次脳機能障害学会(編),日本高次脳機能障害学会 Brain Function Test 委員会(著):標準高次動作性検査—失行症を中心として.改訂第2版,新興医学出版社,2003 より〕

一方,系列行為では工程の順序を誤ったり工程を省略したりする.お茶を入れる行為では,茶筒にお湯を注ごうとしたり,茶葉を湯のみに入れたりする.いずれにしても,これらの誤りは対象者によって多様であるため,忠実に記録しておくことが重要である.

C 標準化された評価バッテリー

失行の評価を1つの標準的な評価方法としてまとめたものに標準高次動作性検査(Standard Performance Test for Apraxia:SPTA)[17]がある(▶表5).これは顔面から下肢に至るまでの行為を体系化したうえで詳細に評価するもので,日本高次脳機能障害学会が開発したものである.これを用いることにより,失行の症状を鑑別し,その重症度を見極めることができる.さらにSPTAでは

▶ 表6 SPTAで定義されている質的誤り

錯行為	他の行為と理解される行為への置き換え
無定型反応	何をしているかわからない反応
保続	前の課題の動作が,次の課題を行うときに課題と関係なく繰り返される
無反応	何も反応しない
拙劣	拙劣ではあるが課題の行為ができる
修正行為	目的とする行為に対し試行錯誤が認められる
開始の遅延	動作を始めるまでにためらいがみられ遅れる
その他	上記に含まれない誤反応

行為の誤りを表6のように分類し,そのパターンを質的に記載できるようにしている点が特徴的であり,評価表には誤反応率も記載するようになっている.しかしながら,SPTAは検査項目が多岐にわたる評価方法であるため,数日に分けて実施する必要があり,臨床場面では実用性が高い

▶ 表7　van Heugten らの評価

物品使用	「(以下の物品について)あなたがどのように使おうとするのか見せてください」 ①物品の提示なしで言語指示のみ：鍵，金槌，歯ブラシ ②視覚的に物品を提示(触れてはいけない)：スプーン，金槌，ハサミ ③実際の使用：消しゴム，櫛，ドライバー
ジェスチャーの模倣	検者の見本提示直後に模倣する： 舌を出す，ロウソクを吹き消す，目を閉じる，バイバイをする，敬礼をする，拳を握る
採点方法	3点：正しく適切 2点：正しい行為に近いが，どこか不正確あるいはBPO 1点：正しい行為にわずかしか似ていないが，正しい場所で行われたか，正しいが間違った場所で行われた(例：歯ブラシを額の前で動かす) 0点：正しくないか，あまりにも不完全で認知不可能 1回目が正しければ6点，もし完全に正しいというのでないか間違っているときはもう一度実施してもらい，2回の試行の合計点とする(満点は6点)
成績	カットオフ値：86.4点

〔van Heugten CM, Dekker J, Deelman BG, et al：A diagnostic test for apraxia in stroke patients：internal consistency and diagnostic value. Clin Neuropsychol 13：182-192, 1999 より一部改変〕

とはいえない．

　実用的に失行の鑑別と重症度の定量化をするという観点では，表7に示すヴァン・ヘーテン(van Heugten)らの評価[18]が有用である．これも物品使用とジェスチャーの模倣課題から構成されており，各課題6点満点，合計90点満点で評価するものである．

　また，海外ではこの評価以外にも多くの評価バッテリーが開発されているが，どれも道具使用かジェスチャーのどちらか一方の評価項目に限定されていたり，課題のいくつかがわが国ではなじみのない行為であったりといった欠点がある．そのため，それらをそのまま国内で使用することには無理がある．

d ADL場面での評価

　失行は日頃使用している道具が使えなくなる症状のため，検査室での机上の評価よりもむしろ実際の日常生活活動(ADL)場面での観察評価が重要である．対象者によっては家事や事務作業など生活関連活動(instrumental ADL；IADL)も直接観察しておく必要がある．表8にADLおよびIADLでの失行症状の例を示すが，これ以外にもさまざまな道具や場面で困難をきたす可能性があり，その可能性を想像しながら評価につなげてい

▶ 表8　失行患者のADL・IADL障害の例

活動	誤りの具体例
食事	箸やスプーンの把持・操作を誤る 茶碗の持ち方や操作を誤る ストローの使い方がわからなくなる
整容	歯ブラシの把持や操作を誤る コップでうがいができない 髭剃りを使えない 爪切りを使えない
入浴	身体をうまく洗えない シャンプーなどの容器を扱えない 蛇口の操作を誤る
排泄	トイレットペーパーをうまく切り取れない 尿器を使えない
調理	包丁など調理器具の把持・操作を誤る 野菜と調理器具の位置関係や力の入れかたを誤る 調理の手順を誤る
清掃	掃除機の使い方がわからなくなる 雑巾をうまく絞れない
洗濯	洗濯バサミを使えない 服をたためない
事務作業	鉛筆で字が書けない 多機能ボールペンなどの使い方がわからない ホチキスや穴開けパンチが使えない
その他 IADL	公共交通機関を利用できない(切符が買えない) 現金自動預け払い機(ATM)の利用方法がわからない 電話をかけられない

く努力が必要である．

　種村[19]は失行患者の場面での障害に着目して詳細な評価を実施している．たとえば食事場面では，箸やスプーンをどのように持ってどのように

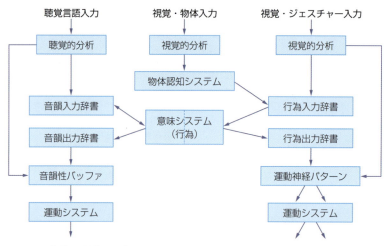

▶図5　行為の認知モデル
注：ロティらの認知モデルを簡略化して示してある．
〔Rothi LJG, Ochipa C, Heilman KM：A cognitive neuropsychological model of limb praxis and apraxia. In：Rothi LJG, Heilman KM（eds）：Apraxia, p44, Psychology Press, 1997 より〕

使っているかということにとどまらず，食べこぼしはないか，食器をすくいやすいように傾けることができるか，摂食の順序はどうかといったところまでを分析している．食事場面以外にも整容動作，入浴動作，調理などの家事動作について，現場での評価が必要である．なかでもIADLのなかの調理場面は道具や材料も多岐にわたり，工程も複雑であるため，それらに沿った評価が必要となる．そして，このようなADL・IADL場面の直接観察こそが，その後の治療を考えるうえで大きな手がかりとなることはいうまでもない．

E 治療

1 治療の原則

失行に対する治療も他の高次脳機能障害と同様に治療メカニズムに基づいたプログラムを提供する必要がある．失行に関しては症状が出現するメカニズムがはっきりとわかっていないため治療理論にそのまま応用できないが，少なくとも現在までに提唱されているメカニズム仮説に基づいたアプローチを検討する価値はある．

先のロイら[10]による概念系と産生系に分けた行為のメカニズム仮説に基づけば，観念失行には道具の機能や使用方法の知識を再学習することが重要であり，観念運動失行には運動のプログラムを再獲得することが有効となる可能性がある．

また近年は，さまざまな高次脳機能の処理過程に着目してその認知モデルをつくり，そのモデルに基づいて治療方法を考えるという認知神経心理学的なアプローチも用いられるようになってきている．行為の認知モデルについては，ロティ（Rothi）ら[20]によるモデルが有名である（▶図5）．これによると，行為には言語入力に加えて，実際の道具とジェスチャーからの入力経路があり，行為に関する意味記憶を経由して出力に至ることが示されている．このモデルに従えば，行為に関する意味記憶を活性化させるために，実際の道具使用とは別にジェスチャー入力を促進する方法が有効と考えられ，この理論を用いたアプローチも試みられている．さらに失行の治療を考えるうえで

は，人的な環境と物理的な環境の双方を調整することも重要である．

2 治療方法
a トップダウンアプローチ

失行は失語と同様に，対象者がそれを自覚できている．つまり，これまで使えていた身近にある道具が使えなくなったということを不思議に思い，実際の活動では食事をとるという目標が達成できずに苦しむ．そのため，治療では再獲得を目指す行為や活動に焦点をあてて，対象者とともに練習するというスタンスに立つことが重要である．この視点に立てば，失行に対する治療はトップダウンアプローチを早期から導入していくほうがよい．

1）概念系へのアプローチ

先のロイら[10]の概念系を補おうとするアプローチである．道具や，それをどのように操作するかといった行為に関する知識を補う．毛利ら[21]は視覚性ジェスチャー入力としての道具の説明書を作成し，それを用いた治療を実施し，道具使用の再学習に成功している．先の行為モデルに従った治療としても有効と考えられ，視覚性ジェスチャー入力としての写真付きの説明書が観念失行に有効であることを示している．つまり，道具の用途，使い方などの知識を補うことで，使用が困難となった道具や経験のない道具であっても，その使用や系列行為の再獲得へと導くことができるというものである．写真では道具の持ち方，対象物との位置関係，さらに系列行為では工程の順序を示すことができ，失われた知識を補完することが可能である．

2）産生系へのアプローチ
①ジェスチャーの練習

行為の産生系は実際の感覚運動要素における行為の知識である．つまり，ジェスチャーを促すことで正しい行為の再獲得を目指そうとするものである．スマニア（Smania）ら[22]は身振りを段階的

▶ 表9　観念失行に対するエラー別アプローチ

エラーの内容	具体的なアプローチ方法
道具の使い方を誤る	道具の名称や使い方を教示する
道具の選択を誤る	道具の数を減らす（環境調整）
道具の動かし方を誤る	手や腕の動かし方を誘導する
道具を持つ位置を誤る	正しい位置に誘導する
腕や手のフォームを誤る	道具に対して正しい腕や手の形をつくる
道具と対象物の関係を誤る	誤りかたに応じて修正を加える

〔種村留美：作業療法士の立場から見た高次脳機能障害へのアプローチ．高次脳機能研究 28：284-290, 2008より〕

に練習する方法を実施して質の高い成果を報告している．この方法は他動詞的行為から象徴的な自動詞的行為，無意味な自動詞的行為までのジェスチャーの練習を段階的に進める治療方法で，維持期の失行患者にも効果があったとされている．特に自動詞的行為では，実際にその道具を使用している絵を見ながら，ジェスチャーの練習を行っている．これらも先の行為モデルにあてはめるなら，視覚性ジェスチャー入力を活性化した結果とも考えられる．

②体性感覚の利用

触覚・視覚入力を促す治療も実践されている．林ら[23]は道具の形や材質などの情報をactive touchで手からの正しい触－運動感覚として伝えることに重点を置いたうえで，療法士が患者の手を徒手的に誘導しながら修正していく方法を報告している．この方法は体性感覚入力を用いるという点と，間違いを起こさない誤りなし学習（errorless learning）という観点から失行患者にとって有効なアプローチ方法であるといえる．先のロイ[10]らの行為のシステムに従えば，感覚運動要素における行為の知識を補うような治療法である．

3）エラーに対応したアプローチ

種村[24]はさまざまな経験を通して，失行に対する作業療法をいくつかのエラータイプに分けて具体的に報告している（▶表9）．これによると，たとえば道具の使い方を誤る場合にはその道具の名称や使い方を教え，道具を持つ位置を誤る場合に

▶ 表10 戦略的トレーニング

教示	作業療法士は以下の教示を与えることができる • 口頭の指示で始める • 手元の作業のための適切な環境に移動する • 患者に警告する：触れることによって，患者の名前を使用して，教示に関する質問をする • ジェスチャーを使用し，道具を指さす • 課題の一部を示す • 活動の写真を表示する • 命令を書き留める • 道具を患者の近くに置き，道具を指さし，道具を適切な順序で配置する • 道具を1度に1つずつ患者に渡す • 患者と1回以上一緒に活動を開始する • 患者にとってより簡単にするために課題を調整する • 最後に，すべての努力が望ましい結果につながっていない場合は課題を引き継ぐ
介助	療法士は次のような援助をすることができる • 活動の実行中に患者を支援する必要はない • 口頭による援助が必要：リズムを提供し，パフォーマンスを中断することなく，活動の手順の言葉づかいを刺激するために，アクティビティの手順に名前をつける，または対象物に名前をつける，手近な作業に注意を向ける • ジェスチャーや模倣を使用し，会話のイントネーションを変更する • 活動の適切な一連の手順の写真を表示する • 身体的援助が必要：手足を誘導する，手足の位置決め，神経発達学的治療法（neuro developmental treatment；NDT）を使用する，活動を支援するために援助を利用する，患者が実行を開始するまで引き継ぐ，動きを引き起こす • 最後に，課題を引き継ぐ
フィードバック	フィードバックは以下の方法で提供される • 結果が適切であるため，フィードバックは必要ない • 結果（結果の知識）の点で言葉によるフィードバックが必要 • 感覚を意識的に使用して結果を評価するように患者に指示することで口頭でフィードバックする（患者は，聞く，感じる，嗅ぐ，または味を確認する） • 結果（知識の結果）に関して，物理的なフィードバックが必要：患者の姿勢を評価するために，または手足の位置を評価するために，手足を支える • 物理的なフィードバックは，対象物を指さしたり，患者に渡したりすることによって与えられる • パフォーマンス（パフォーマンスの知識）の面で言葉によるフィードバックが必要 • 物理的フィードバックは，パフォーマンス（パフォーマンスの知識）の観点から必要 • 患者の前に鏡を置く • 患者のパフォーマンスの録画を行い，再生する • 課題を引き継いで，起こりうるエラーを修正する

〔van Heugten CM, Dekker J, Deelman BG, et al：Outcome of strategy training in stroke patients with apraxia：a phase II study. Clin Rehabil 12：294-303，1998 より〕

は正しい位置に誘導するのがよいとされている．

4）戦略的トレーニング

ヴァン・ヘーテン（van Heugten）ら[25]は上記のさまざまなアプローチを統合した体系的な戦略的アプローチを実践している．表10に示すように，それは大きく教示，介助，フィードバックからなり，誤りを生じさせないように，概念系知識を補いながら代償手段を獲得しようとする方法である．

b 環境調整

失行患者にとって環境は特に重要な意味をもつ．なぜなら道具そのものがもつ意味や，それらがつくり出す環境が患者の行為を妨げたり，あるいは促進したりするためである．

1）物的な環境調整

道具使用に困難をきたす観念失行患者にはできるだけシンプルな環境設定が求められる．混乱を避けるためにできるだけ余計な道具を排除するというものである．可能であれば，道具を使わない

ですむような状況を調整する．たとえば，主食をおにぎりにしたり，パンにしたりする．しかしこの一方で，提示される物品の数が多いほうが正しい行為を導きやすいという研究の報告もある．

またアフォーダンスという，道具そのものが対象者に与える影響を考慮するという方法もある．道具やそれを含めた環境は，人間に何らかのメッセージをもたらしていると考える．たとえば，ハサミを把持する場所はそこに指を通すことを求めているように思える．またドアの取っ手もそれを握ってどのように動かせばドアが開くかということを暗示しているものが多い．このようなアフォーダンスに着目して，観念失行患者にとって，わかりづらい環境からわかりやすい環境に置き換えることも有効な治療手段の1つとなる．道具の使用方法を写真に撮り，それを必要な場所に貼っておくという方法もある．

2）人的な環境調整

人的な環境調整としては家族を含めた介護者に失行の病態を説明するとともに，心理支持的に接するように指導する．日頃使用するものには刃を持った道具も含まれるため，誤って怪我をしないような配慮を具体的に説明する．さらに生活場面ではできるだけ失敗を繰り返さないように指導する．そのうえでできる行為と失敗する行為とを整理して，何に困っているのかについて正しい情報を共有することがまずは重要である．このように環境調整も失行の作業療法を考えるうえで重要な要素の1つである．

●引用文献

1) Liepmann H：Das Krankheitsbild der Apraxie（"motorischen Asymbolie"）auf Grundeines Falles von einseitiger Apraxie. *Monatsschr Psychiatr Neurol* 8：15-44, 102-132, 182-197, 2000〔遠藤正臣，中村一郎（訳）：精神医学 22：93-106, 327-342, 429-442, 1980〕
2) 齋藤　宏，矢谷令子，丸山仁司：姿勢と動作—ADLその基礎から応用．第3版，p3，メヂカルフレンド社，2010
3) Signoret JL, North P（著），渡辺俊三，寺田光徳（訳）：失行症．pp121-127, 医学書院，1984
4) Goldenberg G：Apraxia. The cognitive side of motor control. p75, Oxford University Press, Oxford, 2013
5) 山鳥　重：神経心理学入門．p136, 医学書院，1985
6) 山鳥　重：観念失行－使用失行－のメカニズム．神経進歩 38：540-545, 1994
7) Humphreys GW, Forde EME：Disordered action schema and action disorganisation syndrome. *Cogn Neuropsychol* 15：771-811, 1998
8) Raymer AM, Maher LM, Foundas AL, et al：The significance of body part as tool errors in limb apraxia. *Brain Cogn* 34：287-292, 1997
9) Liepman H：Apraxie. Ergb Gesamte Med 1：536, 1920
10) Roy E, Square PA：Common considerations in the study of limb, verbal, and oral apraxia. In：Roy EA（ed）：Advances in Psychology. Neuropsychological Studies of Apraxia and Related Disorders. Vol. 23, pp111-161, North-Holland, Amsterdam, 1985
11) Chainay H, Louarn C, Humphreys GW：Ideational action impairments in Alzheimer's disease. *Brain Cog* 62：198-205, 2006
12) Ochipa C, Rothi LJ, Heilman KM：Ideational apraxia：a deficit in tool selection and use. *Ann Neurol* 25：190-193, 1989
13) 中川賀嗣，大槻美佳，井之川真紀：使用失行の発現機序について．神経心理学 20：241-253, 2004
14) 小早川睦貴：「失行」の新しい捉え方．*Brain Nerve* 61：293-300, 2009
15) 近藤正樹，望月　望，小早川睦毅，他：失行における身体部位の物品化現象（BPO）と接近現象（closing-in）の発生機序について．*Brain Nerve* 61：196-202, 2009
16) 田辺敬貴：失行における自動性意図性の解離．臨床神経 37：1120-1121, 1997
17) 日本高次脳機能障害学会（編），日本高次脳機能障害学会 Brain Function Test 委員会（著）：標準高次動作性検査—失行症を中心として．改訂第2版，新興医学出版社，2003
18) van Heugten CM, Dekker J, Deelman BG, et al：A diagnostic test for apraxia in stroke patients：internal consistency and diagnostic value. *Clin Neuropsychol* 13：182-192, 1999
19) 種村留美：質的研究の有用性—質的に観察することから学ぶ．作業療法 20：544-547, 2001
20) Rothi LJG, Ochipa C, Heilman KM：A cognitive neuropsychological model of limb praxis and apraxia. In：Rothi LJG, Heilman KM（eds）：Apraxia, p44, Psychology Press, 1997
21) 毛利史子，能登真一，二木淑子，他：非日常物品の使用が可能となった観念失行の一例．作業療法 20：154-162, 2001
22) Smania N, Girardi F, Domenicali C, et al：The

rehabilitation of limb apraxia：a study in left-brain-damaged patients. *Arch Phys Med Rehabil* 81：379-388, 2000
23）林　克樹，渕　雅子：観念失行の評価と治療. OTジャーナル 28：594-602, 1994
24）種村留美：作業療法士の立場から見た高次脳機能障害へのアプローチ. 高次脳機能研究 28：284-290, 2008
25）van Heugten CM, Dekker J, Deelman BG, et al：Outcome of strategy training in stroke patients with apraxia：a phase Ⅱ study. *Clin Rehabil* 12：294-303, 1998

● 参考文献

26）種村留美：質的研究の有用性―質的に観察することから学ぶ. 作業療法 20：544-547, 2001
27）種村留美：失行症と生活障害. 精神認知と OT 3：226-231, 2006
28）坂本安令：生活の道具をうまく使えない人の評価. OTジャーナル 40：633-636, 2006
29）河村　満，田辺敬貴，山鳥　重：失行. 神経心理学コレクション，医学書院, 2008
30）能登真一：観念失行と観念運動失行. PT ジャーナル 50：1133-1138, 2016

COLUMN Pusher現象は高次脳機能障害か？

　片麻痺者がその麻痺方向に向かって身体を押してしまい，姿勢を立て直そうとする力に反発してしまう現象は，臨床ではしばしばみられる症状である．片麻痺者は何もしなくても麻痺側に倒れやすいので，通常は健側に重心を移動させ姿勢を安定させる．しかしながら，この現象はあたかも，わざと転倒するように健側上下肢を突っ張って重心を麻痺側に移動させるのである．そのため，Pusher症候群（押す人症候群）と呼ばれてきた．当時は半側空間無視など他の高次脳機能障害も合併していることが多いととらえられ，症候群の呼び名が用いられてきたが，あくまで独立した症状であることから，現在ではPusher現象と呼ばれている．

　▶動画⑫のように，その姿はまさに"押す人"であり，自ら麻痺側に押すだけではなく，療法士の介助に対しても抵抗を示す．この現象があると，車椅子からベッドへの移乗動作やトイレ内での動作の移乗動作に支障をきたす．端坐位を保持することが困難であるため，更衣動作の練習もできず，当然のことながらリハビリテーションの予後はよくない．そのためこの現象の評価や治療を知っておくことは重要である．

　評価は表1に示す「押している」程度をもと

▶表1　Pusher評価チャート

▶表2　Scale of Contraversive Pushing (SCP)

A. 姿勢（自発的な姿勢の対称性）	部位	立位
1点＝損傷側対側への重度の傾きがあり転倒する	□	□
0.75点＝損傷側対側への重度の傾きがあり転倒はしない	□	□
0.25点＝損傷側対側への軽度の傾きがあり転倒はしない	□	□
0点＝傾きなし／正中位		
合計（最大＝2点）		
B. 伸展（上肢・下肢をつかって支持面への接触範囲を広げる）		
1点＝休んでいるときから出現する	□	□
0.5点＝姿勢を変えると出現する	□	□
0点＝伸展しない		
合計（最大＝2点）		
C. 抵抗（他動的に正中位へ修正されることへの抵抗）		
1点＝抵抗あり	□	□
0点＝抵抗なし		
合計（最大＝2点）		

に重症度を判定するものと，表2に示す①姿勢，②伸展，③抵抗という3つの視点から評価するものとがある．いずれもこの現象を定量的に評価できるという点で有用性が高い．

一方，治療については，その発現メカニズムを確認しておく必要がある．そもそもこのPusher現象の病巣はどこで，また左右差はあるのだろうか．国内外の調査では，脳の損傷部位に左右差はなく，つまり左片麻痺でも右片麻痺でも発現し，その責任病巣は視床後外側部に加えて，島後部，中心後回皮質下などが特定されたという．これらは半側空間無視を生じる場所でもあり，合併することも少なくないものと考えられる．また，これらの部位は姿勢の制御にかかわっていると考えられており，特にPusher現象においては身体的垂直認知が障害されている可能性があるため，治療もそこを手がかりとする．つまり，Pusher現象を有する片麻痺者の垂直軸は健側に傾いており，それを修正するために重心を患側に押していると理解する．そのため，そのゆがんだ身体的垂直軸を矯正すること，すなわち健側への重心移動を徐々に促す方法が有効となる可能性がある．具体的には，床マットもしくはプラットフォーム上で，on handからon elbow，そして側臥位へと突っ張っている側へ重心を移動させ，あらゆる体性感覚の入力から姿勢の制御を正していくとよい．

さて，タイトルにもあるとおり，はたしてこのやっかいなPusher現象は高次脳機能障害なのだろうか．その答えはまだ明確になっていない．唯一明らかなことは，この現象が残っているとリハビリテーションの予後が悪くなるため，療法士は決して見過ごしてはいけないということであろう．治療には難渋するかもしれないが，だからこそ療法士の力量が試されるものとして対峙していくべきである．

●参考文献

1) 網本 和：Pusher現象の評価とアプローチ．理学療法学 23：118-121，1996
2) Karnath HO, Ferber S, Dichgans J：The origin of contraversive pushing：evidence for a second graviceptive system in humans. *Neurology* 55：1298-1304, 2000
3) 宮本正明：Pusher現象の臨床像．網本 和（編）：傾いた垂直性—Pusher現象の評価と治療の考え方．pp26-89，ヒューマンプレス，2017

失認（対象認知の障害）

A 定義と分類

1 定義

失認（agnosia）とは感覚障害や意識障害，知的低下がないにもかかわらず，ある感覚を介して提示された場合にだけ対象の物品や顔，文字などが認識できなくなる症状である．他の感覚様式（モダリティ）を介せば，たちまち認識可能となる．もちろん，失語や認知症による影響もないことが前提であり，視覚，聴覚，触覚を介した失認がそれぞれ確認されている．

失認という名称を初めて用いたのは夢判断で有名なフロイト（Freud）とされるが，当時は失語に関連する症状として議論されていた．その後，リサウアー（Lissauer）が視覚失認として体系化した[1]．

失認は種々の感覚様式を介して症状を呈するが，その一方で，1つの感覚様式だけでは説明できないような身体に対する認知障害についてもこの用語が用いられている．

本項では大きく，種々の感覚様式を介して対象の認知が難しくなる「感覚に関連する失認」と「身体に関連する（認知障害としての）失認」とに分けて説明する．

2 分類

a 認知の分類

1）2つの認知

認知には大きく分けて2つの意味がある．1つは広義の意味において用いられるもので，「知識を得るための学習や記憶，思考，判断，推理などさまざまな働きを指す」という意味として，認知症という言葉を説明する際などに用いられている．もう1つは狭義の意味において用いられるもので，「外界の対象を種々の感覚様式を介して，それが何であるかを過去に学習した概念や象徴などと関連させて特定する」こととされ，単に感覚入力，あるいはそれを知覚する過程とは区別されている[1]．つまり図1に示すように，感覚の処理過程は外界からの刺激を感覚が受け取り（感覚），それを処理できるように弁別をし（知覚），その後にそれが何であるか，どうなっているかを判断する（認知）という3つに分けられ，その最終段階が狭義の意味の認知となる．

2）認知に至る処理経路

この狭義の意味で用いられる認知を理解するためには，まず知覚としての感覚入力から，対象を認知するまでの過程を確認しておくことが重要である．ここでは視覚を例にあげて説明する．

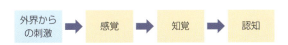

▶図1　感覚・知覚・認知のプロセス

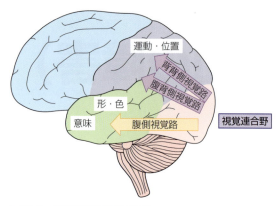

▶図2 視覚情報処理の経路
〔平山和美：失認に対するアプローチ．MB Med Reha 192：47-55，2016より〕

目から入った感覚としての視覚情報はまず網膜に照射されたのち，視神経，視交叉，視床の外側膝状体を通って，後頭葉の一次視覚野に投射される．そして，その視覚情報は二手に分かれて処理されていく．一方は頭頂葉に向かう経路で，対象の位置や運動について処理する背側視覚路である．もう一方は側頭葉に向かう経路で，対象の色や形を処理する腹側視覚路である[2]．さらに，側頭葉ではその前部で対象物の意味や名前についての処理が行われている（▶図2）[3]．つまり，画像として入力された感覚情報が後頭葉で知覚され，2つの経路を通って，たとえば「転がったリンゴ」の画像の情報が「リンゴ」という名前の果物で，それが「転がっている」と二手に分かれて処理され，認知されることになる．

背側視覚路はさらに背背側視覚路と腹背側視覚路に分けられ，前者は対象の位置や運動，そして形の情報をあまり意識にのぼらない形で処理し，適切な行為を引き起こす「いかに系」の働きを担い，後者はそれぞれ対象の位置や運動の情報を意識にのぼる形で処理しそれらの知覚や対象の意識化にかかわる「どこ系」の働きを担っているという説もある[3,4]．

一方，聴覚情報は耳から聴覚神経，視床の内側膝状体を経て，側頭葉の一次聴覚野に投射され，触覚情報は脊髄視床路として頭頂葉に投射されたのち，視覚情報と同じように意味処理が行われる．

なお，対象の意味情報の処理や蓄積は，言語に置き換えられる情報は左半球が，言語に置き換えられない非言語情報は右半球が主につかさどっている．非言語情報としては物品の画像，風景，人間の顔などが該当する．

b 失認の分類

1）感覚に関連する失認
（1）視覚失認（visual agnosia）

視覚を介した対象物の認知障害で1890年にリサウアーが初めて体系化した[1]．これは視覚情報によってその対象が何であるか認知できないが，それに関する情報を別の感覚様式から入力すればたちまち認知が可能となる症状である．もちろん，感覚障害や意識障害，失語や認知症など他の影響を受けていないことが前提である．

たとえば，時計を提示してそれが何であるか尋ねても回答できないのに，触ればたちまち時計だとわかる．また，カスタネットなど音のするものでは，見てもわからないのに音を聞けばたちまち認知が可能となる．

視覚失認は障害される処理過程の違いによって，以下の3つに分類されている（▶表1）．

①知覚型視覚失認

視覚情報が入力されているもののそれが知覚されていない状態で，リサウアー[1]によれば感覚を意識的に知覚する働きの障害とされる．対象物品の形や色がまったくわからず，そのため，図形や絵などの模写もできない．この症状の発症時には皮質盲といって，まったく見えない状態になっていることがある．触覚や聴覚を使えばそれが何であるか即座にわかる．

②統合型視覚失認

視覚対象の部分的な形はわかるが，それらを全体にまとまりのある形として認知できない状態のことを指す．対象物の模写は可能だが，それらは

▶表1　視覚失認のタイプ分類

	知覚型	統合型	連合型
物品の呼称	×	×	×
ポインティング	×	×	×
カテゴリー分類	×	×	×
模写	×	△	○
色覚	△	△	△
相貌	×	×	△
風景	×	×	△
文字	×	×	△

▶表2　視覚に関連する失認

分類	認知障害の対象
視覚失認	物体，相貌，風景，文字，色
相貌失認	よく知った人の顔
街並失認	よく知った風景や建物
純粋失読	文字

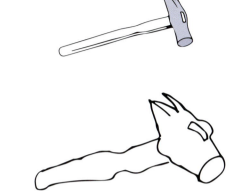

▶図3　連合型視覚失認の模写の例

断片的で，完成にも時間を要する．知覚型と同様，触覚や聴覚を使えばそれが何であるか即座にわかる．

③連合型視覚失認

視覚情報は知覚されている．つまり，対象物の形や色などはわかるし，模写も可能である（▶図3）．しかし，それが何であるかわからない状態のことである．リサウアーによれば知覚内容と他の表象とを結合する働きの障害である[1]．知覚型，統合型と同様に触覚や聴覚を使えば対象物を即座に認知できる．動画⑬では，目の前に呈示されたブラシを模写ができるにもかかわらず，見ただけでは呼称できないが，触れば認知可能となる様子がわかる．

視覚失認の対象は物品，顔，文字，風景などさまざまなものに対して起こる．つまり，視覚対象を総合的にとらえた症状が視覚失認である．一方，対象を絞れば，それらが単独で生じる場合がある．表2に示すように，対象が人の顔になるとそれは相貌失認であり，対象がよく知った場所や風景では街並失認，さらに，文字が対象になると純粋失読と呼ばれる．

● 相貌失認

日頃からよく知った人の顔（熟知相貌）がわからなくなる症状である[5]．タレントやスポーツ選手などの有名人や身近な人，家族の顔もわからなくなる．場合によっては自分自身の顔も判断がつかなくなる．視覚失認に合併することもあるが，相貌失認単独でも起こりうる．声を聞いたり，洋服の特徴を覚えていたりすれば対象者の特定が可能となる．

● 街並失認

よく知っているはずの場所や風景，さらにはよく覚えているはずの建物がわからなくなる症状である[6]．よく知っているはずの場所で道に迷ったり，知っているはずの建物を見ても既視感をもてなかったりする．入院した病院や病棟，病室の場所も覚えられない．このため，建物の外観の想起もできない場合が多く，自分の病室や自宅の前を通り過ぎてしまう．

これとよく似た症状に道順障害があるが，これは風景や建物の同定や想起は可能であるものの，どの方向に進めば目的地にたどり着けるかがわからなくなる症状のことである．

● 純粋失読

視覚的に提示された文字や文章が読めなくなる症状である[7]．発話の障害，理解の障害といった

ほかの失語症状を合併していないものを指す．書字には問題がない．つまり，自分自身で書いた名前や文章を読むことができなくなる．また読めない文字を指でなぞったり，皮膚に書かれた文字など触覚からの入力があったりすると読字が可能となる．

読むことと書くことに障害がみられる失読失書とは鑑別が必要である．純粋失読の純粋とは失書がないということである〔詳細は本章Ⅲ「失語」(➡ 74 ページ) 参照〕．

(2) 聴覚失認 (auditory agnosia)

対象の違いにより，環境音と言語音とに分けられる．聴覚に問題がないのに，よく知っている環境音，たとえば電話など日常物品や動物の鳴き声，サイレン，楽器の音を聞いてもそれが何であるかわからなくなるのは聴覚 (環境音) 失認と呼ばれる[8]．一方，言語音，つまり話し言葉を聞いて理解できない症状は純粋語聾と定義されている．それぞれ，他の感覚入力では認知可能となる．

(3) 触覚失認 (tactile agnosia)

触覚，痛覚など体性感覚に問題がないのに物品を触ってもそれが何であるかわからないものをいう[9]．閉眼した状態で物品に触れてもそれが何であるかわからない．もちろん，体性感覚の障害がないことが条件である．視覚など他の感覚入力では容易に認知可能である．

2) 身体に関する失認

自分自身の身体に対して，正しい認知ができなくなるいくつかの症状が定義されている．この自己身体に対する認知障害は前述の感覚に関連して出現する失認とは異なり，他の感覚入力によって即座に認知が可能になるという高次脳機能障害ではない．しかしながら，各症状名に agnosia という失認の語が当てられているように，この身体に関する認知障害はこれまで失認の範疇で議論されてきた経緯があるため本項で取り扱う．ここでは，表3に示すように，身体の両側に同様に生じる両側性の失認と身体の片側 (病巣の対側) のみに生じる片側性の失認とに分けて説明する．

▶ 表3　身体に関連する失認

		認知障害の対象
両側性	ゲルストマン症候群	手指，左右，書字，計算
	自己身体部位失認	鼻，目，耳，肩，肘，膝など
片側性	半側身体失認	主に上肢
	病態失認	片麻痺の状態

(1) 両側性の失認

①ゲルストマン症候群 (Gerstmann syndrome)

手指失認，左右障害，失書，失算の4つの症状を同時に呈する症候群である[10]．手指失認は自分の5本の指の名称を言えないばかりではなく，指示された指を示すことも不可能となる．他人の指に対しても同様である．左右障害は左右の違いを間違えたり，左右がわからなくなったりする症状である．失書は文字を読めるのに，書くことだけができなくなる．失算は1桁の足し算や引き算ができなくなる症状である．

臨床現場においては，これら4つの症状すべてが揃って出現することは比較的稀であり，4つのうちのいくつかの症状が確認されることのほうが多い．

②自己身体部位失認 (autopagnosia)

自己の身体の部位について，その名称を言えなかったり，指すことができなくなったりする症状である[11]．部位は鼻，目，耳，肩，肘，膝などが対象となる．あくまで失語における呼称障害と異なるのは，身体部位に限って生じるという点である．

(2) 片側性の失認

病巣と反対側の身体に対する認知が障害される症状のことで，いくつかの分類があるが，ほとんどの症状は観察ではなく言語を介してその症状が確認されるものである．いずれも右半球損傷による左半身に対して生じるのが一般的であり，病態失認と併せて半側空間無視との関連で無視症候群として論じられていることが多い．

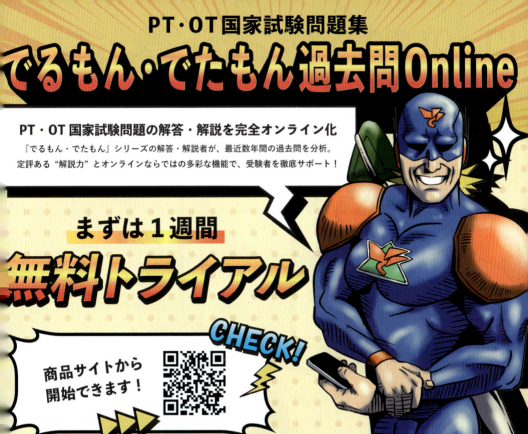

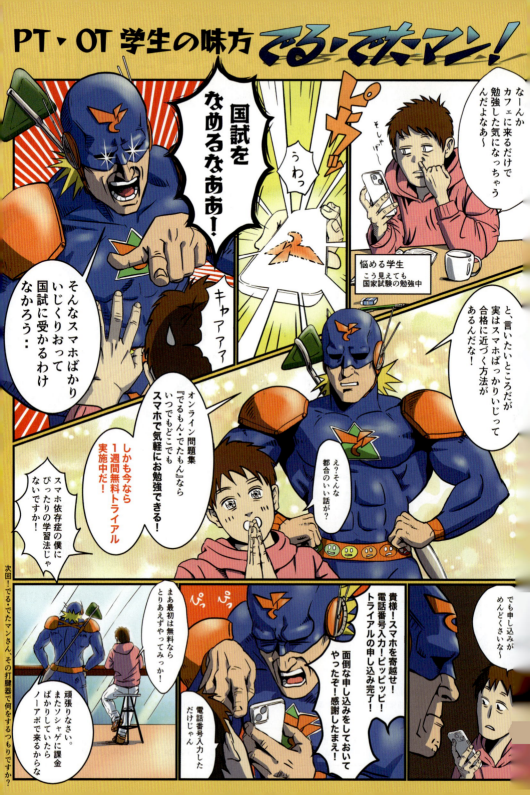

①半側身体失認（hemiasomatognosia）
● 修正可能な半側身体失認

　麻痺肢に対する非所属感を抱く症状を呈す．人間は皆，自身の身体部位について，自分のものであるという所属感をもっている．たとえば，左上肢に関してもそれが自分のものではないと感じる人はいないだろう．半側身体失認では，この所属感が低下したり，消失したりする．ただし，これは他者の指摘により，修正が可能である．

● 妄想性半側身体失認

　一方，他者の指摘によっても修正されない半側身体失認がある．いずれも自身の半身に対して妄想様の認識を抱くもので，他人帰属化，擬人化，片麻痺憎悪といったいくつかの症状があるが，総称して半身パラフレニア（somatoparaphrenia）と呼ばれている[12]．

　他人帰属化は自分の麻痺肢に対し，自己所属感を抱かないばかりではなく他人の手のように感じると訴える症状である．また擬人化は，麻痺肢のことを「○○ちゃん」と呼んだり，なでたりする．さらに片麻痺憎悪は麻痺肢を噛んだり叩いたりする．いずれも，後述の病態失認に合併することが多い．

②病態失認（anosognosia）

　片麻痺に気づかず，それを指摘しても認めない症状のことである．バビンスキー（Babinski）が1914年に命名した[13]．麻痺肢について尋ねても，「問題ないです」「ちゃんと動きます」などと答える．右半球損傷の左麻痺患者にみられることが多く，ほとんどが半側空間無視を合併することから無視症候群としてとらえられている場合もある．

　この症状があると，片麻痺を自覚していないため，作業療法を含めたリハビリテーション全般に積極的にはならない．そのため病態失認がない片麻痺に比べて，その日常生活活動（ADL）の予後は悪くなる．

③半身異常感覚

　半側身体に対する異常感を積極的に訴える症状であり，多くは半身に対する幻覚である．半身に対する幻覚には片方の上肢がなくなったように感じる喪失感や，麻痺肢に加えてもう1本余分な上肢があるように感じる余剰幻肢（phantom limb）などがある．

▶ 表4　失認の責任病巣

分類	失認の種類	責任病巣
視覚	視覚失認	両側後頭葉，海馬傍回後部，紡錘状回，下側頭回後部
	相貌失認	右紡錘状回，舌状回
	街並失認	右海馬傍回後部，紡錘状回
	純粋失読	左後頭葉内側，脳梁膨大部
聴覚	聴覚失認	両側側頭葉
触覚	触覚失認	両側頭頂葉
身体	ゲルストマン症候群	左頭頂葉角回
	半側身体失認	右半球頭頂葉，側頭葉，島回
	病態失認	右半球広範囲

B 責任病巣

　失認の責任病巣は表4に示すとおり，それぞれの感覚情報が入力される部位と関係している．視覚失認の責任病巣は両側の後頭葉で，海馬傍回後部，紡錘状回，下側頭回後部などを含む．相貌失認の責任病巣は右紡錘状回や舌状回であり，街並失認の責任病巣は右海馬傍回後部と紡錘状回とされている．

　一方，身体に関する失認の責任病巣が，両側性の障害であるゲルストマン症候群では左半球頭頂葉角回で生じるのに対し，半側身体失認や病態失認は右半球の頭頂葉や側頭葉の損傷部で生じることが対照的である．

C メカニズム

　視覚失認の場合，先に提示した視覚情報処理の経路のどこかが障害されるために起こると考えられている．視覚失認の知覚型や統合型では光の強

弱や対象の大きさ，色など要素的視覚は正常であるのに物体の模写ができないことから，個々の感覚を知覚できないか，それを統合できないことがその原因と考えられている．一方，連合型の場合は，統合された知覚がその名称や意味まで到達できないために，呼称できなかったり，用途すら言えなかったりする．つまり，意味系にアクセスできなくなったために生じていると考えられる．特に物品の名称や意味については左半球側頭葉に貯蔵されているため，そこへの経路が遮断されたために生じると考えられている．

相貌失認や街並失認についても同様の視覚処理経路上の障害が原因として考えられている[14]．物品や文字に対する視覚失認と異なるのは，人の顔や街並が右半球に貯蔵されているという点である．いずれにしても視覚情報から対象を特定するためには意味情報にアクセスする必要があるということと，その経路の途中が障害されれば意味はもちろん，命名が困難になるということが理解されるだろう．

また身体に関する失認に関しては，両側の身体イメージが左半球に存在し，それが障害されて両側性の身体失認が生じる説や失語との関連を指摘する説，さらには心的イメージの形成における部分を，適切な配置に並べる処理過程の障害とされる説が有力となっている[14]．

一方，左半球損傷によって生じる半側身体失認や病態失認については，上肢における自己所有感の喪失との関連や，片麻痺になったことに対する無意識化で起こる心的防衛機制をその原因としてとらえる説が有力である．

D 評価

1 評価前の確認事項

失認の評価ではまず，それぞれの感覚について

▶ 表5　視覚失認の評価対象

物品	文房具，日用品，木工道具，果物など
図	図形，物品の絵，錯綜図
相貌	有名人の顔写真，家族の顔写真
文字	ひらがな，漢字，文章
色彩	色紙，色のついたカード

詳細に評価しておくことが重要である．視覚失認では，視野や視力，明暗，色の識別といった視覚に関するさまざまな要素について評価をすませておく．特に視野については，視覚失認の責任病巣が後頭葉とされているため，半盲や1/4半盲を合併していることが多い．一般的な対座法にて視野の欠損範囲を入念に調べておく．また視覚失認の初期には，**皮質盲**という視力がほとんど失われた状態を呈することもある．その状態から徐々に形がぼんやりとわかるようになり，知覚型視覚失認，統合型視覚失認へと移行する場合も多く，視野や視力の経過観察も必要である．

また，眼球運動についても同様に確認しておく必要がある．バリント(Bálint)症候群〔コラム「バリント(Bálint)症候群の不思議」参照(➡109ページ)〕で問題となる目と手の協調の評価も重要なポイントとなる．

ゲルストマン症候群や自己身体部位失認など両側性の身体失認の場合は，左半球が責任病巣となるため，失語の評価も事前に実施しておく必要がある．

2 評価方法

a 視覚失認

1) 物品の呼称

事前評価として，先に述べた視覚の各要素の評価をすませておく．そのうえで，視覚失認の対象となるものを順に評価していく(▶表5)．

まず物品や図を提示し，それが何であるかを答えてもらう．名称が言えない場合には，その用途についても尋ねる．物品は身近にある鉛筆やハサ

ミなどの文房具のほか，鍵やスプーンといった日用品など日常よく使用するものを使う．これらについて，目で見ただけ，つまり視覚情報だけで呼称が可能なら問題ないが，呼称ができない場合には手に持ってもらい呼称が促されるかどうかを判断する．手に持ってすぐにそれらの名称を言えるのであれば視覚失認を疑う．使用する物品が音を出すもの（例：カスタネット）であれば，耳からの聴覚刺激によって呼称が可能となるかどうかを確認する．臭いがするものでも同様である．レモンやリンゴなど果物では嗅覚により呼称が可能となるはずである．ほかの感覚入力によっても呼称ができない場合は失語を疑う．

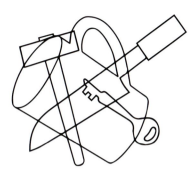

▶図4 錯綜図
標準高次視知覚検査（VPTA）に含まれる図の1つで，図の中の重なっている道具を言い当てる課題で使用する．

2）物品の模写とカテゴリー分類

視覚失認を疑う場合，次に行う評価は模写である．これは実際の物品でもよいし，見本となる簡単な絵でもよい．模写が不可能であれば知覚されていないことになり，可能であれば視覚情報が知覚できている状態と確認できる．つまり，前者は知覚型視覚失認と特定できる．後者はさらに，模写の様子からそれが断片的，部分的であれば統合型視覚失認，全体としてまとまった模写ができていれば連合型視覚失認と鑑別できる．

さらに，図4のような錯綜図で知覚の程度を調べるとよい．模写の場合と同様に，指でなぞるなどして，個々の物品が特定できるかどうかを確かめる．

また呼称ができない物品や絵について，文房具や木工道具などというカテゴリーに分類が可能かどうかについても調べる．カテゴリー分類が可能であれば視覚失語という症状の可能性が高い．色についても判別が可能かどうか調べておく．

3）相貌失認

相貌失認については，芸能人やスポーツ選手，政治家といった有名人の顔と親や兄弟，配偶者といった家族の顔の双方で評価する．有名人の定義については，対象者の年齢や文化によってかなりの違いがあるため注意が必要である．家族の顔を評価する際には，写真を提供してもらうなど家族の協力が当然ながら必要となる．

視覚失認や相貌失認の場合は，名前のわからない有名人や家族について，その声を聞いたり，特徴的なシンボル（例：洋服や持ちもの）を提示したりすれば特定できる．

4）読字

文字はひらがなと漢字に分けて評価する．純粋失読の場合は，文字を書くことは可能であるため，書字をしてもらったうえで，その文字や文章を読んでもらう．自分で書いた文字や文章を読むことができないようであれば純粋失読を疑う．さらに重要な評価は，なぞり書きによる読字の促進である．文字を指でなぞるという運動覚を用いた他の感覚様式からの入力で読むことが可能になれば，純粋失読の可能性が高い．

▶ 聴覚失認，触覚失認

聴覚や触覚に関連する失認の評価は視覚失認の評価に準ずる．聴覚失認については，目隠しをしたうえで，電話や目覚まし時計など日用品の音や雨音，サイレンなど日常の環境音についてそれが何の音であるかを尋ねる．聞いただけではそれが何であるかわからないが，目で見ると即座に呼称できるなら聴覚失認を疑う．

触覚失認については，同様に目隠しをしたまま物品を握ってもらい，それが何であるか尋ねる．

触って呼称できないが目で見ると即座に可能となる場合は触覚失認を疑う．触覚失認に対しては，複数の物品が入った箱の中から指定された物品を選ぶ課題も有効である．

ⓒ 身体に関連する失認

1）ゲルストマン症候群

手指失認はそれぞれの指の呼称と指示（ポインティング）の両面から調べる．指は母指と小指よりも示指や中指，環指のほうが間違えやすい．左右識別障害では「左耳はどれか」「左手で右の耳を触ってください」などと指示する．検者の手指を使って，「（向かい合った検者の）右の人さし指はどれですか」と尋ねると手指失認と併せた評価が可能となる．

失書は簡単な名前や書き取りによってひらがなと漢字の書字を評価し，失算は1桁の足し算や引き算をしてもらうことで評価が可能である．

2）半側身体失認

病巣と対側の上肢（ほとんどの場合，左上肢）を視覚的に提示し，「これは誰の手ですか？」と問う．自分の手ではないという反応があれば，さらに「それでは誰の手ですか？」と問いかける．「看護師さんの手」とか「○○さんの手」という答えが返ってくれば，妄想性半側身体失認として半身パラフレニアを疑う．

3）病態失認

片麻痺（ほとんどの場合，左片麻痺）について，その状態を尋ねる．つまり，まずは「具合はいかがですか？」と問い，それに対して自発的に片麻痺の状態を訴えることができれば問題はない．自発的な訴えがない場合には，「○○さんの左手の動きはどうですか？　よく動きますか？」などと問う．それに対して，明らかな片麻痺があるにもかかわらず「問題ないですよ」「よく動きます」などと答えた場合には病態失認を疑う．表6に示すように，その重症度にも差があることが示されている．この病態は発症から間もない急性期には比較的多く認められるが，日にちの経過により消失

▶ 表6　病態失認の重症度評

スコア	症状
1	自発的に，または「具合はいかがですか」のような一般的な質問に対して，片麻痺に関する訴えがある
2	左上下肢の筋力に関する質問に対して，障害の訴えがある
3	神経学的診察で運動麻痺があることを示すと，その存在を認める
4	運動麻痺を認めさせることができない

することがほとんどである．

ⓓ その他

視覚失認の評価を1つの標準的な評価方法としてまとめたものに標準高次視知覚検査（Visual Perception Test for Agnosia；VPTA）がある（▶表7）[15]．視覚に関するさまざまな知覚の認知を体系的に評価するもので，標準失語症検査（Standard Language Test of Aphasia；SLTA）（→77ページ）や標準高次動作性検査（Standard Performance Test for Aphasia；SPTA）（→88ページ）と同様に日本高次脳機能障害学会が開発したものである．これを用いることにより，視覚失認の対象となる物品や画像，相貌やシンボルといった対象までを鑑別することができる．相貌に関しては，有名人の顔だけではなく，老若男女の別や表情について評価ができるようになっている．さらにVPTAには視空間に対する評価も含まれており，一部は半側空間無視の評価としても利用が可能である．

ⓔ ADL場面での評価

視覚失認は後頭葉の病変であるため片麻痺を認めないことが多い．そのため対象者は一見，障害がないように見受けられる．しかし，日常生活場面ではあらゆる物品が何であるかわからなくなるばかりではなく，生活上でさまざまな困難をきたす．

表8に視覚失認を呈する対象者のADLおよび生活関連活動（instrumental ADL；IADL）上の障害を列記する．対象者によってはこれらのほとん

▶ 表7 標準高次視知覚検査

成績のプロフィール		4. 色彩認知		6. 視空間の認知と操作	
1. 視知覚の基本機能		25) 色名呼称	0 2 4 6 8 10 12 14 16	37) 線分の2等分	
# 1) 視覚体験の変化	0　　　　　　2	26) 色相の照合	0 2 4 6 8 10 12 14 16	左へのずれ	0　1　2　3　4　5　6
2) 線分の長さの弁別	0 1 2 3 4 5 6 7 8 9 10	#27) 色相の分類	0 2 4 6 8 10 12	右へのずれ	0　1　2　3　4　5　6
3) 数の目測	0　1　2　3　4　5　6	28) 色名による指示	0 2 4 6 8 10 12 14 16	38) 線分の抹消　左上	0　5　10　15　20
4) 形の弁別	0　2　4　6　8　10　12	29) 言語-視覚課題	0　1　2　3　4　5　6	左下	0　5　10　15　20
5) 線分の傾き	0　1　2　3　4　5　6	#30) 言語-言語課題	0　1　2　3　4　5　6	右上	0　5　10　15　20
6) 錯綜図	0　1　2　3　4　5　6	31) 色鉛筆の選択	0　1　2　3　4　5　6	右下	0　5　10　15　20
7) 図形の模写	0　1　2　3　4　5　6	5. シンボル認知		39) 模写	
2. 物体・画像認知		#32) 記号の認知	0　　2　　4　　6　　8	花　　左	0 2 4 6 8 10 12 14
8) 絵の呼称	0 2 4 6 8 10 12 14 16	33) 文字の認知(音読)		右	0 2 4 6 8 10 12 14
# 9) 絵の分類	0 1 2 3 4 5 6 7 8 9 10	イ) 片仮名	0　1　2　3　4　5　6	40) 数字の音読	
10) 絵の呼称	0 2 4 6 8 10 12 14 16	#ロ) 平仮名	0　2　4　6　8　10　12	右読み　　左	0　4　8　12　16　20　24
#11) 使用法の説明	0 2 4 6 8 10 12 14 16	#ハ) 漢字	0　2　4　6　8　10　12	右	0　4　8　12　16　20　24
#12) 物品の写生	0　1　2　3　4　5　6	#ニ) 数字	0　2　4　6　8　10　12	左読み　　左	0　4　8　12　16　20　24
#13) 使用法による指示	0 2 4 6 8 10 12 14 16	ホ) 単語・漢字	0　2　4　6　8　10　12	右	0　4　8　12　16　20　24
#14) 触覚による呼称	0 2 4 6 8 10 12 14 16	単語・仮名	0　2　4　6　8　10　12	41) 自発画　　左	0　1　2　3　4　5　6
#15) 聴覚呼称	0　1　2　3　4　5　6	#34) 模写	0　2　4　6　8　10　12	右	0　1　2　3　4　5　6
16) 状況図	0　　2　　4　　6　　8	#35) なぞり読み	0　5　10　15　20	7. 地誌的見当識	
3. 相貌認知		#36) 文字の照合	0　　2　　4　　6　　8	#42) 日常生活	0　1　2　3　4　5　6
熟知相貌				#43) 個人的な地誌的記憶	0　　1　　2　　3　　4
17) 有名人の命名	0 2 4 6 8 10 12 14 16			#44) 白地図	0 2 4 6 8 10 12 14 16
#18) 有名人の指示	0 2 4 6 8 10 12 14 16				
19) 家族の顔	0　1　2　3　4　5　6	コメント			
未知相貌					
20) 異同弁別	0　　2　　4　　6　　8				
21) 同時照合	0　1　2　3　4　5　6				
22) 表情の叙述	0　1　2　3　4　5　6				
#23) 性別の判断	0　　2　　4　　6　　8				
#24) 老若の判断	0　　2　　4　　6　　8				

〔日本高次脳機能障害学会(編),日本高次脳機能障害学会 Brain Function Test 委員会:標準高次視知覚検査.新興医学出版社,2003 より〕

どが当てはまる場合もある．たとえば，食事の際には皿など食器の区別がつかないばかりか，食べ物自体の区別がつかないこともある．また整容や入浴の場面では石鹸類の違いが判別できなかったり，洗面用具の区別がつかなかったりする．さらに，自宅の外では知っているはずの近所の人の顔がわからなかったり，買い物でも食品などの区別がつかなかったりする．

このように日常生活では多様な障害をきたすため，対象者の心理状態にも気をつける必要がある．特に人の顔がわからなくなるということは対人関係上，他人となじめなかったり，そのためにストレスを抱えたりする深刻な問題である[16]．

また身体に関連する失認のなかで，特にゲルストマン症候群の場合は，数字の理解やそれを扱うこと，さらに書字が困難となることから，社会復帰の大きな妨げとなる．さらには病巣が近いこともあり，失行を合併することも多いため，ADL や IADL 上での困難は多くなる〔本章Ⅳ「失行」(➡ 81 ページ)参照〕．

E 治療

1 治療の原則

身体に関する失認を除いた，視覚性や触覚性の失認は他の高次脳機能障害と違って，1つの感覚入力が問題となっているため治療方針をより明らかにすることができる．1つは障害された感覚入力そのものの機能を向上させることとであり，も

▶ 表8 視覚失認のADL・IADL障害の例

活動の種類	問題点
食事	皿の区別がつかない 食べ物や料理自体，それが何であるかわからない
整容	歯ブラシや髭剃りなど洗面用具がわからない 歯磨き粉や洗顔フォームなどの区別がつかない
更衣	衣服の表裏や前後の区別がつかない 衣服の色がわからずコーディネートができない
入浴	シャンプーとリンスの区別がつかない
排泄	洗浄スイッチのボタンがわからず操作できない
対人関係	人の顔がわからないためあいさつができない 相手の表情が理解できない
買い物	生鮮食品の良し悪しがわからない 加工食品の区別がつかない
金銭管理	硬貨の種類，紙幣の種類が区別できない
事務作業	文字が読めない 文房具がわからない
外出	地図や標識を読めない 方角に迷う

う1つは別の感覚入力からの代償手段を身につけることである．これらに加えて，人的・物理的な環境調整を整えるという治療が提供される．

特に代償手段の利用によって，多くの対象者が長期的な日常生活での適応という点で，大きな改善が得られている．その一方で心理面に問題を抱えたままだとその改善が困難な場合もある．

一方，身体に関する失認に対しては，効果的な治療法は報告されていない．むしろ，無理にその認識を修正しないようにしたほうがよいという説もある．

2 治療方法

a 感覚に関連する失認

1）障害された感覚・知覚過程の向上（視覚を例に）

(1) 視野欠損への気づき

視覚失認の症状をもつ対象者の多くに視野欠損が認められる．これはすべてが見えなくなる皮質盲から，一側の視野がすべて見えなくなる**同名性半盲**🔑，さらに1/4半盲とさまざまであるが，いずれの視野欠損であっても視野を改善させること

がまず求められる．ジール（Zihl）[17]によると，それにはまず視野欠損に対する気づきを与え，さらに眼球運動の範囲を広げるように練習することが必要であるとされる．

眼球運動の範囲を拡大させるために用いられているのは視覚走査法という，ターゲットを追視していくことでそれを促す方法である．また同名性半盲の場合には，眼球運動の促進だけではなく，頸部の回旋も併せて練習し身につけてもらうようにする．左同名性半盲の場合には，ターゲットを右から左に移動させながら，眼球運動と頸部の回旋運動によって追視してもらう．ほとんどの同名性半盲の対象者は視野の欠損に気づき，この眼球運動と頸部の回旋運動の学習によって視野の欠損を補うことができるようになる．

(2) 知覚の再教育

その他の視覚要素の機能向上のためには，道具の絵などを用いて視覚の知覚機能を再教育する．図形をターゲットにする場合，フロスティッグ（Frostig）視知覚学習ブック[18]（▶図5）などが利用可能であり，図−地の区別や迷路，錯綜図なども用いて基礎的な練習をする．また4ピースか6ピースほどの簡単なパズルを用いることや，実際の物品を複数のなかから探し出す物品探索課題も有効である．さらに，物品の特徴的な箇所からそれを推測する練習も有効なことがある．

いずれにしても，視覚機能は他の機能障害と同様に自然回復がある程度見込める機能である．そのため，回復が少しでも促進されるように，視力や視野といった感覚機能が知覚されているかどうかの確認を行いながら，まずは視覚情報が知覚されるまで可能なかぎり機能面に対するボトムアップアプローチを続ける必要がある．

2）代償手段の獲得（他の感覚入力の利用）

失認は，問題となっている感覚以外の感覚入力では対象の認知が可能となるため，他の感覚入力を積極的に活用するという代償手段を身につけていくことが重要である．視覚失認の場合，手に取ることができるものであれば触覚入力を活用でき

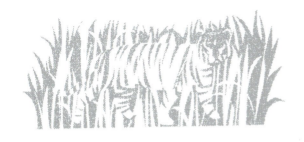

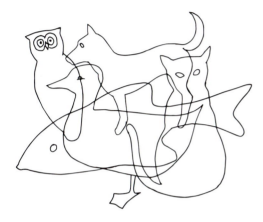

▶図5 フロスティッグ視知覚学習ブックのなかの掲載図の一例

るし,音のするものであればその音を聞くようにする.弦巻ら[19]はこの代償手段について,早期から取り入れることが重要であると述べ,その効果を報告している.

相貌については,相手の顔の特徴や衣服に着目するように指導する.さらに相手とのコミュニケーションでは自分から相手に声をかけるように指導したり,声の抑揚から相手の感情を理解する練習を行ったりする.文字については,運動覚を利用した「なぞり読み」を行うように指導する.

これらに加えて,背側の視覚情報処理の経路に特に障害を呈した失認に対して,位置や傾き,場所といった認知を強化する作業療法プログラムを実践し,効果を認めた報告もある[20].

3) 環境調整

視覚失認の場合,**表8**で整理したADL上のさまざまな障害に対しては環境調整が有効となる.食事の際に料理が何であるかわからない場合には口頭で伝えたり,文字が読める場合にはメニューを添えたりする.整容の際には髭剃りなど危険なものは箱にしまい,歯ブラシなどには目印を付けるとよい.衣服についても袖や襟の部分に目印を付けるとよい.どのような物品についてもできるだけ散らかさないように,常にしまう場所を決めるなどして,整理整頓に配慮する.

また相貌失認がある場合には,病院のスタッフに対して積極的な声かけの必要性を説明し,実行してもらうようにする.さらに障害物や段差などに気づきにくいため,それらに目印を付けたり,ブザーが鳴るように設定したりする.

b 身体に関連する失認

失行を合併しないゲルストマン症候群など両側性の身体に関連する失認に対しては,心的イメージの基礎的な再学習が有効となる場合がある.つまり,左右の弁別,指や身体部位の呼称を学習するという方法である.しかしながら,ゲルストマン症候群には失行の合併が多く,生活面での障害もそれに起因することが多いと報告されている[21].また失語の合併も頻度として低くないため,失語や失行に対する治療とあわせて検討していくことが求められる.

一方,半側身体失認や病態失認に対しては,それを他者が強く否定したり,症状を無理やりに消失させようとすることは望ましくない可能性がある.なぜなら,これらの症状が対象者自らが自覚できないことと,症状出現のメカニズムとして片麻痺を発症した悲劇を無意識に否定するという心的防衛機制が働いている可能性があるためである.この点を十分に理解しておくことが重要である.

いずれにしても,身体に関する失認もその病態を理解し,他者の手助けなくしては生活の自立は難しいという認識のもと,対象者と関係する家族や介護者にそれを伝えるという人的な環境調整が必要である.

●引用文献

1) Biren I, Coslett HB：Visual agnosia. *Current Neurol Neurosci Rep* 3：508-512, 2003
2) Ungerleider LG, Mishkin M：Two cortical visual system. In：Ingle DJ, Goodale MA(eds)：Analysis of Visual Behavior, pp549-586, The MIT Press, Cambridge, 1982
3) 平山和美：失認に対するアプローチ．MB Med Reha 192：47-55，2016
4) Riddoch MJ, Humphreys GW：Visual agnosia. *Neurol Clin N Am* 21：501-520, 2003
5) Hecaen H, Angelergues R：Agnosia for face (Prosopagnosia). *Arch Neurol* 7：92-100, 1962
6) Pallis CA：Impaird identification of faces and places with agnosia for colours；report of a case due to cerebral embolism. *J Neurol Neurosurg Psychiatry* 18：218-224, 1955
7) Damasio AR, Damasio H：The anatomic basis of pure alexia. *Neurology* 33：1573-1583, 1983
8) Spreen O, Benton AL, Fincham RW：Auditory agnosia without aphasia. *Arch Neurol* 13：84-92，1965
9) Caselli RJ：Rediscovering tactile agnosia. *Mayo Clin Proc* 66：129-142, 1991
10) Gerstmann J：Syndrome of finger agnosia, disorientation for right and left, agraphia and acalculia. *Arch Neurol Psychiatry* 44：398-408, 1940
11) De Renzi E, Ceccaldi M, Didic M, et al：Autopagnosia：fiction or reality? Report of a case. *Arch Neurol* 23：221-227，1970
12) Gerstmann J：Problem of imperception of disease and of impaired body territories with organic lesions. *Arch Neurol Psychiatry* 48：890-913，1942
13) Babinski MJ：Contribution à l' ètude des troubles mentaux dans l'h èmipl ègie organique c èr èbrale (anosognosie). *Rev Neurol* 27：845-848, 1914〔遠藤正臣(訳)：精神医学 20：913-920，1978〕
14) 永井知代子，岩田 誠：心的イメージの操作障害として捉えた Gerstmann 症候群．失語症研究 21：16-23, 2001
15) 日本高次脳機能障害学会(編)，日本高次脳機能障害学会 Brain Function Test 委員会：標準高次視知覚検査．新興医学出版社，2003
16) 鈴木孝治，村木敏明：自殺に至った視覚失認の1例．茨城県立病院医学雑誌 20：95-101, 2002
17) Zihl J(著)，平山和美(監訳)：脳損傷による視覚障害のリハビリテーション．pp44-81，医学書院，2004
18) 日本心理適性研究所(訳)：子ども用 フロスティッグ視知覚学習ブック(初級・中級・上級用)．日本文化科学社，1978
19) 弦巻浩枝，松橋真理，小野敏子：視覚失認を呈した症例の作業療法経験．作業療法 16：423-431, 1997
20) 海 唯子，鎌田克也，野間知一，他：背側視覚路強化の作業療法が著効を示した Agnosia for object orientation の一症例．OT ジャーナル 41：404-408, 2007
21) 山田裕子，外里冨佐江，酒井保治郎：ゲルストマン症候群を心的イメージの操作障害と捉えた作業療法．作業療法 29：352-362，2010

●参考文献

22) Farah MJ(著)，河内十郎，福沢一吉(訳)：視覚性失認―認知の障害から健常な視覚を考える．新興医学出版社，1996
23) 種村留美：日常生活にみられる認知・知覚の障害―視覚失認 U さんのインタビューを通して．OT ジャーナル 34：907-912, 2000
24) 浅井憲義，安田奈穂，吉見契子，他：籐細工と組み紐を用いた視覚失認へのアプローチ．作業療法 19：43-51，2000
25) 川原 薫，清水 一：ゲルストマン症候群と失行症を呈した1症例が5年間で学習できたこととできなかったこと．作業療法 21：552-560，2002
26) 菅原光晴，前田眞治：絵がうまく描けない人の評価と生活―視覚失認，構成障害を中心に．OT ジャーナル 40(増刊号)：659-663，2006
27) 鈴木匡子：視覚性認知の神経心理学．神経心理学コレクション，医学書院，2010

COLUMN バリント(Bálint)症候群の不思議

　バリント(Bálint)症候群とは1909年にハンガリー人医師であるバリントによって初めて報告された視覚認知障害の症候群のことで，以下の3つの症状を呈する．一方，視覚失認とは異なり，物体や相貌，文字の認知は可能である．
・精神性注視麻痺
・視覚性注意障害
・視覚失調（ 動画⑭）

　精神性注視麻痺は注視，つまり視線を固定し対象を見続けることが困難な症状を指す．また，視覚性注意障害は，一度に1つのものやその一部しか知覚できない症状のことである．さらに視覚失調とは，対象を視覚的にとらえているにもかかわらず，それをつかむことができない症状である． 動画⑭でも，輪入れのポールをつかむことができない様子がわかる．

　これらの症状を示す対象者は，食事中に1つの皿の料理にしか気づかなかったり，箸の操作ではいわゆる「空つかみ」となってしまいおかずをつまめなかったりする．また，テレビなどの動画は全体像がつかめず，番組の内容が理解できない．歩行時には障害物にぶつかったりする．さらに，描画では全体を見ながら描くということができないため，円を描く際に始点と終点が一致せずに，きちんと円が描けない（▶図）．

　作業療法は，目と手の協調を改善させるような基礎的な作業課題や環境調整を行う．作業課題として，机上でペグボードを用いたつまみ課題や，簡単なパズルを実施する．また環境調整として，家族への援助指導や使用する物品が目立つように色分けしたりするとよい．

●参考文献
1) 鈴木雅晴：見え方に困難のある人の評価と生活—Bálint症候群等視空間認知障害．OTジャーナル 40：677-680，2006
2) 笠原　隆，豊倉　穣，田中　博，他：脳外傷後のBálint症候群に対するリハビリテーションの経験．リハ医学 43：358-364，2006

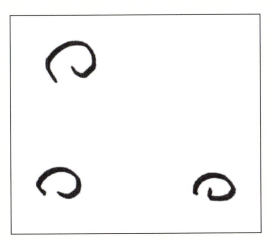

▶図　バリント症候群患者の描いた円

COLUMN　病態失認の正直さとミラーボックスの発明

　病態失認は片麻痺があるにもかかわらず，それに気づかず，加えてそれを指摘しても認めない症状のことである．筆者が経験した以下の症例を参照してほしい．

　症例は50歳台，男性，内科医．診断名は右中大脳動脈領域の脳塞栓．イギリス出張中に発症．発症後1か月が経過したときに転院してきた．

筆者：「身体の調子はいかがですか？」
症例：「左の肩が痛いです」
筆者：「どうされましたか？」
症例：「イギリス旅行中に乗馬をしていて馬から落ちまして…落とし穴が掘ってあったんです」
筆者：「馬が落とし穴に落ちたんですか？」
症例：「そうだと思います．そのときに打ったんでしょう…」
筆者：「左手は動きますか？」
症例：「別に問題ないですよ．肩が痛いだけです」
筆者：「他にご都合の悪いところは？」
症例：「そうですね．声がちょっと出にくいかな…これはまあ風邪の一種ですね」

　症例は現役の医師である．つまり，医師であり病態に対する知識があったとしても，病態失認が生じるという実例である．家族に確認したところ，イギリスで乗馬をしたことは間違いないが，落とし穴が掘ってあり，そこに馬が落ちることなんかはないという．このように，病態失認では左片麻痺を認めないばかりか，肩が痛いことのつじつま合わせに作話で反応してしまうこともある．

　このような病態失認を研究テーマにした研究者がいる．インド出身の医師でサンディエゴ大学教授のラマチャンドラン（Ramachandran）博士である．彼は病態失認の正直さを問う実験をした．それは**表**に示すような2択の課題である．一方は両手を使わなければ完成しない課題，もう一方は片手でできる課題である．報酬は両手課題のほうが大きい．さて，病態失認のある片麻痺者はどちらを選んだのだろうか？結果は，病態失認のある片麻痺者のほとんどが報酬の高いほう，つまり両手を使わなければ完成しない課題のほうを選んだという．

　ラマチャンドラン博士はこの後もさまざまな角度から，それまで不明とされてきた高次脳機能障害のメカニズムの解明と治療法の開発を進めた．その功績の1つが幻肢痛の治療である．幻肢痛とは，上肢などを切断した後になっても，ないはずの手が痛むという症状である．こ

▶表　病態失認を調べるための2つの課題

	課題	報酬
A．両手を使う課題	赤ちゃんの靴ひもを結ぶ 小さなカードの周りに糸を縫う ハサミを使って紙の円を切り取る	5ドル 天使のマスコット キャンディの大箱
B．片手でできる課題	ボルトやナットを締める ブロック5つを積み上げる おもちゃの釣り竿でおもちゃのタコを釣る	2ドル 石鹸 キャンディの小箱

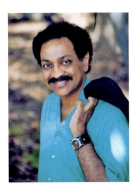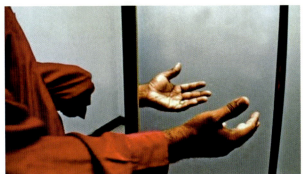

▶図　ラマチャンドラン博士とミラーボックス

の症状に対して，図のようなミラーボックスを作製し，健側の上肢を鏡に映して，なくなった手のように動かすという簡単な治療を導入した．すると，鏡に手を映して見るだけという簡単な治療を，たった2週間行っただけで，20年間悩まされていた幻肢痛が消失したという．

何ごとにも興味をもつこと，特に不思議だと思う症状に対する興味をもち続けることが画期的な治療につながるかもしれないということをわれわれは肝に銘じておきたい．

ちなみに，ミラーボックスの作製費用はたった2ドルだったそうである．

●参考文献

1) Ramachandran VS：The evolutionary biology of self-deception, laughter, dreaming and depression: some clues from anosognosia. *Med Hypotheses* 47：347-362, 1996
2) Ramachandran VS, Rogers-Ramachandran D：Synaesthesia in phantom limbs induced with mirrors. *Proc Biol Sci* 263：377-386, 1996
3) V. S. ラマチャンドラン，サンドラ・ブレイクスリー（著），山下篤子（訳）：脳のなかの幽霊．角川書店，1999

半側空間無視

A 定義と分類

　半側空間無視とは視覚や聴覚に問題がないのに，左右どちらか一方にある対象に気づかなかったり，その一方からの刺激に反応できなかったりする状態のことである．ほとんどは左側の対象に気づかず刺激に反応できない左半側空間無視である．

　この症状を初めて報告したのはブレイン（Brain）[1]という医師であり，彼は道に迷ったり着衣に失敗したりする症例を示したが，この論文のなかで彼はその症状のメカニズムを左外空間に対する不注意か失認（inattention to, or agnosia for, the left half of external space）として考察した．そのため，しばらくは半側視空間失認と呼ばれていたが，1970年前後からは半側空間無視（unilateral spatial neglect；USN）という名称を用いた論文が多くなり，現在では半側空間無視という名称で統一されるようになっている．また片麻痺を認識できない病態失認などの症状を含めて，無視症候群として総称する場合もある．

1 空間と注意機能

a 空間性注意

　物事に対して集中して取り組む高次脳機能は全般性の注意機能であると本章「注意障害」の項（→47ページ）で述べた．人間を含めたあらゆる動物はこの全般性の注意機能だけではなく，ある方向に向けた，つまり空間に関する注意機能も有している．そうしなければ多くの生き物は無防備となり，どこに潜んでいるかわからない天敵の餌食になってしまうからである．

　人間の場合，背後から天敵に襲われることはないため，気をつけなければいけないのは前方空間に対する注意であろう．これはたとえば，横断歩道を渡ることや車を運転することをイメージすれば理解しやすい．信号のない横断歩道を渡る場合には，左右の安全を確かめてから渡り始めることが身についていると思う．また車を運転しているときには，前方の信号はもちろん，前を走る車との距離，あるいは側方から自転車や歩行者が飛び出してこないかなど，前方や左右双方の空間を意識し，その空間に対して最大限の注意を払っている．このように，左右空間に対する注意機能は全般的な注意機能とは異なったものである．

b 自己を中心とした3つの空間

　引き続き車の運転を例に考えてみよう．車を運転しない人は自転車の運転でもよい．いずれの場合も，目の前の空間はハンドルなど手の届く空間（peripersonal space）と，信号や風景などといった手の届かない空間（extrapersonal space）とに分けられる．さらに，これらの自己の外空間に加えて，自己身体（personal space）をもう1つの空間ととらえる．このように，自己を中心とした空間は図1のように3つの空間として整理されている[2]．

　作業療法の評価場面では，その多くが机上での検査という手の届く空間となる．日常生活活動（ADL）場面では食事動作が手の届く空間となり，

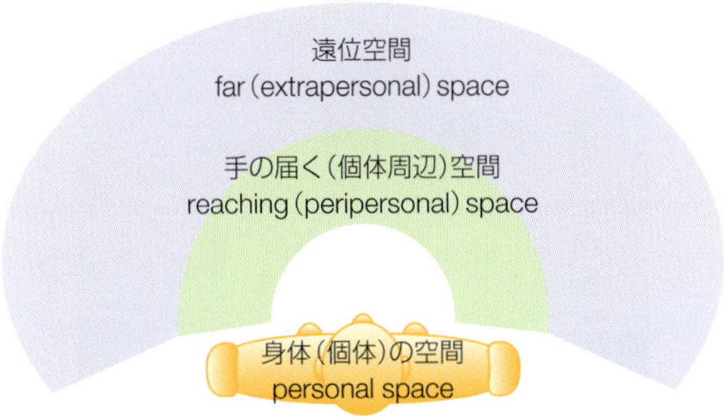

▶図1　空間の分類
〔Robertson IH, Murre JM：Rehabilitation of brain damage：Brain plasticity and principles of guided recovery. *Psycho Bull* 125：544-575, 1999より〕

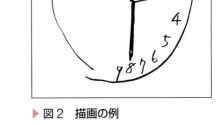

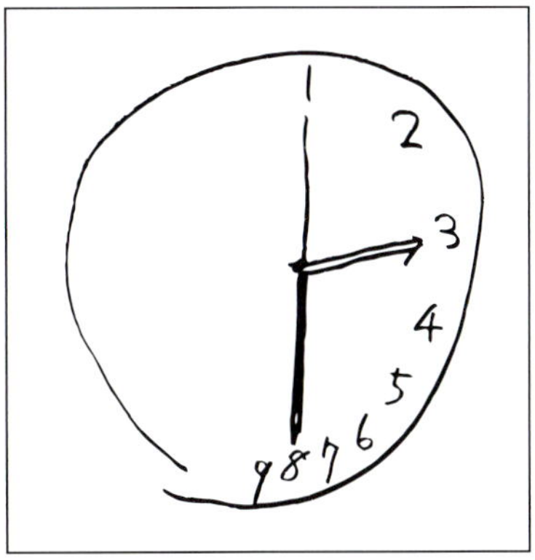

▶図2　描画の例
文字盤の数字がすべて描かれていないうえ，8が中心にきている．

整容や更衣の動作は自己身体における空間となる．

C 外空間と自己身体に対する無視

冒頭の定義にあるように，遠位空間や手の届く空間といった自己の外空間で起きる不注意や見落としのことを半側空間無視と定義している．しかしながら，もう1つの空間である自己身体に対しても同様の症状が起きることがある．たとえば，種々の整容動作や洗体の際に左側の動作をし忘れるという症状である．これらは外空間に対する無視と分けて，自己身体に対する無視（personal neglect）として分類する場合がある[3]．

2 半側空間無視の症状と発症率

a 症状

半側空間無視の症状はあらゆる場面で観察することができる．先の空間の分類に従えば，遠位の空間では，病棟の交差点で左折方向の通路を見つけられないとか，テレビ画面に映る左側の画像を見落とすという症状として確認される．手の届く空間では，食事の場面で左側の食器に盛られた食材に気づかず手をつけない，あるいはおかずの右側半分だけを食べて食事を終えてしまうことが特徴的である．車椅子からの移乗動作の際は，左側のブレーキをかけ忘れたり，左足をフットレストから降ろし忘れたりする．新聞や雑誌も左側に読み進められなかったり，絵を描く際にも左側を描き忘れたりしてしまう（▶図2）．さらに，自己身体の空間では左側の髪をとかし忘れたり，歯磨きの際にも右側ばかり磨いたりする症状として確認できる．▶動画⑮は更衣の様子であるが，上着の左袖をとおすことに失敗してしまう．右側は正しくできるので，一側性の失敗である．

b 発症率

発症する頻度はこれまで数多くの報告があるが，おおむね右半球損傷の4割に達する．他の高次脳機能障害と同様に，発症急性期のほうが頻度も高く，症状も重篤である．一方，左半球損傷後に起こる右半側空間無視は稀であり，あっても軽度である場合が多い．

c タイプ分類

1）知覚型と遂行型

半側空間無視は大きく2つのタイプに分類できる．1つは知覚型であり，もう1つは遂行型である．知覚型は入力の際に無視側の情報が脱落してしまうもので，遂行型は入力自体に問題はない

が，それを模写などで出力する際に脱落するものである．通常，後述する逆転模写課題でそれらを鑑別する[4]．

2）身体中心と刺激中心

半側空間無視は自己身体の正中線を基準にした一方（ほとんどは左側）を無視する症状であるが，右側にある対象物であってもその個々の左側を無視する場合がある．前者を身体中心，後者を刺激中心の半側空間無視と分類する．後述する模写課題でも触れるが，この物体中心に生じる半側空間無視の症状は次々に現れる対象物すべての左側を無視することから，箱の中から次々とより小さな箱が出てくる日本の工芸品の名称にちなんで「入れ子現象」と呼ばれることがある．

3 関連症状

a 病態失認

半側空間無視に最も合併しやすい症状は病態失認である．これは麻痺側上肢（ほとんどが左側）の麻痺を認知できず，麻痺してないと言語的に否定するものである．麻痺している左上肢について尋ねても，「問題ないです．さっきも使っていました」などと言う．両手動作が必要な紐を結ぶ課題にも「できますよ」と平気で答えてしまう．麻痺を認めていないことから対象者自身がリハビリテーションの必要性を感じていないことが多く，リハビリテーションの予後は当然ながら低下する[5]．

b 身体パラフレニー（somatoparaphrenia）

麻痺肢に対して異常な判断を示すものを指す．これは麻痺肢を自分のものと認めない①非所属感，麻痺肢を「他人の手」とする②他人帰属化，麻痺肢自体に人格をもたせてしまう③擬人化，麻痺肢に対する憎悪を抱く④片麻痺憎悪の4つに分けられる．いずれも右半球損傷の急性期でみられることが多く，長期に持続するのは稀である[6]．

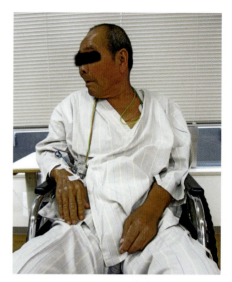

▶ 図3　頭頸部の右向き傾向
（right neck rotation）

c 頭頸部の右向き傾向（right neck rotation）

頭頸部が正中位を向けず，常に右側に回旋している状態である（▶図3）．眼球も右側を向く．患者は正面からの呼びかけにも右側を向いてしまうため，放っておくと体幹も右側に回旋していってしまう．この症状は重度の半側空間無視に合併することが多く，リハビリテーションの予後が悪い．

d 消去現象

片側ずつの刺激には反応できるが，両側同時の刺激では片側の刺激に気づかないという症状である．軽度の半側空間無視にも認められる．対象者の正面に座り，視野の左右に示指を立て，動いたほうの指を当ててもらう．片側ずつでは左側に提示された示指の動きに気づくことができるが，両側同時刺激では右側だけと答えてしまう．感覚入力の違いにより，視覚消去現象，聴覚消去現象，触覚消去現象がある．

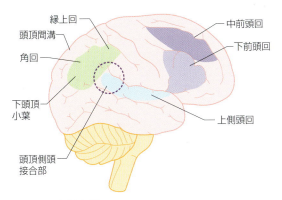

▶図4 責任病巣
〔Parton A, Malhotra P, Husain M：Hemispatial neglect. *J Neurol Neurosurg Psychiatry* 75：13-21, 2004 より〕

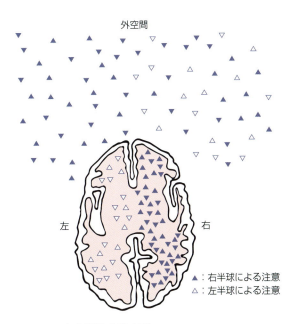

▶図5 方向性注意障害説
〔Weintraub S, Mesulam MM：Right cerebral dominance in spatial attention. Further evidence based on ipsilateral neglect. *Arch Neurol* 44：621-625, 1987 より〕

B 責任病巣

　左半球に言語や行為の中枢があるのに対して，右半球には方向性の注意機能，あるいは空間や図形など非言語情報についての認知機能の中枢が存在する．半側空間無視のほとんどが右半球損傷による左側の半側空間無視であるのはそのためである．

　図4に示すように，半側空間無視の責任病巣は右半球の頭頂葉，側頭葉，前頭葉と幅広い[7]．それぞれの部位の単独病変でも起こりうるが，頭頂葉と側頭葉の接合部のように，より症状をきたしやすい部位がある．頭頂葉では縁上回や角回からなる下頭頂小葉が重要な責任病巣と考えられている．これら以外にも，視床や島回などの損傷によっても半側空間無視が生じる場合がある．

C メカニズム

　半側空間無視が生じるメカニズムには諸説ある．そのうち最も説得力のあるものを以下に4つ紹介する．半側空間無視には知覚型と遂行型があると先に述べたが，メカニズムに諸説あるということは，各々それらのタイプを説明しているとも言い換えることができる．

1 方向性注意障害説

　ここまで半側空間無視は方向性の注意機能の障害であると述べてきた．このメカニズム仮説はそこに論拠をおくものであり，半側空間無視の多くが右半球損傷による左半側空間無視であることをよく説明している．つまり図5に示すように，左半球が対側である右空間に対する方向性の注意機能を有するのに対して，右半球は左右の空間に対する方向性の注意機能を有するため，右半球損傷では左空間に対する注意が低下する（左半球損傷では右半球の注意機能が左右両方向であるため，右半側空間無視が起こりにくい）[8]というものである．

2 方向性運動低下説

　半側空間無視が生じる原因を，方向性の注意や

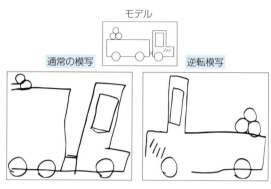

▶図6 逆転模写課題の例
〔網本 和,伏田清子,二木淑子,他：半側空間無視の生起過程に関する検討―知覚型と遂行型の分析.総合リハ 19：631-635,1991 より〕

入力される情報という刺激の入力の障害ではなく，左方向に向かう運動が低下する出力の障害ととらえる説[9]である．知覚型と遂行型のタイプ分類の根拠となるメカニズム仮説であり，机上課題において，中心から右方向に向かう運動と左方向に向かう運動では，左方向に向かう運動が速度も遅く，到達距離も短くなるというものである．

この説を裏づける現象として逆転模写課題の例がある．図6[4]に示すように，単なる模写課題の場合は左側の図形が脱落したり，拙劣になったりするが，トラックの向きを反対にして描いてもらう逆転模写課題の場合には，模写課題の際に描くことのできなかった見本の左側が描かれている．これは，見本の左側に関する情報は入力されていなかったわけではなく，描くとき，つまり情報を出力する際に脱落したと考える説である．

3 表象地図障害説

人間は過去に見たものや知っているものを像として思い浮かべることができる．それは街並みや地図といった空間的な広がりをもつものも含まれる．このように，自身の記憶に残っている像を表象と呼ぶが，この説は半側空間無視が表象のレベルで生じるというものである．

この説を最初に唱えたビジャッチ（Bisiach）ら[10]は，対象者にイタリア人であれば誰もが知っているミラノ大聖堂があるドーム広場を思い浮かべてもらい，そこにある建物を答えてもらう課題によって検証した．実験の結果，一部の対象者では大聖堂を正面にして立った場合には右側にある建物を，大聖堂を背にして立った場合にも右側にある建物（先ほどは言えなかった側の建物）を答えたという．つまり，一部の半側空間無視患者は現実の場面で検証される方向性の注意や運動に関係なく，表象のレベルで無視が生じるというメカニズムを実証したことになる．この説は他の諸国でも追試され，同様の結果が確認されている．

4 自己中心枠障害説

人間は身体を中心とした自己中心枠と呼ばれる空間座標を有しており，脳の損傷によりその枠が右側に回転することによって半側空間無視を生じるという説[11]である．先述の右向き傾向を説明する説として理解しやすい．つまり，右半球損傷により右向き傾向を示す対象者では，眼球，頭部，頸部，そして体幹までもが右向きとなり，左側に向くことができなくなる．この現象は，図7[11]に示すように，本来であれば正中位を中心とした自己中心枠が右側に回転してしまったために生じたと考えるものである．

体幹や頸部を左側に戻すと半側空間無視の症状が軽減することも確認されており，一定の説得力をもつ．

D 評価

1 評価前の留意事項
a アンカーの除去

半側空間無視が方向性の注意の障害であること

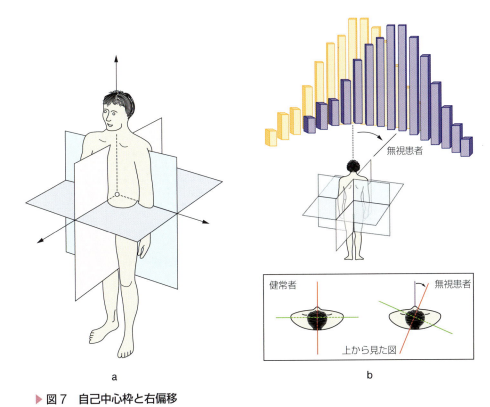

▶図7　自己中心枠と右偏移
〔Karnath HO：Spatial attention system in spatial neglect. *Neuropsychologia* 75：61-73, 2015 より〕

を考えると，評価の際に左右どちらかにアンカー（手がかり）となるような刺激を置いたり，療法士自身がその刺激となったりすることは避けなければならない．半側空間無視は左側に対する注意が低下すると同時に，右側への注意が相対的に亢進するため，対象者の正面か後方に位置することが重要である．また，机上課題を用いる際には，検査用紙を対象者の正中位に置く必要がある．

b 全般性の注意障害の考慮

右半球損傷患者の特徴として，周囲に気をとられたり注意が持続しないなど全般性の注意機能の低下を合併することが多い〔本章「注意障害」（→47ページ）参照〕．そのため，対象者が検査課題に集中できるような環境，つまり静かで周囲に他の患者がいないような個室で検査することが重要である．また，ADLの評価場面では，注意機能の低下のために急に立ち上がったり，車椅子のブレーキのかけ忘れや左足の降ろし忘れがあったりすると転倒の危険性が高まるため，十分に注意を払う必要がある．

c 視野の評価

関連する評価として，視野の評価を済ませておく必要がある．特に同名性半盲がある場合は，一見，半側空間無視と同様の無視症状を呈することがあるため半側空間無視との鑑別が必要である．同名性半盲だけの場合は，頭頸部を半盲のある方向へ回旋させることで視野の欠損を補うことができる．ただし，半側空間無視と同名性半盲の合併は多く，その場合は症状も重篤となるため注意が必要である．

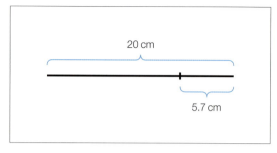

▶図8 線分二等分課題
この対象者の場合は，右端から5.7 cmの箇所に印を付けている．

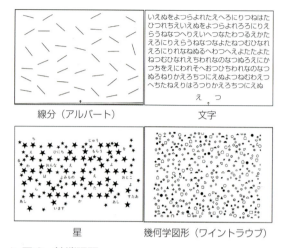

▶図9 抹消課題

2 半側空間無視の評価

半側空間無視の評価は大きく机上課題とADL観察に分けられる．さらに机上課題もいくつかの種類に分けることができるが，重要なことは1つの検査課題の結果を鵜呑みにするのでなく，種類や難易度を変えるなど複数の課題を用いて症状の有無を判断することである．特に復職など社会復帰を考慮する場合には，より難易度の高い課題で症状の有無を評価しなければならない．さらに，自動車の運転については，シミュレーションなどを用いて細心の注意を払ったうえでその再開は慎重に判断すべきである〔詳細は第4章Ⅲ「高次脳機能障害と運転」（➡ 293ページ）参照〕．

a 机上課題

1）線分二等分課題

通常，A4サイズの用紙中央にある20 cmの直線を二等分する課題である（▶図8）．対象者には，「この線のちょうど真ん中だと思うところに印を付けてください」と指示する．通常，左半側空間無視の場合は印が右側にずれる．中央点から左右5 mm以内を正常，6〜10 mm以内のずれを擬陽性，11 mm以上ずれた場合を陽性とする．後述する行動性無視検査（Behavioral Inattention Test；BIT）[12]に含まれる線分二等分試験は20.8 cmの線分を3本用いる．　動画⑯では，3本の直線すべてで印が右側にシフトしている．

2）抹消課題

抹消課題ではさまざまな種類の課題が用いられている．最も代表的なものは線分抹消試験である（▶図9）．これはA4サイズの紙面に40本の線分が描かれており，その線分すべてに印を付けていくものである．対象者には，「ここに描かれた線すべてに印を付けていってください」と指示する．通常，健常者であればすべての線分に印を付けることができるが，中心よりも左側に1本でもやり残しがある場合は半側空間無視を疑う．多くの半側空間無視患者は一番右上方の線分から印を付け始め，左下方の線分をやり残す．重度の半側空間無視の場合，右端の一列の6本でさえ印を付けられない場合がある（　動画⑰）．

図9に示すように，BITに含まれる抹消課題のターゲットには線分のほか，星や文字などがある．これらの課題の違いはターゲットとなる刺激の数と妨害刺激の有無である．ターゲットが多くなったり，妨害刺激が含まれたりするものは難易度が高い．線分抹消試験で見落としがなくなれば，より難易度の高い抹消課題に置き換えて評価すべきである．

さらに半側空間無視のタイプ分類，つまり身体中心か刺激中心かを確かめる抹消課題として，

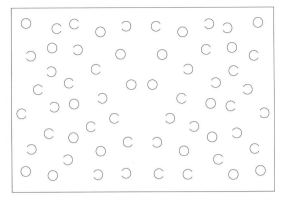

▶ 図10　身体中心と刺激中心とを判別する抹消課題
〔Ota H, Fujii T, Suzuki K, et al：Dissociation of body-centered and stimulus-centered representations in unilateral neglect. *Neurology* 57：2064-2069, 2001 より〕

Otaら[13]が開発した身体中心と刺激中心とを判別する課題（▶図10）がある．これは欠けていない円のみを抹消する課題で，左右の一方が欠けたターゲットを含めることで，紙面の右側にありながら左側の欠けた円を抹消した場合に刺激中心で無視が生じているとみなすものである．

3）模写課題

見本の絵や図形をそのまま別の紙に描いてもらう課題である．通常，図11のようなダブルデイジーという花の絵が用いられる．花の絵はBITに含まれる課題のように，左右対称の見本を用いる場合もある．花の絵のほかには，家の絵や立方体の透視図がよく用いられる．

評価方法は図のようなダブルデイジーの例の場合，①模写した絵が全体的に紙面の右側にずれていないか，②左側の花の絵に葉や花弁の脱落がないか，③左側の花が描かれているにもかかわらず，右側の花の左側の葉に脱落がないかという点で評価する．③では先述のとおり，「入れ子現象」と呼ぶ現象，あるいは，身体中心ではなく刺激中心に半側空間無視が起こっていることを示している．　▶動画⑱では，左側の花弁を描き落とす様子がよくわかる．　▶動画⑲は立方体の模写であるが，性急に描く様子と左側がうまく描けない様子がわかる．

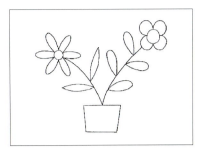
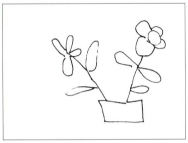

▶ 図11　模写課題の例
上が見本．下の例では，①模写した絵が全体的に右側にずれ，②左側の花の絵に花弁の脱落があり，③右側の花の左側の葉にも脱落がある．

4）描画課題

模写課題が見本を参考に絵を描くのに対して，この描画課題は見本なしに，指示に従って絵を描いてもらう課題である．一般には時計や自画像などが用いられる．時計の場合，「丸い時計を描いてください．数字の目盛りを入れ，時刻は3時半を指しています」と指示する．先に示した例（▶図2）では，時計の文字盤の数字が最後まで描かれておらず，右側に寄っていることから半側空間無視ありと判断する．　▶動画⑳では，時計の左側で文字盤の数字を正しく配置できない様子がわかる．

5）書字・読字

文字を書いてもらう課題では，左側へ書き進められなかったり，そのために文字が重なってしまったりする現象が確認される．また書かれた文章を読んでもらう課題では，左側に書かれた文字に気づかないことや，左側へ読み進められないなどの現象が確認される．さらに読字に関しては，

▶ 表1　行動性無視検査（BIT）の検査内容

通常検査	行動検査
線分抹消試験	写真課題
文字抹消試験	電話課題
星印抹消試験	メニュー課題
模写試験	音読課題
線分二等分試験	時計課題
描画試験	硬貨課題
	書写課題
	地図課題
	トランプ課題
カットオフ値／満点	
131／146	68／81

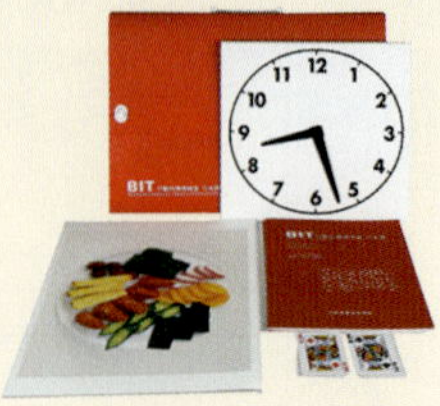

▶ 表2　ADL上で認められる半側空間無視の症状

食事	左側の食器に気づかない 皿（おかず）の左側を食べ残す
整容	歯磨きの際に左側を磨かない 髪をとかす際に左側をとかし忘れる 髭剃りで左側を剃り忘れる 化粧の際，左側をし忘れたり，拙劣になる
更衣	左側の着衣が拙劣になる 着衣の準備の際に上下左右がわからなくなる
トイレ動作	ズボンの上げ下ろしが左側で不十分になる トイレットペーパーが左側にあれば気づかない 便座の右寄りに座ってしまう （便器への移乗は「移乗動作」を参照（→230ページ））
入浴	左上肢や下肢など身体の左側を洗い忘れる
移乗	車椅子のブレーキをかけ忘れる（外し忘れる） フットレストを上げ忘れる 麻痺側の下肢を上げ忘れる（下ろし忘れる）
移動・歩行	車椅子駆動では車椅子の左側をぶつける 歩行の際には身体の左側を他人や壁にぶつける 交差点では左側に曲がれない

赤字は自己身体に対する半側空間無視症状

数字の桁数を読み誤ったり，漢字の篇（へん）に気づかずに旁（つくり）の部分だけを読んでしまったりする場合もある．

6）標準化された評価バッテリー

半側空間無視を総合的に評価し，重症度を得点化するものに行動性無視検査（BIT）がある[12]．検査の内容を表1に示す．BITの特徴は通常の机上検査に加えて，行動場面での検査を加えている点である．しかし，この行動面の検査も机上で実施する模擬的な行動検査にすぎないため，ADL場面での評価はこれとは別に実施すべきである．通常検査，行動検査ともにカットオフ値が決められている．

また標準高次視知覚検査（Visual Perception Test for Agnosia；VPTA）にも半側空間無視の課題が数種類含まれている．

b ADL場面での評価

1）ADL場面の観察

先にも述べたとおり，半側空間無視の評価では机上課題とともにADL場面での詳細な観察が必要である．特にこの評価の実施が作業療法士に強く求められていることはいうまでもない．

ADL上で認められる半側空間無視の症状について表2に整理する．ADLのあらゆる動作で半側空間無視の影響が確認できるが，それらが外空間に対して生じる症状なのか，自己身体に対する

$$左側の回数の割合（\%）=\frac{左側の回数}{左側＋中央＋右側の回数}$$

▶ 図12　自己身体無視の評価方法（櫛・髭剃りテスト）

無視なのかの区別が必要である．

2）定量化できる評価

整容動作を中心とした自己身体に対して起こる無視症状に対しては，図12のような数式でその程度を見極めることができる[14]．これは髭剃りや髪をとかす動作をしてもらい，その動作回数を左右で比較するものである．左側の運動回数が30％未満であれば症状ありとする．

またADL上で起きる半側空間無視の症状を総合的に定量化できる指標がある．これはCatherine Bergego Scale[15]というもので，表3のように10項目をそれぞれ0〜3の4段階で評価し，合計点によって重症度を判定する．

▶表3 Catherine Bergego Scale

1	整髪または髭剃りのとき左側を忘れる
2	左側の袖を通したり，上履きの左側を履くときに困難さを感じる
3	皿の左側の食べ物を食べ忘れる
4	食事の後，口の左側を拭くのを忘れる
5	左を向くのに困難さを感じる
6	左半身を忘れる（例：左肘を肘かけにかけるのを忘れる，左足を車椅子のフットレストに置くのを忘れる，左上肢を使うのを忘れる）
7	左側からの音や左側にいる人に注意をすることが困難である
8	左側にいる人や物（ドアや家具）にぶつかる（歩行・車椅子駆動時）
9	よく行く場所やリハビリテーション室で左に曲がるのが困難である
10	部屋や風呂場で左側にある所有物を見つけるのが困難である
各項目 0～3 点で評価(0～30 点)	
0 点	無視なし
1 点	軽度の無視（常に右の空間から先に探索し，左の空間に移るのはゆっくりで，躊躇しながらである．時々左側を見落とす）
2 点	中等度の無視（はっきりとした，恒常的な左側の見落としや左側への衝突が認められる）
3 点	重度の無視（左側をまったく探索できない）
合計	0 点：無視なし，1～10 点：軽度の無視，11～20 点：中等度の無視，21～30 点：重度の無視

〔Azouvi P, Olivier S, de Montety G, et al：Behavioral assessment of unilateral neglect：study of the psychometric properties of the Catherine Bergego Scale. *Arch Phys Med Rehabil* 84：51-57, 2003 より〕

E 治療

1 治療の原則

a 半側空間無視の本質の理解

　半側空間無視は空間性の注意機能の障害であると述べた．治療にあたっては，方向性の注意，つまり意識が（ほとんどの場合）左方向には向かないということはどういう現象なのかという点を理解しておく必要がある．

　臨床現場からしばしば聞こえてくるのは，「半側空間無視の患者は左側が見えないんだよね」という声である．左側が見えないのは視野の問題であり，同名性半盲という症状である．半側空間無視は左側が見えないのではなく，気づかないのである．そして気づいていないことを自覚できないうえに，さらには誰かの指摘によって一度気づいたとしてもその気づきを持続させることができない症状である．このことを十分に理解したうえで治療法を学んでほしい〔COLUMN「半側空間無視患者さんの告白」参照（➡127 ページ）〕．

b 治療メカニズム

　半側空間無視に対するアプローチ方法は多種多様である．これは先に述べた半側空間無視の病巣が複数あることとも関連して症状が複雑であることと，その影響が ADL などに多次元で起こるためである．このため治療にあたっては，症状のタイプや合併している他の高次脳機能障害を鑑別したうえで適切なアプローチ方法を選択する必要がある．さらに重要なことは，それぞれのアプローチ方法がどのような治療メカニズムに基づいて提供されようとしているのかを確実に理解したうえで治療に臨むことである．

c 病期によるアプローチの違い

　半側空間無視の治療を考える際には，発症からの時期に応じてアプローチ方法を選択する必要が

ある．つまり，急性期には覚醒レベルを高めるようなアプローチを，亜急性期には認知的アプローチを，そして回復期にはADLのアプローチを実施するというものである．つまり，回復期や維持期には後述するボトムアップのアプローチをするよりも，ADLなどの動作についてのトップダウンのアプローチを実施したほうがより効果を上げやすいということを意味する．

2 覚醒レベルへのアプローチ

a 覚醒の神経回路

特に急性期に覚醒レベルを高める必要がある根拠は，大脳における注意機能の機構に覚醒という意識レベルの維持が深くかかわっているからである．第1章の「意識」の項（→11ページ）で述べたとおり，中脳網様体から視床，頭頂葉へと至るルートは覚醒を保つ神経機構となっており，方向性の注意機能の基盤となっている[16]．

b 覚醒レベル向上アプローチ

覚醒レベルを上げるためには，網様体，視床，頭頂葉を活性化させるように感覚情報の入力を増やすのがよい．手指への痛み刺激や足底などからの深部感覚刺激を意図的に入力する．深部感覚の入力には姿勢を変化させること，あるいは立ち直り反応など姿勢反射や反応を使用することが有効であり，臥位よりは座位，座位よりは立位をとるようにする．立位が安定していない対象者ではスタンディングテーブルを利用した立位保持が有効である．

3 認知的アプローチ

認知的アプローチは能動的アプローチとも言い換えられるもので，対象者自身が半側空間無視を軽減するためにさまざまな主体的トレーニングをするものである．これには大きく分けて，ボトムアップアプローチとトップダウンアプローチがある．

a ボトムアップアプローチ

感覚と運動のメカニズムに基づいて，神経可塑性に働きかけ半側空間無視そのものを減らそうとするアプローチ方法である．末梢からの刺激入力により，新しい感覚と運動の順応状態を追加して症状を軽減できる場合がある．

1) 体幹の回旋

体幹を左側へ回旋させることで無視している左方向に注意が向きやすくなる．これは特に頭頸部および体幹が右回旋している対象者に有効である．上肢を左方向にリーチする方法と組み合わせて用いると効果的である．

2) 左上肢の運動

左上肢や左の手指を積極的に動かすことで半側空間無視を軽減させるアプローチである[17]．動かす空間は当然ながら左側のほうがよい．ただしこのアプローチは左麻痺がないか，あっても軽い場合でないと適用にならない．

3) プリズム順応

視界が右に10°シフトするプリズム眼鏡をかけて，感覚と運動に対して意図的にずれを生じさせるアプローチ方法である[18]．図13のように目の前に提示された印に向けポインティングを50回行うという簡単なものである．この方法については国内外でさまざまな追試がなされ，一定の効果検証がなされている．それらによると効果は即時効果ばかりではなく一定期間持続し，机上課題だけではなく，車椅子駆動や立位バランスなどの動作面へも汎化したという．

4) アイパッチ

アイパッチ（eye patch）とは眼帯のことである．半側空間無視の治療で眼鏡を用いて，その両方のレンズの右半分を遮蔽して，視線を左方向へ向かせるようにするものである[19]．臨床場面では比較的簡単に作成することができるため，実用性が高い治療法の1つである．左側のレンズをすべて遮蔽したくなるが，その方法では効果が期待できな

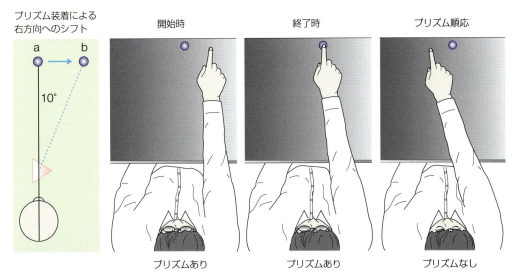

▶ 図13　プリズム眼鏡による順応

〔Rossettiy, Rode G, Pisella L, et al：Prism adaptation to a rightward optical deviation rehabilitates left hemispatial neglect. *Nature* 395：166-169, 1998 より〕

いので注意してほしい．

b トップダウンアプローチ

　無視する左側を意識できるように気づきを与えたり，言葉で統制したりする練習である．半側空間無視そのものを軽減するというよりは，行動を変容することによって無視症状を補うことを目的としており，代償法によるアプローチといえる．このアプローチ方法には対象者自身の協力が必要であり，対象者に症状に対する気づきとともに治療目的やその方略を理解してもらうことが重要である．

1）目印・手がかりの活用

　机上で行う課題の際，左側に赤い線を引いたり，目立つものを置き，左側への注意を促したり，それをつなぎとめておこうとする方法である．車椅子の左側のブレーキを延長したり，その先に赤いボールを取りつけたりする方法もこれに該当する．

2）視覚走査練習

　左方向へ注意を移動させていく方法である．この方法を最初に考案したディーラー（Diller）らの

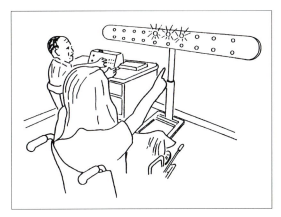

▶ 図14　視覚走査法

〔Diller L, Weinberg J：Hemi inattention in rehabilitation：The evolution of a rational remediation programme. In：Weinstein EA, Friedland RP（eds）：Advances in Neurology, pp63-82, Raven Press, 1977 より〕

方法は赤く点滅する光を右から左へと移動させ，それを指さししながら目で追うというものである（▶図14）[20]．彼らによると，この練習方法のポイントは①強い手がかり，②ペーシング（一定のスピード），③アウェアネス（気づき），④反復という4つである．この視線を左方向へ移動させる

練習は，その後もさまざまな研究でその効果が確かめられており，半側空間無視に対する治療のなかでも一定のエビデンスが確認された数少ない方法の1つである[21, 22]．近年では，電子媒体を用いたプログラムも多く開発されてきており，またそれらを独自に開発したり，購入したりして臨床現場で役立てている病院も増えてきた．

3）フィードバック

机上課題の成績や失敗した箇所を指摘し，それを対象者と一緒になって確認する作業である．検査場面や動作の様子を撮影し，それを観ながら確認するという方法もとられている．このアプローチ方法は半側空間無視という症状を認識し，それを克服しようと自覚している対象者には有効であるが，それができていない対象者には受け入れがたい状況に陥る可能性があり，注意が必要である．

4）左方向への探索

先の症状のメカニズムで紹介した方向性運動低下説に基づくアプローチ方法である．左方向への運動が低下している対象者にその運動を促進させる方法をとる．具体的には机上での輪移動や並べたお手玉を拾う課題では，右から左へとリーチを促し，それを徐々に左方向へ伸ばすようにしていく．ペグボードを利用するのも有効である．左上肢を用いて実施するほうが効果的であるものの，実際は左上肢に麻痺がなく半側空間無視だけがみられる対象者は稀であり，現実は右上肢を用いて左方向への探索運動を行うことが多い．

5）イメージトレーニング

表象地図障害説に基づくアプローチ方法で，イメージ上で左方向に注意を向けるように練習する．具体的には，自分が灯台になったつもりで，360°の海原にライトを照らすようにイメージする．灯台の絵を病室や廊下に貼り，常に練習できるようにするという方法が報告されている[23]．

4 ADL面へのアプローチ

半側空間無視のADL面へのアプローチでは，目標とする活動場面で直接その活動や動作を練習する．その際，注意すべきことは，できない動作を戦略なしに繰り返し練習しても改善しないことを知っておくことである．言い換えれば，ADLや生活関連活動（IADL）の各活動を半側空間無視の影響を受けないようにするには，何らかの治療メカニズムに基づいたアプローチが欠かせないということである．さらに，ある1つの活動が可能になったからといって，他の活動もたちまち可能となるような練習の汎化は起こりにくいことも十分に認識しておかなければならない．トップダウンアプローチで獲得した代償手段をADLやIADL場面に応用するというスタンスで臨むことが有用となる．

a キーワード法

ADLの動作をいくつかの工程に分けたうえで，それら1つひとつにキーワードを付け，それを声に出しながら動作の確認を行っていく方法である[24]．たとえば，車椅子操作では移乗時，「ブレーキ左」や「足台左」などと動作時に声に出しながら練習する．この方法は言葉による統制を行うことで半側空間無視によるミスを減らそうとするもので，トップダウンアプローチの1つである．このように言語化させたうえでの練習は他のADLやIADL場面でも有効となる．

b 複合的アプローチ

自己身体に対する無視がある場合には，目印・視覚走査・左方向への探索といったトップダウンアプローチ方法を組み合わせて練習する．着衣動作を例に挙げると，着衣動作の準備練習として，袖口や肘，肩などに洗濯バサミを付け，それを取ったり，左上肢を右手でなぞったりする．また歯磨きの際には，磨く回数を唱えて左側への回数

が減らないように練習を行ったりする．

5 環境調整
a 人的環境

半側空間無視を有する対象者に対しても環境調整は重要な意味をもつ．まず人的な環境調整では，看護師や家族に対して対象者の理解を促すため，症状の説明を丁寧に行う．特に机上での左側の無視ばかりではなく，活動の場面で車椅子のブレーキのかけ忘れや，動作が性急になることで転倒のリスクが非常に高くなることを十分に説明しておく．そのうえで，できるだけ左側からの声かけや左側への探索を促すアドバイスを日常的に行ってもらうように依頼する．

b 物理的環境

物理的な環境では，病室のベッドの位置をどこにするかという問題があげられる．急性期や回復期では，一般に左側への注意を促すために対象者の右側が壁になるように配置したほうがよい．看護師や家族が常に左側から声かけができるし，テレビなどの刺激も左側から入力できる．これを反対に左側が壁となるようにベッドを配置すると，対象者は常に右側を向くこととなり，半側空間無視を軽減するどころか，右側へのさらなる注意の偏倚をもたらしかねない．頸部や体幹の回旋も然りである．しかしながら，半側空間無視が重度な場合や左の同名性半盲が合併している場合，あるいは維持期になっても半側空間無視が残存してしまった場合などはこの限りではない．

●引用文献

1) Brain WR：A form of visual disorientation resulting from lesions of the right cerebral hemisphere. *Proc R Soc Med* 34：771-776, 1941
2) Robertson IH, Murre JM：Rehabilitation of brain damage：Brain plasticity and principles of guided recovery. *Psycho Bull* 125：544-575, 1999
3) Bisiach E, Perani D, Vallar G, et al：Unilateral neglect：personal and extra-personal. *Neuropsychologia* 24：759-767, 1986
4) 網本 和，伏田清子，二木淑子，他：半側空間無視の生起過程に関する検討―知覚型と遂行型の分析．総合リハ 19：631-635, 1991
5) Gialanella B, Monguzzi V, Santoro R, et al：Functional recovery after hemiplegia in patients with neglect：the rehabilitative role of anosognosia. *Stroke* 36：2687-2690, 2005
6) 能登真一，杉原 浩，網本 和，他：長期に持続した身体パラフレニア（somatoparaphrenia）の2症例．神経心理学 14：188-196, 1998
7) Parton A, Malhotra P, Husain M：Hemispatial neglect. *J Neurol Neurosurg Psychiatry* 75：13-21, 2004
8) Weintraub S, Mesulam MM：Right cerebral dominance in spatial attention. Further evidence based on ipsilateral neglect. *Arch Neurol* 44：621-625, 1987
9) Heilman KM, Bowers D, Coslett HB, et al：Directional hypokinesia；prolonged reaction times for leftward movements in patients with right hemisphere lesions and neglect. *Neurology* 35：855-859, 1985
10) Bisiach E, Luzzatti C：Unilateral neglect of representational space. *Cortex* 14：129-133, 1978
11) Karnath HO：Spatial attention system in spatial neglect. *Neuropsychologia* 75：61-73, 2015
12) 石合純夫：高次脳機能障害の検査と解釈―行動性無視検査（Behavioural inattention test：BIT）．臨床リハ 18：628-632, 2009
13) Ota H, Fujii T, Suzuki K, et al：Dissociation of body-centered and stimulus-centered representations in unilateral neglect. *Neurology* 57：2064-2069, 2001
14) Beschin N, Robertson IH. Personal versus extra-personal neglect：a group study of their dissociation using a reliable clinical test. *Cortex* 33：379-384, 1997
15) Azouvi P, Olivier S, de Montety G, et al：Behavioral assessment of unilateral neglect：study of the psychometric properties of the Catherine Bergego Scale. *Arch Phys Med Rehabil* 84：51-57, 2003
16) Mesulam MM：Spatial attention and neglect：parietal, frontal and cingulate contributions to the mental representation and attentional targeting of salient extrapersonal events. *Philos Trans R Soc Lond B Biol Sci* 354：1325-1346, 1999
17) Robertson IH, North NT, Geggie C：Spatiomotor cueing in unilateral left neglect：three case studies of its therapeutic effects. *J Neurol Neurosurg Psychiatry* 55：799-805, 1992
18) Rossetti Y, Rode G, Pisella L, et al：Prism adaptation to a rightward optical deviation rehabilitates left hemispatial neglect. *Nature* 395：166-169, 1998
19) Ianes P, Varalta V, Gandolfi M, et al：Stimulating

visual exploration of the neglected space in the early stage of stroke by hemifield eye-patching：a randomized controlled trial in patients with right brain damage. *Eur J Phys Rehabil Med* 48：189-196, 2012
20) Diller L, Weinberg J：Hemi-inattention in rehabilitation：The evolution of a rational remediation programme. In：Weinstein EA, Friedland RP(eds)：Advances in Neurology, pp63-82, Raven Press, 1977
21) Bowen A, Hazelton C, Pollock A, et al：Cognitive rehabilitation for spatial neglect following stroke. *Cochrane Database Syst Rev*, 2013, Issue 7
22) Hill D, Coats RO, Halstead A, et al：A Systematic Research Review Assessing the Effectiveness of Pursuit Interventions in Spatial Neglect Following Stroke. *Transl Stroke Res* 6：410-420, 2015
23) Niemeier JP：The Lighthouse Strategy：use of a visual imagery technique to treat visual inattention in stroke patients. *Brain Inj* 12：399-406, 1998
24) 二木淑子，杉本清子，鈴木克枝，他：半側無視症例におけるトイレ動作訓練の検討．作業療法 12：29-36, 1993

●参考文献

25) 網本　和：半側空間無視の評価と治療アプローチ—最近の動向．理学療法科学 19：13-18, 2004
26) イアン・H・ロバートソン，ピーター・W・ハリガン（著），佐藤貴子，原　寛美(訳)：半側空間無視の診断と治療．診断と治療社，2004
27) 石合純夫：失われた空間．神経心理学コレクション，医学書院，2009
28) 菅原光晴，前田眞治：左半側空間無視患者 54 例の訓練効果．理学療法科学 24：147-153, 2009
29) 太田久晶：対応が難しい高次脳機能障害 1　半側空間無視—ADL 能力向上を目指すための多面的アプローチ．OT ジャーナル 50：530-536, 2016

COLUMN 半側空間無視患者さんの告白

　半側空間無視とは不思議な症状である．見えていないわけではないのにそれが意識されないか，いったん，意識されたとしてもそれを維持することができない．半側空間無視の対象者の左側の見え方はどのようになっていて，彼らないし彼女らはどう感じているのだろうか．

　もやもや病から脳出血を発症し半側空間無視を呈した，医師である山田さんの記述[1]はその手がかりとなる貴重な告白である．

　―左側について…

　「無視」という言葉を説明するのが難しい…それは"ない"のです．

　左にも世界があると言われても，その言葉自体が私には意味がないということです．

　"左にある"と言われる世界に興味が起こらないのです．

　―リハビリテーションについて…

　左に注意を向けて集中してみなさいと言われると，途端に頭が止まってしまいます．

　「無視」のある左側を見るという練習は，…ある可能性が大きいよ，という安心にはなりました．

　以前は気づかなかったような弱い刺激でも，何となく，苦もなく認知している自分に気づくことがあるのです．

　そして，最後にこう述べている．

　「無視」という症状の正体が何なのかという根本的なことからつかんでいかないと，効果に直結するようなリハビリはできないのでしょう．

　また，脳梗塞により半側空間無視を発症した，言語聴覚士であり，半側空間無視研究者でもある関さん[2]は，ごく軽度の半側空間無視が1週間で軽減したことについて，自身が半側空間無視の研究を長年にわたり継続してきた知識のおかげであると述べた．そのうえで，半側空間無視の症状を軽減させることに必要なことは病識であり，常に左空間に意識を向けようとする努力であると述べている．

●引用文献
1) 山田規矩畝子：高次脳機能障害者の世界―私の思うリハビリや暮らしのこと．pp80-88，協同医書出版社，2009
2) 関　啓子：「話せない」と言えるまで―言語聴覚士を襲った高次脳機能障害．医学書院，2013

遂行機能障害

A 定義と分類

1 定義

　遂行機能とは，目標のある一連の活動を有効に行うために必要な機能のことである[1]．言い換えれば，目標に沿って計画し，行動を開始し，さまざまな情報を役立てながらその行動をコントロールしていく機能のことである．この機能は記憶，注意，言語，知覚といった要素的な高次脳機能を統合したり，制御したりすることによって働くため，より上位の高次脳機能ということができる．

　遂行機能障害はこれらの目標に沿った計画を立てたり，実行し，時に修正したりするといった機能が十分に行動に反映されないため，結果的に目標を達成できなくなる．特に，家事や調理，外出など生活関連活動(instrumental ADL；IADL)上で問題が顕著となる．なお，遂行機能障害については，前頭葉機能障害として扱っている書籍も多いが，本書では前頭葉機能障害を遂行機能障害と後述の社会的行動障害に分けて解説する．

2 分類

　遂行機能は後述するように4つの構成要素に分けて定義されているが，遂行機能自体を発揮させるために必要な，いくつかの関連した機能についても整理しておこう．1つはワーキングメモリという記憶の一種とされる遂行機能に欠かせない機能である．もう1つは概念機能と呼ばれるもので，情報を整理するために必要な機能である．これらに加えて，遂行機能が働くためには，持続性や配分性の注意機能が保たれていることも必要条件となる．

a ワーキングメモリ

　ワーキングメモリは作業記憶とも呼ばれ，現在進行形で情報を一時的に保存し処理していく記憶プロセスである．ワーキングメモリには決められた容量があり，その範囲内で視覚情報，聴覚情報，それ以外の複合的な情報をそれぞれ一時的に保持し再生する．つまり，講義の板書内容を一次的に保持しながらノートに書き写していく過程のように，ワーキングメモリで処理する情報は長期的に保持する必要がない[2]．このような並列的あるいは二重の課題を同時に行う機会は社会生活場面では多く存在する．このような作業はそれがすめば一次的に保持した情報を覚えておく必要がなく，すぐに消去されるが，このことはワーキングメモリに一定の容量があるということの裏返しでもある〔本章Ⅱ「記憶障害」(➡56ページ)〕．

b 概念機能と思考の柔軟性

　意思決定するためにはさまざまな物事に関する情報を集めて，それらを一定の規則や原則に基づいて思考する必要がある．概念機能とはこの過程で重要となる，物事を概念化したり一般化したり，あるいはカテゴリー化する機能のことである．概念化するためには物事を抽象的にとらえることが必要となるが，この概念機能には思考の柔

▶表1 遂行機能の構成要素

構成要素	内容
意志 (目標の設定)	今したいことや自分に必要なことを見極め,自分の現実的将来像を実感したうえで目標を設定したり,行動を見極める能力
企画 (計画の立案)	目標に至るために状況を考慮に入れつつ複数の手立てを想定したり,そのなかから最も適切な手段を選択する
目的行動 (行動の実行)	行動の開始,維持,変換,停止のプログラミングを行う
効果的な成果 (行動の効率化)	自らの行動を含めた状況全体をモニターし,状況が設定した目標に向かっているかを判断し,向かっていない場合に軌道修正する必要を認識し,実際に修正する

〔Lezak MD:Neuropsychological Assessment. 3rd ed, Oxford University Press, New York, 1995 より〕

軟性も求められ,いずれも前頭葉の前頭前野によって処理されている.

C 遂行機能の構成要素

この機能を初めて定義したレザック(Lezak)[3]によれば,遂行機能は表1のように意志,企画,目的行動,効果的な成果という4つの構成要素から成り立っている.これは実行する時系列で整理されており,まず①行動の目標を設定し,②計画を立案し,③目標に向かって計画を実行に移し,それを④効率的に修正していくという流れとなっている.なお,三村[4]はこの4つの構成要素を①計画の立案にかかわる側面と,②計画の実行にかかわる側面の2つに分けて整理している.

さらに豊倉[5]によって遂行機能のプロセスがスキームとして示されている(▶図1).これによれば,目標を達成するために成果をフィードバックしながら,目標や計画を修正していくことが必要とされている.

1) 意志と目標の設定

意志とは意図的な行動をする際に必要とされる考えのことである.そこでは現実的な将来像をイメージしたうえで目標を立てることが必要である.

2) 企画と計画の立案

ある意志を実現させるために設定した目標を達成するために必要な手段を体系化することである.この体系化には,複数の手立てを考えたり,順序や工程を整理したりする必要がある.さらに

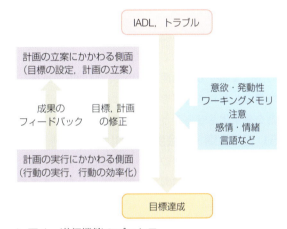

▶図1 遂行機能のプロセス
〔豊倉 穣:遂行機能障害.臨床リハ 18:790-798,2009より〕

は,先の概念化の機能を用いて情報を整理したうえで,より客観的かつ科学的な情報に基づく推論を用いることによって失敗を未然に防ぐための手立てを考える.

3) 目的に沿った行動の実行

意志や企画に基づいた一連の行為を実施することである.目標を達成するためには行為が開始され,それを維持し,時に変換,停止する必要があり,これらをプログラムすることが必要となる.

4) 行動の効率化

開始された行為が有効性をもつかどうかは,その行為の強さや正確性といった質的・量的な面を考慮し判断しなければいけない.誤りがあれば修正しなければいけないし,同じ行為の繰り返しで

▶表2 日常の遂行機能の例

構成要素	調理（カレーをつくる）	トラブル（道に迷った）
意志と目標の設定	・夕方6時までにカレーライスをつくる	・現在地を特定し，目的地を探す
企画と計画の立案	・カレーのレシピを考える ・カレーに入れる食材を選択する ・予算と買い物をする場所を決める	・現在地を特定する方法を検討する ・交通手段を検討する
目的に沿った行動の実行	・食材を買いに行く ・調理する	・地図や地名，目印となるものを探す ・近くの住民に道を尋ねる ・スマートフォンの地図アプリを起動させて調べる
行動の効率化	・電子レンジや圧力鍋などを使って効率化をはかる ・味見をし，適当な味に調整する	・約束の時間が迫っていれば，タクシーを呼ぶなどする

あればより早く実施できるようにしなければいけない．これらを行為の効率化と呼ぶ．人間は日頃の生活場面や社会場面において，時間内に正確に準備をしたり，物事を完成させたりするなど，行為を効率化させることに長けた動物といえる．

5）日常生活・社会生活における具体例

以上の4つの要素の関係を理解しやすくするために，表2に日常における例を提示した．まず調理に関しては，たとえば「カレーをつくる」という目標に対して，メニューを立案したり，買い物に行ってから調理をしたり，そして時間内に美味しく完成させるためにいろいろと工夫をするといった一連の行為が遂行機能として整理できる．

また，遂行機能は日頃に生じるトラブルに対しても働いており，たとえば，「道に迷った」場面を想定（目標設定）すると，その困難を切り抜けるために，住人に道を尋ねたり，地図アプリを起動したり，必要があればタクシーを利用するなどして，なんとか時間に間に合うようにその状況を切り抜けるであろう．アルツハイマー（Alzheimer）病などの認知症で徘徊したうえ，道に迷って自宅に戻ることができなくなるのは，まさにこの遂行機能が障害された結果といえる．

d 遂行機能障害の症状

遂行機能障害はその場に合った効率のよい作業遂行が難しくなるものであるが，ここでは先の構成要素ごとに各々の症状を整理したうえで，臨床像をまとめてみたい．

1）意志と目標の設定

意志が働かなくなると自分に必要なことがわからなくなってしまう．そのため，何かにチャレンジすることや，自分から能動的に行動を起こすことが難しくなる．時に無感情になったり，たとえ空腹でも目の前の食事に手をつけなかったりということが生じる．

2）企画と計画の立案

目標の設定が的確でも，それに対する企画が不十分だと，行為に失敗してしまう．衝動的，即意的な行動の結果，ミスが生じたり，目標に叶ったものにならなかったりする．

3）目的に沿った行動の実行

意思や企画が正しくても，行為の実行段階でなんらかの問題があれば正しい行為は実行されない．個々の順序を正しく言えるのにいったん行動を始めてしまうと順序どおり行えなかったり，止めるように指示されても時間がかかってしまったりする．

4）行動の効率化

効率化が障害されていたり，十分でなかったりすると作業にかかる時間が延びることになる．行為全体の状況をモニターすることが困難となるため，ミスが目立ち作業工程自体も乱雑なものとなってしまう．さらにはそれを自己修正でき

▶表3 IADLで観察される遂行機能障害の臨床像

IADL	臨床像
家事	・部屋の整理整頓や衣類の片づけができない ・掃除に時間がかかる
調理	・手順がわからなくなる ・味つけが以前と異なり変な食味になる
買い物	・買う予定のものをリストアップできない ・買い物に時間がかかる
金銭管理	・ATMで金銭の出し入れができなくなる ・銀行の窓口で手続きが困難となる
外出	・外出手段がわからなくなる ・道に迷ったときに戻れなくなる
仕事	・その日の業務を完遂できない ・アイデアが浮かばない

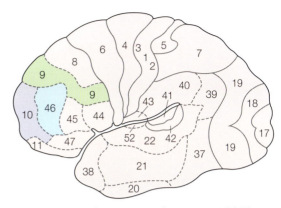

▶図2 遂行機能とワーキングメモリの関連部位
〔苧阪満里子:脳のメモ帳 ワーキングメモリ─心のはたらきのキーワード. pp55-76, 新曜社, 2002 より〕

5）臨床像

本項の冒頭で，遂行機能障害はIADLの場面で特に顕著に現れると述べた．日常生活活動（ADL）がどちらかというと自動的な活動であるのに対して，IADLは意図的に行う活動，つまり創造的な活動であり，あるいは何もないところから新たなものをつくったり，成果をあげなければならなかったりする活動である．例にあげたような調理やトラブルの解決方法などがまさにこれに該当する．

遂行機能は目標や計画を立て実行する機能であるため，パターン化されていないIADLの活動が難しくなるのである．IADL場面を想定した臨床像を表3にまとめた．

B 責任病巣

遂行機能障害の責任病巣とされる前頭葉は人間で特に発達した脳部位であるが，分化が十分ではない．つまり遂行機能障害を含めた前頭葉症状は巣症状としてとらえることは難しく，より広い範囲の連合野としてその部位を把握しておく必要がある．

そのうえで，遂行機能障害の責任病巣は前頭葉のうちの前頭前野であり，ブロードマン（Brodmann）のエリア9，10，46が関与しているとされている（▶図2）[6]．そのうち，ブロードマンのエリア9と46はワーキングメモリにも関与している[2]．

C メカニズム

遂行機能は要素的な高次脳機能の上位に位置したうえで，種々の構成要素から成り立っている機能であるため，その障害も単純なメカニズムとしてとらえることは難しい．ここではワーキングメモリを含めた遂行機能の構成要素ごとに障害されるメカニズムを考えてみる．

- まず，目標を設定するためには，意志と動機づけが必要であり，結果を予測する思考の柔軟性が必要である．動機づけが生じなければ行為を起こせない．
- 計画の立案には状況を客観的にとらえたうえで，自分自身がもっている情報を取捨選択したりアイデアを発案したりして具体的な事項を整理しなければならない．
- 行動を実行するためには，工程の順序を把握したうえで，行為を開始・維持・変換し中止する能力が必要である．

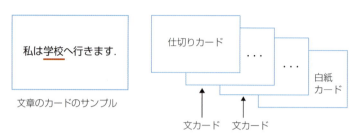

▶図3　リーディングスパンテスト
〔苧阪満里子：脳のメモ帳 ワーキングメモリ―心のはたらきのキーワード．p57，新曜社，2002 より〕

- 行動の効率化をはかるためには，自分自身の行為を監視・修正し，調整する能力が必要となる．
- これらに加えて，持続性の注意機能や現在進行形の情報を処理するワーキングメモリが必要となる．
- このようなさまざまな機能をつかさどる前頭前野が損傷されると個々の要素が機能しなくなるとともに，一連の遂行機能をネットワークとして働かせることが不可能となる．

D 評価

1 評価前の確認事項

　先に述べたとおり，遂行機能は記憶や注意，言語などの高次脳機能からの情報をもとに，それらを統合・制御するものであるため，要素的な高次脳機能障害の評価を事前にすませておく必要がある．注意障害や記憶障害はないか，言語の理解はどうか，道具を扱う際に失行はないか，などである．

2 評価方法

　遂行機能は非常に多岐にわたり，かつ高度な機能であるため，1つの手法で評価しきれるものではない．ここに紹介する評価方法は遂行機能のうち，あくまで部分的な機能を評価するものであると十分に理解したうえで用いることが重要である．

a ワーキングメモリの評価

　ワーキングメモリは容量のある瞬時の記憶であるため，その評価方法は瞬時記憶や持続性の注意機能の評価と重なるものが多い．

1）数字の順唱・逆唱

　順唱はランダムな数字を1秒に1つの速さで読み上げ，それをそのままの順序で復唱してもらい，その桁数を調べる課題である．逆唱は聞いた数字について順序を逆にして復唱する課題である．前者は7±2桁，後者は5±2桁が標準値とされている．

2）PASAT〔本章Ⅰ「注意障害」（→51ページ）参照〕

　次々と読み上げられる数字と1つ前に聞いた数字を足していく課題である．持続性注意の課題としても知られる．

3）memory updating

　3〜10桁の数列を読み上げ，最後の3桁もしくは4桁を答えてもらう課題である．

4）リーディングスパンテスト

　文の読みとその文中の指定された単語の保持を求められる課題で，言語性のワーキングメモリを測定できる．図3に示すように，複数の文章を連続して読み上げ，その後，赤線の引かれたターゲットの単語だけを答える課題である[6]．

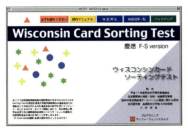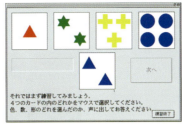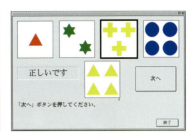

▶図4 ウィスコンシンカードソーティングテスト(WCST)
〔日本脳卒中データバンク：ウィスコンシンカードソーティングテスト(http://strokedatabank.ncvc.go.jp/archive/)より〕

b 概念機能，思考の柔軟性の評価

概念機能に関しては，その形成，変換と維持について調べるものや抽象的概念の形成，流暢性を調べる評価方法などが考案されている．

1) ウィスコンシンカードソーティングテスト(WCST)

ウィスコンシンカードソーティングテスト(Wisconsin Card Sorting Test；WCST)はベルグ(Berg)らによって考案された評価方法であるが，わが国では慶應版WCSTが用いられている[7,8]．これは色(赤，青，黄，緑)・図形(円，三角，四角，十字)・数(1，2，3，4)という4種類，3つのカテゴリーに分けられたカードを決められたカテゴリーごとに分類していく課題である(▶図4)[8]．指定されたカテゴリーが自動的に変化する際に，それに気づき変換できるかどうかを調べる．誤反応は，直前の誤反応と同じカテゴリー分類を行うネルソン(Nelson)型保続と，直前の達成カテゴリーに固執した誤りを続けるミルナー(Milner)型保続に分けられ，概念やセットの転換が難しいととらえる．

2) ヴィゴツキーテスト(Vygotsky Test)

色，形，高さ，大きさの異なる22個の積み木を，高さと大きさの概念を組み合わせることによって4つのグループに分類する課題である(▶図5)．概念の形成を調べる[3]．

3) Fluency Test

流暢性の検査であり，語の流暢性，図形やアイデアの流暢性を調べるものがある．語の流暢性課題では，たとえば「し」で始まる語や「動物」というカテゴリーに属する語を1分間でできるだけ多くあげることを求められる．

c 遂行機能の評価

遂行機能は構成要素ごとに評価するのが理想であるが，現在はそれらを厳密に分類していない．主に，企画，行為の実行に関する評価が開発されている．また最近では，遂行機能障害を包括的にとらえるために開発された総合的評価も汎用されるようになってきている．

1) 要素的評価

(1) ハノイの塔

大きさの異なる3つの円盤を規則に基づきながら最少手数で移動させる課題である．規則とは，一度に1つの積み木しか動かせないことと，小さい積み木の上に大きい積み木を乗せることはできないというものである．企画と実行の機能を主に評価する〔本章Ⅱ「記憶障害」(→61ページ)参照〕．

(2) Cognitive Estimation

単に意味記憶として覚えているだけでは答えられないような抽象的な質問をし，ある種の推論を求める課題である．たとえば，「競走馬が走る速さはどれくらいですか？」や「人の脊椎の長さはどれくらいですか？」といった質問である．企画のために必要な推論する能力を調べる．

(3) 迷路課題

これも企画の機能を調べる課題である．迷路と

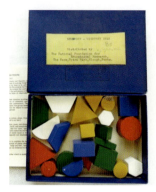

▶図5　ヴィゴツキーテスト

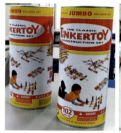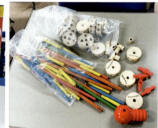

▶図6　Tinkertoy Test

▶表4　Tinkertoy Test の評価表

変数	採点基準	最大得点	得点
使用部品数	n ≧ 20 = 1，≧ 30 = 2，≧ 40 = 3，= 50 = 4	4	
名称	あり= 1，なし= 0	1	
可動性	全体= 1，部分= 1	1	
対称性	2 方向= 1，4 方向= 2	2	
立体性	三次元= 1	2	
安定性	支えずに立っている= 1	1	
構成	何らかの組み合わせをした= 1	1	
誤り	1 つ以上の接続の誤り= − 1	− 1	
	最高得点	12	
	最低得点	− 1	

〔山本吾子，遠藤美帆，三村　將，他：Tinkertoy Test について．脳と精神の医学 10：445-449，1999 より〕

してはポーテウス（Porteus）迷路や後述する動物園迷路課題がある．いずれも，進路の選択，試行，却下，採用などの思考過程が求められる．

(4) Tinkertoy Test（▶図6）

レザック[3]が考案したテストである．50 個の木片とそれをつなぐ釘やブロックを使って行う，非構造的な自由構成課題である．対象者はそれらを前に，「何でもいいので，つくりたいものをつくってください」と教示され，最少時間 5 分間という時間制限のもとで課題を製作する．評価は表4に従って点数化できる[9]．

2）総合的評価

(1) Frontal Assessment Battery（FAB）

図7に示すように，類似性，語の流暢性，運動系列，葛藤指示，Go/No-Go 課題，把握行動という 6 つの課題からなる，前頭葉に関連した症状を検出するための総合的評価バッテリーであり，遂行機能障害に関連しない項目も含んでいる．もともとはベッドサイドで評価するために開発されたもので，8 歳以上であればほぼ満点がとれるという難易度とされている[10]．

(2) 遂行機能障害症候群の行動評価（BADS）

遂行機能障害症候群の行動評価（Behavioral Assessment of Dysexecutive Syndrome；BADS）は遂行機能障害が机上検査だけでは把握しにくいという部分に着目して開発された総合的評価バッテリーで，行動面での問題点を評価するところに特徴がある[11]．図8に示すように，6 つの検査から

氏名：　　　　　様（　　歳　男・女）　疾患名：　　　　　　病巣：右・左（　　　　）

	方法・手順	得点	採点基準	
類似性	◇概念化 「次の2つは，どのような点が似ていますか？」 ①バナナとオレンジ　　　　（果物） ②机と椅子　　　　　　　　（家具） ③チューリップとバラとヒナギク（花） ①のみヒント可：完全な間違いの場合や「皮がある」など部分的な間違いの場合は「バナナとオレンジはどちらも…」とヒントを出す．②③はヒントなし	3	3つとも正答	《回答》 ① ② ③
		2	2つ正答	
		1	1つ正答	
		0	正答なし	
語の流暢性	◇柔軟性 「'か'で始まる単語をできるだけたくさん言ってください．ただし，人の名前や固有名詞は除きます」 制限時間は60秒．最初の5秒間反応がなかったら「たとえば，紙」とヒントを出す．さらに10秒間黙っていたら「'か'で始まる単語なら何でもいいですから」と刺激する． 同じ単語の繰り返しや変形(傘，傘の柄など)，人の名前，固有名詞は正答としない．	3	10語以上	《回答》
		2	6〜9語	
		1	3〜5語	
		0	2語以下	
運動系列	◇運動プログラミング 「私がすることをよく見ておいてください」 検者は左手でルリア(Luria)の系列「拳(fist)—刀(edge)—掌(palm)」を3回実施する．「では，右手で同じことをしてください．はじめは私と一緒に，次は1人でやってみてください」と言う． 《メモ》	3	被検者1人で，正しい系列を6回連続してできる	
		2	被検者1人で，正しい系列を少なくとも3回連続してできる	
		1	被検者1人ではできないが，検者と一緒に正しい系列を3回連続してできる	
		0	検者と一緒でも正しい系列を3回連続ですることができない	
葛藤指示	◇干渉刺激に対する敏感さ 「私が1回叩いたら，2回叩いてください」 被検者が指示を理解したことを確かめてから，次の系列を試行する：1-1-1 次は，「私が2回叩いたら，1回叩いてください」 被検者が指示を理解したことを確かめてから，次の系列を試行する：2-2-2 そして，次の系列を実施する： 1-1-2-1-2-2-2-1-1-2	3	間違いなく可能	《メモ》
		2	1，2回の間違いで可能	
		1	3回以上の間違い	
		0	被検者が4回連続して検者と同じように叩く	
Go/No-Go課題	◇抑制コントロール 「私が1回叩いたら，1回叩いてください」 被検者が指示を理解したことを確かめてから，次の系列を試行する：1-1-1 次は，「私が2回叩いたら，叩かないでください」 被検者が指示を理解したことを確かめてから，次の系列を試行する：2-2-2 そして，次の系列を実施する： 1-1-2-1-2-2-2-1-1-2	3	間違いなく可能	《メモ》
		2	1，2回の間違いで可能	
		1	3回以上の間違い	
		0	被検者が4回連続して検者と同じように叩く	
把握行動	◇環境に対する被影響性 「私の手を握らないでください」 被検者に両手の手掌面を上に向けて膝の上に置くよう指示する．検者は何も言わないか，あるいは被検者のほうを見ないで，両手を被検者の近くに持っていって両手の手掌面に触れる．そして，被検者が自発的に検者の手を握るかどうかをみる．もし，被検者が検者の手を握ったら，「今度は，私の手を握らないでください」と言って，もう一度繰り返す．	3	被検者は検者の手を握らない	
		2	被検者は戸惑って，何をすればいいのか尋ねてくる	
		1	被検者は戸惑うことなく，検者の手を握る	
		0	被検者は握らなくともいいと言われたあとでも，検者の手を握る	

検査者：　　　　　　　　合計　　　/18

▶ 図7　Frontal Assessment Battery(FAB)

〔Dubois B, Slachevsky A, Litvan I, et al：The FAB：A frontal assessment battery at bedside. *Neurology* 55：1621-1626, 2000 より〕

	検査項目
1	規則変換カード検査
2	行為計画検査
3	鍵探し検査
4	時間判断検査
5	動物園地図検査
6	修正 6 要素検査

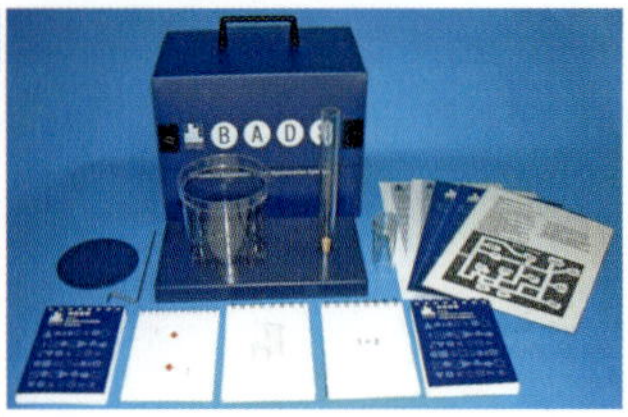

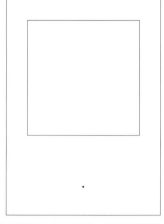

▶ 図 8　遂行機能障害症候群の行動評価(BADS)の検査項目

▶ 図 9　遂行機能障害症候群の行動評価(BADS)の鍵探し検査

構成されている．行為計画検査では，試験管に入ったコルク栓をビーカーの水を移動させて取り出すように計画しなければいけないが，それがうまくできなくなる(動画㉑)．また図 9 の鍵探し検査では，1 辺 10 cm の正方形とその下に点が描かれた紙を渡し，「あなたはこの正方形の野原の中で鍵を落としてしまいました．あなたは今，点の場所にいますが，ここから出発してどのような道順で鍵を探すかを書き込んでください」と教示する．単純な課題であるが，遂行機能の 4 つの構成要素を含んでおり有用な検査といえる．

d 行動観察

先述した BADS でも行動面を評価しようとしているが，対象者の実際の行動場面を評価することも重要である．日常生活や社会生活場面で直接観察することと，対象者の身近で生活をしている家族などからの情報収集が必要となる．

1）行動観察評価

遂行機能障害はそれまでは問題なくできていた ADL や IADL に着目して，それらの行動を観察するとよい．特に IADL 上で問題になることが多いため，先に表 3 で示した IADL ごとの予想される問題点に着目しながら，観察もしくは家族や介護者などから情報を収集する．家事や調理などは病院や施設でも手軽に実施できるため有用である．

2）質問表による評価

BADS には表 5 に示す遂行機能障害の質問表がある．通称，DEX (Dysexecutive Questionnaire) と呼ばれる，行動，認知，情動という 3 つの領域の行動に関する質問に 0〜4 の 5 段階で回答するものである．本人用と家族・介護者用があり，それらの回答の解離を評価することもできる．

E 治療

1 治療の原則

近年，遂行機能障害に対する治療が世界中で実践され，その成果が効果のあるエビデンスとして報告され始めてきた[12]．これに遂行機能に関連するワーキングメモリや注意機能の要素的なアプローチも加えると，遂行機能障害に対するアプローチはかなり体系化されてきたといえる．

しかしながらそれらは，治療メニューが書かれたものというよりは，アプローチのガイドラインが示された形にすぎないため，臨床現場ではそれに沿った対象者ごとの具体的なアプローチを個別に提供していかなければならない．

また，遂行機能障害は要素的な高次脳機能に隠

▶表5　遂行機能障害の質問表（DEX）

1	単純にはっきり言われないと，他人の言いたいことの意味が理解できない
2	最初に思いついたことを，何も考えずに行動する
3	実際には起こりえないことを，本当にあったかのように信じ，人にその話をする
4	将来のことを考えたり，計画したりすることができない
5	物事に夢中になり過ぎて度を越してしまう
6	過去の出来事がごちゃまぜになり，実際にはどういう順番で起きたかわからなくなる
7	自分の問題点がどの程度なのかよくわからず，将来についても現実的ではない
8	物事に対して無気力だったり，熱意がなかったりする
9	人前で他人が困ることを言ったり行ったりする
10	いったん何かをしたいと思っても，すぐに興味が薄れてしまう
11	感情をうまく表すことができない
12	ごく些細なことに腹を立てる
13	状況に応じてどうふるまうべきかを気にかけない
14	何かをやり始めたり，話し始めると，何度も繰り返してしまう
15	落ち着きがなく少しの間でもじっとしていられない
16	たとえすべきでないとわかっていることでも，ついやってしまう
17	言うこととやることが違っている
18	何かに集中することができず，すぐに気が散ってしまう
19	物事を決断できなかったり，何をしたいのかを決められなかったりする
20	自分の行動を他人がどう思っているのか気づかなかったり，関心がなかったりする

れて社会復帰したあとに気づかれることも多く，長期的なかかわりが必要な症状ともいえるため，治療者側も根気強くアプローチしていくことが重要である．

2 治療方法

a ボトムアップアプローチ

ワーキングメモリは，その容量を増やすように要素的な練習を行う．具体的には，本章Ⅰ「注意障害」（→47ページ）で紹介したような課題を取り入れるとよい．数唱や計算ドリルなども有効な場合がある．持続性注意，配分性注意機能に対するアプローチも同様だが，提示する課題の難易度には注意が必要である．

b トップダウンアプローチ

遂行機能障害に対する効果が高いと報告されたアプローチを以下に整理する．いずれも，対象者自身が自己の能力に気づいたうえで，問題を解決したり，目標を設定できるようになるための技術を身につけようとするものである．

1) メタ認知トレーニング

自己洞察により，自分自身の障害と残された能力に気づいたうえで，活動の目的や計画などについて自分の能力に合った動作を選択する方法を身につけていくものである．たとえば，弁当の準備課題では，食材をいくつか提示され，時間内に完成させられるどうか，予想される困難，困難を回避する戦略や必要とする支援の量などを自己評価する．これにより，自己管理能力が向上するという[13]．

2) 問題解決トレーニング

課題を提示し，それに対する分析や理解の促進過程を通して，段階的に問題解決する手法を身につけようとするトレーニング方法である．このトレーニングによる問題解決のプロセスは，①問題の分析，②課題の細分化と仮説形成，③評価と判

▶ 表6　問題解決トレーニングの構成要素

	構成要素	具体例
1	目標志向的思考	東京から大阪までの新幹線が運休しているときにはどうすればよいか？
2	情報の系統的比較	適当な新聞記事から重要な情報をまとめる
3	複数の情報処理	ハワイ旅行について，2つ以上の旅行会社のカタログを比較する
4	推論の援助	短い推理小説などの重要場面をイラストで描く

〔原　寛美：遂行機能障害．総合リハ 43：1021-1029, 2015 より改変〕

▶ 表7　目標管理トレーニングの枠組み

	セッション	目的
1	間違いの発見	一般的な導入，目標の定義，手抜きをすることの影響の認識
2	自動的な行為の中止(STOP)	自動的な行為とは何か，どのような間違いにつながるかの認識
3	ワーキングメモリ	ワーキングメモリの定義，中止することでワーキングメモリの重要性をチェックする
4	目標の陳述(STATE)	目標の確認，ワーキングメモリの活性化
5	意思決定	競合する目標の選択，競合する目標に対する感情反応の理解
6	課題の細分化(SPLIT)	分割を要する目標の確認，目標の階層性の構築
7	チェック	誤りの認識，行為をコントロールするために中止する，レビュー

〔Levine B, Schweizer TA, O'Connor C, et al：Rehabilitation of executive functioning in patients with frontal lobe brain damage with goal management training. Front Hum Neurosci 5：9, 2011 より改変〕

▶ 表8　ラスク研究所の認知トレーニング

	メニュー	内容
1	時間推測	60秒が描かれた時計を用いて，指定される秒数をできるだけ正確に回答する
2	文字抹消	新聞記事のなかの「the」と「to」を抹消する
3	部品仕分け	色や形，大きさなどが異なる21種類の金属製の部品を効率的に分ける
4	積み木構成	デザインされた6面体の立方体を見本どおりに並べる

〔立神粧子：前頭葉機能不全　その先の戦略—Rusk 通院プログラムと神経心理ピラミッド．pp152-177，医学書院．2010 より〕

定となっている．

また，このトレーニングは期間が6週間と定められている系統化されたものであり，表6に示すような4つの構成要素からなっている．1つのプログラムに25セッションを費やす[14]．

3）目標管理トレーニング

目標を設定するための半構造的な枠組みに沿った練習をするもので，目標の階層性を明らかにすることがこのトレーニングの目的である．そのトレーニングの枠組みは表7に示すように，7つのセッションに分かれている．この方法では，セッション2-4-6にあるSTOP（中止する）-STATE（述べる）-SPLIT（細分化する）のサイクルを身につけることが重要とされている[15]．

4）複合的アプローチ

海外では遂行機能障害や注意障害，さらには次節で解説する社会的行動障害（→142ページ）などを有する頭部損傷者に対する系統的なアプローチが各所で実施されている．本書ではニューヨーク大学医療センターのラスク（Rusk）研究所で実施されているプログラムを紹介する[16]．

これは脳損傷通院プログラムと呼ばれるもので，1サイクル20週にわたって実施される．プログラムは①オリエンテーション，②対人セッション，③認知トレーニング，④地域交流セッション，⑤自宅で行うトレーニングからなっており，家族とともに取り組む内容になっている．

表8に遂行機能障害の治療を目的とした認知トレーニングの詳細を示す．時間推測は遂行機能の企画，文字抹消は注意機能，部品仕分けは企画と実行，積み木構成は企画・実行・効率化にそれぞれ対応した課題である．

これらプログラムのもう1つの特徴は，トレーニングの前後にオリエンテーションとフィードバックを行い，それぞれのトレーニングの必要性とそれが日常生活にどのように役立つかの理解を促す点にある．

C 環境調整

遂行機能障害に対する環境調整では，それを効

率よく働かせるために居住空間の一貫性や余分な感覚刺激を除去することなどが重要である．たとえば，部屋の物品を整理したり，テレビや音楽を消したりすることである．

また人的な環境調整として，職場では，仕事の内容が複雑になったり，業務の量が過度になったりしないように配慮してもらう．家族に対しては，症状への理解を促しながら，メモや日程表といった自己管理，病院でのトレーニングの復習などをサポートするように指導していく．

● 引用文献

1) 加藤元一郎：遂行機能障害とその検査．神経内科 68（増刊号）：523-531，2008
2) 船橋新太郎：ワーキング・メモリー．神経進歩 37：44-55，1993
3) Lezak MD：Neuropsychological assessment. 3rd ed, pp650-685, Oxford University Press, New York, 1995
4) 三村 將：前頭葉の臨床神経心理学．高次脳機能研究 36：163-169，2016
5) 豊倉 穣：遂行機能障害．臨床リハ 18：790-798，2009
6) 苧阪満里子：脳のメモ帳 ワーキングメモリ―心のはたらきのキーワード．pp55-76，新曜社，2002
7) 藤森秀子，三村 將：高次脳機能障害の検査と解釈 Wisconsin Card Sorting Test（WCST）．臨床リハ 18：724-728，2009
8) 日本脳卒中データバンク：ウィスコンシンカードソーティングテスト（http://strokedatabank.ncvc.go.jp/archive/）
9) 山本吾子，遠藤美帆，三村 將，他：Tinkertoy Test について．脳と精神の医学 10：445-449，1999
10) Dubois B, Slachevsky A, Litvan I, et al：The FAB：A frontal assessment battery at bedside. *Neurology* 55：1621-1626, 2000
11) 鹿島晴雄，吉益晴夫：前頭葉と知的機能．*Brain Med* 13：7-13，2001
12) 渡邉 修：前頭葉損傷のリハビリテーション．高次脳機能研究 36：177-182，2016
13) Goverover Y, Johnston MV, Toglia J, et al：Treatment to improve self-awareness in persons with acquired brain injury. *Brain Inj* 21：913-923, 2007
14) 原 寛美：遂行機能障害．総合リハ 43：1021-1029，2015
15) Levine B, Schweizer TA, O'Connor C, et al：Rehabilitation of executive functioning in patients with frontal lobe brain damage with goal management training. *Front Hum Neurosci* 5：9, 2011
16) 立神粧子：前頭葉機能不全 その先の戦略― Rusk 通院プログラムと神経心理ピラミッド．pp152-177，医学書院，2010

● 参考文献

17) 鹿島晴雄，加藤元一郎，本田哲三：認知リハビリテーション．医学書院，2001
18) 船橋新太郎：前頭葉の謎を解く―心の宇宙〈1〉．京都大学学術出版会，2005
19) 種村留美：計画的に行動できない人の評価と生活―遂行機能障害．OT ジャーナル 40：647-651，2006
20) 田渕 肇：遂行機能障害．老年精医誌 23：1253-1259，2012
21) 廣實真弓：注意・遂行機能障害の臨床像．*MB Med Reha* 153：1-7，2013

COLUMN　ホモ・サピエンスと遂行機能

　われわれ人類の祖先はホモ・サピエンスである．しかしながら，約10万年前の狩猟時代には，ホモ・サピエンスは東アフリカの一部で暮らしていたのみで，地球全体を支配していたのはネアンデルタール人であった．

　ホモ・サピエンスは約7万年前に，地中海沿岸から地球上の他の地域へと移り住むようになり，やがてネアンデルタール人をはじめ，他の人類種をすべて追い払ってしまった．

　なぜ，そのようなことができただろうか．

　ホモ・サピエンスは他の人類種と異なり，調理を行い，舟やランプ，弓矢，針を発明した．さらに，今日では芸術と呼ばれるような作品を残した．図のライオンマンはドイツのシュターデル洞窟で発見された，約3万2,000年前の象牙彫りの彫刻である．宗教や交易などの証拠もこの時期に重なっているという．

　このような思考と意思疎通の方法が登場したことを「認知革命」と呼ぶが，これによってホモ・サピエンスは見知らぬ人同士で協力して獲物を狙うという複雑な行動の計画を立案し，遂行したという．この計画立案と遂行にネアンデルタール人は成す術がなかったようだ．

　ハラリ（Harari）[1]によれば，ネアンデルタール人が現代でも世界を支配していたら，いまだに狩猟社会であったという．遂行機能の発達，ひいては人類の発展は，まさにホモ・サピエンスによってもたらされたのである．

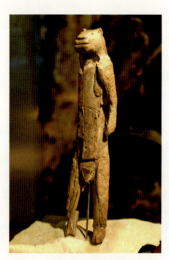

▶図　シュターデル洞窟で発見されたライオンマン

●引用文献
1) ユヴァル・ノア・ハラリ（著），柴田裕之（訳）：サピエンス全史（上）—文明の構造と人類の幸福．pp14-58，河出書房新社，2016

COLUMN　ストループ効果とストループテスト

　ストループ効果とは，アメリカの心理学者であったストループ（Stroop）が発見した，2つの相異なる情報が同時に干渉しあって，心理的な葛藤をもたらすという現象のことである．

　ストループテストとは，そのストループが1935年に考案したテストで，遂行機能障害の評価方法の1つとしてしばしば用いられる．課題の性質としては前頭葉機能検査であるFAB

COLUMN ストループ効果とストループテスト

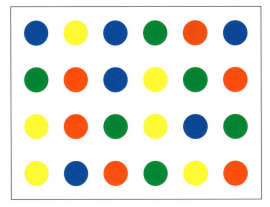

▶ 図1 Color Stroop Test

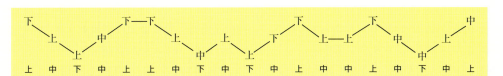

▶ 図2 Position Stroop Test（上中下検査）

（Frontal Assessment Battery）に含まれる「葛藤指示」や「Go/No-Go課題」に近い．

　この課題では，「赤」「黄」「青」「緑」の文字について，それらの文字が示す意味とは違う色のインクで書かれているので，それらの色名をできるだけ早く答えるよう指示する（▶図1）．すると，たとえば，「青色」のインクで書かれた「赤」という文字の色名を答えるときに，「あか」と読みたくなってしまい，単純に黒のインクで書かれた場合よりも結果として多くの時間を要してしまう．これはすでに獲得された文字に対する知識と読みの慣れが自動処理され，無意識のうちに文字名を読み上げてしまうために生じる．

　先の例は文字と色名で生じたわけだが，同様の認知的葛藤は文字と位置とでも生じる．図2に示すさまざまな位置に配置された「上」「中」「下」の文字について，できるだけ早くその位置を読み上げていく課題がそれである．この課題は先のテストがColor Stroop Testと呼ばれる

のに対して，Position Stroop Test（上中下検査）とも呼ばれるもので，標準注意検査法（CAT）に含まれている．また，注意障害に対する治療の部分でも紹介したAPT（Attention Process Training）のなかの課題にも含まれている．

　つまりストループテストは，ワーキングメモリにも関係する監視上の注意システム（supervisory attention system；SAS）の機能を評価するテストといえ，遂行機能にも関連したより高いレベルの注意機能を評価できると考えられる〔第2章 I「注意障害」の項も参照のこと（➡ 47ページ）〕．

●参考文献

1) Stroop JR：Studies of interference in serial verbal reactions. *J Exp Psychol* 18：643-662, 1935
2) 嶋田博行：ストループ効果—認知心理学からのアプローチ．培風館，1994
3) 鹿島晴雄：遂行機能障害の評価法—前頭葉機能検査を中心に．臨床リハ 8：162-167, 1995

VIII 社会的行動障害

A 定義と分類

1 定義

 社会的行動障害とは，情動コントロールの低下や意欲の低下など家庭生活や社会生活を送るうえで対人関係が困難になる要因を総称したものである．この用語は厚生労働省の事業として平成13〜17（2001〜2005）年まで実施された「高次脳機能障害支援モデル事業」[1]〔第4章I「高次脳機能障害支援事業」（→269ページ）参照〕における診断基準のなかで，記憶障害，注意障害，遂行機能障害と並んで定義されたものである．

 この診断基準のなかでは，意欲・発動性の低下，情動のコントロールの障害，対人関係の障害，依存的行動，固執が挙げられている．

2 分類

a 意志と意欲，発動性と自発性

 人間が何かの行為や活動を行うためには，それを始めようとする意志とそれよりも強い意欲が必要である．意志は時によって，何かの活動を行わない，あきらめるという抑止的な心の動きをすることもある．

 一方，発動性は自発性ともほぼ同義に用いられるが，意志に基づいた行為を自ら発動させる能力のことであり，これが低下すると行為の遂行ができなくなる．

b 情動のコントロール

1）情動の要素

 情動とは，第1章でも述べたとおり，急激に起こる感情の変化のことである．つまり，感情と情動は異なる．第1章ではプルチック（Plutchik）の8つの情動（→9ページ）を紹介したが，ラザルス（Lazarus）[2]はさらに人間固有の情動として，誇り，恥，感謝を加えているとされる．一方，ダマシオ（Damasio）[3]は，情動についてソマティック・マーカーの関与により，必ず身体反応が伴うと述べている．そのうえで，怒り，驚き，喜び，恐怖，悲しみ，嫌悪という6つをあげている．

 このソマティック・マーカーとは，問題解決に向けた推論をする際に，特定のオプションを思い浮かべると生じる身体に関する不快な（あるいは逆の）感情を回避するように働く感覚であり，それがシステムを形成しているという考えである．

2）情動と意思決定

 情動は人間の意思決定にも関与する．情動が障害され，コントロールできなくなったとき，情動は人間をいわゆる理性的な判断を損なわせる方向に向かわせる．つまり，情動はその時々において人間のとるべき行為を左右する力をもっていることになる．

 一方，人間の意思決定は複数の選択肢のなかから1つを選ぶという作業であるが，決定の際には自分の単なる欲求だけではなく，しばしば損得勘定を考慮することになる．当然ながら，何らかの報酬（金銭だけではない）を求め，危険（損失）を避

けるように意思決定する．視点を変えて説明すると，われわれにとって自身の欲求を我慢することが後々の利得をもたらすということがしばしばあるが，情動障害ではその場の報酬を求めるばかりに，危険を避け損失を抑制することがしばしば困難となってしまう．

C 対人関係の技法

1）社会的認知

人間は他者とつながり，支え合いながら生きていく動物である．よって，他者とつながるために，他者のことをよく理解することが必要である．そのためにわれわれは他者の情動を理解し，そして自分自身の情動をコントロールしながら社会生活を送っている．

西条ら[4]は，このような社会生活を送っていくため（個体の生存）に必要な他者を理解する機能を社会的認知機能と呼び，反応を起こす情動発現と合わせて個体が社会的環境に適応していると述べている（▶図1）．

それでは，他者を理解するためにはどのような機能が必要なのか，あるいは情動発現にはどのようなことがかかわっているのかについて次に整理していく．

2）他者の理解

他者を理解するためには，他者の表情や言動を認知し，それを理解する必要がある．ここでは表情や言動の認知とそれを理解するための心の理論という2つの面からみていく．

(1) 表情・言動の認知

人間の表情は怒り，驚き，喜び，恐怖，悲しみ，嫌悪という6つに分けられる[5]．これらの認知機能は顔の理解とともに乳幼児期に急速に発達し，特に母親とのアイコンタクトをはじめとした社会的行動によって獲得され始める．高齢者では快感情の想起（経験頻度）が増加し，不快感情の想起が低下するという．

また，人間の発話については，そのイントネーションによって意図する意味が違ってくる．たと

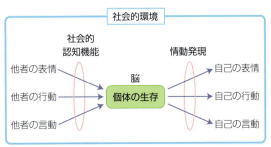

▶図1　情動発現のモデル

〔西条寿夫，小野武年：社会活動と扁桃体機能．岩田　誠，河村　満（編）：社会活動と脳―行動の原点を探る．脳とソシアル，pp13-33，医学書院，2008より〕

えば，「よかったね」という言葉でも，語尾の抑揚が高くなる場合には祝意や共感を意図するが，それとは逆に語尾の抑揚が低くなる場合には羨望や嫉妬を意図していることになる．このような発話の抑揚から相手の意図を理解することは社会的認知の1つとして重要な機能といえる[6]．

(2) 心の理論（Theory of Mind；ToM）

「心の理論」とは，人が自分自身や他人の心の内面（目的，意図，知識，信念，推論，思考，疑念，好みなど），すなわち精神活動の状態を想定することができる能力のことである[7]．言い換えれば，人が人の心を読むために形成する理論のことである．

一般に，特定の状況であれば，「人が考えていること」，すなわちその人の信念を推測することができる．たとえば，図2のような課題では，「ビー玉をカゴから箱に移されたことを知らないサリーはカゴを探すだろう」という信念を理解できる．これは実際にはビー玉が入っていないので「誤信念🗝」と呼ぶが，この他者の誤信念を正しく推測できるようになるのは4歳以降とされている．また自閉症児や気分障害の対象者ではこの課題に失敗するという．社会的行動障害の場合にも，心の理論が何らかの形で障害されている可能性がある．

3）情動発現

情動発現は表情や行動，言動などの反応を起こす脳内過程であるが，社会的認知から情動発現に

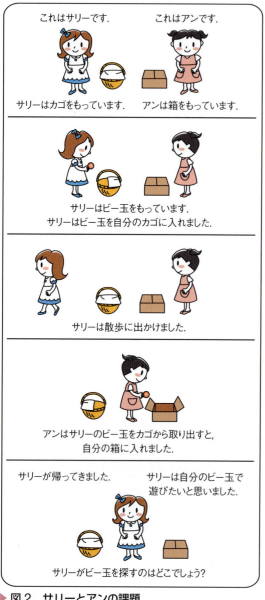

▶図2　サリーとアンの課題

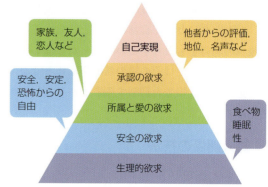

▶図3　人間の欲求構造
〔フランク・ゴーブル（著），小口忠彦（監訳）：マズローの心理学．p83，産業能率大学出版部，2003より改変〕

る．これによると，人間は何もないところではまず食べ物や睡眠，性といった生理的欲求を求め，それが満たされると次に安全や安定，恐怖からの自由を求めるという．さらに，それらが満たされれば家族や友人などへの所属や愛の欲求に発展し，その後は他者からの評価や地位，名声といった承認の欲求に至り，最終的には自己実現を求めるというものである．

　ただし，人間の欲求のなかには他者に対して利益をもたらす行為も含まれる．これは一般に，利他主義と呼ばれるもので，たとえば，親が子どもに払うさまざまな犠牲や慈善団体への寄付などがそれにあたる．ただし，これらの行為は自分自身にも自尊心や名声などの報いが得られるという面もあるため，先に紹介したダマシオは，これをポジティブなソマティック・マーカーと呼んでいる[3]．

　いずれにしても，人間の意思決定には，このようなさまざまな欲求が働いていると考えられる．

(2)報酬-損得勘定

　人間の意思決定はいくつかの選択肢のなかから1つを選ぶという作業である．この際，自分の単なる欲求だけではなく，しばしば損得勘定を考慮する．当然ながら，報酬を求め，危険（損失）を避けるように意思決定する．しかしながら日常の経済活動は必ずしも下した意思決定が功を奏すると

至るまでには意思決定というプロセスが存在する．その意思決定には以下の欲求と報酬-損得勘定が大きな役割をもっている．

(1)欲求

　人間の欲求については，マズロー（Maslow）の欲求構造が理解しやすい[8]．図3のように，それらはヒエラルキーを構成し，下位の欲求が満たされれば，より上位の欲求を求めるというものであ

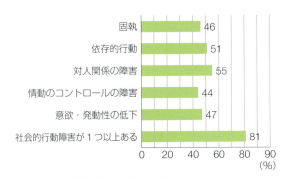

▶図4　社会的行動障害の有症率
〔国立身体障害者リハビリテーションセンター：高次脳機能障害支援モデル事業報告書—平成13〜平成15年度のまとめ．pp8-12，2004より〕

は限らない．成功すれば安堵し，失敗すれば後悔することが常である．

　この安堵と後悔に関して，脳の活動を調べた実験がある．それによると，安堵，つまり報酬が得られたときに活動したのは前頭前野の腹外側部であったのに対して，後悔した際に活動したのは眼窩部，前頭前野背外側部であったという[9]．

　このような意思決定にも前頭葉がかかわり，人間は利得が最大になるように決断し行動する．時には自分の欲求を我慢することが結果的に利得を増やすこともありうることになり，このことを抑制と呼ぶが，社会的行動障害では抑制をコントロールすることが難しく，脱抑制となる．

d 社会的行動障害の分類

　社会的行動障害は先の定義にあるとおり，意欲・発動性の低下，情動のコントロールの障害，対人関係の障害，依存的行動，固執という5つに分類されている．先の高次脳機能障害支援モデル事業では自治体ごとに疫学的調査が行われたが，そこで確認された各症状の有症率は図4のとおり非常に高くなっている[1]．特に注目すべきことは，5つの症状のうち1つでも有している割合が8割を超えるという実態である．

1）意欲・発動性の低下

　意欲や発動性の低下は社会復帰を妨げる大きな要因の1つである．この症状では身体的活動ばかりではなく，精神的活動も低下する．自宅に引きこもりがちになり，やる気が出ないとか，何事にも興味をもてないと訴える．さらに深刻な点は，これらの症状が抑うつ状態とは異なり，自分自身の現在の状態や将来に対して無関心な点である．このことをアパシー（apathy）とも呼ぶ．

2）情動のコントロールの障害

　情動のコントロールは対人関係には特に重要な機能であり，これが障害されるとさまざまな対人関係のトラブルを招く．特徴的な症状は自分の思いどおりに事が運ばないと，それが非常に些細なことであってもすぐに怒り出してしまうことである．これは自分がわかっていても抑え切れないほどの爆発ともいえる怒りである．時にこの怒りは暴力的な行動を引き起こしたりするが，このような怒りだけではなく，場違いな場面で急に大声で笑ったりもすることもある．

　情動のコントロールは脱抑制行動へと発展し，浪費やギャンブル，セクシャルハラスメント，過飲酒などを引き起こす．

3）対人関係の障害

　相手の立場や気持ちを思いやることができず，相手との良好な人間関係を築くことができなくなる．たとえば，悲しんでいる相手に対して，普段どおりに陽気に話しかけたり，冗談を言ったりする．あるいは，隠しておきたい相手の本音を大勢の人の前で平気で言ったりもする．このような言動を繰り返すことにより，以前は良好であった人間関係が徐々に悪化し，信頼関係が崩壊してしまう．新たな関係をつくろうとする場合はよりいっそう困難を伴う．

4）依存的行動

　物事を実行する際に，すぐに他人を頼ってしまう．また退行といって，子どもっぽく甘えるようになることがある．頼る相手は母親が多い．

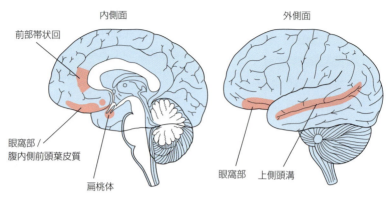

▶図5　社会的行動障害の責任病巣

5) 固執

1つの物事にこだわって，そこから別の物事へ意識を転換できないことである．自分の思ったことをそれが実行されるまで相手に繰り返し言ったり，相手の言うことを聞こうとしなかったりする．他人との協議の場では，過度な自己主張をしてしまう．このような固執の傾向は対人関係にも大きな影響をもたらすこととなる．

B 責任病巣

社会的行動障害を引き起こす脳部位は，fMRIを用いた近年の研究から多くの点が明らかになっている[10, 11]．それらによると，意欲を維持しているのは両側の前頭葉，特に背外側部である．また，他者の表情を読み取るには，扁桃体，上側頭溝，眼窩部，前部帯状回などがかかわり，特に前頭葉の眼窩部は前部帯状回や扁桃体とともに情動のコントロールも行っている（▶図5）．さらに道徳や心の理論に関係する脳部位は，前頭前野（特に腹内側前頭葉皮質），前部帯状回，紡錘状回であり，損得勘定には前頭前野外側部や眼窩部がかかわる．このように，社会的行動障害は前頭葉によってその多くが担われていることがわかっている．

C メカニズム

社会的行動障害はさまざまな症状の総称であるため，メカニズムを1つに絞ることはできない．一方で，これまで述べてきた意欲の低下，情動のコントロール，他者理解の機能と前頭葉各部との関係から，その部分が障害されることで生じる困難が予測できる．ここでは負の心理反応とそれとは反対の脱抑制の側面から整理する．

1 負の心理反応

意欲が低下する原因は何らかの動機づけが起こらないことである．この動機づけは報酬系回路とつながっているため，この回路，つまり前頭葉外側部，眼窩部，扁桃体，前部帯状回が損傷を受けると動機づけが起きにくくなる[12]．

また，情動の発現がうまくできなかったり，失敗したりすると，効力感を失って無力や抑うつが生じ，さらには嫌悪を事前に避けるあきらめや引きこもりが生じることとなる．さらに負の心理反応を喚起する状況においては，それを避けるための逃避行動や回避行動が出現する．退行や依存的行動はこのような状況になかった以前の状態に戻って安定させようとするものであり，一方，固執は慣れた活動を繰り返して安定させようとする

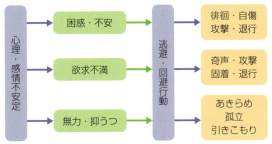

▶ 図6 負の心理反応と行動
〔坂爪一幸：前頭葉損傷に起因する社会的行動障害への対応．臨床リハ 26：274-280，2017より改変〕

▶ 表1　標準意欲評価法（CAS）の下位評価の構成

	項目
1	面接による意欲評価スケール
2	質問紙による意欲評価スケール
3	日常生活行動の意欲評価スケール
4	自由時間の日常行動観察
5	臨床的総合評価

ものと解釈されている（▶図6）[13]．

2 脱抑制

　情動のコントロールも報酬系回路と関係があり，この回路が損傷を受けると異常な際立ちが起きるという[14]．際立ちとは，報酬を求める刺激を際立たせることである．つまり，自身の欲求を満たす対象であれば，それが金銭的なものや性的なものであっても我慢できずに強く求め続けることになる．

　また抑制が機能しなくなると，金銭的な利益や他者からの自分自身への信頼を失ったとしても，それに対して後悔も生じないため歯止めがきかなくなる．

D 評価

1 評価前の確認事項

　社会的行動障害は対象者の社会復帰上の問題ばかりではなく，家族を巻き込む深刻な問題となる場合がある．よって，その評価にあたっては，家族をはじめ，対象者周囲の人々からの情報入手に力を注ぐ必要がある．特に家庭や職場での状況を病院で再現するのは困難であることから，情報収集がカギとなる．対人関係の問題では，どのようなときに，どのような相手に対して，どのような問題が起こるのかについてていねいに聴き取ることが重要である．

2 評価方法

　社会的行動障害の評価は現段階で十分に確立しているとはいえない．これは症状に明確な下位分類がないことや，分類された症状どうしが関連しあっていることが影響している．ここでは作業療法で用いることのできる評価方法を紹介するが，より重要なことは対象者の行動を正確に観察することであり，各種の評価手法はその補助的な手段であることを十分に認識しておく必要がある．

a 意欲・発動性の評価

　注意障害の総合的評価法である標準注意評価法とセットになっている標準意欲評価法（Clinical Assessment for Spontaneity；CAS）がある．これは表1に示すように面接評価，質問紙評価，日常生活行動評価，自由時間の日常行動観察，臨床的総合評価という5つの下位評価から構成されている．このうち面接による意欲評価では，表2に示すとおり，17項目（意欲に関しては15項目）についてそれぞれ0〜4点の5段階で評価する．60点満点で得点が高いほど意欲が低いと判定する．また質問紙による評価では，発動性やアパシーの程度について33項目からそれぞれ0〜3点の4段階，合計99点満点で評価する．これも点数が高いほど意欲が低いと判定する．

▶ 表2　標準意欲評価法（CAS）の面接による意欲評価スケール

	項目
1	表情
2	視線（アイコンタクト）
3	仕草
4	身だしなみ
5	会話の声量
6	声の抑揚
7	応答の量的側面
8	応答の内容的側面
9	話題に対する関心
10	反応が得られるまでの潜時
11	反応の仕方
12	気力
13	自らの状況についての理解
14	周囲の出来事に対する関心
15	将来に対する希望・欲求
16	注意の持続性
17	注意の転導性
意欲チェック項目（1〜15）評価点合計 ／60点（　　　％）	

各項目0〜4点の5段階で評価する．

b 情動のコントロールの評価

　先にも述べたとおり，情動のコントロールはさまざまな場面で脱抑制という問題行動へと発展する場合が多い．この脱抑制を直接的に評価する方法としてギャンブリング課題が考案された[15]．これは52枚のトランプを4組使用し，それらのカードを引きながら所持金を増やしていく課題である．カードは図7に示すように「い・ろ・は・に」からなるリスクとリターンの異なった4つのデッキに分類されており，最終的に「は・に」のローリターンのデッキからカードを選択していくと所持金が増えるというものである．社会的行動障害の対象者では，ハイリターンである「い・ろ」のデッキから多くのカードを引いてしまい，結果的に損失を出すことが多いという．

c 対人関係の評価

　対人関係の評価に関しては，心の理論課題や表情認知課題が用いられる．前者はもともと自閉症などの発達障害を対象に開発されたもので，成人用のツールを使用すべきであるが，標準化されたものは出版されていない．一方，後者の表情認知課題は Eye Test，まなざしテストと呼ばれるもので，写真に示されたまなざしからその心を推測する課題である．

　また標準失語症検査に含まれる漫画の説明課題を用いて，その主題（その漫画のおもしろいところやオチ）を答えてもらうことも有効であるという．

1）心の理論（ToM）課題

　図2で示したサリーとアンの課題が有名であるが，図8に示すような文章課題も用いられることが多い[16,17]．これは文中に登場する人物の会話の中に失言があったかどうかを尋ねる課題である．

2）表情認知課題

　図9に示すように，目の表情だけから他者の心を読み取る課題で，4つの選択肢から選ぶようになっている[18]．

d 行動観察

　社会的行動障害の行動観察には，一定の基準によって分類された項目があったほうがよい．その1つにプリガターノ（Prigatano）の能力判定表がある[19]．これは表3のように30項目からなり，それぞれを5段階で評価できるようになっている．自記式の評価法であるが，回答者を対象者自身とその代理人に分けて実施することでその解離を明らかにできる．つまり，解離が大きいほど，対象者の病識や気づきが低下していることになる．

E 治療

1 治療の原則

　まず，社会的行動障害に対する治療は他の高次

選択ブロック																																									
カード番号	1	2	3	4	5	6	7	8	9	10	1	2	3	4	5	6	7	8	9	10	1	2	3	4	5	6	7	8	9	10	1	2	3	4	5	6	7	8	9	10
い +10,000		-15,000		-30,000	-20,000		-25,000	-35,000		-25,000		-20,000		-35,000	-15,000		-30,000				-35,000		-20,000	-25,000		-15,000					-35,000	-20,000	-25,000				-15,000	-30,000		
ろ +10,000					-125,000							-125,000								-125,000									-125,000											
は +5,000		-5,000	-5,000	-5,000	-5,000	-5,000	-2,500	-7,500			-2,500	-7,500		-5,000		-5,000	-2,500	-5,000		-7,500	-5,000					-2,500	-2,500		-7,500				-5,000	-7,500						
に +5,000				-25,000												-25,000								-25,000								-25,000								

▶ 図7 ギャンブリング課題

A
太郎は新しい学校に通い始めました．
彼は新しい友達の次郎に「お母さんがここの給食をつくっているんだ」と言いました．
そこに美由紀がやってきました．
彼女は「ここの給食のおばさんたちって大嫌い．ほんといや」と太郎たちに言いました．
次郎は美由紀に「一緒にトランプでもやらない？」と言いましたが，美由紀は「ううん，やめとく．気分悪いの」と言いました．

B
亮太の誕生日に，進がおもちゃの飛行機をあげました．
2か月後，2人が遊んでいると，進がその飛行機を床に落としてしまいました．
「いいよ，いいよ．僕，そのおもちゃ，ちっとも好きじゃないから，誰かが誕生日にくれたんだけどね」と亮太が言いました．

▶ 図8 失言課題の例

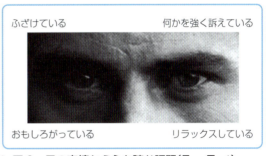

▶ 図9 目の表情から心を読む課題（Eye Test）

脳機能障害と比べても時間のかかるものであることを認識しておいてほしい．それは代償手段が乏しいことに加えて，他の高次脳機能障害の治療がどちらかというと対象者自身の問題解決を目標とするのに対して，社会的行動障害は対象者だけではなく，それ以外の他者との関係性の解決が必要となるからである．医療制度の都合で長期に入院することが難しいなか，作業療法をはじめとしたリハビリテーションでいかに継続的にかかわっていくかが重要となる．

2 治療方法

治療は対象者に自身の症状を認識してもらったうえで，情動をコントロールするための手段を身につけてもらうなどのトップダウンのアプローチが中心となる．ここでは三村[20]によるアプローチ（▶図10）を中心に紹介するが，気づきのレベル

▶ 表3 プリガターノの能力判定表

		できない	大変困難	多少の困難を伴うができる	かなり容易	容易にできる
1	自分の食事の用意					
2	着衣					
3	自分自身の衛生面への配慮					
4	皿洗い					
5	洗濯					
6	自分の金銭の管理					
7	時間的な約束の遵守					
8	集団内での会話の開始					
9	飽きたり疲れたりしたときでも労働にかかわっていること					
10	前夜の夕食のメニューの記憶					
11	よく会う人物の名前の記憶					
12	自分の毎日のスケジュールの記憶					
13	しなければならない重要な事項の記憶					
14	車の運転（必要に迫られた場合）					
15	困ったときに援助を仰ぐ					
16	予期せぬ変化への対応					
17	親しい知人との議論					
18	他の人々からの批判の受容					
19	泣き叫ぶことのコントロール					
20	友達のそばにいるときの妥当なふるまい					
21	人への感情表出					
22	手段活動への参加					
23	自分自身の言動で他人が動揺した場合にそのことがわかる					
24	毎日の活動の計画					
25	新しい知識の理解					
26	一貫した態度で自分のその日の責務を遂行する					
27	何かで動揺したときの自分の気分のコントロール					
28	ふさぎ込まずにいる					
29	自分の感情によって日々の活動を営む能力が影響されない					
30	笑いのコントロール					

〔Prigatano GP, 他（著），八田武志，中塚善次郎（訳）：脳損傷のリハビリテーション―神経心理学的療法．医歯薬出版，1988 より〕

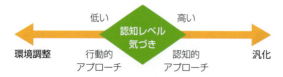

▶ 図10 社会的行動障害に対する治療の枠組み
〔三村　將：社会的行動障害への介入法―精神医学的観点からの整理．高次脳機能研究 29：26-33, 2009 より改変〕

が低い場合には，気づきを促すような行動的アプローチが優先される．気づきがある程度認められる場合には，症状のメカニズムやその誘発因子などについて対象者の理解を深めるような認知的アプローチが中心となる．

a トップダウンアプローチ

1）行動的アプローチ

衝動的な怒りに対する行動的アプローチは**表4**

▶ 表4　衝動的な怒りに対する行動的アプローチ

1. 衝動的な怒りに直面した場合のアプローチ

- 自問自答　　　　声に出して自分に尋ねる
- リマインド　　　はっと思い出す
- 小道具の利用　　メモ，お守り，写真など
- 環境調整　　　　人混みを避けるなど
- タイムアウト　　その場からの立ち去り
- リラクゼーション　深呼吸，身体を動かすなど
- 手がかりカード　SOSカードを出す

2. 衝動的な怒りを防ぐための普段のアプローチ

- 自己チェック　　日記などの記録
- 報酬　　　　　　トークンエコノミー（自分へのご褒美）

▶ 表5　衝動的な怒りに対する認知的アプローチ

1. 衝動的な怒りが生じるパターンについてのアプローチ

- 脳損傷と怒りとの関係を理解する
- 状況要因的なストレッサーを見出す
- 怒りの身体的前駆症状を見出す
- 怒りを爆発させないとどうなるかを考える

2. 衝動的な怒りの帰結についてのアプローチ

- 怒りを爆発させた場合のマイナスを書き出す
- 怒りを抑えられた場合のプラスを書き出す

▶ 表6　ラスク研究所の情動コントロール障害に対する治療戦略

	項目
1	行動を起こす前に立ち止まり，行動を遅らせる．ひと呼吸，間をおくことで，考えなしに「飛び込まない」ようにする
2	自分自身に「自分が言いたいこと，したいことは，この状況にふさわしいか？」「私は誰かの感情を傷つけていないか，あるいは不愉快にしていないか？」と問いかける
3	神経疲労，イライラ症，自分の弱点などを自己モニターする．大勢のグループ・セッションのときなどは，より衝動的になりがちなので，意識して気をつける
4	行為を遅らせて，自分をなだめるテクニックを身につける．たとえば，深呼吸する，数を10数える，休みをとる，その場から離れる，などもよい方策である
5	身体運動などで，過度なエネルギーは発散させる
6	フラストレーション，イライラ，怒りが高まっているときに自分に起こるサインを知る．サインは人によって異なるが，たとえば，小さい声でぶつぶつ言う，呼吸が早くなる，胃がキュッとしてくる，などがある．こうしたサインに気をつけて，爆発する前に，自分を爆発させないような努力をする
7	問題は自分にあるという意識をもつ．ほかの人を非難しないように
8	自分自身を変えるためにプラス思考の何かに気持ちを集中させる
9	心のなかで「これは失うに値するか？」と，自分に問いかける
10	自分を抑制できたらずっと気分がよいこと，そして人を傷つけたり困らせたりしなくてすむということを思い出す

〔立神粧子：前頭葉機能不全　その先の戦略—Rusk通院プログラムと神経心理ピラミッド．pp89-91，医学書院，2010より〕

に示すように，怒りに直面した場合と，それを普段から防ぐ場合との2つに分けて整理されている．怒りに直面した段階では，自問自答や深呼吸などいずれもひと呼吸おいて冷静になることを求めている．特にタイムアウトというアプローチでは，その怒りを生じた場から2～3分立ち去ることにより怒りを鎮める効果がある．

普段から怒りを防ぐ方法には，日記の活用や自分への報酬があげられている．

2）認知的アプローチ

認知的アプローチは，症状の出現が人格の障害や崩壊によるものではなく，特定の脳部位の損傷による高次脳機能障害であることを対象者に理解してもらうことから始まる（▶表5）．そして怒りが生じるパターンに気づき，それを爆発させたときのプラス面とマイナス面を考えることで自己洞察を促す．

3）複合的アプローチ

前節で紹介したニューヨーク大学のラスク（Rusk）研究所（➡138ページ）では，情動のコントロール障害に対する治療戦略として表6に示すような具体的な方法を紹介している[21]．

ここでも，自問自答する，深呼吸をする，意識を自分自身に向ける，気持ちをそらすなどの手法が示されている．

b ボトムアップアプローチ

社会的行動障害に対するボトムアップアプローチを探すことは簡単ではない．なぜなら，報告されている多くの治療が病識に対する気づきの獲得と，対象者にそれを意識するように求めているからである．つまり，対象者が無意識のうちに回復を促すようなアプローチはその対極に位置することになる．

ただ，手がかりがまったくないわけではない．それは表6にも示されているが，対象者に溜まったフラストレーションやイライラ感の発散である．これ自体は，意識的に行う部分もあるが，熱中して行うことができれば無意識のうちにボトムアップのアプローチにつながっていく可能性がある．作業療法であれば，粘土やサンディングなどがこの作業として思い浮かぶし，何らかのスポーツや運動も効果が期待できる．

c 環境調整

社会的行動障害は他の高次脳機能障害以上に家族など周囲の人々を巻き込むのが特徴である．そのため環境調整では周囲の人々への指導や援助が重要な意味をもつ．家族をはじめとした周囲の人々に対するアプローチは以下のようにまとめられる．

まず，社会的行動障害の症状をよく説明しながら理解を促し，根気よく接するよう指導する．さらに，治療プログラムに参加できる場合には積極的に参加してもらい，実践可能なものは自宅での学習に生かしてもらうことも時に必要となる．そのうえで，何より重要なことは対象者本人を援助しよう，助けようという思いを伝え続けることであり，そしてそれは時間のかかることである，と指導することである．

●引用文献

1) 国立身体障害者リハビリテーションセンター：高次脳機能障害支援モデル事業報告書―平成13～平成15年度のまとめ．2004
2) ジョセフ・ルドゥー（著），松本　元，小幡邦彦，湯浅茂樹，他（訳）：エモーショナル・ブレイン―情動の脳科学．pp127-164, 東京大学出版会, 2003
3) アントニオ・R・ダマシオ（著），田中三彦（訳）：デカルトの誤り―情動，理性，人間の脳．pp274-277, 筑摩書房, 2010
4) 西条寿夫，小野武年：社会活動と扁桃体機能．岩田誠，河村　満（編）：社会活動と脳―行動の原点を探る，脳とソシアル．pp13-33, 医学書院, 2008
5) Ekman P：Are there basic emotions? $Psychol\ Rev$ 99：550-553, 1992
6) 丸石正治：社会的行動障害の診断と評価．臨床リハ 18：1072-1079, 2009
7) 子安増生：心の理論―心を読む心の科学．pp10-12, 岩波書店, 2000
8) フランク・ゴーブル（著），小口忠彦（訳）：マズローの心理学．p83, 産能大学出版部, 2003
9) Fujiwara J, Tobler PN, Taira M, et al：A parametric relief signal in human ventrolateral prefrontal cortex. $Neuroimage$ 44：1163-1170, 2009
10) Moll J, Zahn R, de Oliveira-Souza R, et al：Opinion：the neural basis of human moral cognition. $Nat\ Rev\ Neurosci$ 6：799-809, 2005
11) 秋山知子，三村　將：社会性の神経心理学．分子精神医学 4：18-26, 2004
12) 山口修平：神経疾患におけるアパシーとその治療．島根医学 31：90-97, 2011
13) 坂爪一幸：前頭葉損傷に起因する社会的行動障害への対応．臨床リハ 26：274-280, 2017
14) 大東祥孝：前頭葉関連症状と社会行動障害―動機的セイリアンス障害．高次脳機能研究 32：212-217, 2012
15) 加藤元一郎：ソマティック・マーカー仮説と前頭葉腹内側部の機能．$Brain\ Med$ 13：63-70, 2001
16) 椿田貴史："社会的失言（faux pas）"検出課題と自閉症スペクトラム指数の臨床的適用に関する考察．$NUCB\ journal\ of\ economics\ and\ information\ science$ 50：87-96, 2006
17) 小早川睦喜：社会的認知―その概念と評価法．老年精医誌 26：277-283, 2015
18) 生方志浦，村井俊哉：社会脳．総合リハ 42：35-40, 2014
19) Prigatano GP，他（著），八田武志，中塚善次郎（訳）：脳損傷のリハビリテーション―神経心理学的療法．医歯薬出版, 1988
20) 三村　將：社会的行動障害への介入法―精神医学的観点からの整理．高次脳機能研究 29：26-33, 2009

21) 立神粧子：前頭葉機能不全　その先の戦略―Rusk通院プログラムと神経心理ピラミッド．pp89-91，医学書院，2010

●参考文献
22) 上田敬太，村井俊哉：感情のコントロールができない人の評価と生活―社会的行動障害．OTジャーナル 40：641-643，2006
23) 岩田　誠，河村　満（編）：社会活動と脳―行動の原点を探る．脳とソシアル，医学書院，2008
24) アントニオ・R・ダマシオ（著），田中三彦（訳）：感じる脳―情動と感情の脳科学　よみがえるスピノザ．ダイヤモンド社，2005
25) 先崎　章，三村　將：社会的行動障害への精神心理学的アプローチ・治療．臨床リハ 18：1087-1093，2009
26) 子安増生，郷式　徹（編）：心の理論―第2世代の研究へ．新曜社，2016

COLUMN フィネアス・ゲイジの悲劇と貢献

　その悲劇は今から約150年以上前に米国で起こった．

　若くて優秀な鉄道建設の現場監督であったフィネアス・ゲイジ（Phineas Gage）は，鉄道の線路を敷くために仲間と一緒にダイナマイトを使って岩盤を爆破する作業をしていた．当時は岩にあけた穴に火薬を詰め，そこに導火線を設置し，その上に砂を詰める要領で爆破させていた．あるとき，ゲイジが火薬を詰めていると仲間から声をかけられたので，自分の持ち場を一時離れた．戻った彼は火薬の上に砂を入れた後だと思いこみ，こともあろうか，火薬を直接，直径が約3センチ，長さが1メートル以上もある鉄の棒で突いてしまった．その瞬間，ダイナマイトが爆発し，鉄の棒は彼の下顎から頭を貫通して30メートルも飛んでいった（▶図1）．

　事故後の彼は意識もあり，仲間に支えられて歩くこともできた．さらにはホテルに戻った後，医師の治療を受けたが，そこに駆けつけた家族にも事故の様子を話したという．2か月に及ぶ病院での治療，そしてその後7か月を自宅で過ごした後，彼は職場に復帰した．しかし，ゲイジは移り気で感情の起伏が激しくなり，ときに汚い言葉を浴びせたり，計画を立てても途中で止めてしまい，別のことを始めてしまったりするなど，「ゲイジはもはや以前のゲイジではない」と言われるほど変わり果ててしまった．

　当然ながら現場監督は解雇され，その後も職を転々としたが，てんかん発作がひどくなり，事故から約12年後に死亡した．

　その後，保管されていたゲイジの頭蓋骨と標

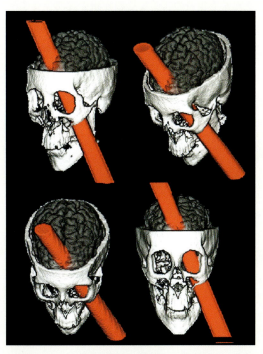

▶図1　ゲイジの頭蓋骨と貫通した鉄の棒

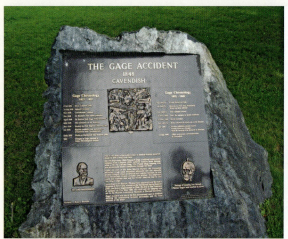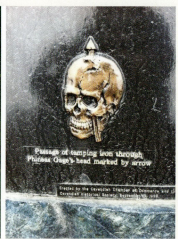

▶図2　ゲイジの記念碑

準的な脳の画像を組み合わせた研究により，ゲイジが損傷を受けた脳部位は前頭葉の眼窩部と先端部であることがわかった．今日では，遂行機能障害や社会的行動障害を説明する際に必ずといってよいくらい，ゲイジの話題が登場し，あたかも自身の言葉でその症状を説明するようにわれわれに多くの示唆を与え続けている．

このように彼を襲った悲劇は皮肉にも，脳科学，特に前頭葉の神経心理学の発展に大きく貢献することとなった．その貢献に敬意を表す記念碑が，彼の頭蓋骨と貫通した棒を保存しているボストンのハーバード大学医学部の前庭に建てられている（▶図2）．

●参考文献

1) Damasio H, Grabowski T, Frank R, et al：The return of Phineas Gage：clues about the brain from the skull of a famous patient. *Science* 264：1102-1105, 1994
2) Fleischman J：Phineas Gage. Houghton Mifflin Company, New York, 2002

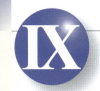

認知症

A 定義と分類

1 定義

認知症とは，一度正常に達した認知機能が後天的な脳の障害によって持続的に低下し，日常生活や社会生活に支障をきたすようになった状態のことをいう．つまり，高次脳機能障害の1つの症状でもなければ，ある特定の疾患でもないことにまず注意が必要である．しかしながら，本書の各論の1つの項目として取り上げるのは，認知症がさまざまな高次脳機能障害のもとに成り立っているためであり，さらには，高齢化した社会において認知症への理解なしに作業療法の実践はありえないとの考えからである．

改めて，認知症の定義を確認してみよう．WHOによる国際疾病分類第10版（International Statistical Classification of Diseases and Related Health Problems；ICD-10)[1]によれば，その診断基準は表1のように，①記憶力の低下，②認知機能の低下，さらにそれらによって日常生活活動（ADL）や遂行能力に支障をきたすこととしている．またアメリカ精神医学会による精神疾患の診断マニュアル第5版（Diagnostic and Statistical Manual of Mental Disorders；DSM-5)[2]による認知症の診断基準は表2のとおりである．注意，遂行機能，記憶，言語，知覚-運動，社会的認知の6領域のうち，1つ以上の機能低下に加えて，それらが生活関連活動（IADL）の自立を阻害することをあげている．またDSM-5ではそれまでの認知症（dementia）という用語から，major neurocognitive disorder と

▶ 表1 ICD-10による認知症の診断基準

診断基準
1　以下の各項目を示す証拠が存在する 　　1）記憶力の低下 　　2）認知能力の低下 　　1，2により，日常生活活動や遂行機能に支障をきたす
2　周囲に対する認識が基準1の症状をはっきりと証明するのに十分な期間，保たれていること．せん妄のエピソードが重なっている場合は保留
3　次の1項目以上を認める 　　1）情緒易変性 　　2）易刺激性 　　3）無感情 　　4）社会的行動の粗雑化
4　基準1の症状が明らかに6か月以上存在していること

▶ 表2 DSM-5による認知症の診断基準

	診断基準
A	1つ以上の認知領域（複雑性注意，遂行機能，学習および記憶，言語，知覚-運動，社会的認知）において，以前の行為水準から有意な認知の低下があるという証拠が以下に基づいている 　（1）本人，本人をよく知る情報提供者，または臨床家による有意な認知機能の低下があったという概念，および 　（2）標準化された神経心理学的検査によって，それがなければほかの定量化された臨床的評価によって記録された実質的な認知行為の障害
B	毎日の活動において，認知欠損が自立を阻害する（すなわち最低限，請求書を支払う，内服薬を管理するなどの，複雑なIADLに援助を必要とする）
C	その認知欠損は，せん妄の状況でのみ起こるものではない
D	その認知欠損は，ほかの精神疾患によってうまく説明されない（例：うつ病，統合失調症）

いう用語が当てられ，軽度認知障害(mild neurocognitive disorder)が加えられた．この軽度認知障害は国内では一般に，MCI(mild cognitive impairment)と呼ばれているものである．MCIの診断基準は①本人や家族から認知機能低下の訴えがある，②認知機能低下はあるが認知症の診断基準は満たさない，③基本的な日常生活機能は正常というものである．

なお，せん妄とは軽度の意識障害に活発な精神運動興奮が加わった状態のことを指す．幻覚や妄想，不穏など認知症と似た症状が現れるが，認知症とは異なるので注意が必要である．

2 分類

認知症は単なる高次脳機能障害でもなければ，1つの疾患でもない．それは，さまざまな原因疾患から生じる，多彩な高次脳機能障害などの症候群であり，さらには日常生活と社会生活に深刻な影響を及ぼすものである．ここでは，認知症への理解をより深めるために，症状および原因となる疾患について整理しておこう．

a 認知症の症状

先に紹介した認知症の診断基準によれば，それを定義づける症状は，1つには記憶障害をはじめとした高次脳機能障害と行動心理学的症状(behavioral and psychological symptoms of dementia；BPSD)[3]と呼ばれる精神症状である．高次脳機能障害を中核症状，BPSDを周辺症状と呼ぶ場合もあるが，それらを含めた症状は多彩である(▶図1)．

1) 高次脳機能障害
(1) 記憶障害

認知症の記憶障害の特徴はエピソード記憶の障害である健忘と見当識障害である．健忘は前向性健忘が多いが，進行すると逆向性健忘も呈するようになる．これらは疾患によっても違いがあり，脳血管性認知症の場合にはエピソードの一部を思い出せないが，アルツハイマー(Alzheimer)病な

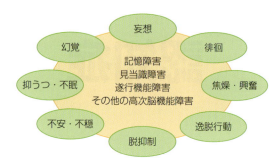

▶図1 認知症の中核症状と周辺症状

ど変性疾患の場合にはエピソードそのものを忘れてしまう．そのため後者の場合には日常生活に支障をきたし，社会的にも問題となることが多い．

一方，見当識障害では時間と場所の見当識が障害される．時間の見当識は日にちがわからなくなったり，1日のなかでも昼と夜の区別がつかなくなったりする．場所の見当識では病院や施設にいるという見当識が障害され，旅館や公民館にいると言ったりする．これらはいずれも徘徊などのBPSDの原因にもなる．

またアルツハイマー病などの神経変性疾患が進行してくると，エピソード記憶に加えて，意味記憶が障害される．物事に対する知識に加えて，よく知った人の顔や名前もわからなくなる．

(2) 遂行機能障害

記憶障害に次いで多く認める症状は遂行機能障害であろう．本章Ⅶ「遂行機能障害」(➡128ページ)で述べたように，この障害はIADLで顕著に現れる．家事や調理といった計画性や実行に際して効率が求められる活動に支障が出る．たとえば，部屋が乱雑になっていたり，調理の味つけが以前と比べて変わってしまったりという場合には，この遂行機能障害が影響している可能性がある．また，道に迷うなどのトラブルに遭遇した際に，それに対応できなくなるのも遂行機能障害の影響であり，徘徊とも相まって家族にも深刻な問題となってしまう．

(3) その他の高次脳機能障害

認知症の記憶障害と遂行機能障害以外の症状は

多彩である．注意障害，失語，失行，失認，社会的行動障害などさまざまな症状が出現するが，これらはいずれも緩徐に進行することが特徴的である．

2）行動心理学的症状（BPSD）

認知症の周辺症状とも呼ばれる BPSD は近年特に注目を集めている．それはこの症状が社会への適応に障害をもたらすとともに，介護する家族らに対してもさまざまな負担を与える重要な症状と認識され始めたからである．BPSD は**表3**のように，心理症状と行動症状に分けて整理されている[4]．

(1) 心理症状

①妄想

妄想は訂正不可能な誤った信念のことであるが，アルツハイマー病やレビー（Lewy）小体型認知症では特に多く認められる．妄想の内容は被害妄想が多く，特に，**もの盗られ妄想**の頻度が高い．このほか，見捨てられ妄想，嫉妬妄想，誤認妄想などが認められる．

②幻覚

幻覚とは誤った知覚のことである．実際には存在しないものや音，味，臭いなどを感じるが，認知症では幻視と幻覚が多い．特にレビー小体型認知症に特徴的であり，人や虫，動物などが見える幻視の頻度が高い．

③抑うつ

抑うつは気分の障害で，悲哀や喜びの減退など気分の低下した状態のことである．認知症の抑うつ症状は，うつ病での症状とは異なり，喜びの欠如や身体的不調感のような非特異的な気分変調が特徴的である[5]．

④不眠

睡眠と覚醒のリズムが乱れることで不眠となりやすい．

⑤不安

些細なことにも不安になり，必要以上に他者に尋ねるようになる．焦燥感も抱きやすく，つきまといや徘徊につながりやすい．

▶ **表3　BPSD の心理症状と行動症状**

心理症状	行動症状
妄想	徘徊
幻覚	不穏
抑うつ	焦燥・興奮
不眠	攻撃性
不安	逸脱行動
誤認	脱抑制

〔池田　学：認知症の治療とケアの原則．池田　学（編）：認知症―臨床の最前線．p159，医歯薬出版，2012 より〕

⑥誤認

人物や場所について誤って認識してしまう．いないはずの家族が家にいるとか，家族の1人がそっくりの他人にすり替えられたなどと訴える．また，幻の同居人と呼ばれる，誰かが家にいると確信してしまうこともある．

(2) 行動症状

①徘徊

不安や焦燥感，不眠などが誘因となって，歩き回ってしまう．ただ，そのことに目的がないわけではなく，散歩や出勤，（施設入所者の場合）自宅に帰るなど，なんらかの目的がある場合もある．しかしながら，記憶障害や遂行機能障害の影響で戻ることが不可能となり，結果的に歩き回って，迷子になってしまうと考えられる．いずれにしても，本人はもちろんのこと，家族や介護者にとっては深刻な症状である．

②不穏

攻撃性の一連症状として認められる．怒りの表情や態度などを伴う．

③焦燥・興奮

いらだちや焦りから，不平を言ったり，突然叫び声をあげたりする．攻撃性を高める原因にもなる．

④攻撃性

易刺激性や攻撃性が高まり，イライラしたり，機嫌が悪くなったりする．その結果，暴言を吐いたり，暴力を振るったりすることがある．

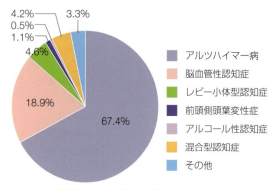

▶図2 認知症の原因疾患の割合
〔谷向 知：認知症の疫学．池田 学（編）：認知症—臨床の最前線．p5，医歯薬出版，2012より〕

▶表4 認知症の原因疾患ごとの症状の特徴

	アルツハイマー病	脳血管性認知症	レビー小体型認知症	前頭側頭型認知症
高次脳機能障害	進行性の記憶障害 遂行機能障害 失語 失行 失認	記憶障害 損傷部位に応じた症状	進行性の記憶障害 失語 失認	記憶障害は軽度 遂行機能障害
BPSDなど	妄想 幻覚 徘徊	抑うつ	幻視 抑うつ パーキンソニズム	脱抑制 反社会的行動 常同行動

⑤逸脱行動

さまざまな場面において，一般常識から逸脱した行動が目立つようになる．最も頻度が高いものは不潔行為である．便を手で触ったり，その手をタオルで拭いたりする．洗髪や入浴，更衣に関しても，拒否することが多くなり不潔な状態を続けることになってしまう．

またコンビニエンスストアなどで堂々と万引きをしたり，それをとがめられても悪びれることがない．このような反社会的な行動は前頭側頭型認知症で認められる．

⑥脱抑制

衝動の抑制障害であり，通常では行わないような行動を衝動的にしてしまう．これは特に性的な言動や問題行動として現れることが多い．また，他人の持ちものを勝手に持ち去ったり，話している途中で突然立ち去ったりすることもある．

b 認知症をもたらす疾患

認知症の原因疾患は，アルツハイマー病に代表される中枢神経変性疾患のほか，脳血管性疾患，脳腫瘍，正常圧水頭症，中毒性疾患などさまざまである．その原因疾患の割合は図2のとおりである[6]．これら疫学調査にも複数の報告があり，それらの結果には差があるため1つの目安として把握しておいたほうがよい．

また，それぞれの疾患に認められる症状には違いがあり，それぞれの特徴に合わせた評価や治療が必要となる．疾患ごとの症状の特徴を表4にまとめる．

1) アルツハイマー病

約100年前にドイツの医師アルツハイマーが報告した，進行性に神経原線維変化と記憶障害などの多彩な症状を呈する疾患である．40歳以上に発症し，遺伝素因や女性といった危険因子が報告されている．

症状の特徴は緩徐に進行する記憶障害をはじめ，失語，失行，失認などが続く．またこれらに妄想，幻覚，徘徊，暴力などのBPSDを伴う．その症状と進行の関係を図3に示す[7]．これは高齢発症型のパターンであるが，BPSDは初期には目立たないものの，中〜後期にかけて顕著となる．画像所見では側頭葉を中心とした広範な大脳の萎縮を認める．一方，若年発症のアルツハイマー病は言語や視空間認知に障害が現れやすい．

なお，MCIは疾患ではなく，アルツハイマー病という認知症を呈する前段階と定義されている．前述のとおり，日常生活における以前からの変化を家族から聴取することで判断される．

2) 脳血管性認知症

脳梗塞やくも膜下出血などの脳血管障害により認知症となることは広く知られている．しかしながら注意が必要なのは，すべての脳梗塞や脳出血

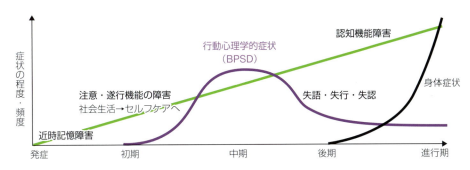

▶図3　アルツハイマー病の症状の経過
〔今村　徹：アルツハイマー病．河村　満，辻　省次（編）：認知症―神経心理学的アプローチ．p202，中山書店，2012より〕

などの脳血管障害が認知症を呈するわけではないことである．認知症を呈するようになるのは，記憶障害を発症する部位を含んだ脳損傷がある場合や，再発あるいは脳血流量の低下によって段階的に複数の部位の損傷を受けた場合となる．

アルツハイマー病をはじめ他の進行性の変性疾患と異なり，BPSDの出現はほとんどない．

3）レビー小体型認知症

1990年代にアルツハイマー病から分離された老年性の神経変性疾患で，認知症を呈する変性疾患としてはアルツハイマー病に次いで多い．大脳を含む中枢神経にレビー小体という円形の構造物が多数出現するため，この診断名がつけられている．症状は高次脳機能障害に加えて，幻視とパーキンソニズムを伴うことが特徴的である．

4）前頭側頭型認知症

前頭側頭型認知症は脱抑制や反社会的行動など行動の障害を主症状とする変性疾患で，記憶障害が比較的軽いことが特徴とされる．先にも述べたとおり，反社会的行動として窃盗のほか，放火やひき逃げなどを起こすことがある．また**常同行動**と呼ばれる，同じ言動を繰り返す行動もこの疾患の特徴として知られている．

5）その他の疾患

認知症を呈するその他の疾患として，アルコール性認知症，皮質基底核変性症，進行性核上性麻痺，正常圧水頭症，ハンチントン（Huntington）病などが報告されている．

B　責任病巣

認知症を呈する疾患が上記のとおり種々あるため，病巣やその進行のパターンもそれぞれ異なる．その一方で，認知症は記憶障害を必ず伴うことが診断基準とされているため，記憶の中枢，すなわち海馬や扁桃体を中心とした側頭葉の内側面の損傷はどの疾患にもほぼ共通して認められることになる．特にアルツハイマー病，レビー小体型認知症，前頭側頭型認知症など神経変性疾患の場合は，進行性に大脳が萎縮していくことを特徴としている．そのため進行すると広範な大脳の萎縮と脳室の拡大を認めることとなる．

また，大脳の萎縮とともに脳血流や代謝の低下も認め，アルツハイマー病では内側側頭葉に加え，側頭葉頭頂葉移行部や帯状回にそれらを認めると報告されている[8]．

C　メカニズム

認知症は高次脳機能障害およびBPSDの症候群の総称であるため，基本的には個々の高次脳機能障害のメカニズムを理解しておくことが重要で

ある．またBPSDは高次脳機能障害ではなく精神症状であり，それらの症状発現には**ドパミン系**🔑や**セロトニン系**🔑など伝達物質の働きと薬物療法の理解が必要である．

ドパミンは中脳の辺縁系や基底核から分泌される神経伝達物質で，運動制御や意欲，報酬系に関与している．統合失調症の研究において，妄想や幻覚の原因がドパミンの過剰分泌であるというドパミン仮説が唱えられている．認知症で生じる妄想や幻覚も同様の作用機序である可能性がある．

またセロトニンは脳幹の縫線核で合成され，広く大脳全体に取り込まれる．その役割は睡眠や気分，情動行動などをコントロールすることである．うつ病などの治療では，このセロトニンの再吸収を抑える薬が投与されており，認知症においても脳内のセロトニンの減少が陰性症状に関与している可能性がある．

D 評価

1 評価前の確認事項

認知症は対象者本人に自覚がないまま発症し，進行することが多いため，日々の生活をともにする家族や介護スタッフからの情報が欠かせない．特に病前の生活状態や性格などを確認しておくことが重要である．また，認知症は家族など介護をする側にも深刻な影響をもたらすため，家族や介護者側の問題の評価も必要となる．

2 評価方法

認知症は多彩な症状を示すため，一度にすべての症状を詳細に評価することは難しい．そのため，高次脳機能障害を短時間で大まかに把握できるスクリーニング検査を用いることが多い．また机上検査のほかに，BPSDについての評価や日常生活場面を観察することによって評価する方法が数多く開発されている．評価にあたっては，これらの複数の側面からの複眼的な視点で確認することが必要である．

a 高次脳機能障害の机上検査

認知症に対する机上検査はスクリーニング検査と個別の症状に対する検査に分けられる．スクリーニング検査では見当識障害，記憶障害，注意障害，失語などの有無について調べる．

1) スクリーニング検査

スクリーニング検査には以下の2つがあり，どちらを用いるかは病院や施設の事情によって異なる．

(1) Mini-Mental State Examination(MMSE)

MMSEはフォルスタイン(Folstein)らによって開発された高次脳機能全般に対する検査であり，世界中で最も汎用されている[9]．検査項目は**表5**に示すとおり，見当識，復唱，計算，再生，呼称，言語指示，書字，図形模写などからなる．30点満点で23点以下を認知障害ありとする．24点以上であっても認知症と診断されることがあるため，注意が必要である．学会発表など海外へ発信する場合にはMMSEを用いるべきである．

(2) 改訂長谷川式認知症スケール(Hasegawa's Dementia Scale-Revised；HDS-R)

HDS-Rは精神科医の長谷川が認知症を判定する尺度として開発した検査である[10]．**表6**のとおり，先のMMSEと比較すると，見当識や記憶，計算など似た項目が多い．MMSEと異なるのは，HDS-Rはすべて言語で回答を求める言語課題であるところである．HDS-Rも30点満点で，20点以下を認知症の疑いありとする．

2) 個別の症状に対する机上検査

認知症に対する評価では個別の高次脳機能障害を詳細に調べることも重要である．重要な症状は記憶障害，遂行機能障害，注意障害などである．

記憶障害に対しては，ウェクスラー記憶検査(Wechsler Memory Scale-Revised；WMS-R)や

▶表5 Mini-Mental State Examination(MMSE)

質問内容	回答
1（5点） 今日は何年ですか	年
今の季節は何ですか	
今日は何曜日ですか	曜日
今日は何月何日ですか	月
	日
2（5点） ここは何県ですか	県
ここは何市ですか	市
ここはどこですか（施設名・建物名）	
ここは何階ですか	階
ここは何地方ですか（例：関東地方）	
3（3点） 物品名3個（相互に無関係） 検者はものの名前を1秒間に1個ずつ言い，被検者に繰り返させる 正答は1個につき1点，その後，3個すべて言うまで繰り返す（6回まで） 何回繰り返したかを記す	回
4（5点） 100から順に7を引く（5回まで各1点）	
5（3点） 3で示した物品名を再度復唱させる	
6（2点） （時計を見せながら）これは何ですか 　　　　（鉛筆を見せながら）これは何ですか	
7（1点） 次の文章を繰り返す（1回で正確に復唱できたら1点） 　　　　「みんなで，力を合わせて綱を引きます」	
8（3点） （3段階の命令，各段階で正しく作業できたら1点） 　　　　「右手にこの紙を持ってください」 　　　　「それを半分に折りたたんでください」 　　　　「机の上に置いてください」	
9（1点） （次の文章を読んで，その指示に従ってください） 　　　　「目を閉じなさい」	
10（1点） （何か文章を書いてください）	
11（1点） （次の図形を書いてください）	
	合計得点

(Folstein MF, Folstein SE, McHugh PR："Mini-mental state". A practical method for grading the cognitive state of patients for the clinician. J Psychiatr Res 12：189-198, 1975 より)

リバーミード行動記憶検査（Rivermead Behavioral Memory Test；RBMT）がよく用いられる．遂行機能障害など前頭葉症状にはFAB〔Frontal Assessment Battery(➡134ページ)〕やBADS〔Behavioural Assessment of the Dysexecutive Syndrome(➡134ページ)〕を用いることが多い．また注意障害については，TMT〔Trail Making Test(➡51ページ)〕や総合バッテリーである標準注意検査法〔Clinical Assessment for Attention；CAT(➡51ページ)〕が用いられる．個々の症状に対する評価方法については，それぞれの項を参照されたい．

b 全般的重症度の評価

1）臨床的認知症尺度（Clinical Dementia Rating；CDR）

認知症の重症度を判断することを目的に作成さ

▶ 表6　改訂長谷川式簡易知能評価スケール(HDS-R)

	質問		配点
1	お歳はいくつですか？(2年までの誤差は正解)		0　1
2	今日は何年の何月何日ですか？　何曜日ですか？ (年月日，曜日が正解でそれぞれ1点ずつ)	年 月 日 曜日	0　1 0　1 0　1 0　1
3	私たちがいまいるところはどこですか？ (自発的にでれば2点，5秒おいて，家ですか？　病院ですか？　施設ですか？のなかから正しい選択をすれば1点)		0　1　2
4	これから言う3つの言葉を言ってみてください．あとでまた聞きますのでよく覚えておいてください．(以下の系列のいずれか1つで，採用した系列に○印をつけておく) 1：a)桜　b)猫　c)電車 2：a)梅　b)犬　c)自動車	a) b) c)	0　1 0　1 0　1
5	100から7を順番に引いてください． (100−7は？　それからまた7を引くと？　と質問する．最初の答えが不正解の場合，打ち切る)	(93) (86)	0　1 0　1
6	私がこれから言う数字を逆から言ってください． (6-8-2，3-5-2-9を逆に言ってもらう．3桁逆唱に失敗したら打ち切る)	2-8-6 9-2-5-3	0　1 0　1
7	先ほど覚えてもらった言葉をもう一度言ってみてください． (自発的に回答があれば各2点，もし回答がない場合，以下のヒントを与え正解であれば1点) a)植物　b)動物　c)乗り物		a：0　1　2 b：0　1　2 c：0　1　2
8	これから5つの品物を見せます．それを隠しますので何があったか言ってください． (時計，鍵，タバコ，ペン，硬貨など必ず相互に無関係なもの)		0　1　2 3　4　5
9	知っている野菜の名前をできるだけ多く言ってください． (答えた野菜の名前を右欄に記入する．途中で詰まり，約10秒間待っても答えない場合にはそこで打ち切る) 0〜5=0点，6=1点，7=2点，8=3点，9=4点，10=5点	………… ………… ………… …………	0　1　2 3　4　5
		合計得点	

〔加藤伸司，下垣　光，小野寺敦志，他：改訂長谷川式簡易知能評価スケール(HDS-R)の作成．老年精医誌2：1339-1347，1991より〕

れたものである．表7のとおり，記憶，見当識，判断力と問題解決，社会適応，家庭状況および趣味・関心，介護状況の6つの項目から評価する．この尺度の最も特徴的な部分は，患者本人への面接結果だけではなく，患者の家族や介護者からの情報をもとに評価する点であり，仮に患者本人の協力が得られないか，十分に信頼できない場合でもインフォーマントからの情報をもとに重症度を判断できる点にある[11]．

判定方法はまず，6つの項目ごとに「健康(CDR 0)」から「重度認知症(CDR 3)」までの5段階で当てはまる程度を判断する．この場合，各項目を独立して判定する．各項目では1つのボックスに○をつけることとされており，判断に迷う場合はより重症なほうにつける．全般的なCDRの判定は記憶をベースに決定される．つまり，記憶以外の少なくとも3つの項目が記憶の障害と同じであれば，CDRは記憶障害の程度に相当する．また，記憶以外の3つ以上の項目が記憶の障害レベルよりも重症の評価であれば，3つ以上の項目の障害レベルによって示されるCDRとなる．

C BPSDの評価

1) NPI(Neuropsychiatric Inventory)

カミングス(Cummings)らによって開発された尺度である．開発当初は「妄想」「幻覚」「興奮」「うつ」「不安」「多幸」「無関心」「脱抑制」「易刺激性」「異常行動」の10項目から構成されたが，その後，「睡眠」「食行動」の2項目が追加され，現在では表8[12]に示すとおり，12項目から評価する．

▶表7 臨床的認知症尺度(CDR)

	健康 (CDR 0)	認知症の疑い (CDR 0.5)	軽度認知症 (CDR 1)	中等度認知症 (CDR 2)	重度認知症 (CDR 3)
記憶	・記憶障害なし	・一貫した軽いもの忘れ ・出来事を部分的に思い出す良性健忘	・中等度記憶障害,特に最近の出来事に対するもの ・日常生活に支障	・重度記憶障害 ・高度に学習した記憶は保持,新しいものはすぐに忘れる	・重度記憶障害 ・断片的記憶のみ残存
見当識	・見当識障害なし	・同左	・時間に対しての障害あり,検査では場所,人物の失見当なし,しかし時に地理的失見当あり	・常時,時間の失見当,特に場所の失見当	・人物への見当識のみ
判断力と問題解決	・適切な判断力,問題解決	・問題解決能力の障害が疑われる	・複雑な問題解決に関する中等度の障害 ・社会的判断力は保持	・重度の問題解決能力の障害 ・社会的判断力の障害	・判断不能 ・問題解決不能
社会適応	・仕事,買い物,ビジネス,金銭の取り扱い,ボランティアや社会的グループで,普通の自立した機能	・左記の活動の軽度の障害もしくはその疑い	・左記の活動のいくつかにかかわっていても,自立した機能が果たせない	・家庭外(一般社会)では独立した機能は果たせない	・同左
家庭状況および趣味・関心	・家での生活,趣味,知的関心が保持されている	・同左,もしくは若干の障害	・軽度の家庭生活の障害 ・複雑な家事は障害 ・高度の趣味・関心の喪失	・単純な家事のみに限定された関心	・家庭内不適応
介護状況	・セルフケア完全	・同左	・時々激励が必要	・着衣,衛生管理など身のまわりのことに介助が必要	・日常生活に十分な介護を要する ・しばしば失禁

〔目黒謙一:痴呆の臨床.神経心理学コレクション,p104,医学書院,2004より〕

▶表8 Neuropsychiatric Inventory(NPI)

項目	(1)該当有無	(2)下位質問	(3)最も問題と考えられる症状	(4)頻度	(5)重症度	(6)頻度と重症度の積	(7)負担度
A.妄想		1 2 3 4 5 6		1 2 3 4	1 2 3		0 1 2 3 4 5
B.幻覚		1 2 3 4 5 6		1 2 3 4	1 2 3		0 1 2 3 4 5
C.興奮		1 2 3 4 5 6		1 2 3 4	1 2 3		0 1 2 3 4 5
D.うつ・不快		1 2 3 4 5 6		1 2 3 4	1 2 3		0 1 2 3 4 5
E.不安		1 2 3 4 5 6		1 2 3 4	1 2 3		0 1 2 3 4 5
F.多幸		1 2 3 4 5 6		1 2 3 4	1 2 3		0 1 2 3 4 5
G.無為・無関心		1 2 3 4 5 6		1 2 3 4	1 2 3		0 1 2 3 4 5
H.脱抑制		1 2 3 4 5 6		1 2 3 4	1 2 3		0 1 2 3 4 5
I.易刺激性・不安定		1 2 3 4 5 6		1 2 3 4	1 2 3		0 1 2 3 4 5
J.異常行動		1 2 3 4 5 6		1 2 3 4	1 2 3		0 1 2 3 4 5
K.睡眠		1 2 3 4 5 6		1 2 3 4	1 2 3		0 1 2 3 4 5
L.食欲または食行動異常		1 2 3 4 5 6		1 2 3 4	1 2 3		0 1 2 3 4 5

〔博野信次,森 悦朗,池尻義隆,他:日本語版 Neuropsychiatric Inventory —痴呆の精神症状評価法の有効性の検討.脳と神経 49:266-271,1997より〕

▶ 表9 BPSD-assessment scale(BPSD-AS)

〔北村葉子, 今村 徹, 笠井明美, 他:認知症における行動心理学的症状(Behavioral and psychological symptoms of dementia;BPSD)の直接行動観察式評価用紙の開発—信頼性と妥当性の検討. 高次脳機能研究 30:510-522, 2010 より〕

評価は家族や介護者などに対して半構造化面接を実施し, A～Lの各BPSDスコア(頻度×重症度)の総合計(0～144点)で採点する. 数値が大きいほどBPSDが重度であることを示す. なお, 負担度だけは単独で合計する.

2) BPSD-AS(BPSD-assessment scale)

NPIは家族や介護者の回答をもとに評価する手法であるが, BPSD-ASは専門職が直接観察する方法で評価する. 表9[13]に示すように, 大項目を「妄想」「幻視・幻聴」「指示・誘導・解除への興奮拒否」「易刺激性」「抑うつ気分」「不安」「脱抑制」「繰り返し行動」の8つに分けたうえで, それぞれ症状を詳述する下位項目を設けている.

d 日常生活場面の観察評価

1) N式ADL

N式老年者用日常生活動作能力評価尺度(N-ADL)は高齢者および認知症患者のADLを多面的にとらえ, 点数化する尺度である. 評価項目は, 「歩行・起坐」「生活圏」「着脱衣・入浴」「摂食」「排泄」の5つで, それぞれ重症度評価点を0点, 1点, 3点, 5点, 7点, 9点, 10点の7段階で判断する.

2) SCR-DE(Self-Care Rating for Dementia, Extended)

認知症のADL障害について, 遂行機能障害の影響を反映させることを目的とした尺度である[14]. ADLの項目は「更衣」「入浴」「整容」「摂食」

プロセスに基づき，「①開始に激励が必要」「②適宜指示誘導が必要」「③一段階ずつ指示誘導が必要」など，それぞれのADL動作を遂行していくうえでの指示誘導の程度を評価するようになっている．

3) DAD(Disability Assessment for Dementia)

ADLとIADLを同時に評価できる尺度である[15]．ADLの項目はそれぞれ「衛生」「着衣」「排泄」「摂食」であり，IADLは「食事の用意」「電話をかける」「外に出かける」「金銭の取り扱いと通信」「服用」「余暇と食事」である．それぞれの評価点を行動の開始，計画・段取り，有効な遂行という遂行機能の観点から評価できる点が特徴である．

e 家族・介護者側の評価

1) Zarit Burden Interview(ZBI)

退院後の在宅療養生活では，介護者の介護負担軽減も考慮した対応が求められる．この面の評価としてZarit Burden Interview(ZBI)が利用できる[16]．

2) 介護負担感尺度

在宅で認知症患者と暮らす家族のために開発された介護者の負担感を評価するものである[17]．主治医や担当療法士などが質問項目を読み上げて，介護者がどの程度困っているかを4件法にて調査する．

E 治療

1 治療の原則

認知症はその多くが進行性の疾患によってもたらされることを念頭においておく必要がある．そのため，その治療目標は認知機能の維持に焦点が向けられ，日常生活や社会活動参加での適応を目指すことになる．また繰り返し述べているように，認知症は家族や介護者側にも深刻な影響をもたらすため，介護者側の負担を減らすことも重要な目標となる．

さらには，疾患ごとの特徴的な症状を把握したうえで，それらに応じたアプローチが必要となることを十分に念頭においておく必要もある．

2 治療方法

認知症に対する作業療法は高次脳機能障害そのものに対するアプローチと日常生活や社会参加に対するアプローチ，さらには環境調整に大きく分けられる．

a 高次脳機能障害に対するアプローチ

1) 全般的な賦活課題

高齢者では日々の活動量が低下しており，認知症患者ではその傾向はより強い．それにより認知症が進行するとも考えられており，脳血流や代謝を活性化させることが重要である．作業療法場面では，対象者の生活様式や文化，志向に合わせて課題を選定すべきである．

(1) Reality Orientation Method(RO法)

RO法とは現実の見当識の獲得を目指して，さまざまな場面で，さまざまな方法により正しい情報を提供してくものである[18]．たとえば，介護老人健康施設において，ホールや居室，廊下などにカレンダーや季節ごとの風物を展示したり，作業療法士や介護士，事務職員も含めてあらゆる機会に日付や時間の確認をするなどの方法で現実見当をもってもらうように働きかけたりする．このアプローチにより，混乱した行動を修正したり，適応行動を促進したりする．

(2) 運動，体操

有酸素運動や体操は大脳を賦活させ，屋外歩行やステップ台の昇降運動によりMMSEで示される認知機能の改善を認めたという報告がある[19]．またMCIに対する6分間歩行を用いた有酸素運

動では海馬の容量が増加したという報告[20]もある．これらは認知症の予防にも有効となりうる．指遊びなど上肢を用いた運動でも一定の効果は期待できる．

(3) 単純課題

簡単な計算や文章の音読を行う．これらの単純な課題遂行はワーキングメモリを担う前頭前野を活性化させる効果があるという[21]．ただし，このような課題の導入に際しては，課題の難易度を必ず満点がとれるレベルに合わせ，治療者が対象者とコミュニケーションをはかりながら実施することに留意する必要がある．

2）認知的アプローチ

記憶障害など個々の高次脳機能障害に対しては，その症状に合わせたアプローチが必要となる．ただ，認知症の場合は全体的に機能が低下しているため，代償手段を獲得しにくいことを認識しておいたほうがよい．たとえば，記憶障害に対して記憶ノートを導入しようとしても，その必要性が認識されなかったり，ノートの存在そのものを覚えられなかったりするために，手段の獲得は難しい場合が多い．また高齢者が対象となることが多いため，トレーニングすることが目的化しないように心がけておく必要があり，あくまで日常生活や社会参加のレベルの向上を目指すべきであろう．

①誤りなし学習 (errorless learning)

記憶障害に対しては，本章Ⅱ「記憶障害」の治療の原則に関する記載部分（➡62ページ）で述べたとおり，失敗を生じないようにする誤りなし学習が有効である（➡62ページ）．軽〜中等度の認知症に対し，ADLのスキルや関連した知識の学習に誤りなし学習が有効であったとする数々の報告がある[22]．そして，この効果は対象者だけではなく，家族など介護者の負担を減らす効果も期待できるという．

②認知刺激療法

これはRO法や軽度の体操，そして認知刺激を組み合わせて集団で継続的に行うアプローチである．認知刺激セッションでは，「幼いころ」や「食べもの」といったテーマを決めてそれを思い出したり，さらに事実の確認だけではない抽象的な質問，たとえば，「このなかで誰が一番若く見えるか」といった思考の柔軟性を求めるアプローチも実施される．このプログラムを1回45分，週に2回の割合で7週間実施した研究では，対象者の認知機能やQOLの改善を認めたという[23]．

b 日常生活および社会参加へのアプローチ

日常生活でのさまざまな困難や異常行動に対しては，その原因を見極め，動作ごとにあるいは根本的問題として対処する必要がある．また日中の過ごし方に関して，対象者本人の役割を見つけ出すことも重要である．役割を見つけることで，有意義な時間を過ごせるようになれば，さまざまなBPSDを減少させることができる．役割は病前の職業や家庭内での役割，趣味などに手がかりがある．

1）食事動作

食事が開始できない，順序が混乱するといった症状には発動性の低下や遂行機能障害が影響している．このような場合には手を添えた介助や口頭での促しが必要となる．お皿の数を少なくしたり，丼物にしたりすることも食事動作の自立には有効な方法である．いずれの方法でも，あくまで「人間らしさ」や尊厳を保つために食事を楽しんでもらうという配慮が必要である．

2）排泄動作

排泄動作の改善や自立に向けては，尿意の確保が重要である．近年，尿意の再獲得を目的とした排尿自覚刺激行動療法の有効性が報告されている[24]．これは介護者が1〜2時間ごとに尿意や尿漏れの自覚を確認すると同時に，尿パッドの確認を行い，失禁がない場合やトイレでの排尿を認めた場合に賞賛することで成功体験を認識し，正しい排尿行動を習慣づける行動療法である．また，定時的にトイレへと誘導する定時的排尿療法や対

象者の排尿習慣に合わせてトイレへと誘導する習慣化排尿療法も有効である．

3）アクティビティ（activity）

アクティビティはさまざまな作業活動の総称であり，それがもたらす効果は大きい．その種目は数多くあるが，趣味や楽しみ，仕事や役割をもつということである．認知症を対象とする場合には，導入するアクティビティの難易度に注意することと，作品などの完成物が得やすいものを選ぶことが重要となる．集団で行う場合には，レクリエーションの要素や地域の伝統に由来する種目を選ぶことにも配慮するとよい．

4）意味のある作業

認知症においても，意味のある作業を提供することは重要である．岡本ら[25]はランダム化比較試験を用いて，実験群には意味のある作業を，対照群には機能練習を実施し，その効果を調べたところ，実験群において MMSE や FIM が有意に改善したという．この結果から，意味のある作業の実施は，日常生活で重要となる作業の獲得に有効だと結論づけている．

5）各種刺激療法

認知症に対して，さまざまな刺激療法が紹介されている．音楽，アロマ，ペット，マッサージ，ロボット，笑いなどである．いずれも各種の感覚器に刺激を与えることで，副交感神経系に作用し，BPSD を減らす効果が期待できる．しかしながら，それらの導入によって日常生活や社会参加が確実に向上したというエビデンスはまだ少ない[26]．

C 環境調整

認知症に対する環境調整は高次脳機能障害や活動，参加に対するアプローチ以上に重要となる．それは認知症の学習能力が限られることが多いためである．ここでも物理的環境と人的環境に分け，それぞれの代表的なアプローチ方法を紹介する．

1）回想法

認知症の記憶障害では前向性健忘が強く，比較的古い記憶は保たれていることが多い．つまり，幼い頃や若い頃の環境やエピソードには適応しやすい可能性がある．回想法はこの部分に着目して，現在の高齢者が若かった頃，つまり戦後の昭和時代で用いられていたタンスやちゃぶ台，電化製品などの生活用具，あるいは当時の書籍，おもちゃなどの娯楽用具を揃え，気分を落ち着かせるものである[27]．

2）家族へのサポート

特に在宅で認知症を介護している家族には多大な負担が生じている．作業療法はそのような家族介護者に対しても，最大限のサポートが求められる．その内容はまず認知症のさまざまな症状の説明をすることと，それらに対する対処方法を指導することである．

症状への理解を促す際には，高次脳機能障害とBPSDを分けて説明したほうがよい．特にBPSDには疾患の特異性や生理学的なメカニズムが関与していることを理解してもらう．さらにBPSDへの対処法については，明らかな原因がある場合にはその除去を，原因が不明な場合は適切な薬物療法の使用をアドバイスする．いずれにしても，対象者を叱責したり，無視したりしないようなアプローチを行うように指導する．

3）エンパワメント

エンパワメントとは，人や組織が自分たちの生活をコントロールする能力を獲得する過程のことである．つまり，認知症と家族，介護者の関係に置き換えて言及すれば，家族や介護者が生活と人生における現在および将来生じる問題に対処する行動をとれるように，動機づけや問題対処能力を高める支援を行うことである．

その過程は図4に示すように，傾聴に始まり，対話，そして行動という流れになる[28]．家族の悩みや思いに共感し，信頼関係を築いたうえで，問題を批判的に共有し，それをきっかけに家族が再び認知症の家族に力を尽くそうとする視点を獲得

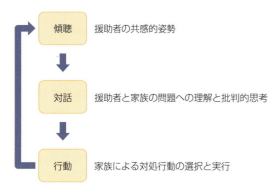

▶図4 行動レベルのエンパワメントの実践過程
〔今村 徹, 北村葉子：認知症のリハビリテーションとエンパワメント. 池田 学(編)：認知症―臨床の最前線. p191, 医歯薬出版, 2012より〕

してもらう．それにより家族自らが対処行動を選択し，実行するようになるというものである．このエンパワメントを強化するには，介護している家族がそこに意味や価値を見出す，いわゆる自己効力感を獲得することが重要である．

●引用文献

1) 融 道男, 中根允文, 小見山 実, 他(監訳)：ICD-10 精神および行動の障害―臨床記述と診断ガイドライン. 医学書院, 2005
2) American Psychiatric Association(原著), 髙橋三郎, 大野 裕(監訳)：DSM-5 精神疾患の分類と診断の手引. 医学書院, 2014
3) 国際老年精神医学会(著), 日本老年精神医学会(監訳)：BPSD 認知症の行動と心理症状. 第2版, アルタ出版, 2013
4) 池田 学：認知症の治療とケアの原則. 池田 学(編)：認知症―臨床の最前線. pp158-163, 医歯薬出版, 2012
5) 玉岡 晃：周辺症状. 河村 満, 辻 省次(編)：認知症―神経心理学的アプローチ. pp11-14, 中山書店, 2012
6) 谷向 知：認知症の疫学. 池田 学(編)：認知症―臨床の最前線. pp2-8, 医歯薬出版, 2012
7) 今村 徹：アルツハイマー病. 河村 満, 辻 省次(編)：認知症―神経心理学的アプローチ. pp199-209, 中山書店, 2012
8) 橋本 衛：アルツハイマー病. 池田 学(編)：認知症―臨床の最前戦. pp20-33, 医歯薬出版, 2012
9) Folstein MF, Folstein SE, McHugh PR：“Mini-mental state". A practical method for grading the cognitive state of patients for the clinician. J Psychiatr Res 12：189-198, 1975
10) 加藤伸司, 下垣 光, 小野寺敦志, 他：改訂長谷川式簡易知能評価スケール(HDS-R)の作成. 老年精医誌 2：1339-1347, 1991
11) 目黒謙一：痴呆の臨床. 神経心理学コレクション, 医学書院, 2004
12) 博野信次, 森 悦朗, 池尻義隆, 他：日本語版 Neuropsychiatric Inventory ―痴呆の精神症状評価法の有効性の検討. 脳と神経 49：266-271, 1997
13) 北村葉子, 今村 徹, 笠井明美, 他：認知症における行動心理学的症状(Behavioral and psychological symptoms of dementia：BPSD)の直接行動観察式評価用紙の開発―信頼性と妥当性の検討. 高次脳機能研究 30：510-522, 2010
14) 佐藤亜紗美, 清水志帆, 舘川歩美, 他：Self-care rating for dementia, extended(SCR-DE)―遂行機能障害を反映した認知症患者のセルフケア障害評価法の妥当性の検討. 高次脳機能研究 31：231-239, 2011
15) 本間 昭, 朝田 隆, 新井平伊, 他：老年期痴呆の全般臨床評価法― Clinician's Interview-Based Impression of Change plus-Japan(CIBIC plus-J)解説と評価マニュアル. 老年精医誌 8：855-869, 1997
16) Zarit SH, Reever KE, Bach-Peterson J：Relatives of the impaired elderly：correlates of burden. *Gerontologist* 20：649-655, 1980
17) 中谷陽明, 東條光雅：家族介護者の受ける負担―負担感の測定と要因分析. 社会老年学 29：27-36, 1989
18) 若松直樹, 三村 將, 加藤元一郎, 他：痴呆性老人に対するリアリティ・オリエンテーション訓練の試み. 老年精医誌 10：1429-1435, 1999
19) Makizako H, Shimada H, Doi T, et al：Six-minute walking distance correlated with memory and brain volume in older adults with mild cognitive impairment：a voxel-based morphometry study. *Dement Geriatr Cogn Dis Extra* 3：223-232, 2013
20) Shimada H, Makizako H, Doi T, et al：Effects of combined physical and cognitive exercises on cognition and mobility in patients with mild cognitive impairment：A randomized clinical trial. *J Am Med Dir Assoc* 19：584-591, 2018
21) 関口 敦, 川島隆太：認知リハビリテーション医学―認知症に対する学習療法. *Brain Nerve* 59：357-365, 2007
22) de Werd MM, Boelen D, Rikkert MG, et al：Errorless learning of everyday tasks in people with dementia. *Clin Interv Aging* 8：1177-1190, 2013
23) Spector A, et al：Efficacy of an evidence-based cognitive stimulation therapy programme for people with dementia：randomised controlled trial. *Br J*

Psychiatry 183：248-254, 2003
24) 佐藤和佳子：長期ケア施設における集団的アプローチの有効性に関するエビデンス—米国ナーシングホームにおける排尿自覚刺激行動療法（Prompted Voiding：PV）に関する研究動向から. *EB Nursing* 2：193-198, 2002
25) 岡本絵里加, 山田　孝：急性期病院における「意味のある作業」を実施した認知症患者群の作業療法の効果—ランダム化比較試験. 作業行動研究 19：199-207, 2016
26) Sherratt K, Thornton A, Hatton C：Emotional and behavioural responses to music in people with dementia：an observational study. *Aging Ment Health* 8：233-241, 2004
27) 野村豊子：痴呆をめぐる最近の動向—リアリティ・オリエンテーションと回想法. 総合リハ 32：967-973, 2004
28) 今村　徹, 北村葉子：認知症のリハビリテーションとエンパワメント. 池田　学（編）：認知症—臨床の最前線. pp188-194, 医歯薬出版, 2012

●参考文献

29) 荻原喜茂：認知症に対する作業療法. 作業療法 27：216-220, 2008
30) 山田　孝, 篠原和也, 小林法一, 他：認知症高齢者に対するプログラム計画のための文献レビュー. 作業行動研究 21：8-19, 2017
31) 日本神経学会（監修），「認知症疾患診療ガイドライン」作成委員会（編）：認知症疾患診療ガイドライン 2017. 医学書院, 2017
32) 村井千賀, 北村　立：認知症患者の作業療法におけるICFの活用事例. 総合リハ 46：31-36, 2018
33) 竹原　敦：作業療法疾患別ガイドライン—認知症. 作業療法 37：3-11, 2018

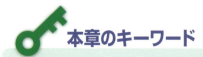
本章のキーワード

- **錯乱状態**　意識が混濁した結果，感情や思考が混乱し，幻覚や精神運動興奮などを伴う状態になること．覚醒はしているが，思考や行為の一貫性が失われている状態のことで，せん妄やもうろう状態がこれに該当する．アメリカの神経学領域で多用されている用語であるが日本語訳として適切なものはなく，錯乱状態という用語は示す語感が少し強いため，「注意障害」に留めるべきという意見もある．

- **陳述記憶**　記憶の分類のなかで言語あるいはイメージとして意識上に想起可能な記憶のこと．陳述とは意見や考えを口頭で述べることである．この記憶にはエピソード記憶と意味記憶が含まれる．一方，意識上に上らない，つまり無意識に形成，想起される記憶は非陳述記憶とされ，手続き記憶がこれに当たる．

- **リボーの法則**　記憶障害は新しいものから古いものへ及ぶという理論のこと．心理学者であるリボー（Ribot）が提唱した．われわれでも昔の古い記憶は比較的保たれていることがあることと，認知症の高齢者であっても若い頃の記憶を想起できることから説得力のある理論といえる．

- **構音障害**　言語機能のうち，意図した音を正しく発音できない状態のこと．原因としては構音器官の形態的障害によるもの，構音器官の使い方によるもの，構音運動に関与する筋や神経の障害によるものがあり，脳血管障害後の構音障害は構音に関与する顔面神経，舌下神経，迷走神経，舌咽神経の障害による運動麻痺によって生じる．失語の「話す」の障害とは区別しなければいけない．

- **ジャルゴン**　発語そのものは多いが意味不明な言語のことをいう．英語ではjargonと表記し，ジャーゴンとも呼ぶ．発話のなかではっきりした語が全く弁別できないものを未分化ジャルゴン，構成的な部分もあるが基本的な語彙部分が新造語で置き換えられているものを無意味ジャルゴン，多くの語性錯語で置き換えられているものを錯語性ジャルゴンというように分類される．

- **プロソディーの障害**　プロソディーとは韻律，つまり発話の強勢・抑揚・リズムなどのことで，これが障害されるとリズムやアクセント，早さなどが病前とは異なり，一方調子のような話し方となってしまう．ブローカ失語で出現しやすい．

- **コルサコフ症候群**　健忘，見当識障害，作話の3徴候を呈する症候群である．慢性アルコール中毒などにより，ビタミンB1が欠乏することで発症する．

- **他動詞的行為**　目的語を持ち，主語から目的語に及ぶ行為を指す．日本語では格助詞である「を」を伴う動詞で表される．「パンを食べる」「札を取る」「海を眺める」のように「名詞＋他動詞」で表される．英語ではtransitiveと表され，構文としては「主語＋他動詞＋（前置詞＋）目的語」となる．

- **自動詞的行為**　目的語を持たずに主語と動詞だけで成り立つ行為を指す．「歩く」「行く」「眠る」のように主語があれば文章として成り立つ行為のことをいう．英語ではintransitiveである．

- **所属感**　われわれは，ある行為を自分で行っているという感覚やその行為が自分の身体の中で行われているという感覚を持ち合わせている．「自分自身で手を挙げた」と自覚できるのが自己主体感であり，「挙がったのは自分の手である」という感覚が自己所属感である．英語では，それぞれsense of agency，sense of ownershipと表現される．

●皮質盲	両側の視放線または有線野の損傷によって視力が失われた状態ことで，まったく対象が見えない．網膜を含めた眼球や視神経，視策に問題はなく，対光反射も正常で眼球運動もよいとされる．
●同名性半盲	対側半球の損傷により，両眼の同名性視野に視力の障害が起きる状態のこと．右半球損傷によって左同名性半盲を，左半球損傷によって右同名性半盲を呈する．この症状は対座法を用いた評価で簡単に確かめられる．
●表象	記憶されているイメージを想起した際に具体的に示される外的対象像のこと．抽象的な概念や理念のことではない．英語では representation と表される．
●視覚走査	視線や視点を一方向から左右や上下に移動させることで対象をとらえたり，見つけ出したりすること．英語では visual scanning と表される．半側空間無視に対する治療では右側から左側へ視線を移動させていくことで，左側に対する気づきを高めることができる．
●メタ認知	接頭語「メタ」とは，「超・・」や「高次な・・」という意味がある．メタ認知は認知を超えた認知，ということであるので，自分自身が認知していることを客観的に把握できることを指す．
●誤信念	信じ切っていることが実際の事実とは異なっているもの．英語では false belief という．サリーとアンの課題では，他者(サリー)が何か現実とは異なる状態(ビー玉はカゴに入っているということ)を信じているときに，その他者(サリー)の頭の中にだけ存在する「信念」を理解することが問われており，このような課題を誤信念課題と呼んでいる．
●もの盗られ妄想	アルツハイマー病などの認知症に特徴的な妄想で，「財布がなくなった」「下着を盗られた」など，実際には起こっていないことを勝手に思い込んでしまう精神症状のこと．
●常同行動	同じ行動や言動を何度も繰り返す症状のこと．前頭側頭型認知症で特徴的に認められる．「お昼ご飯はまだか」「おなかがすいた」などの言葉を繰り返したり，同じ場所を行ったり来たりする，決まった時間に同じ作業を繰り返すなど様々である．
●ドパミン系	ドパミンとは神経伝達物質のひとつで，中枢神経系に作用する．これが関与し，運動制御や情動，意欲，学習などを司るネットワークを指す．ドパミンが過度に分泌されると快感を増幅する作用として表れる．統合失調症の幻覚や妄想などの陽性症状はドパミンの過剰分泌が原因であるという仮説があり，薬物療法もこの仮説に基づいた薬理のもと処方されている．
●セロトニン系	視床下部や大脳基底核や脳幹に分布する神経伝達物質のひとつで，他の神経系に抑止的に働く．うつ病や神経症ではセロトニンの分泌が低下しているとされ，それに基づいた薬物療法が一定の効果を上げている．

高次脳機能作業療法に対する作業療法の実際

注意障害

注意障害に対する作業療法を実施できるようになるため，症例をとおしてその実際を学習する．

1) 症例の評価結果からその臨床像を解釈できる．
   □ 注意障害の評価結果について説明できる．
2) 症例の注意障害に対する治療の実際を概略説明できる．
   □ 注意障害に対する治療プログラムの方略をグループで話し合える．
   □ 治療の効果を述べることができる．

　すべての認知機能の基盤とされる注意機能は，大きく全般性注意と方向性注意に分けることができる．全般性注意は意識水準を一定に保つ機能，空間性注意は一方向の空間に対する注意の機能である．本項では全般性注意およびその障害について扱っていく．

　ソルバーグ（Sohlberg）ら[1]は全般性注意の機能的特性を，①注意の焦点化（感度），②注意の維持（持続性），③注意の選択（選択性），④注意の切り替え（転導性），⑤注意の分割（分配性）の5つに分類している．この5つは階層性（最下層は注意の焦点化）をなしている．下層の機能が上層の機能の土台になっていると考えると理解しやすいが，機能は各々リンクしていることに留意する必要がある．なお，これらの機能に問題が生じた場合を注意障害と呼ぶ．注意障害は，脳損傷後にきわめて多く出現する高次脳機能障害の1つであり，人の日常生活や社会生活において多くの問題を引き起こす．したがって，リハビリテーションの立場から脳損傷患者の日常生活活動（activities of daily living；ADL）能力や社会適応能力の拡大に向けて働きかける場合は，注意機能面に着目したアプローチも重要な意味をもつ．

　本項では注意障害に対する作業療法について症例を提示し，その実践方法について概説する．さらに，それが症例のADLや退院後の社会生活にどのように結びついたのかを述べる．

 症例提示

①**症例**：50歳代，女性，右利き，会社員（事務職），夫との2人暮らし
②**診断名**：脳梗塞
③**現病歴**：近医にて脳梗塞と診断され保存的に入院加療された．3週間後に高次脳機能障害のリハビリテーション目的にてA病院へ入院となった．
④**既往歴**：高血圧，高脂血症
⑤**画像所見**：MRIにて左側の尾状核～被殻に梗塞巣を認めた．

▶ 表1 注意機能に関する所見

評価項目			入院時	退院時(約8週間後)
Digit Span(数唱)	Forward(順唱)		6桁	6桁
	Backward(逆唱)		4桁	4桁
Tapping Span(視覚性スパン)	Forward(同順序)		6桁	6桁
	Backward(逆順序)		5桁	5桁
Visual Cancellation Task(視覚性抹消課題)	3:所要時間/正答率/的中率		112sec / 94% / 100%	69sec / 100% / 100%
	か:所要時間/正答率/的中率		137sec / 90% / 100%	92sec / 98% / 100%
Auditory Detection Task(聴覚性検出課題)	正答率/的中率		96% / 94%	98% / 100%
Symbol Digit Modalities Test(SDMT)	到達数/誤答数/達成率		45 / 2 / 39%	46 / 0 / 42%
Trail Making Test(TMT)	part A		252 sec	97sec
	part B		遂行困難	227sec
日常生活観察による注意評価スケール(ARS)			27点	5点

アンダーラインは年代別のカットオフ値以下および健常者平均値未満である(成績が劣っている)ことを示す.また,青字は聴覚的注意を検出する検査項目である.なお,Visual Cancellation Task(視覚性抹消課題)の"3"と"か"は,それぞれ数字と平仮名の抹消ターゲットである.

A 評価

1 神経学的所見

意識は清明であった.運動機能はBrunnstrom Recovery Stageにて右上下肢ともにstage Ⅵ,簡易上肢機能検査(Simple Test for Evaluating Hand Function;STEF)では右89点,左94点であった.感覚は表在感覚,深部感覚ともに軽度の鈍麻を認めた.

2 神経心理学的所見

知的機能はMini-Mental State Examination(MMSE)で27点,コース立方体組み合わせテストはIQ 84,レーヴン色彩マトリックス検査(Raven's Coloured Progressive Matrices;RCPM)では26点であった.構成障害は立方体透視図形模写において,一部のラインを見本の上に重ねて書き込んでしまう「Closing-in現象」がみられた.なお,失行や失語は認めなかった.

注意機能に関する所見を表1に示す.標準注意検査法(Clinical Assessment for Attention;CAT)はDigit Span(数唱),Tapping Span(視覚性スパン),Visual Cancellation Task(視覚性抹消課題),Auditory Detection Task(聴覚性検出課題),Symbol Digit Modalities Test(SDMT)の5つを抜粋して検査した.Trail Making Test(TMT)ではpart Aが252秒,part Bは遂行が困難であった.また,日常生活観察による注意評価スケール(Ponsford and Kinsella's Attentional Rating Scale;ARS)は27点であった.

3 活動時の観察

紙面の迷路課題や推理課題において誤りが生じても,自ら気づき,修正することは困難であった.オセロゲーム時にコマを裏返すことを忘れたり,歌いながら手拍子をすると手拍子が持続できない場面も観察された.全般的に,雑音などの外部刺激によって容易に注意がそれてしまうこと,時間の経過とともに誤りが顕著に増加しイライラとしてしまうなどの傾向がうかがえた.

4 ADL および IADL

　機能的自立度評価法（Functional Independence Measure；FIM）にて運動項目78点，認知項目29点であった．基本的ADLについては着衣時における襟の出し忘れや洗体時の洗い残しなどが観察され，全般的に軽介助から監視レベルであった．更衣では上衣の着衣動作に問題を認めた．動作手順の認識は保たれていたが，ボタンをボタンホールに十分に通すこと，襟をきちんと整えること，すべての裾をズボンに入れることが不十分であった．これらの確認や修正を自身でほとんど行っていないことが多かった．手段的日常生活活動（instrumental ADL；IADL）の買い物について，必要な物品を院内の売店で購入する際に，同じカテゴリーの棚を見つけることは比較的スムーズであるにもかかわらず，そのなかから目的とする対象物を探し出すことに多くの時間を費やした．調理動作において最も大きな問題は火の取り扱いであった．火力の調節や火の消し忘れの問題が観察された．火力の強さを適宜確認することが少なく，それによって食材に熱を加え過ぎたり，逆に火力が弱すぎることで比較的簡単な調理に時間がかかってしまうことがあった．また，開始から15分ほど経過するとイライラしてしまい，全体的に動作が雑になってくる傾向がうかがえた．壁に貼られているポスターや流れてくる音楽に気が散りやすく，症例にとってこれらの外空間刺激は調理動作の効率性を低下させる要因であると推察された．

5 心理面

　主婦としての役割を担えないことへの焦りと復職に対する不安などを訴えた．病棟ではうつ的傾向が観察され心理的に不安定な状態であった．

6 評価の解釈と治療への展開

　症例は，運動機能において，軽度の右片麻痺と感覚障害を有していたが，これらがADLやIADLの状況に直接的に強く結びついている可能性は低いと考えられた．認知機能において，知的機能は比較的保たれており失語や失行も認めなかった．注意機能は，持続性，選択性，転導性，分配性の障害を認めた．注意障害の影響がADLやIADL，各種課題場面などで顕著に観察された．一方で，視覚的注意に比べて聴覚的注意の成績は概ね良好であることがわかった．また，主婦としての家庭復帰や事務職としての復職に関して焦りと不安を抱き，心理的に不安定な状態であった．

　原ら[2]は，注意障害例の訓練時に配慮する点として，障害の程度に応じた難易度設定や，注意散漫になりがちな場面への工夫などをあげている．本症例の場合も治療課題のなかで，標的刺激数（注意を向けるターゲットの数）や課題を行う際の外空間刺激（雑音など）を少しずつ増やしていくような「段階づけた環境設定」を取り入れる必要，つまり，治療課題そのものの難易度や治療課題を行う際の物理的環境面へ配慮することが望ましいと思われた．また，症例の聴覚的注意を生かす方法として「自己教示」を用いることが有用ではないかと考えた．これは，患者自らが言語を用いて注意を喚起し，課題を行う際の行動を成功パターンに近づける方法である．各治療課題を症例自身が言葉という聴覚的な代償を用いて行うこと，それが視覚的注意機能の問題を少なからずカバーすることにつながるのではないかと推察した．さらに，この方法を獲得して治療場面以外のさまざまな活動でも応用できれば，いわゆる「汎化」に結びつく可能性も考えられた．

　以上より，本症例の心理面にも配慮しながら注意障害にスポットを当てて，ADLやIADL，復職に関するスキルを効率的に再獲得していくことが

▶ 表2 治療基盤

治療基盤	内容
段階づけた環境設定	・標的刺激数(注意を向けるターゲットの数)を少しずつ増やしていくような課題の難易度に対する設定を行う. ・外空間刺激(雑音など)を徐々に増やしていくような物理的環境面への配慮を行う.
自己教示	・課題や活動のポイントを確認した後,それを声に出して言語化しながら実際に行う. ・達成度をみながら言語化する頻度を減らしていく.

重要であると思われた.また,「段階づけた環境設定」と「自己教示」という2つを基盤においた治療を展開していくことが有用であると考えた(▶表2).

B 治療

治療プログラムは,ADL・IADLの改善や復職を目標に,注意障害全般に働きかけるような内容で構成した.書類の仕分けや収支の計算,伝票作成など事務職としての仕事内容の要素を組み込んだ課題や,ターゲットを絞ったADL・IADLの動作課題を実施した.これらは先に述べた2つの治療基盤のもとに展開した.なお,治療は1回1時間程度,週5回の頻度で約8週間施行した.

1 カード分類課題(▶図1)

机上に積み上げたカードを1枚ずつ図柄別に分類する課題を行った.また,特定の数字(標的数字)のカードが出現した場合には,そのカードは裏返して分類することとした.この課題では,あらかじめ机上に積み上げるカードの枚数や標的数字の種類を増やすことで段階づけた.また,分類の際には図柄の種類や標的数字を言語化するように促した.

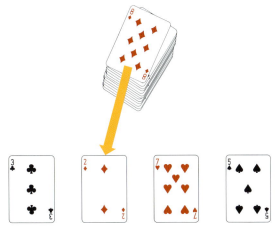

▶ 図1 カード分類課題
山積みにしたカードを1枚ずつ図柄別に分類していく.

3	1	8	5	0	9
2	( )	6	4	3	7
	記入				
9	6	4	1	6	( )
8	3	0	4	2	5
1	2	2	7	2	4
5	( )	9	1	8	7

▶ 図2 電卓を用いた計算課題
電卓を用いて紙面上の数字を足し算して答えを括弧内に記入していく.

2 電卓を用いた計算課題(▶図2)

紙面上に並べた数字を電卓で足し算して答えを括弧内に記入する課題を行った.括弧内に記入した数字と次に並ぶ数字を同様に順次足し算し,最終的にすべての括弧を埋めるように促した.なお,課題は数種類のなかから毎回異なるものを用いた.括弧の数を少しずつ減少させていくことで段階づけを試みた.また,数字を自身で読み上げながら電卓のキー操作を行うように促した.

3 文章入力と図表作成課題

　自身が興味のある内容を雑誌や新聞から選択し，その内容（文章や図表）をパソコンを用いて入力していく課題を行った．短い文章や比較的単純な図表の入力から開始し，徐々に長い文章や複雑な図形の作成へと移行することで段階づけた．入力の際には内容を声に出しながら作業するように促した．

4 ADL と IADL の動作課題（更衣動作と調理動作）

　ADL・IADL に関する直接的なアプローチを行った．症例と相談し，ADL は更衣動作，IADL は調理動作にターゲットを絞った．事前の動作観察所見に基づいてそれぞれの動作の「注意すべきポイント」を抽出した（例：更衣動作「襟の確認」／調理動作「消火の確認」）．そして，それを課題前に一緒に確認した後，実際の動作を行った．段階づけは，1つの注意すべきポイントをおさえながら一連の動作が遂行できた場合に，新たに注意すべきポイントを追加提示する方法，つまり，標的刺激数を増加させることで試みた．さらに，調理動作については，工程数が少なく短時間で調理可能なメニュー（もやし炒めなど）から開始し，徐々に工程数が多く時間を要すメニュー（カレーなど）へと移行した．なお，動作の際には注意すべきポイントを言語化しながら実施するように促した．

5 治療経過と結果

　初回の課題は症例の状態を把握するために，あえて，物理的環境面への配慮は行わない状況のなかで実施した．聴覚的な外空間刺激（他人の会話や BGM など）や視覚的な外空間刺激（人の出入りやポスターなど）の多い"普段の作業療法室"の中で課題を行ったところ，各課題で誤りが顕著に出現した．その際に把握した誤りの特徴や傾向をもとに，各課題について「できる限り誤りを生じさせないための配慮」を設定した（▶表3）．各治療課題における初回時と終了時の結果を表4にまとめた．

▶ 表3　各治療課題における「できる限り誤りを生じさせないこと」への配慮点

治療課題	配慮点
カード分類課題	特定の数字（標的数字）のカードが出現した際に「裏返して並べること」を喚起する目的で，内容を記したメモを机上に貼付した．
電卓を用いた計算課題	電卓のキーの押し忘れを防ぐ目的で，課題用紙に太字で「＋」や「＝」の記号を加えた．また，確認を促す目的で最初から正答を提示した．
文章入力と図表作成課題	時間の経過による誤りを未然に防ぐ目的で，文章入力の場合は1文，図表作成の場合は1行ごとに確認する時間を設け，その後に数分の休憩を挟むように促した．
ADLとIADLの動作課題（更衣動作と調理動作）	更衣動作は確認と修正を促す目的で，動作時に全身鏡を用いた．調理動作は時間の経過による誤りを未然に防ぐ目的で，動作開始から10分程度経過した時点で状況の確認と数分間の休憩を設けた．

a カード分類課題

　初回は，机上に積み上げたカードの枚数が15枚程度の場合でも，図柄の分類や標的数字の裏返しで多くのミスが観察された．また，外空間刺激に対する環境面への配慮や，言葉を用いた自己教示を行うことへの促しも多く必要とした．そこで，標的数字を記したメモを机上に貼付して誤りをできる限り生じさせないような対応を図った（▶図3）．次第に，課題のポイント（標的図柄の種類や標的数字）を言語化しながら取り組むようになり，それに伴って課題のミスが減少した．最終的には，積み上げた40枚のすべてのカードの図柄分類ができ，複数の標的数字に対しても正確な反応が得られた．誤りなしへの配慮や環境調整，自己教示もほとんど必要としない状態で課題を遂行できた．

▶ 表 4　治療課題の経過と結果

治療課題	初回時	終了時(約 8 週間後)
カード分類課題	15 枚程度のカードの場合でも図柄別の分類や 1 種類の標的数字への対応が難しかった．外空間刺激に対する環境面への配慮や言語を用いた自己教示を行うことへの促しは必要不可欠であった．	40 枚すべてのカードで図柄別の分類ができ，複数の標的数字に対しても正確な反応が得られた．誤りなしへの配慮や環境調整，課題中の自己教示もほとんど必要としない状態で遂行可能となった．
電卓を用いた計算課題	電卓の「＋」の押し忘れや数字の押し間違いが多かった．最初の括弧に答えを記入するまでにも多くの時間を要し誤答も目立った．	誤りなしへの配慮や環境調整，自己教示を用いることなく，課題の最後の括弧に正答を記入できるようになった．
文章入力と図表作成課題	40 字程度の文章入力や比較的シンプルな図表の作成に多くの時間を要した．開始から 10 分程度経過すると，誤字やパソコンの操作ミスが顕著に出現した．環境面への配慮や，自己教示に対する促しも頻繁に必要としていた．	比較的内容量の多い課題でも，自らのペースで確認と修正を加えながら効率よく遂行することが可能となった．開始から 40 分を越えてもパソコンの操作ミスはほとんど出現せず，外空間に対する環境的配慮や自己教示の促しも必要ない状態となった．
ADL と IADL の動作課題(更衣動作と調理動作)	更衣動作は注意すべきポイントが 1 つの場合でも，動作の最後まで自己教示を活用することが難しかった．襟をきちんと整えることなどが不十分であった．また，動作の確認や修正を自身でほとんど行っていない状態であった．調理動作において最も大きな問題は火の取り扱いであった．工程数が少なく短時間で調理可能なメニューの調理も困難であった．調理開始から 15 分程度経過すると全体的に動作が雑になった．また，物理的環境面への配慮や自己教示に対する促しは必要不可欠であった．	更衣動作は自己教示を用いなくても問題なく行えるようになった．一通りの動作が終わった時点で自ら鏡の前に移動して着衣の状態について確認することが習慣化された．調理動作は，途中数回の自己教示を活用しながら，発症前と同等のメニューを作ることが可能となった．休憩や確認は自身で調整するようになった．院内放送や BGM が流れているような環境下でも動作が遂行できた．また，病棟生活のさまざまな活動のなかで，言葉を用いた自己教示を必要に応じて活用する場面が観察された．院内における ADL は自立した．

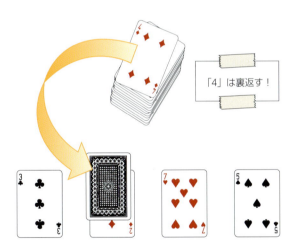

▶ 図 3　「できる限り誤りを生じさせないこと」に配慮したカード分類課題

特定の数字(標的数字)のカードが出現した際に「裏返して並べること」をメモの添付によって喚起した．

3	**+**	1	**+**	8	**+**	5	**+**	0	**+**	9	**+**
2	**=**	(　) 28	**+**	6	**+**	4	**+**	3	**+**	7	**+**
9	**+**	6	**+**	4	**+**	1	**+**	6	**=**	(　) 74	**+**
8	**+**	3	**+**	0	**+**	4	**+**	2	**+**	5	**+**
1	**+**	2	**+**	2	**+**	7	**+**	2	**+**	4	**+**
5	**=**	(　) 119	**+**	9	**+**	1	**+**	8	**+**	7	**+**

▶ 図 4　「できる限り誤りを生じさせないこと」に配慮した電卓計算課題

「＋」や「＝」の記号を太字で加えて区別しやすくし，さらに最初から正答を提示した．

b 電卓を用いた計算課題

初回は，電卓の「＋」の押し忘れや，数字の押し間違いが多く観察された．最初の括弧に答えを記入するまでに多くの時間を必要とし誤答も目立った．外空間刺激に対する環境面への配慮や自己教示を行うことへの促しも必要不可欠であった．そこで，できる限り誤りを生じさせないことに配慮した課題内容へ変更した(▶図 4)．次第に，自ら声に出しながら電卓を操作したり途中で数値のメモをとったりするなどの自己教示や補助的手段を活用する場面がみられた．電卓のキーの押し忘れを認めた場合でも，落ち着いて修正が可能となっ

た．また，あらかじめ提示されている正答と自身の答えが異なる場合には，途中のメモを再確認しながら見直しをする場面も観察された．最終的に，誤りなしへの配慮や環境調整，自己教示を用いない状態で，課題の最後の括弧に正答を記入できるようになった．

c 文章入力と図表作成課題

初回は，40字程度の文章入力や比較的シンプルな図表の作成に時間を多く要した．課題の開始から10分程度経過すると，誤字やパソコンの操作ミスが顕著に出現する傾向を認めた．この課題においても環境面への配慮や，入力内容を声に出しながら作業するといった自己教示に対する促しを頻繁に必要としていた．そこで，文章の場合は1文，図表の場合は1行ずつ確認する時間を設けた．さらに，確認後は必ず数分の休憩を挟む方法を導入した．これらは，時間の経過による誤りを未然に防止する目的があった．なお，確認や休憩の時間は少しずつ減らしていくように働きかけた．次第に，入力時の注意すべきポイントにマーカーで目印を付けたり，課題を自らの声でガイドしながら行ったりする場面が観察されるようになった．これに伴って，誤字や脱字は大幅に減少した．最終的に，自らのペースで確認と修正を加えながら，比較的内容量の多い課題を遂行することが可能となった．また，課題開始から40分を超えてもパソコンの操作ミスがほとんど出現しない状態となった．さらに，まわりで他人が会話していても課題に集中して取り組むことができるようになった．

d ADLとIADLの動作課題（更衣動作と調理動作）

初回は，更衣動作において注意すべきポイントが1つの場合でもそれを完全に遂行することが難しかった．調理動作も工程数が少なく短時間で調理可能なメニューでも遂行が困難で，時間の経過とともに全体的に動作が雑になっていった．ま

た，物理的環境面への配慮や自己教示に対する促しは必要不可欠であった．そこで，誤りをできる限り出現させないための対応策を考えた．更衣動作時に全身鏡を用いて動作の確認と修正を促した．調理動作については，動作開始から10分程度経過した時点で状況の確認と数分間の休憩を設けた．次第に，促しがなくても動作の最後まで自己教示を活用しながら遂行するようになった．また多少の雑音であれば動作に影響することが少なくなってきた．調理動作時の休憩までの時間間隔も延長可能であった．最終的に，更衣動作は問題なく行えるようになった．動作中の自己教示は必要とせず，一通りの動作が終わった時点で自ら鏡の前に移動して衣服の乱れを確認することが習慣化された．調理動作において，途中数回の自己教示を活用しながら，発症前と同等のメニューを作ることが可能となった．休憩や確認までの時間も自身で調整する場面を認めた．また，院内放送やBGM，他者の話し声が聞こえる状況のなかでも動作が遂行できた．流れているBGMに合わせて口ずさみながら動作を行うこともあった．なお，病棟生活のさまざまな活動のなかで，言葉を用いた自己教示を必要に応じて活用する場面も観察され，院内におけるADLは自立した．

e 退院時の神経学的所見

運動機能はBrunnstrom Recovery Stageにて右上下肢ともにstage Ⅵ，STEFでは右92点，左94点であった．感覚機能は入院時と変わりなかった．

f 退院時の神経心理学的所見

知的機能はMMSEで30点，コース立方体組み合わせテストはIQ 92，RCPMでは30点であった．入院時に比べて知的機能の全般的な改善を認めた．立方体透視図形模写では正しく模写が可能であり，構成障害の改善が示された．注意機能も全般的に改善が得られた（▶表1）．ただし，SDMTやTMT part Bの結果において成績は向

上しているものの，年代別のカットオフ値には満たなかった．なお，SDMTやTMT part Bの検査は注意の「転導性」や「分配性」の機能を検出する課題である[3]．したがって，注意については主に転導性と分配性の機能低下を認め，それはARSの成績にも現れていた．

g 退院時の心理面

ADLや主婦としての家事動作，事務職としての復職に対する焦りや不安が減少し，うつ的傾向は消失した．他者との交流場面や笑顔が多くみられるようになり，心理的安定が得られた．

h 退院後の状況

自宅では主婦としての役割を担っている．調理の際には「火の確認」を念頭において動作することを心がけているという．通勤時には車の中でラジオを聴いているが，運転に集中するためにボリュームを下げることを意識しているとのことである．職場での業務上で大きく変化した点は，重要な書類を作成した後に小さな声でつぶやきながら何度か確認するようになったこと，そして，同僚に再チェックを依頼していることなどがある．また，1つの作業が終了して次の作業に移る前には，自ら数分間の休憩を挟むようにしているという．

6 考察

本症例は注意障害によってADLやIADLの低下をきたしていた．また，病前は主婦としての役割や事務職としての職場内での役割を担っており，それが果たせないことへの不安や焦りによって心理的に不安定となっていた．したがって，注意障害や心理面に働きかけながら，ADLやIADL，復職に関するスキルを効率的に再獲得していく必要があった．観察により，症例は，雑音などの外部刺激によって容易に注意がそれてしまうこと，時間の経過とともに誤りが顕著に増加することなどの注意障害例に特徴的な傾向を示した．一方，検査所見より，症例の注意機能は，視覚的注意よりも聴覚的注意が良好であることを見出した．そこで「段階づけた環境設定」と「自己教示」を治療基盤としながら課題を行う方法で注意障害へアプローチすることを試みた．さらに，治療課題には「できる限り誤りを生じさせないような配慮」を加えた．

a 復職に関わる要素

復職を視野に入れて働きかける場合には，少なくともその業務内容の要素を含む治療課題の設定が重要であると考えられる．そこで，今回用いた治療課題を復職に関わる要素の側面から少し紐解いてみたい．まず，カード分類課題は，事務作業で必要な「仕分け」や「整理」などの要素を含む課題であった．また，電卓を用いた計算課題は「計算」や「数字の扱い」に慣れること，加えて，パソコンのキーボード操作における準備活動として位置づけた．そして，パソコンを用いた文章入力や図表作成による「書類作成」を行ううえでの効率的実行能力の獲得を目指した．これらは主に，注意障害に対して全般的に認知機能を刺激・賦活する方法（全般的刺激法）[4]であるが，本症例にとっては復職に向けた技能訓練の要素を含む総合的な課題になりうると思われた．一方，ADLとIADLの動作課題（更衣動作と調理動作）は主に，一定の身体活動・作業課題・社会活動などを繰り返すことで学習させる方法（機能適応法）[4]に含まれると考えられる．職場に出かける前や職場到着後などに更衣は必要不可欠な動作であり，復職にとって重要な要素として位置づけられるであろう．同様に調理動作も職場に持参するお弁当づくりなどで必要とされ，これも復職に無縁ではないことがわかる．

b 注意の機能的特性

次に，今回の治療課題をソルバーグらの注意の機能的特性の観点から考えてみたい．まず，カード分類課題は，一定時間刺激に反応し続けるため

の持続力や，複数の図柄のなかから対象となるカードと同じ図柄を見つけ出す能力が要求される．さらに，各回異なる図柄のカードを分類することや，特定の数字のカードが出現した場合にそれを裏返して並べることは，注意の対象を切り替える能力を必要とすると考えられる．また，電卓を用いた計算課題は，活動中の集中力，電卓上の複数のキーのなかから必要なキーを選び出す能力，紙面と電卓に交互に注意を向ける能力などが求められると考える．文章入力と図表作成課題も同様に，パソコン画面に一定時間注意を向ける能力やパソコンに入力する文章や図表を選び出す能力が必要となる．また，文章や図表，キーボード，パソコン画面といった異なった情報に対して注意を柔軟に振り分ける能力も要求される．したがって，これらの課題は主に，注意の持続性や選択性，転導性の機能にスポットを当てることができる要素を含むものと推察される．そして，今回の治療基盤の1つである自己教示は，それ自体が注意の分配性に対しての働きかけであったと考えられる．注意の分配性とは，複数の刺激に同時に注意を配分する能力，またはそれが可能な注意の容量を指す[3]．つまり，各治療課題に自己教示を用いることで「言語化しながら」という同時処理的要素が必然的に加わってくる．以上より，ADLとIADLの動作課題を含む今回のすべての治療課題が，注意の各機能を総合的に用いる課題であったと考えることができる．他方，本症例の注意機能について，入院時の時点で注意の感度は保たれており，持続性，選択性，転導性，分配性の顕著な低下を認めていた．今回のアプローチによって持続性と選択性には改善を認めたものの，転導性と分配性の機能の低下は少なからず残存している．これは，注意の各機能が階層性をもつことを支持している結果であると思われる．

C 最終確認の習慣化と自己教示の活用

脳損傷後の認知機能における自然回復時期について，軽症の場合は3〜6か月，重症の場合では約2年間は自然回復の可能性があり，特に6か月〜1年で著明に改善するとされる[5]．本症例もこの時期に含まれることから，その可能性は否定できない．しかしながら，更衣動作時の「最終確認の習慣化」や，病棟生活のさまざまな活動における「自己教示の活用」は，今回実施したアプローチの有効性を示す所見であると考えられる．さらに，それらが退院後の社会生活なかで実際に応用されていること（汎化）は，今回の働きかけが症例の生活空間や社会適応能力の拡大にとって，より効果的に作用した結果であると推察される．

C 類似例に対するアドバイス

注意は認知機能の基盤であり，脳損傷後の注意障害の多くは高次脳機能障害を引き起こす．先崎ら[6]は，ある高次脳機能障害が出現している場合でも，その背景にしばしば注意障害が潜んでおり，注意機能が改善すると，特定の障害についても回復がみられるとしている．以下に，筆者が15年ほど前にこのことを痛感した体験を紹介する．

症例は60歳代の男性で，脳出血（左頭頂葉領域）により，軽度の右片麻痺と失語，重度な観念失行が出現していた．医師からの作業療法処方内容は「ADL訓練と失行に対する高次脳機能訓練」であった．観念失行に対して，日常的な物品の操作や系列動作の訓練などを中心に行っていたが，なかなかADLに結びつかず難渋していた．あるとき，治療を見学していた症例の妻から「最近，旦那はうっかりミスが多いの．前はこんな感じではなかったのに…」という発言が聞かれた．観念失行にとらわれすぎていたことに気づかされ，注意機能にも配慮したプログラムを取り入れた．結果，治療が比較的スムーズに進み，院内のADLにも結びついた．この経験から，"高次脳機能障害は症状が単独ではなく複雑に絡み合って出現している場合が多いこと"と"ある特定の高次脳機能障

害が顕在化している背景には意識や注意の問題が潜んでいるかもしれないこと"を念頭におくようになった．

なお，本項で紹介した2症例はともに左半球損傷であった．しかし，注意障害は左半球損傷でも，右半球損傷でも，またはその両方が障害されても出現する可能性がある．注意は，前頭葉のみならず頭頂葉や側頭葉，後頭葉といった大脳皮質全体が関与している．したがって，臨床では「大脳のいずれの部位が損傷されても注意障害は出現する可能性がある」ということを念頭において症例に向き合ってほしい．

●引用文献

1) Sohlberg MM, Mateer CA：Management of attention disorders. In：Cognitive Rehabilitation：An Integrative Neuropsychological Approach, pp105-136, Guilford Press, New York, 2002
2) 原　寛美，並木幸司，青木理枝，他：注意障害のリハビリテーション．原　寛美（監修）：高次脳機能障害ポケットマニュアル．第3版，pp119-123，医歯薬出版，2015
3) 浜田博文：注意の障害．鹿島晴雄，種村　純（編）：よくわかる失語症と高次脳機能障害．第3版，pp412-420，永井書店，2003
4) 豊倉　穣：「注意」障害．鹿島晴雄，大東祥孝，種村　純（編）：よくわかる失語症セラピーと認知リハビリテーション．pp471-481，永井書店，2008
5) 鹿島晴雄，加藤元一郎，本田哲三：認知リハビリテーションの予後と効果について．認知リハビリテーション．pp207-210，医学書院，1999
6) 先崎　章，加藤元一郎：注意障害．江藤文夫，武田克彦，原　寛美，他（編）：高次脳機能障害のリハビリテーション Ver.2．pp20-25，医歯薬出版，2004

●参考文献

7) 橋本圭司，上久保　毅：脳解剖から学べる高次脳機能障害入門．第2版．診断と治療社，2017
8) 鈴木孝治（編）：高次脳機能障害領域の作業療法―プログラム立案のポイント．中央法規出版，2017
9) 河村　満（編）：急性期から取り組む高次脳機能障害リハビリテーション．メディカ出版，2010

記憶障害

 記憶障害に対する作業療法を実施できるようになるため，症例をとおしてその実際を学習する．

1) 症例の評価結果からその臨床像を解釈できる．
   □ 記憶障害の評価結果について説明できる．
2) 症例の記憶障害に対する治療の実際を概略説明できる．
   □ 記憶障害に対する治療プログラムの方略をグループで話し合える．
   □ 治療の効果を述べることができる．

　記憶障害とは，過去の体験や情報などを脳内に保存し，必要に応じてそれを再生する「記銘–保持–想起」の過程が障害された状態をいう．記憶の保持時間と記憶される情報の種類の観点から複数のタイプに分類される．

　記憶の保持時間に焦点を当てた場合，記憶は即時記憶（数十秒），近時記憶（数分から数時間），遠隔記憶（数年）に分類される．記憶される情報の種類に焦点を当てた場合，記憶は手続き記憶と陳述記憶に分類される．手続き記憶とは，行動の技術や習慣などのように非言語的に「記銘–保持–想起」が行われる記憶のことをいう．一方，陳述記憶は，視覚的・聴覚的なイメージを説明する場合などのように言語的に「記銘–保持–想起」が行われる記憶のことをいう．陳述記憶はさらに，エピソード記憶と意味記憶に分けられる．エピソード記憶は時間や場所の情報が付随した個人的な思い出に相当する記憶で，意味記憶は個人的な時間や場所の情報が付随しない知識に相当する記憶である．

　本項では，記憶障害を含む多様な高次脳機能障害により ADL に障害をきたした症例を提示し，作業療法の実践方法について概説する．

 症例提示[1)]

症例：前交通動脈瘤破裂によるくも膜下出血のために脳動脈瘤クリッピング術を受けた 64 歳の女性．

　手術後，10 病日より筋力トレーニングや歩行練習，身辺動作練習といったリハビリテーションが段階的に開始となった．48 病日より退院に向けた外出練習が開始となった．

　外出練習開始時の頭部 CT 所見では，両側前頭葉内側および右側頭葉内側の視床前核から内包膝部中心に虚血所見を認めた（▶図 1）．頭部 SPECT 所見では，右基底核および両側大脳半球白質に血流の低下を認めた（▶図 2）．

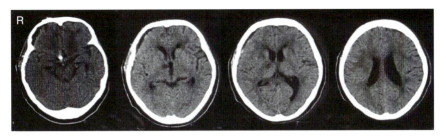

▶図1 外出練習開始時の頭部CT所見
両側前頭葉内側および右側頭葉内側の視床前核から内包膝部中心に虚血所見を認めた.

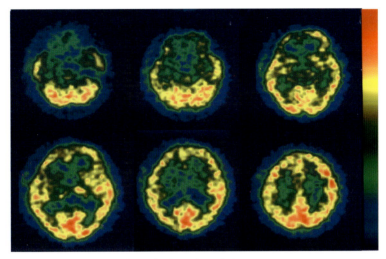

▶図2 外出練習開始時の頭部SPECT所見
右基底核および両側大脳半球白質に血流の低下を認めた.

A 評価

1 神経学的所見

　外出練習開始時(48病日)の意識レベルは清明であった. Brunnstrom Recovery Stageでは, 左上下肢ともにstage Ⅵと軽度の左片麻痺を呈していた. 右上下肢の筋力については, 徒手筋力テストでgrade 4と良好だった. 握力は, 右14 kg, 左6 kgだった.

2 神経心理学的所見

　外出練習開始時(48病日)の神経心理学的検査では, 注意障害, 記憶障害, 構成障害を呈し, 作話も認められた(▶表1).

　改訂長谷川式簡易知能評価スケール(HDS-R)は23点だった. 注意力については, 仮名拾いテスト, Trail Making Test(TMT)においていずれも健常者の平均値を大きく下回っていた.

　記憶力については, 三宅式記銘力検査の有関係対語再生数, 無関係対語再生数, ともに健常者の平均値を大きく下回っていた. 5単語想起テストについても, 健常者の平均値を下回っていた.

▶ 表1　神経心理学的検査結果

	外出練習開始時(48病日)	練習終了転院時(116病日)
改訂長谷川式簡易知能評価スケール(HDS-R)	23点	22点
仮名拾いテスト	4個	3個
Trail Making Test(TMT)	Part A：190秒，Part B：遂行不可能	Part A：206秒，Part B：遂行不可能
三宅式記銘力検査	有関係対語再生数：1回目2個，2回目2個，3回目5個 無関係対語再生数：1回目0個，2回目0個，3回目2個	
5単語想起テスト	即時再生数：2個，5分後再生数：0個	即時再生数：3個，5分後再生数：2個
コース立方体組み合わせテスト	IQ 56	IQ 76
作話	「昨日，北海道に旅行に行ってきました」 「母は隣の部屋で昏睡状態です」 「田舎から人が来るので退院してよいと言われました」 「地震疎開で病院に来ている人がいます」	著明な変化なし

構成障害については，コース立方体組み合わせテストの知能指数が56だった．

3 日常生活活動状況

外出練習開始時(48病日)には，自発的行動の減少と地理的障害が問題になっていた．

Functional Independence Measure(FIM)による日常生活自立度の評価では，運動項目が60点と低得点にとどまっていた．これは，1日の時間経過のなかで，いつ，何を行うかという行動のプランニングが本症例では難しく，個々の身辺動作を開始するために他者からの促しを必要としていたためであった．他者からの促しがあれば，食事，排泄，整容，更衣といった個々の身辺動作を自力で遂行することは可能であった．自発性評価表[2]による評価では，食事以外の身辺動作項目においてすべて2点(促せば行う)，あるいは1点(一緒に行う必要がある)であった(整容2点，入浴2点，更衣2点，トイレ1点)．

電話の応対や買い物といった生活関連活動(IADL)についても，他者が場面を設定すれば自力で動作を遂行することが可能であった．実用コミュニケーション能力検査[3]では，電話や買い物に関する各項目において適切な反応が観察された(電話に関する項目：ダイヤルを回す4/4点，注文をする4/4点，電話を受ける4/4点，メモをとる4/4点，買い物に関する項目：品物の選択12/12点，値段の判断4/4点)．ただし，おつりの計算は困難であった．平地歩行は，杖や手すりなしで安定して可能であった．

地理的障害については，病棟にある自室からトイレ，浴室，売店，公衆電話，練習室までの道順を理解することが困難であったにもかかわらず，1人で病室を離れようとして，看護師に保護されることがしばしばあった．

B 治療

原[4]は，前頭葉損傷に起因する意図の障害によって行動を開始することが困難となり，それが自発的な行動の減少につながると指摘している．本症例の場合にも，注意障害，記憶障害，構成障害といった認知障害に加えて，前頭葉損傷に起因する意図の障害が道順の学習に影響していると推測された．そこで，練習目標と現在の行動を明確に提示すると同時に，行動の結果を明確にフィードバックする練習が有効であると考え，練習プランを策定した．

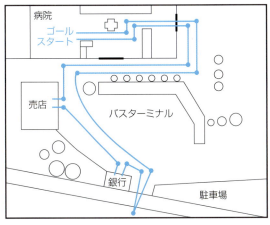

▶ 図3　コースA
●：曲がり角

a 標的行動（ターゲット行動）

外出練習課題として，病院内の受付から外に出て，バスターミナルと病院に挟まれた通路を通って売店と銀行に立ち寄ったあと，横断歩道を渡って引き返し，受付に戻るコース（コースA）を設けた（▶図3）．地図を見ながら，それらのコースを，援助なしに進むことをターゲット行動とした．

b 治療スケジュール（▶表2）

Phase Aとして，48～74病日の11セッションをベースライン期とした．Phase Bとして，75～84病日の8セッションおよび104～112病日の6セッションを練習期とした．また，練習期における外出練習が，地理的障害を有する本症例に有効であるかを実証データとして評価するため，ベースライン期と同様の練習を87～91病日の4セッション行い，これをプローブ期とした．その後，さらに練習期を導入した．

1 治療内容

a ベースライン期

毎回のセッション開始前にコースAを矢印で記した地図を対象者に渡し，地図を参照しながら指定された道順を通ってスタートからゴールまで歩くよう作業療法士が対象者に教示した．外出練習中，正しい方向に曲がれた際には即時的に，「そうです．いいですよ」といった賞賛を提示した．また，曲がり角の地点において対象者が地図に記されているコース以外の方向に曲がった際には，正しい方向について言語的に教示し，併せて地図を参照しながら歩行するよう教示した．歩行が10秒以上停止した場合には，再び歩き出すよう言語にて促した．なお，本症例は地図に記されたコースAの矢印をスタートからゴールまで指でなぞることは可能であった．

b 練習期

練習前に20枚のポーカーチップ（チップ）を対象者に渡し，曲がり角の地点において誤った方向に曲がるたびに1枚ずつチップを回収すること，また，正しい方向に曲がるたびに1枚ずつチップを付与することを作業療法士が対象者に教示した．併せて，短期的な練習目標として，練習前に前日のセッションにおける獲得チップ数を口頭で知らせ，前日よりも多くのチップを獲得するよう指導した．長期的目標としては，1度も誤らずにコースを歩けた際に得られるチップ数37枚を獲得することを目指すよう指導した．

外出練習中には，正しい方向に曲がれた際に賞賛と同時にチップを付与した．対象者が地図に記されているコース以外の方向に曲がった際には，チップを1枚回収すると同時に正しい方向について言語的に教示した．前日の獲得チップ数および長期的目標チップ数については練習中にも頻回に言語で提示した．なお，歩行が10秒以上停止した場合には，ベースライン期と同様に再び歩き出すよう言語にて促した．

前日よりも多くのチップを獲得した場合には，練習後に，当日のセッションにおける獲得チップ数と，前日の獲得チップ数および長期的目標チップ数を症例に提示し，賞賛した．

▶表2 練習スケジュール

Phase	期間	練習内容
A（ベースライン期）	48〜74病日	正しい方向に曲がれた際には賞賛した．地図に記されているコース以外の方向に曲がった際には，正しい方向について言語的に教示した．
B（練習期）	75〜84病日	誤った方向に曲がるたびに1枚ずつチップを回収すること，正しい方向に曲がるたびに1枚ずつチップを付与することを教示した．併せて，目標チップ数を口頭にて知らせた．
A（プローブ期）	87〜91病日	ベースライン期と同様の手続きを用いて外出練習を実施した．
B（再練習期）	104〜112病日	再度，練習を行った．

チップを用いたフィードバックを含んだ練習は，現在の行動が適切か不適切かを練習中に，即座に，明確かつ頻回に示すことができ，また1回のセッションにおける達成度を全獲得チップ数として明確に提示できるという利点がある．

c プローブ期

ベースライン期と同様の手続きを用いて外出練習を実施した．

d 再練習期

プローブ期の後に，再度，練習を行った．また，地図を参照しながら決められた道順どおりに歩行する行動の般化を検討するため，異なるコース（コースB）を用いた練習を113〜116病日の4セッション実施した．コースBは，病院内の受付から外に出て，バスターミナルの左側を直進し，横断歩道を渡ったあとに，銀行と売店に立ち寄り，バスターミナルと病院に挟まれた通路を通って受付に戻るコースとした（▶図4）．コースBを用いた練習は，コースAのベースライン期と同様の手続きにて実施した．

2 治療結果

a 地理的障害

対象者が，コースAで指定された道順以外の方向に曲がった回数の推移を図5に示す．正しい方向に曲がれた際に毎回賞賛を提示したベースライン期の外出練習において，指定された道順以

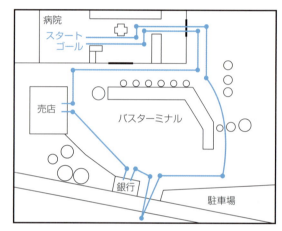

▶図4 コースB
● ：曲がり角

外の方向に曲がった回数は減少傾向を示した．しかし学習スピードは遅く，11セッション終了した時点で5回道に迷っていた．練習目標と現在の行動についての情報を明確にフィードバックするよう配慮した練習の開始後，道順の誤りは減少し，練習期の3セッション目では，道順ミスの回数がゼロになった．プローブ期では，練習期の効果が維持されたが，4セッション中すべてにおいて1回道に迷った．プローブ期後の再練習期では，6セッション中4セッションで指定された道順以外の方向に曲がった回数がゼロになった．

しかし，コースBになると再び指定された道順以外の方向に曲がった回数は増加し，平均6.3回道に迷った（▶図5）．

歩行を促した回数と所要時間については，phaseによる変化を認めなかった（▶表3）．

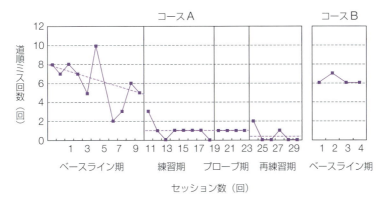

▶図5 道順ミス回数の推移
破線はデータの傾向線である．各期を2分割した領域におけるデータの中央値を算出し，得られた中央値をベースライン期のX軸を4分割した垂直線上にプロットした．次に，プロットされたベースライン期内のドット同士を結ぶことによって傾向線を求めた．

▶表3 歩行を促した回数および所要時間の推移

コース	Phase	促し回数	所要時間
コースA	A（ベースライン期）	1.8 ± 1.2 回	901.2 ± 88.1 秒
	B（練習期）	1.0 ± 0.9 回	863.9 ± 55.9 秒
	A（プローブ期）	1.8 ± 0.5 回	854.0 ± 68.0 秒
	B（再練習期）	1.0 ± 0.9 回	864.7 ± 92.4 秒
コースB	ベースライン期	0.5 ± 1.0 回	854.3 ± 45.5 秒

平均値±標準偏差

b 神経学的所見

神経学的所見は練習終了転院時（102病日）まで改善を認めず，転院時における Brunnstrom Recovery Stage は，左上下肢ともに stage Ⅵ であった．右上下肢の筋力は，徒手筋力テストで grade 4 であった．

c 神経心理学的所見

神経心理学的所見についても，練習終了転院時（102病日）まで著明な改善を認めず，転院時の改訂長谷川式簡易知能評価スケール（HDS-R）は22点であった．仮名拾いテストの抹消数は3個，TMT の Part A の所要時間は206秒，Part B は遂行不可能であった．5単語想起テストの即時再生数は3個，5分後再生数は2個であった．コース立方体組み合わせテストの知能指数は76だった．

作話についても，転院時まで著明な変化を認めなかった（▶表1）．

3 考察

練習目標と現在の行動についての情報を明確にフィードバックするよう配慮した練習に変更後，指定された道順以外の方向に曲がった回数が有意に減少したことから，練習期の外出練習は本症例の地理的障害に対して有効であったと考えられた．また練習期間中，神経心理学的所見に著明な改善が認められなかったことから，練習期における外出練習は，地理的障害の背景にある注意障害，記憶障害といった認知機能障害自体よりも，むしろ指定された道順どおりに歩くという特定の ADL の改善に働いたと考えられた．

ただし本症例では，コースを変更すると指定さ

れた道順以外の方向に曲がる回数が再び増加し，Aコースで学習された地図を参照しながら指定された道順どおりに歩行するという行動が他のコースに般化しなかった．今後は，実際の曲がり角と地図上の曲がり角に同じ印を付けるといった，実際の地理と地図のマッチングを容易にするための工夫が必要であると思われる．また，複数の道順を個別に学習したあとに，それらを選択的に使い分けるための練習を併せて実施する必要もあろう．

C 類似例に対するアドバイス

交通事故によってびまん性脳損傷を呈した43歳の男性に対しても行動の結果を明確にフィードバックするよう配慮した練習を実施した[5]．本症例は，**ペーシングの障害**によって，着衣動作に介助を要していた．

ペーシングの障害とは，ある目的動作を遂行する際，状況に合わせて臨機応変にスピードを調整し，動作に流れをもたせる機能の障害をいい，右半球損傷において出現頻度が高いとされている[6]．この症状を呈する対象者は動作を性急かつ不用意に行ってしまう傾向が著しいため，言語指示や動作反復による練習効果が乏しく，長期間の介助や監視が必要となることが指摘されている[6]．ペーシングの障害を有する本症例における性急な動作に対しても，行動の結果を明確にフィードバックする練習が有効であると考え，練習プランを策定した．

1 評価

着衣動作練習開始時（141病日）のペーシング障害について，カウント課題（検者が1〜10までの数字を20秒かけて口頭で数え，同様にできるだけゆっくり数えるよう対象者に教示）では3秒程度で10まで数え終え，またタッピングしながらのカウント課題（検者が対象者の背中を2秒に1回タッピングしながら，それに合わせてゆっくり数えるよう対象者に教示）では，次第に速く数えてしまうといった現象が認められた．また，時計書字課題（検者が「時計」を3分かけて書いて見せ，同じようにできるだけゆっくり書くよう対象者に教示）では所要時間28秒であった．

前開き上衣の着衣動作については，袖を麻痺側である左側の肘あるいは肩まで十分に引き上げずに衣服を背部から渡して健側を通そうとしてしまい，介助を要していた．そこで右片手での着衣動作に必要な動作を教示したところ，目的動作の工程をナレーションすることは可能となった．また麻痺側の肘あるいは肩を，非麻痺側でポインティングすることも可能であった．

以上より本症例の着衣動作障害は，系列動作の目的だけが優先され，行為に必要なステップが省略されるペーシングの障害によるところが大きいと考えられた．

2 練習内容

練習スケジュールとして，141〜143病日までの3日間をベースライン期とした．ベースライン期では，着衣前に対応する身体部位や衣服の部位を軽くタッピングしながら，あるいはジェスチャーを行いながら言語によって手順を指示し，また鏡を見ながらの自己修正も行わせた．

続いて，146〜175病日までのうち13日間を練習期とした．練習期では，練習開始前に9枚のチップを対象者に渡し，着衣に必要な手順を省略するたびに1枚ずつチップを回収することを教示した．チップの回収時には，省略した動作内容を具体的に対象者に告げた．また，着衣終了後には残ったチップ数を毎回カウントした．このようなチップを用いたフィードバックを含んだ練習は，現在の行動が適切か不適切かを練習中，即座に，かつ明確に示すことができ，また1回のセッショ

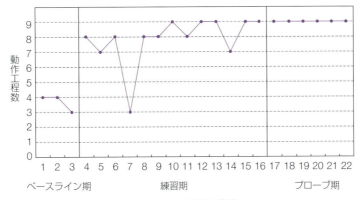

▶図6 自力で遂行できた着衣動作工程数の推移
右片手での着衣動作に必要な動作を，①左右を確認する，②左袖に手を通す，③左袖を肘まで引き上げる，④左袖を肩まで引き上げる，⑤服を背部から右側に渡す，⑥右手を通す，⑦服を下に引き整える，⑧一番下のボタンをはめる，⑨順次上までボタンをはめる，の9工程に分類し，自力で遂行できた工程数をカウントした．

ンにおける達成度を獲得チップ数として明確に提示できるという利点がある．

次の176～184病日までの6日間をプローブ期とした．プローブ期ではベースライン期と同様の練習を実施した．

3 練習結果

自力で遂行できた着衣動作工程数の推移を図6に示す．ベースライン期では3～4工程しか遂行できず，衣服の袖を麻痺側の肘あるいは肩まで十分に引き上げずに衣服を背部から渡して非麻痺側を通そうとしてしまい，介助を要していた．行動の結果を明確にフィードバックするよう配慮した練習の開始時から急速に動作手順の省略は減少し，ベースライン期と比較し，自力で遂行できた着衣工程数が増加した．また，練習期に獲得された着衣動作はプローブ期においても維持された．

4 考察

本症例はペーシングの障害によって，「服を着る」という目的だけが優先され，「袖を麻痺側の肘あるいは肩まで十分に引き上げる」という着衣動作に必要なステップを省略してしまうために，着衣に介助を要していたと考えられた．今回の結果から，ペーシングの障害を有する対象者の行為遂行に必要な動作ステップの省略に対して，行動の結果を明確にフィードバックする練習は有効であったと考えられた．

ただし，今回提示した2症例ともに，練習によって学習された行動が日常生活にどの程度般化したのかについては明らかではない．練習によって学習された行動を日常生活のなかで定着，維持していくためには，1日の時間経過のなかで，いつ，何を行うかという行動目標の自己決定と遂行を促すような練習プログラムも検討していく必要があると思われる．

●引用文献

1) 鈴木　誠，大森みかよ，杉村裕子，他：地理的障害に対する道順訓練の有効性．行動分析学研究 22：68-79, 2008
2) 涌井富美子，園田　茂，赤星和人，他：脳障害患者に対する新しい自発性評価表（S-Score）使用の試み．総合リハ 21：507-510, 1993
3) 綿森淑子，竹内愛子，福迫陽子，他：実用コミュニケーション能力検査—CADL検査．医歯薬出版，1990
4) 原　寛美：前頭葉障害のリハビリテーション．総合リハ 26：533-540, 1998

5) 鈴木　誠, 寺本みかよ, 山﨑裕司, 他：Pacing障害における着衣動作訓練の有効性―トークンシステムによるアプローチ. 作業療法 20：563-569, 2001
6) 平林　一, 坂爪一幸, 平林順子, 他：右半球損傷例のPacingの障害. 神経心理学 7：141-147, 1991

●参考文献

7) 高橋伸佳, 河村　満：街並失認と道順障害. 神経進歩 39：689-696, 1995
8) 宇野　彰(編)：高次神経機能障害の臨床実践入門―小児から老人, 診断からリハビリテーション, 福祉まで. 新興医学出版社, 2002
9) 山﨑裕司, 山本淳一(編)：リハビリテーション効果を最大限に引き出すコツ―応用行動分析で運動療法とADL訓練は変わる. 三輪書店, 2008

COLUMN 高次脳機能障害から回復するということ

　百聞は一見に如かず，とよくいうが，高次脳機能障害に関しては，見るだけではなく，対象者の声に耳を傾けることも，対象者の評価や，障害を理解するうえで重要な手段となりうる．特に治療者側にとって学ぶことが多いのは，当事者や家族から高次脳機能障害の回復過程を聞くときである．

　鈴木郷さんは専門学校の卒業式を控えた3月，スノーボードをしている最中に別のスキーヤーと衝突し頭部外傷を負った．一命を取りとめ，運動麻痺などもなかったものの，記憶障害や遂行機能障害，そして重度の社会的行動障害（意欲の低下，情動のコントロール障害，依存的行動）が残った．

　母親が親身に看病し，リハビリテーションのための通院にもつき添った．受傷から1年以上が経った頃の郷さんは，些細なことに対して突然怒り出し，家を飛び出していくことがあった．一方で，動物園に行った帰りにぬいぐるみを大事そうに抱えてくるなど幼児っぽいところがあったが，それが抜けてくると，今度は「イヤだ！」「死にたい！」と言って家を飛び出すようになった．病状を理解できない父親と口論になったり，通院先の病院でもイライラが収まらず突然爆発することもあった．家で大声を出して飛び出す，走り出す，いなくなるのは日常茶飯事で，暴力も激しくなり家の壁にたくさんの穴が開き，家具や扇風機，掃除機などいろいろなものが壊れた．

　そして，事故から2年経ったある日，自殺未遂をはかったため，精神科病院に措置入院となった．その後，高次脳機能障害という診断が正式に下り，あらためてリハビリテーションに専念するために入院．退院後は障害者職業センターに通った．

　それらの成果もあり，郷さんは事故から5年あまりが経ったときにアルバイトを始めた．最初は近所のスーパーマーケットだったアルバイト先が，作業所，さらにユニクロへと変わっていった．以下は，郷さんの回復を示す母親の記録である．

- 働き始めてしばらくすると，朝自分から起きたことがなかったのが，突然6時30分に起きるようになった．
- 時計のカチカチする音がイヤだと言って時計をいくつ壊したかわからないのに，自分で目覚まし時計を使うようになった．
- 仕事で疲れたときは，タクシーで帰ってくることもたびたびあった．「お母さん，疲れちゃったからタクシーで帰っていい？」と電話がかかってきたときは，「好きにしたら」と答えていたが，ある日，「でも，もったいないからやっぱり歩いて帰るかな…」と言って地下鉄で帰ってきた．

　郷さんの回復の記録は，今なお高次脳機能障害に苦しんでいる人々に希望を与えてくれるものである．そして，これからその人々とともに歩んでいこうとするわれわれにも大きな勇気を与えてくれるはずである．

●参考文献
1) 鈴木真弓：神様，ボクをもとの世界に戻してください—高次脳機能障害になった息子・郷．河出書房新社，2006

失語

 失語に対する作業療法を実施できるようになるため，症例をとおしてその実際を学習する．

1) 症例の評価結果からその臨床像を解釈できる．
   □ 失語とそれ以外の症状の評価結果について説明できる．
2) 失語を伴う症例に対する治療の実際を概略説明できる．
   □ 失語を伴う症例に対する関わり方をグループで話し合える．
   □ 失語に対する治療のいくつかを述べることができる．

　失語症の臨床型は古典的には，ブローカ(Broca)失語，ウェルニッケ(Werniche)失語，伝導失語，超皮質性運動失語，超皮質性感覚失語，超皮質性混合型失語，健忘失語，失読失書，全失語に分類されることが多い．失語症のタイプ分類は，医療従事者間での症状理解に役立つ．しかし，分類することが評価の目的であってはならない．

　作業療法の臨床場面では，どのようなコミュニケーション手段が有効であるかを捉えるために，発話，理解，呼称，復唱，読解，書字といった言語操作機能ごとの評価を行うことが多い．その際は，誤り方を慎重に観察すると同時に，理解可能な文節の長さを把握する，呼称に必要な手がかりを見極めるなど，言語操作機能それぞれを詳細に評価していく．さらに，失語症と認知症との鑑別，失語症と構音障害との鑑別など，他の症状と鑑別することが重要である．鑑別の際は，構成課題や視覚性記憶，日課を行えるかなどを評価して，非言語性の機能がどの程度保たれているのかを把握する．また，脳神経症状を評価して構音障害の程度を把握することも重要である．

　有効な言語操作機能を捉えることができたら，その機能を用いて対象者に指示し，対象者の訴えを把握しながら身体機能や日常生活活動(ADL)の作業療法を進める．

　ときには作業療法士が言語機能の治療そのものを行うこともあるが，ここでは主に失語症患者に対して身体機能の治療やADLの練習を進めていく際に必要な，高次脳機能の評価の進め方や治療場面の実際について述べる．

 症例提示

①症例：80歳台，男性，右利き
②診断名：左心原性脳塞栓症
③現病歴：起床時より発語がなく，体動も困難であったため，妻が救急要請．救急隊接触時，左共同偏視，右片麻痺を認めた．脳梗塞の診断にて入院となった．
　翌日よりベッドサイドにて作業療法が開始となった．開始時の安静度は「車椅子乗車可能」であり，

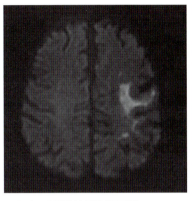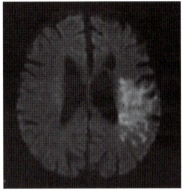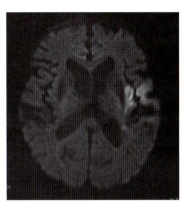

▶図1　MRI 拡散強調画像

初回より離床開始となった．
④合併症：心房細動，慢性心不全，高血圧
⑤画像所見：MRI 拡散強調画像（DWI）にて左中大動脈領域に高信号を認めた（▶図1）．

A 評価

1 神経学的所見

初期評価時の意識レベルは JCS（Japan Coma Scale）でⅡ-10 であった．

右上下肢の麻痺は Brunnstrom Recovery Stage で上肢Ⅰ，手指Ⅰ，下肢Ⅱだった．

感覚は精査困難だったが，刺激に対する反応は明らかな左右差を認め，右上下肢は重度鈍麻が疑われた．

脳神経では，右口角下垂，舌右偏位を認めた．

2 神経心理学的所見

a 言語機能

初期評価時，発話はなく，言語での理解は困難であった．

14 病日頃より失語症状の改善を認めた．当院

▶表1　高次脳機能スクリーニング検査（Ⅰ）「失語症スクリーニング検査」の結果

検査項目		結果
物品呼称	naming	0/3
	pointing	2/3
系列指示		×
2 物品間の操作命令		×
復唱	空が青い	○
	となりの町で火事があった	×
書き取り		×
読解	ほ	×
	ね	×
	た	×
	本	○
	時計	○
	電話	○
	くつした	×
	犬	○
	くるま	×
	鳥が飛んでいる	×
発語		非流暢
計算		0/4

の作業療法士が行っている高次脳機能スクリーニング検査Ⅰ「失語症スクリーニング検査」[1]（→ 29 ページ図5を参照）の結果，単語レベルでの理解が可能となっていた（▶表1）．16 病日に言語聴覚士が実施した標準失語症検査（Standard Language Test of Aphasia；SLTA）[2] の結果を示す（▶図2）．言語聴覚士によると，症例は重度の運動性失語で，「表出は自発語は困難．構音障害・発語失行もあり音のゆがみが強いが，単語レベルでの復唱は

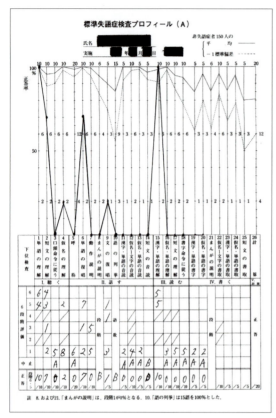

▶図2　標準失語症検査の結果

▶表2　次脳機能スクリーニング検査(Ⅱ)
　　　「高次脳機能スクリーニング検査」の結果

検査項目				結果
記憶	順唱			×
	逆唱			×
	単語記銘			0/3
	図形再生			×
行為	自動詞的運動			
		チョキ	口令	×
			模倣	○
		頭をなでる	口令	×
			模倣	○
		指でキツネをつくる	口令	×
			模倣	×
	他動詞的運動			
		櫛で髪をとかす	ジェスチャー	×
			物品	×
		ライターに火をつける	ジェスチャー	×
			物品	×
構成	積み木の構成			×
	ダブルデイジー複写			△
	自発画			×
身体認知	身体部位の認知			
		鼻		×
		肩		×
		腹		×
	手指認知			
		薬指	呼称	×
			口令	×
		親指	呼称	×
			口令	×
	左右の判断			不可
	半身身体部位認知	麻痺の否認		ー
		身体半側の無関心		ー
		左(右)向き傾向		＋
色彩認知	赤		呼称	×
			マッチング	×
	青		呼称	×
			マッチング	×
	黄		呼称	×
			マッチング	×
視空間認知	2点発見			不可
	線分抹消			28/40
	線分二等分			不可
	Visual Extinction			不可

可能なものが増加．理解は単語レベルで可能」とのことであった．

b 失語以外の高次脳機能

ベッドサイドにおける初期評価では，声かけや視覚的な刺激に対する反応は左右差を認め，顔は常に左向きであった．簡単な状況理解は可能で握手や物品の受け渡しに応じることはできたが，物品の使用や象徴動作には応じなかった．

14病日に行った高次脳機能スクリーニング検査Ⅱ「高次脳機能スクリーニング検査」(→29ページ図5を参照)の結果を示す(▶表2, 図3, 4)．ダブルデイジー模写試験，線分抹消試験とともに，なぞり書きをする closing-in 現象が認められた．また，ダブルデイジー模写課題では，おおむね花の形態が描かれ，著しい描き落としはなかったが，明らかに用紙の左寄りに描かれていた．さらに，症例の顔は左向きのことが多かった．これらのことから，右半側空間無視を合併していると考えられた．

行為については，スクリーニング検査場面においては，自動詞的運動や物品の使用の項目で失点

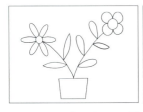 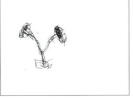

▶図3 ダブルデイジー模写課題

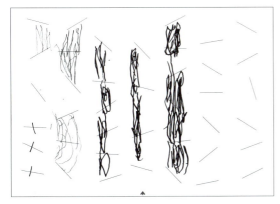

▶図4 線分抹消試験の結果

となっているものがあったが，検査そのものの理解が困難で，検査に応じることができていない様子であった．一方で，検査に応じることができたチョキや頭をなでる項目については模倣が可能で，病棟での食事場面では用途に合ったスプーンの使用が可能，ペンの操作やおじぎ，バイバイなども可能であった．これらのことより，慣用物品の認知や用途については理解でき，また慣習的に用いる象徴動作についても入力・出力ともに可能で，日常生活に著しく影響のあるような重度の失行症状はないと考えた．

その他の症状としては，スクリーニング検査において，症例が理解可能である単語での指示動作や，ジェスチャーを用いての模倣動作は，前述のとおり検査そのものの理解が困難であったため行えないことが多かった．また，作業療法の治療場面や病棟での生活場面における慣れない状況の理解は不良で，ナースコールの使用を単語やジェスチャーで指示しても使いかたの理解に時間を要し，繰り返し練習をしても自発的に使用する様子

はみられなかった．作業療法室での上衣動作練習時にも，自ら衣服を把持して動作を開始しようとする様子はなく，自ら着衣することを促されていることを理解できない様子であった．一方で，家族の顔は理解しており，妻が面会に来ると笑顔を見せた．また，療法士があいさつをするとおじぎをするなど礼節はある程度保たれていた．このため中等度程度の認知症があると考えられた．

3 ADL

血圧などのバイタルサイン🔑が落ち着き，ADL練習が開始できるようになった時点でのADLは以下の通りであった．

a 食事

左手にスプーンを把持するが，操作は拙劣で食べこぼしが多く，介助が必要であった．左手での箸操作は未経験であり困難であった．

b 整容

歯ブラシを近づけると口を開けるなどの協力はみられたが，自ら道具を使用しようとする様子はみられず，介助にて行っていた．

c 更衣

右手から袖を通す，後ろへ回すなどの工程をガイドしながら指導をしたが，「更衣動作の練習をしている」ということを理解していない様子で協力動作も得られづらく，重度介助を要した．

d トイレ

ナースコールを使用することは困難であった．また，近くにスタッフがいても尿意を訴えることはなく，病棟では失禁にて経過していた．おむつ対応となっており，トイレ動作は未実施だった．

e 移乗

体幹は低緊張，左下肢の支持性はあるが不十分

で，立ち上がることは困難であり，重度介助を要した．介助者につかまる，立ち上がろうとするなどの協力動作はみられた．

4 問題点

重度の右片麻痺を呈していたため，ADLの改善に向けて，動作方法や動作手順を新たに学習していく必要があった．しかし，失語症があり，複雑な言語での指示を理解することは困難であった．また，中等度の認知症が疑われ，検査場面や慣れない場面での状況理解は不十分であり，動作方法の理解や手順の記憶には時間を要することが予想された．

5 治療方針

複雑な言語での指示理解は困難であったが，単語レベルの理解や慣れた場面での簡単な状況理解は可能で，慣習的な動作は一部可能であったため，単語やジェスチャー，実際の日常生活で使用している物品を用いながら練習を行うこととした．また，模擬的な練習や作業療法室でのADL練習は，何をしているのかを理解できなかったため，病棟での実際の日常生活場面，もしくはできる限り実際の生活場面に近い状況下で動作練習を行っていくこととした．

B 治療

1 ベッドサイドでの治療

作業療法開始時の安静度は「車椅子乗車可能」であったが，病棟での離床は進んでいなかったため，離床練習から開始した．「起き上がりましょう」などの指示は，ジェスチャーを用いて行うようにした．また，車椅子を見れば「車椅子に座る」という状況が理解できていたため，不十分ながらも協力動作を得ることができた．

右半側空間無視に対しては，右方向への視覚走査課題，右からの刺激入力を早期から開始した．また，ベッドサイドのテレビは右側へ設置してもらうように病棟の協力を得た．

右上肢機能訓練および右手の管理練習として，両手を組むこと，左手で右手を触れることを早期から行った．

2 ADL練習
a ADL物品の使用練習

ADLで使用頻度が高いと思われるスプーン・箸の使用練習から開始した．スプーンについては拙劣ながらも用途に合った把持・使用が可能であった．非利き手での操作のため，食べこぼしがみられており，自助具の皿を導入した．箸は，用途に合った把持形態が困難であったため，直接ガイドをして把持できるようにした．また，操作方法についてもガイドしながら指導していった．作業療法室での練習は模擬食材を用いたが，病棟で使用している皿や箸と似ているものを使用し，毎日同じ席で同じ道具を使用し，反復して行うようにした．

歯ブラシは，常に病棟の同じ場所に設置するようにした．また，食事後の決まった時間に同じ場所で行うようにした．当初，自ら歯を磨こうとしなかったが，一度行うようになると，用途に合った道具の把持や使用が可能であったため，看護師による洗面所への誘導と開始時の促しで，病棟で実際に行うことを練習とした．

b 更衣動作練習

上衣動作手順の記憶には時間を要した．簡単な状況理解は可能であったが，練習の場面では何をするべきなのか十分理解できていないと考えられた．このため，練習時にはできるだけ実際のADL場面に近い状況下で，普段使用している服

を使用した．練習方法としては，まず身頃を後ろへ回すところまでガイドにて着用し，上衣動作の最後の工程である「左袖を通す」から練習を開始し，左袖を通すことができたら，次は「身頃を後ろへ回す」から「左袖を通す」までを練習するというように，1つずつ手がかりを漸減していくように進めていった（逆行連鎖化）（▶図5）．言語での指示は単語を用いるようにした．言語での指示で困難なときはタッピング，タッピングで困難なときはモデリング，モデリングで困難なときはガイドというように段階づけて指示を行った．

c トイレ動作練習

作業療法室のL字手すりを使用しての模擬的な練習では，何をしているかを把握することが困難であった．このため，普段使用している病棟のトイレを使用するようにし，実際の場面で練習を行うようにした．座位や立位のバランスが不良であり，症例自身が下衣の上げ下げを行うことは困難であったため，介助量軽減を目標として，主にトイレへの移乗や立位の練習を行った．

尿意を訴えることはなかったため，病棟では時間誘導してもらうように看護師に依頼した．

d 右上下肢・手指の麻痺に対する機能訓練・右上下肢の管理指導

右上肢は重度の麻痺であり，随意収縮を促すことは困難であったが，「手をあげて」「握って」などの対象物のない運動の促しではなく，お手玉やアクリルコーン，輪入れなどを用いて握る，持ち上げる，放すという動作を行うようにした．

右上肢の管理は，実際に左手をガイドして右手を把持し，机の上に置く，車椅子乗車時には膝の上に置く，起居動作時には腹部の上に置く，ということを繰り返し練習した．

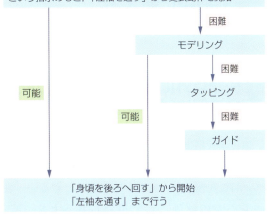

▶図5　更衣動作の練習方法

C 結果

終了時の神経学的所見は，右上下肢の麻痺はBrunnstrom Recovery Stageで上肢Ⅱ，手指Ⅱ，下肢Ⅱだった．

感覚の評価は困難であったが，表在覚・深部覚ともに中等度鈍麻と考えられた．

神経心理学的所見としては，言語理解は2～3文節が可能，表出は単語レベルで可能となった．自動詞的行為，他動詞的行為は，ADL上誤りがみられなくなった．

ADLについて，食事は食物形態によっては箸の使用が可能であった．整容は歯ブラシの使用は自立していた．更衣は右上肢の袖入れは十分獲得できず介助を要したが，身頃を後ろへ回すことと左手を袖に通すことが可能となった．トイレ動作は，移乗は中等度介助，立位保持は軽介助，下衣上げ下ろしは全介助で，1人介助で可能となり，時間誘導にて排尿できるようになった．

さらなる機能改善とADL介助量軽減に向けて，回復期病院への転院となった．

D 類似例に対するアドバイス

1 失語以外に高次脳機能障害がない症例に対する治療

　優位半球損傷の場合，急性期の意識レベルが低下している状態では，意識障害と高次脳機能障害，特に失語症状の鑑別が困難なことも多い．意識レベルの評価として用いられるJCS，GCS（Glasgow Coma Scale）はともに言語性の課題を含んでいる．失語がある場合には，発語はないが意識は清明であるという評価をするべき場合がある．意識レベルの経過をみながら，高次脳機能障害の評価を進め，言語聴覚士とも連携しながら可能な限り早期に有効なコミュニケーション手段を利用していけるようにする．

　失語があっても，状況理解が良好で，失行や認知症などの合併がない症例については，比較的早期にADLを獲得できるケースが少なくない．ADLに対する治療は，できるだけ実際の場面に近い状況下で行い，実際に使用する物品を用いて行うことで，言語的には理解が困難であっても，状況を理解し，動作を獲得していくことができる．動作手順を理解し，記憶していくことができるか否かを判断するためにも，言語以外の高次脳機能評価は重要である．コース立方体組み合わせテストやレーヴン（Raven）色彩マトリックス検査で知的機能を評価する．また，ベントン（Benton）視覚記銘検査，Rey-Osterrieth Complex Figure Testなどを用いて記憶機能を評価しておくとよい．また，ADL場面の観察から得られる情報も重要である．日課に沿った行動ができているか，場面に沿った行動ができているかなどを見ておきたい．

2 記憶障害や認知症を合併している症例に対する治療

　記憶障害や認知症を合併している場合，動作方法の理解や動作手順の記憶に難渋することが多い．できる限り，症例が慣れている状況・物品を選択していくようにする．また，時間や場所も毎日同じにするなど，日課として行えるようにしていくことも有効な場合がある．さらに，「更衣動作練習」の項（→198ページ）で述べたように，逆行連鎖法などの行動療法の手技を用いることも考慮するとよい場合がある．

　また，手順を記憶しなくても行えるように麻痺の改善をはかるなど，身体機能へのアプローチを優先することがADL獲得につながるケースもある．

3 失行を合併している症例に対する治療

　失行を伴う症例については，言語，行為に関する評価を詳細に行う必要がある．物品の認知ができているか，用途を理解できているか，使用方法を理解しているかを把握し，視覚的な手がかり・言語的な手がかり・動作や運動覚的手がかりなど，有効な手がかりを利用しながら治療していく．失語の患者で表出が困難な場合，物品の名前や用途を述べることはできないことも多いが，物品のポインティングや用途のポインティングが可能であれば，物品そのものの認知はできていることがわかる．また，言語理解も困難で，ポインティングもできないことがあるが，物品のマッチングや実際の物品使用は可能なこともあり，言語や視覚，触覚といった複数のモダリティ🔑を用いての行為を評価し，治療手段を選択していく．

　観念失行を合併していた失語の患者の物品に関する評価の結果を表3に示す．この患者の場合，失語により物品呼称は困難であったが，ポイン

▶表3 道具使用の評価と分析

	命名	ポインティング	機能陳述	機能陳述でのポインティング	マッチング	パントマイム	パントマイムの模倣	物品あり使用命令	物品あり動作命令	物品あり模倣
ペン	○	○	×	○	○	×	○	○	○	○
歯ブラシ	○	○	×	○	○	×	×	×	×	○
櫛	○	○	×	○	○	×	×	×	×	○
鋸	×	○	×	×	○	×	×	×	×	×
金槌	×	○	×	○	○	×	×	×	×	○
ホチキス	×	○	×	×	×	×	×	×	×	×
ほうき	○	○	×	○	○	×	×	○	○	○

ティングは可能なものが多く，また物品のマッチングも行えるものが多かった．このため，物品が何であるか，また用途が何であるかは概ね理解されていると解釈できた．治療としては，言語モダリティは有効ではなく，視覚モダリティが有効と考えられたため，物品の使いかたや手順を図に示して再学習できるように練習を行った．その結果，脳梗塞発症後，使えなくなってしまった髭剃りやシャワーを使えるようになった．

失行を合併している失語患者については，物品の認知や行為に関する詳細な評価が治療モダリティの選択につながる．

●引用文献

1) 二木淑子，鈴木克枝，中館美保子，他：ベッドサイドにおける高次脳機能スクリーニングテスト―健常者と症例での検討．OTジャーナル 25：229-235，1991
2) 日本高次脳機能障害学会(編)：標準失語症検査マニュアル．改訂第2版，新興医学出版社，2003

●参考文献

3) 日本高次脳機能障害学会(編)：標準高次動作性検査．改訂第2版，新興医学出版社，2003
4) 二木淑子，松本順子，寺本みか子，他：当院における高次脳機能スクリーニングの問題点と有用性．OTジャーナル 29：66-72，1995
5) 聖マリアンナ医科大学病院リハビリテーション部作業療法科：OT臨床ハンドブック．三輪書店，2007
6) 鎌倉矩子，本多留美：高次脳機能障害の作業療法．三輪書店，2010
7) 能登真一，二木淑子：失行症をめぐる最近の論題．OTジャーナル 36：1217-1221，2002
8) 能登真一：失行に対する環境と適応．内山 靖(編)：環境と理学療法，pp175-186，医歯薬出版，2004
9) 板東充秋：失行．江藤文夫，武田克彦，原 寛美，他(編)：高次脳機能障害のリハビリテーション Ver.2，pp61-67，医歯薬出版，2004
10) 中川賀嗣：高次脳機能障害各論―3．失行．神経内科 68：279-288，2008
11) 種村留美：失行症．PTジャーナル 33：421-427，1999
12) Rothi LJ, Heilman KM：Apraxia：The Neuropsychology of Action. Psychology Press, Hove, 1997
13) Rothi LJ, Ochipa C, Heilman KM：A cognitive neuropsychological model of limb praxis. *Cogn Neuropsychol* 8：443-458, 1991

COLUMN 奇跡の脳と最も必要だった40のこと

　ジル・ボルト・テイラー（Jill Bolte Taylor）は米国の神経解剖学者である（▶図）．彼女が得た貴重な体験は，高次脳機能障害を学ぶわれわれに多くの示唆を与えてくれる．

　37歳のある日，彼女は左半球の脳出血を発症する．血腫がちょうど言語野を圧迫したため，助けを呼ぼうと職場に電話をした際にも，同僚の声を言葉として認識できないばかりか，自分自身の声も言葉にならなかった．同僚の声も自分の声も「ワン，ワン，ワン」とゴールデン・レトリバーの鳴き声に聞こえたらしい．ちなみに，電話をかけたときには，数字も読むことができなかったため，名刺に書かれた電話番号の1つひとつの数字を記号として認識し，それと同じ記号を探しながら電話機のボタンを押したという．

　左半球に損傷を受けた彼女は生死の間をさまよいながらも貴重な体験をする．それは右脳だけになった感覚を抱いたことである．以下に紹介したい．

- 言語中枢を失うとともに，脳内時計も失った．何事も，そんなに急いでする必要がなくなった．
- 言葉で考えるのをやめ，この瞬間に起きていることを映像として写し撮るようになった．過去や未来に想像をめぐらすことはできなかった．私が知覚できるすべてのものは，今ここにあるものだけだった．
- 話す言葉は理解できなかったが，話す人の表情や身振りから多くのことを読み取ることができた．
- 左脳は自分自身を，他から分離された固体として認知するように訓練されているが，右脳は永遠の流れとの結びつきを楽しんでいた．魂は大きなクジラのように自由に飛び，静かな幸福の海を滑るように進んだ．私は天国を見つけた．
- 左脳を修復する過程は，流体が固体に戻っていくような感覚だった．
- 「頭の中でほんの一歩を踏み出せれば，そこには心の平和がある．そこに近づくためには，いつも人を支配している左脳の声を黙らせるだけでいい」　—My Stroke of Insight

　ここに紹介した言葉の本当に意味するところは，右脳だけで生きることを経験した人にしかわからないし，表現できないことであろう．現代社会の人間は少しばかり左脳優位に生きているのかもしれない．

　さて，脳卒中を経験した彼女から，もう1つわれわれへ向けた貴重な声が届けられている．彼女の著書の付録に書かれているものであるが，ここに紹介する（▶表）．

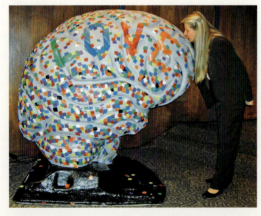

▶図　右脳のオブジェにキスをするジル・ボルト・テイラー

▶ 表　最も必要だった40のこと

1	わたしはバカなのではありません．傷を負っているのです．どうか，わたしを軽んじないで．	25	課題が上手くいかないのは何が障害になっているのか，見つけてください．
2	そばに来てゆっくり話し，はっきり発音して．	26	次のレベルやステップが何なのかを明らかにして．そうすると何に向かって努力しているかがわたしにもわかります．
3	言葉は繰り返して．わたしは何も知らないと思って，最初から繰り返し，繰り返し，話してください．	27	次のレベルに移る前に，今のレベルを十分に達成している必要があることを憶えていてください．
4	あることを何十回も，初めと同じ調子で教えてくれるよう，忍耐強くなって．	28	小さな成功をすべて讃えてください．それがわたしを勇気づけてくれます．
5	心を開いて，わたしを受け入れ，あなたのエネルギーを抑えて．どうか急がないで	29	どうか，わたしの文章を途中で補足しないで．あるいは，わたしが見つけられない言葉を埋めないでください．わたしは脳を働かせる必要があるのです．
6	あなたの身振りや顔の表情がわたしに伝わっていることを知っていて．	30	もし古いファイルが見つけられなかったら，必ず新しいファイルをつくるのを忘れないで．
7	視線を合わせて．わたしはここにいます―わたしを見にきて，元気づけて．	31	実際の行動以上にわたしが理解していることを，わかってもらいたいのです．
8	声を大きくしないで―わたしは耳が悪いのではなく，傷を負っているのです．	32	できないことを嘆くより，できることに焦点を合わせましょう．
9	適度にわたしに触れて，気持ちを伝えて．	33	わたしに以前の生活ぶりを教えてください．前と同じように演奏できないからといって，もう音楽を楽しんだり，楽器を演奏したくないなんて考えないでください．
10	睡眠の治癒力に気づいて．		
11	わたしのエネルギーを守って．ラジオのトーク番組，テレビ，神経質な訪問者はいけません！訪問は短く（5分以内に）して．	34	一部の機能を失った代わりに，わたしが他の能力を得たことを，忘れないで．
12	わたしに何か新しいことを学ぶエネルギーがあるときは，脳を刺激して．ただ，ほんの少しですぐに疲れてしまうことを憶えていて．	35	家族，友人たち，優しい支援者たちと親しい関係を保てるようにしてください．カードや写真を貼り合わせたコラージュをつくって見せてください．それらに見出しをつければ，わたしはゆっくりと見ることができます．
13	幼児用の教育玩具と本を使って教えて．		
14	運動感覚をとおして，この世界を紹介して．あらゆるものを感じさせて（わたしは再び幼児になったのです）．	36	大勢に助けを求めましょう．「癒しチーム」をつくるように頼みましょう．みんなに伝言しましょう．そうすれば，みんなはわたしに愛を伝えてくれます．わたしの病状の最新情報を伝え続けて．そして，わたしを助けてくれるような特別なことを頼んでみて．わたしが楽に飲み込んでいるところや，からだを揺り動かして，上半身を起き上がらせるところを見せてあげて．
15	見よう見まねのやり方で教えてください．		
16	わたしが挑戦していることを信じてください―ただ，あなたの技術レベルやスケジュールどおりにいかないだけです．		
17	いくつもの選択肢のある質問をしてください．二者択一（Yes/No）式の質問は避けて．		
18	特定の答えのある質問をして．答えを探す時間を与えて．	37	現在のわたしをそのまま愛して．以前のようなわたしだと思わないで．今では，前と異なる脳を持っているのです．
19	どれくらい速く考えられるかで，わたしの認知能力を査定しないで．	38	守ってください．でも，進歩を途中で阻まないで．
20	赤ちゃんを扱うように優しく扱って．	39	どのように話したり歩いたり，どんな身振りを見せたかを思い出させるために，何かをやっているわたしの古いビデオテープを見せて．
21	わたしに直接話して．わたしのことについて他の人と話さないで．		
22	励ましてほしい．たとえ20年かかろうとも，完全に回復するのだという期待をもたせて．	40	薬物療法が疲れを感じさせ，それに加えてありのままの自分をどう感じるかを知る能力をぼやけさせていることも忘れないで．
23	脳は常に学び続けることができると，固く信じてください．		
24	すべての行動を，より小さい行動ステップに分けてください．		

●参考文献

1) ジル・ボルト・テイラー（著），竹内　薫（訳）：奇跡の脳―脳科学者の脳が壊れたとき．新潮社，2012

2) ジル・ボルト・テイラー（http://drjilltaylor.com/）

IV 失行

 失行に対する作業療法を実施できるようになるため，症例をとおしてその実際を学習する．

1) 症例の評価結果からその臨床像を解釈できる．
   □ 失行とそれ以外の症状の評価結果について説明できる．
2) 失行を伴う症例に対する治療の実際を概略説明できる．
   □ 失行を伴う症例に対する関わり方を述べることができる．
   □ 失行に対する治療の効果に気づくことができる．

　失行は定義や症状の解釈，用語の使い方について種々の議論が絶えない[1, 2]．教科書的には，麻痺などの運動障害や，失語，失認，知能の全般的低下では説明できない，日常生活動作（ADL）や物品使用などの行為の誤りが，一側（通常は左）半球損傷でみられる症状である[3]．

　失行の分類にはリープマン（Liepmann）が記載した古典的な3症状（肢節運動失行，観念運動失行，観念失行）があるが，今現在でも諸家によりさまざまな分類や定義が報告されている[2]．大雑把に分類すると，道具の使用障害としては観念失行，ジェスチャーやパントマイムの障害としては観念運動失行という定義が最も理解しやすい[3, 4]．

　本項では失行症患者の評価から治療までの一連の流れを整理した．さらにコミュニケーションに問題がある場合のアプローチや，失行がADLに影響を及ぼしている場合の配慮すべき点などについて述べる．

 症例提示

①**基本属性**：60代の男性，右利き
②**診断名**：アテローム血栓性脳梗塞
③**現病歴**：200x年y月，自力で起き上がれず，衣服の着脱が困難であった．運動麻痺についての記載はなかった．発症当日に入院し保存的加療が開始され，発症後第9病日より病棟で理学療法（以下，PT）・作業療法（以下，OT）が開始された．開始後まもなく尿管結石による急性腹症を併発し，2週間ほどベッド上安静であった．31病日後よりリハビリテーション（以下，リハ）室でOTが開始された．
④**画像所見**：左頭頂葉皮質下を中心に側頭葉に及ぶ低吸収域を認めた．
⑤**家族構成**：妻，息子
⑥**職業**：すし屋を経営（業務管理，調理，仕入れなど）．

A 評価

1 事前の情報収集

a カルテおよびリハ医からの依頼内容

身体および神経学的所見：軽度の右片麻痺と右半身の感覚鈍麻がある．

神経心理学的所見：流暢性失語，失行，失書，構成障害がある．

リハ医からの依頼内容：評価とADL上の問題があれば対応してください．

b 他部門からの情報

看護師の記録：食事は準備されればスプーンを使い1人で食べることは可能であった．排尿はバルーンカテーテル留置中，排便はベッド上で差込便器を用いて介助されていた．コミュニケーションでは簡単な指示は理解しているようであるとの記載があった．

言語聴覚士の記録：指示理解は短文から不確実となり，長文や複雑な文の理解は困難であった．表出能力では自発話は比較的流暢で，発話量は平均的であった．一方，錯語，喚語困難が顕著で，発話量に対し，内容が伝わりにくい印象であった．

2 作業療法評価（発症後第9病日以降）

a 面談（観察を含む）

意思疎通：簡単な挨拶などに対しうなずく，「おはよう」などと返答があり，アイコンタクトもあった．単純な命令（手を上げる，座るなど）に対しては動作や行動は可能であったが，やや複雑な指示には混乱し，考え込むことがあった．病室での看護師との応対などを観察していると，概ね基本的なコミュニケーションは成立していると判断した．

主訴：失語症があるため正確な情報に欠けるが，手の使いづらさに関する訴えはあった．

家族からの情報（息子より）：こちらの話していることは理解しているようだが，話す内容はわかりづらいことがある．たくさん話すわりにはこちらがピンとこない．「これやってみて」というと，時々混乱しているようであった．

b 身体所見および神経学的所見

随意性：Brunnstrom Recovery Stage（以下 Br Stage）上肢V，手指V，下肢VI，握力は右でやや低下していた．

筋トーヌス：異常な筋緊張はなかった．

感覚：右半身の感覚鈍麻を訴えるジェスチャーが観察された．

その他：歩行では下肢を肩幅よりやや拡げた支持基底面を取り，時々軽度のバランス障害（右下肢立脚時に右側方へ身体が傾く）を認めた．

c 精神機能

OT場面での観察，看護師，家族からの話の状況から問題となるような知的な障害はないと判断した．

d 失行および失語以外の高次脳機能障害

注意：種々の検査場面の観察では注意集中は問題なかった．歩行時に右側の障害物を回避できない場面が観察され，軽度の右側空間への不注意があると判断した．

記憶：精査していないが，前日の訓練の内容などについては覚えている様子であった．

構成能力：2次元，3次元の模写とも拙劣であった．写字は何本も同じ線を同じ方向に書いたりしたが，概ね判別できる字形であった．

身体認知：身体部位（肩，肘など）の同定は可能で，左右の弁別も可能であった．

視覚認知：指示された道具の選択に問題はな

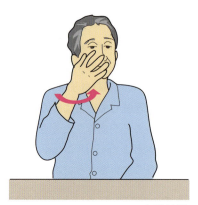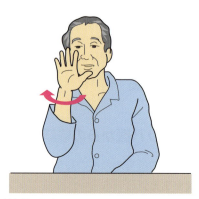

右手は前腕の回内外を繰り返す

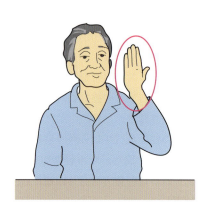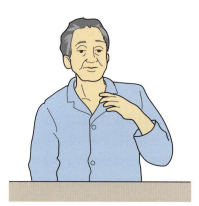

左手は手の向きが違う

▶図1　象徴動作

かった．

e 失行の検査

　失行の標準化された検査として，改訂版標準高次動作性検査（Standard Performance Test for Apraxia；SPTA）[5]）があるが，検査項目が多く急性期では意識障害，耐久性の問題などですべて実施するのは難しい．ここでは初回に行ったスクリーニング検査の結果を示す．

　手指パターンの模倣（検者の指できつね，鉄砲など提示し，真似させる）：右手は，はじめ困難であったが，指摘すると修正を繰り返しながら最終的に可能であった．左手はやや躊躇している様子はあったが，可能であった．

　象徴動作（▶図1）：さようならなどの慣習的動作では，右手は前腕の回内外を繰り返した．左は手の向きが異なった．左右とも検者の動作を見せることで正しい行為に近づいた．

　パントマイム（▶図2，3）：歯ブラシを使うパントマイムは躊躇したり，示指を伸ばし，歯ブラシに見立てて磨く動作をした（body as parts object；BPO）．ハサミの使用では示指と中指でハサミの形をつくり，開閉の動作を行った．検者の模倣で躊躇する場面がみられた．

　単一物品の使用（▶図2，3）：歯ブラシの使用は実物品があれば，歯ブラシの柄を正しく把持できた．操作はやや拙劣だが，ほぼ正しく動作は可能であった．ハサミの使用も同様であった．

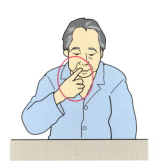 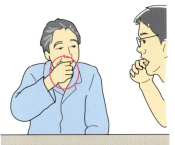 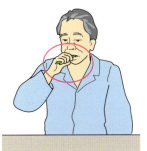

| 示指を歯ブラシに見立てて磨く（BPO） | 検者の模倣で歯ブラシの柄を持つような動作となる | 実物の操作は可能 |

▶図2　歯磨きのパントマイム

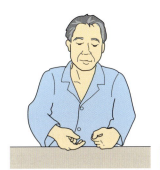 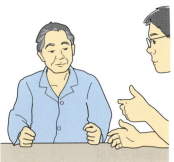 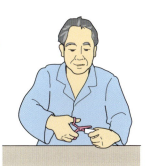

| 不完全だが示指と中指を伸展させ，切る動作を再現している（BPO） | 検者の模倣でやや躊躇している | 実物の操作は可能 |

▶図3　ハサミ使用のパントマイム

複数物品の使用：ハサミと紙を提示し，紙を切るように指示したところ，ハサミを持つ部分に指を通したが，鉛筆を持つような把持形態であった．指摘すれば気づき修正は可能で，検者の模倣でも正しい動作は可能であった．切る動作は，紙の上にハサミを置くなど混乱している様子であったが，気づき，修正した．検者が手を添えて切る動作を誘導すると，その後は正しく切ることができた．

系列課題：ポットと急須，湯飲み，茶筒をテーブル上に並べ，お茶を入れる系列課題を試みた．茶葉を入れずに急須にお湯を入れたり（系列順序の誤り），茶葉を湯飲みに入れたり（道具の選択の誤り）などといった行為が観察された．

日常生活の観察（病棟）：病棟内のトイレまでの移動や入浴動作は安全を考慮し監視であったが，セルフケアは自立しつつあった．食事では箸，スプーンとも右手で使用できており，歯ブラシも右手で使用していた．操作自体はやや拙劣であったが，介助を要するほどではなかった．更衣もやや時間を要したが，上下衣とも独力で着替えることは可能であった．

3 問題点のまとめ

手指の肢位模倣，社会的慣習動作では躊躇したり，動作開始の遅延，修正行為などあったが，口頭命令よりも模倣で改善した．道具使用のパント

マイムでBPOを認めたが，模倣でやや改善し，さらに実際の物品使用ではほぼ正しく動作が可能であった．一方，複数の物品の使用や系列課題では順番が異なる，などといった行為が観察された．

失行症状としては観念運動性の障害が主で観念失行性の問題もあると考えられたが，病棟生活などの場面から日常の自然な場面では大きな問題はないと考えた．

4 治療方針

事例の障害像をロティ（Rothi）の行為処理モデル（第2章Ⅳ「失行」の図5を参照➡90ページ）で考えると，聴覚言語入力よりも模倣などの視覚・ジェスチャー入力，さらに実際の物品使用による視覚物品入力で動作能力が発揮されているととらえることができる．

さらに実際の物品使用では，療法士の徒手的な誘導で動作が再現されやすく，触運動覚の利用が道具の把握や操作に利用できると考えた．

失語はあるが，基本的なコミュニケーションは可能で，知的低下もないので，実際の物品使用の訓練を中心にプログラムを立案した．さらに長年行ってきた「すしをつくるという作業」を治療へ取り入れることを考えた．

B 治療

1 入院時の作業療法の経過（3週間程度）

ADLが自立し，早期に退院の目処がついたので，クラフトワーク（革細工）で種々の道具の使用，操作の練習を行った．

ハサミの使用では，ハサミの柄を持つときに躊躇することがあったが，修正しながら正しく持つ

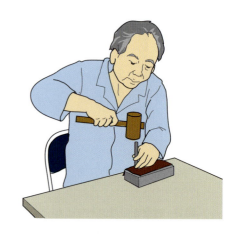

▶ 図4　革細工作業の様子
木槌と刻印は，はじめ躊躇したり誤った持ち方をするが，いったん正しく持てれば，刻印を打つ動作は可能であった．

ことができた．誤った持ち方をした場合はそのつど指摘（道具を持つ手を療法士が軽くタッチする，もしくは正しい持ち方を見せる）することで修正可能であった．刻印を打つ作業でも作業の開始は躊躇する場面もあったが，刻印と木槌を持ってしまえば，革に正しく刻印を当て，叩くことができた（▶図4）．

すし職人への復帰を望んでいたので，なんらかの対策は必要と考えた．評価の段階から業務上の経営的な管理はコミュニケーションの問題があるので復帰には時間はかかると考えた．一方，職人としての技能は外泊時に調理を試みたところ，簡単な調理は可能であると家族から情報が得られた．よって比較的早い段階で裏方（調理専門）の仕事はできると考えた．

2 外来時の作業療法の経過

退院後は家族の協力の下，週1回の外来訓練を実施した．入院時のクラフトワークを継続し，本人および家族には日常生活の様子，仕事（すし職人）の状況の確認を適宜行った．

家族より退院後，仕事でよく調理していた「だし巻き卵」を作らせたところ，手順の間違い（油を引く前に，フライパンに卵を入れるなど）が多いとの情報があった．これに関しては「だし巻き卵」をつくる手順を書いたイラストを作成し，調理場の見やすい位置に貼り出し，本人が確認する，もしくは周囲の同僚が作業の誤りに気づいたら，本人に確認するように促すこととした．

また「寿司のしゃり」をつくる際も，酢を入れずにかき混ぜたり，混ぜる際，「木べら」ではなく「お玉」（道具選択の誤り）でしゃりを混ぜようとすることがあった．これらについても「だし巻き卵」と同様にイラストを作成し，道具を限定して並べておくなど，環境の工夫を行った．

外来練習開始後，約1か月で調理の問題は徐々にみられなくなった．間違いについては周囲の職人（主に息子）が指摘すれば修正可能であった．接客しながらの仕事へは復帰できていないが，調理場での作業はほぼ遂行できるようになったとの情報があった．

3 失行症状の変化（外来開始3か月時）

象徴動作は口頭命令のみでも再現可能なものが増えた．道具のパントマイムも同様に改善がみられたが，模倣，実際の物品操作での成績がより改善した．書字は字形が整い，ほぼ判別可能なレベルまで改善した．

C 類似例に対するアドバイス

1 失語の対象者とのコミュニケーションのとり方

失行症は左半球の障害で起こるので，当然失語

▶ 表1　失語の対象者とのコミュニケーションのための技術

全般的な注意	・子ども扱いしない ・静かな落ち着いた場所で ・非言語的コミュニケーションを大切に ・せかさずに，ゆっくりと，間を大切に ・確認をする ・わかったふりをしない
話しかけるとき	・ことばはややゆっくり，間をとって ・話題を急に変えない ・キーワードを書きながら ・絵や図で示しながら ・表情や身振りを交えて
話を聞き出すとき	・「はい」か「いいえ」で答えられる質問をする ・いくつかの選択肢のなかから選んでもらう ・身のまわりのもの（地図，カレンダー，時計，新聞，チラシなど）を活用する ・アルバムやコミュニケーション・ノートを作る ・ことば以外の表現法の使用を促す ・意思が通じれば成功，誤りがあっても訂正しない

〔鎌倉矩子，本多留美：高次脳機能障害の作業療法．p138，三輪書店，2010より〕

の合併は多い．失行という動作の障害だけでも非常にストレスがかかるうえ，さらにコミュニケーションに問題がある場合は，心理的なダメージも大きいと考えてよい．多くの失語の対象者は言語に障害はあってもコミュニケーションの意欲と能力をもっていることが多い[6]．

失語の対象者とのコミュニケーション技術については本多[6]がわかりやすくまとめている（▶表1）．ポイントは普通の成人として扱うこと，家族が同席しても，尋ねる際は本人へ直接聞くこと，周囲の環境に気をつけることなどがあげられている．いずれもOT場面でも活用できる．

以下に，筆者が臨床場面で留意している点について述べる．

a 非言語的コミュニケーションを探る

当然，失語症者は言語的なコミュニケーションは苦手である．しかし，本多[6]も述べているように失語症者は必死にこちら側にコミュニケーションをはかろうとさまざまなサインを出している場合が多い．サインには以下のものが考えられる．

①アイコンタクト，眼の動き

②表情変化
③頷きや首振り
④指さし
⑤手の動きや上肢の動きなどの身体による表現
⑥（拙劣かもしれないが）文字や絵による表現

　これらのサインを見逃さないように注意深く観察することが必要となる．もちろん，失行があるので表現されているサインが正確であるかの判断は慎重にすべきであるが，何かを伝えようとする意志はあることを，対応するわれわれがしっかりと受け止める努力が必要である．

　またサインの使用についてはOT場面以外でも使用していることもあるので，病棟看護師やケアに関わる人，家族などから情報を得ておく．逆にサインについてケアする側がその意図を汲み取ることができない場合も考えられるので，われわれ作業療法士から対象者が使用しているサインに関する情報を伝えることも必要である．

b 作業活動を媒介にアプローチする

　サイン以外の非言語的コミュニケーションを探るために，OTでは作業活動（activity）を利用することができる．本人の生活歴を調査し，趣味活動や日頃取り組んでいたことがあれば把握しておく．主婦の場合は家事作業も利用できる．もちろん，病前の仕事内容も利用できる．

　失語がある場合，程度に差はあるものの人との関わりに積極的になれない人が多い．これは左半球症状特有の症状かもしれないが，activityを媒介にして非言語的コミュニケーションが促進される場面は多々ある．

　先にあげた事例も，面談や家族からの情報で，工作など物をつくることが趣味と聞いていた．革細工へ導入したところ，ハサミや木槌の使用では「これ（木槌で打つ，ハサミで切る）がしたかったんだ」と妙に懐かしい表情，納得した表情を浮かべながら作業に取り組んでいた．

　また筆者が臨床に出て3年目に経験した症例であるが，右片麻痺，失語症（流暢性失語，ジャルゴン型）の70歳台の女性がいた．その頃，高次脳機能障害については十分な知識も経験もなく，非常に対応に苦慮したことを覚えている．会話ではたくさん話されるが，意味不明な単語（錯語）を次々に繰り返し，こちらが内容を把握するのが非常に困難であった．しかし，ある日何気なくOT室にあった刺し子刺繍に目をとめると，手を差し出し運針を始めた．この出来事以降，刺繍作業を通し，コミュニケーションの促進に注意しながら関わった．ほとんど会話することはなかったが，どうしてもうまくいかない部分はこちらに助けを求めるような仕草をしたり，糸の付け替えをたどたどしいジェスチャーではあるが依頼するようになった．

　このようにactivityをとおして，作業療法士側もコミュニケーションに対する不安感がなくなり，少しずつよい関係を築けていたことを記憶している．

2 ADL場面へのアプローチと配慮点

　一般に観念運動失行は，検査場面などの意図的な場面では問題はあるが，慣れ親しんだ生活場面では出現しない．また観念失行は道具の操作の問題，系列行為に問題があり，ADL上の問題が大きいと報告されてきた．しかし観念運動失行と観念失行は両者を合併する場合も多く，単に分類しADLへの影響を考えることはあまり重要ではない．

a ADLと環境のとらえ方

　人や動物の行為は常に環境下で行われるので，行為（ADL）と環境を切り離したアプローチは意味がない．人の行為（運動）は個体と課題，そして環境という3つの要素の相互作用から生じる（▶図5）[7]．ADLはある目的をもつ運動の集まりと考えてもよいので，ここでは運動をADLと置き換えてみる．つまりADLは個体（患者側の条

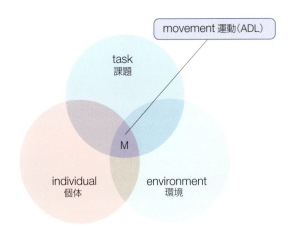

▶図5 運動の生じる3つの要素
運動は個体と課題,そして環境という3つの要素の相互作用から生じる.
〔Shumway-Cook A(編),田中　繁,高橋　明(監訳):モーターコントロール―運動制御の理論から臨床実践へ.原著第3版,pp2-4,医歯薬出版,2009より一部改変〕

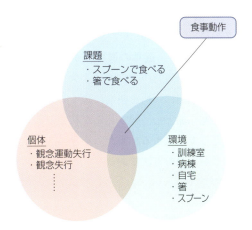

▶図6　食事動作における個体,課題,環境の関係

件)と,そのときの課題,環境(患者が置かれている状況:場と道具)によってその能力の発現には差がある.

食事動作(▶図6)を例にあげる.対象者の食事動作は,訓練室で検査もしくは模擬的に行うときと,病棟や自宅など比較的慣れた場で行うときとでは当然異なる.またスプーンで食べるのか,箸で食べるのかによっても異なる.このように個体の置かれている環境と,そのときの課題から失行の影響を考えていくことが必要である.

私見ではあるが,失行の対象者は環境からの影響を受けやすく,観念運動失行の自動性と意図性の問題は場や道具などの環境による差,観念失行の道具の使用障害や系列動作での問題は環境と課題による差と考えることもできる.

D 作業活動を媒介にアプローチする

三井[8]は,左半球症状によって生じる高次神経障害の作業行動の特徴について,不安感が強くなり,うつ的傾向を示すことや,環境への働きかけが狭くなり,作業行動が狭い範囲にとどまることなどをあげている.

このような場合,慣れ親しんだ環境を整備することが大切である.病棟ではある程度制約されるが,普段自宅で使用していた身のまわりの道具をさり気なくベッド周囲に配置しておくこともよい方法である.これはいわゆるアフォーダンスの原理を応用したアプローチで,普段使い慣れた道具は自然に行為を誘発する情報となる.周囲にわかりやすい情報源がたくさんあることが作業行動の拡大につながる.

なお,失行症のアフォーダンスによるアプローチについては,能登[9],長谷川ら[10],小嶋[11]の報告に詳しい.

また場と道具の物的な環境だけではなく,人的な環境への配慮も大切である.特に身近でケアする看護師,家族の支援は失行の対象者には非常に有効である.そのため看護師や家族との情報交換,失行に関する教育的指導が重要となる.具体的にはコミュニケーション方法,環境設定などが指導内容に含まれる.

E 課題への配慮

病棟看護師から依頼されることのなかで,食事や整容動作に関することは多い.

食事具(スプーン,箸,食器)など道具がうまく使えないのであれば,茶碗ではなくおにぎりに変

更したり(箸ではなく自分の手で食べる，ハンドフーズの利用)，先割れスプーンを使い(食塊をすくう，刺す道具)，道具の選択肢が少なくなるように配慮する．道具の改良では，スプーンを握り込んで使う事例には柄を極端に短くしたり，柄自体を太く丸く加工し，握り込んだ状態でもスプーンが使えるようにする．また，小さいスプーンを使うことも1つの方法である．

●引用文献

1) 鎌倉矩子，本多留美：高次脳機能障害の作業療法，pp312-357，三輪書店，2010
2) 種村留美：肢節失行．鹿島晴雄，大東祥孝，種村 純(編)：よくわかる失語症セラピーと認知リハビリテーション，pp437-444，永井書店，2008
3) 坂東充秋：失行．武田克彦，三村 將，渡邉 修(編)：高次脳機能障害のリハビリテーション，pp59-69，医歯薬出版，2018
4) 能登真一：観念失行と観念運動失行．PTジャーナル 50：1133-1138，2016
5) 日本高次脳機能障害学会(旧失語症学会)(編)，日本高次脳機能障害学会(旧失語症学会)，Brain Function Test 委員会(著)：標準高次動作性検査—失行症を中心として．改訂第2版，新興医学出版社，2003
6) 鎌倉矩子，本多留美：高次脳機能障害の作業療法，pp137-143，三輪書店，2010
7) Shumway-Cook A(編)，田中 繁，高橋 明(監訳)：モーターコントロール—運動制御の理論から臨床実践へ．原著第3版，pp2-4，医歯薬出版，2009
8) 三井 忍：高次神経障害が作業行動に及ぼす影響とその治療的関わり．OTジャーナル 37：508-511，2003
9) 能登真一：失行に対する環境と適応．内山 靖(編)：環境と理学療法，pp175-186，医歯薬出版，2004
10) 長谷川千洋，白川雅之，横浜和正：観念失行患者における状況的認知．失語症研究 19：268-274，1999
11) 小嶋知幸：アフォーダンスと失行．作業療法 19：538-541，2000

視覚失認

 失認に対する作業療法を実施できるようになるため，症例をとおしてその実際を学習する．

1) 症例の評価結果からその臨床像を解釈できる．
   - 視覚失認の症状の評価結果について説明できる．
2) 失認を伴う症例に対する治療の実際を概略説明できる．
   - 失認を伴う症例に対する関わり方をグループで話し合える．
   - 失認を伴う症例に対する治療のいくつかを述べることができる．

　視覚失認とは，基本的な視覚機能の障害(視力，視野，色覚，明暗，彩度など)，知能の低下，注意障害，失語による呼称障害，対象に対する知識(意味記憶)のなさの，いずれによっても説明できない視覚対象の認識の障害と定義される．しかも，その障害は視覚という特定の感覚に限ったもので，視覚以外の他の感覚を通せばその対象が何であるか認識できる．したがって見ただけでは何かわからないが，触れたり，特徴的な音を聞いたり，匂いを嗅いだりすればわかる．また視覚失認のもう1つの特徴として，対象を視覚で認識することに障害を認めても，その対象の位置を把握して手を伸ばしたり，形に合わせてつかんだり，動きなどの視覚情報から対象を認識したりすることが可能である．

　視覚失認はいくつかのタイプに分類することができる．1つ目は，対象の認識が視覚情報処理のどの段階で障害されているかという分類である．古くは知覚型と連合型に二分されてきた．知覚型は視覚的な特徴を1つにまとめることができないために生じ，連合型はまとめあげた結果と意味を結びつけることができないために生じると考えられた．しかし，連合型視覚失認の症例には，模写は正確にできるものの，長い時間をかけて各部位をバラバラに写しとっていくだけで，対象全体の把握がとても正常とはいえないような症例が多いことが明らかとなったため連合型と区別して統合型と名づけられた．

　このように視覚失認は知覚型，統合型，連合型に分類することが多いが，実際の症例では知覚型から統合型へと移行する症例もあり，どの要素が強いのかという判断によることが多い．さらに重要な点として，いずれのタイプの視覚失認であっても基本的な視覚機能が正常ではない場合が多いという点があげられる．

　2つ目は認識できない対象の種類による分類である．形がまったくわからない知覚型視覚失認では起こりえないが，統合型や連合型の視覚失認では特定の種類の対象だけが認識できなくなるという現象が生じる．対象の種類として①生物を含めた物体(物体失認：実物よりも写真や線画などの認識が困難である場合は画像失認と呼ばれる)，②

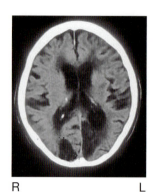

▶図1　CT所見

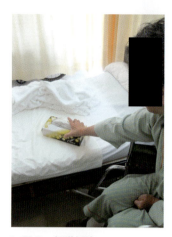

▶図2　行動観察
自身の右側にあるベッド上のティッシュペーパーを取り除いた.

文字(純粋失読), ③顔(相貌失認), ④風景(街並失認)がある.

いずれの症状も両側後頭葉病変の報告は多いが, 物体失認, 純粋失読は左後頭葉一側病変での報告があり, 相貌失認や街並失認は右後頭葉一側病変の報告がある. 物品や文字などの言葉にしやすい機能は左脳に, 顔や街並などの言葉にしにくい機能は右脳に存在するため, 対象の種類による症状が生じると考えられている.

ここでは視覚失認に対するリハビリテーションについて自験例を提示し, 評価結果を基にした視覚失認のタイプ分類と実生活上で生じるさまざまな問題, および作業療法の実践方法について述べる.

症例提示

①症例：58歳, 女性. 右利き. 専業主婦.
②診断名：脳梗塞
③主訴：「目がよく見えない」
④現病歴：2015年5月に1度目の脳梗塞の既往あり. 2017年8月29日, 入浴後に衣服を着替えている途中, 突然周囲の事物に焦点が合わなくなり, 視野の右側が見えないことに気づいた. 近くの総合病院救急外来を受診. 血圧186/102 mmHgと上昇しており, 頭部CTを撮影したところ, 両側後頭葉にかけて脳梗塞を認めた(▶図1). 入院中, 座位バランス練習や歩行練習を中心とした練習を行っていたが, 同年11月26日に視覚を含めた認知機能の評価とその改善を目的に当院に入院となった.

A　評価

1　神経学的所見

意識レベルは清明であり, コミュニケーションは問題なく可能であった. 明らかな運動麻痺や感覚障害も認めなかった. 入院中「よく見えない, 特に右側が見えない」などと視力や視野欠損に対する目の見えにくさを訴えていたが, その一方で自身の右側にあるベッド上に置いてあったティッシュペーパーを取り除く行動が観察された(▶図2). ランドルト環を用いた視力検査では右0.6, 左0.8であった. 対座法では右同名半盲を認めた. 石原式色覚検査では全問指でなぞることができず色覚の異常を認めた. 見せられた色の名前を言う, 言われた色を指す, 同じ色を選ぶ, いずれの課題もできなかった. そのほか, 眼球運動を含

め特記すべき神経学的所見は認めなかった.

2 神経心理学的所見

　自発話は流暢で,聴覚的理解,復唱に異常はなく失語症の徴候は認めなかった.知的機能は,WAIS-Ⅲ(ウェクスラー成人知能検査Ⅲ)において動作性検査は視覚を要する課題が多いため実施困難であったが,言語性検査ではIQ 105と正常範囲内であった.注意機能は数唱で順唱7桁,逆唱5桁で問題はなかった.記憶は三宅式記銘力検査で有関係対語6-7-9,無関係対語3-5-6で課題を繰り返すことによる学習効果が認められた.半側空間無視は線分二等分検査や線分抹消検査を実施したが異常はなく,ADL行動観察上,左右いずれにも気づきにくい様子はなかった.観念失行や観念運動失行は,道具を見ただけでは認識できなかったが,その道具が何であるか教示すると問題なく使用できた.また,その道具のジェスチャーも問題はなかった.標準高次視知覚検査(Visual Perception Test for Agnosia；VPTA)の下位項目の結果を図3に示す.視知覚の基本機能では錯綜図の理解が困難であったが全体的に正答率は高かった.物体・画像認知では絵の呼称,絵の分類,物品呼称,状況図のいずれの課題も困難であった.相貌認知では表情や性別,老若の区別は良好であったが他の項目は不良であった.色彩認知は「レモンの色は？」などの色名を問う言語-言語課題では良好であったが,他の項目は不良であった.シンボル認知では記号認知,文字の認知いずれも不良であったが,なぞり読みは有効であった.視空間の認知と操作や地誌的見当識は比較的良好であった.

3 ADLおよびIADL

　日常生活活動(ADL)場面において,食事の際に,メニューを見ただけでは何かわからないため,口の中に入れて初めて理解していた.スプーンやフォークの区別はできなかったが,触れれば判別が可能であった.整容場面では歯ブラシ,歯磨き粉,コップ,櫛を見ただけでは判断できず,歯磨きは歯磨き粉を付けた歯ブラシを手渡されて行っていた.更衣では動作そのものに問題はなかったが,衣服の前後や裏表を間違えて着てしまうことがあった.前開きシャツではポケットやボタンを手がかりに前後,裏表を判断できたが,被りシャツではその判断に困難さを生じていた.また,衣服のコーディネートやたたむことも困難であった.入浴ではシャンプーやリンス,ボディソープの区別ができず,リンスで洗髪することもあった.新聞や手紙は読めず,病棟スタッフに読んでもらっていた.自分が書いた文字も時間をおくと読めなかった.家族や病棟スタッフの顔を見ただけでは誰かわからなかったが,声を聞いて判別していた.

　生活関連活動(IADL)場面においては,お金の判別が困難であったため売店での買い物ができず,家族や病棟スタッフに欲しいものを伝えて購入していた.

4 視覚失認のタイプや障害の特徴を理解するための掘り下げ検査

　本症例は基礎的な視覚機能障害として右同名半盲を認めたが,対象を詳しく見るのに必要な視野は十分に保たれていると考えられた.また,色覚障害だけでは,同定に色の判別が必須の対象を除き視覚による対象認識の障害は生じない.神経心理学的検査の結果においては,知的機能低下や全般性注意障害,さらには半側空間無視や失語も認めなかった.しかし,VPTAの結果や対象を見ても視覚に限った障害であることがわかる.また,ADLやIADLにおいては対象を触ったり,声を聞いたりすればわかることから本症例には視覚失認があると考えられた.認識できない対象の種類は物品や文字,顔であり,視覚失認の種類の内訳としては①物体失認,②純粋失読,③相貌失認が

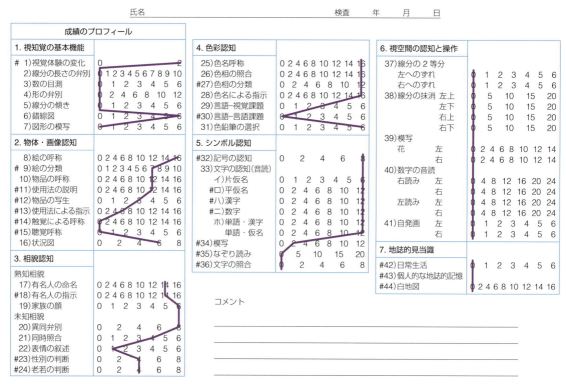

▶図3　標準高次視知覚検査(VPTA)の結果

あると考えられた．

　しかし，VPTAにより視覚失認の有無や誤りかたの傾向は観察できても，視覚失認のタイプや障害の特徴まで詳細に検討をすることはできない．したがって本症例の視覚失認のタイプや障害の特徴を詳細に調べる際には，さらに掘り下げた検査が必要と考えられた．

a 物品の認識

　円形，三角形，五角形などの幾何学図形を見せると呼称を答えることができた．しかし，物品を見せて何であるか尋ねると正答できないことが多かった．たとえば，鍵については「四角くて…ギザギザしている」と答え，何であるかがわからなかった．鉛筆については「尖っている…ボールペン？」と形状が似たものと誤った(▶図4a)．正解の場合でも即答することは少なく，歯ブラシでは「毛の部分が見えました．細長い…歯ブラシ」とい

ずれの物品も部分的な特徴から推測することが多かった．同様の検査を写真や線画でも実施したが，物品よりも写真，写真よりも線画の認知が悪い傾向を示した．さらに，妨害刺激を加えた線画ではまったく正答できなかった．物品名を言えなくとも使い方をジェスチャーで示すよう指示してもできず，わからない物品は自ら手を伸ばし触って確かめようとした．その際，物品の形に合わせてつかむことは可能であった(▶図4b)．どの物品も触らせれば正答できた(▶図4c)．

b 模写

　円形，三角形，五角形などの幾何学図形は呼称を答えることができたので，知覚型視覚失認ではないと考えらえた．統合型か連合型か判断するには模写するときの様子や視覚的妨害刺激の有無に対する反応を確認する必要がある．そこでレイ(Rey)の複雑図形の模写を行ったところ，拙劣に

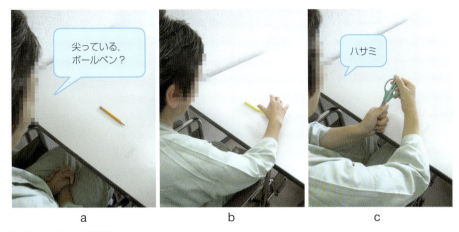

▶図4 物品の認識
a：鉛筆をボールペンと誤った．b：わからない物品は手を伸ばし確かめようとした．c：触れば何であるかわかった．

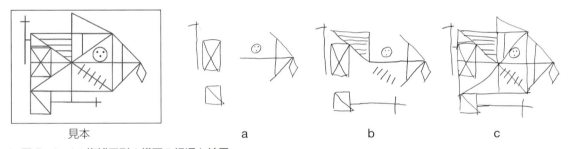

▶図5 レイの複雑図形の模写の経過と結果
a：開始から5分経過した途中の模写．b：開始から8分経過した途中の模写．c：開始から14分で模写が完了した．

なりやすいものの全体を構成できていた．しかし，あちらの一部，こちらの一部というように全体の見通しがなく，バラバラに書き写すために時間がかかった（▶図5）．

C 物品の知識（意味記憶）と視覚的イメージの想起による描画

見てもわからなかった物品について，物品名をあげてどんなものか説明を求めた．たとえば櫛に対して「髪をとかすときに使うもの．髪をといて髪型を整えるとき使用するもの」と答えるなど，その物品についての知識は保たれていると考えられた．また，いくつかの物品をイメージして描くよう求めると，時間はかかるもののほぼ可能であった（▶図6）．視覚失認を呈する症例では記憶からの視覚的イメージの想起が障害される場合とされない場合があるとされているが，本症例では記憶による視覚的イメージの想起は保たれていると考えられた．

5 評価の解釈と治療への展開

本症例の視覚失認は模写が可能なものの，時間をかけてあちらの一部，こちらの一部というように全体の見通しなく描くことから統合型視覚失認に分類されると考えられた．具体的な失認の対象は，物体，文字，相貌と幅広く，さらに基本的視覚機能の障害として右同名半盲も合併しており，これらの症状がADLやIADLにおいてさまざまな影響を及ぼしているものと考えられた．

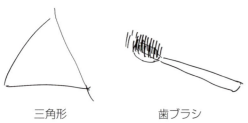
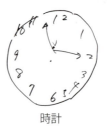
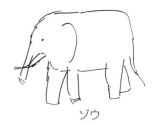

三角形　　　　歯ブラシ　　　　　時計　　　　　　ゾウ

▶図6　イメージによる描画

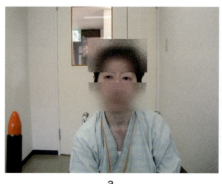
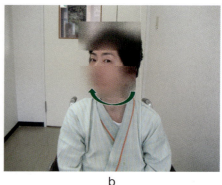

a　　　　　　　　　　　　　　　　b

▶図7　基礎的視覚機能障害へのアプローチ
a：同名半盲に対する眼球運動促通練習，b：同名半盲に対する代償的頭部の回旋．

　その一方で，視覚的イメージの想起により描画が可能なことや対象の部分的な特徴はとらえられること，対象を見ただけではわからないが触れたり，なぞったり，声を聞けばわかるなど視覚以外の感覚を利用すれば認識でき，自発的に使用していること，さらに視覚失認を有していても本症例自身がどのように知覚しているか言葉で表現できることなど有益な能力も見出された．これらの残存能力を最大限に利用することが治療開始の糸口になると考えた．

B 治療

1 基本的視覚機能障害へのアプローチ

　視覚失認を呈する症例においては，同名半盲など何らかの基本的な視覚機能に問題を有していることが多く，低次の視覚機能障害を改善することが視覚認知のしやすさに結びつく可能性がある．そこで本症例の右同名半盲による視野欠損に対して，半盲側へ自発的に眼球を動かして視野欠損を補う眼球運動促通練習を実施した．具体的には療法士が本症例の頭部を固定して半盲側に提示したターゲットを追視するよう促した．また，眼球運動だけでは眼精疲労も生じやすくなるため，代償的な頭部の回旋も指導した（▶図7）．

2 視覚失認に対する治療的アプローチ

　正常な視覚認知においては，目から入った情報が順に高次の処理を受けて認知されるボトムアップ処理と，記憶にある視覚対象のイメージから目の前の対象が何であるか認知されるトップダウン処理の両者が働くといわれる．また，視覚認知に

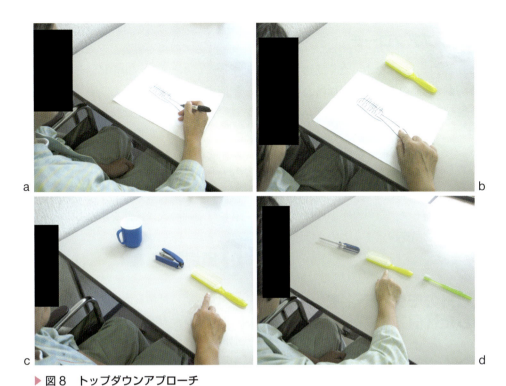

▶図8　トップダウンアプローチ
a：視覚的イメージによる描画，b：視覚的イメージによる描画と物品とのマッチング，c：形態の異なるさまざまな物品のなかからの選択，d：形態の類似するさまざまな物品のなかからの選択．

は部分認知と全体認知があり，通常，有効視野内では全体認知が部分認知より先行されるといわれる．視覚失認では，このボトムアップ処理とトップダウン処理のバランスが適切にとれなくなり，正常な視覚認知とは異なり部分処理が先行するパターンが多くみられるとされる．

本症例においても，物品の認識において部分的な特徴から推測することや，模写は可能なものの，あちらの一部，こちらの一部というように全体の見通しなくバラバラに書き写す傾向があることから，視覚認知において部分処理が先行しているものと考えられた．

そこで，本症例では視覚的イメージの想起を利用して，目の前の物品が何であるか認識するトップダウンアプローチと，視覚認知において先行している部分処理を生かし，対象の部分的な特徴から類推して正しい物品の認識を高めるボトムアップアプローチを行った．

a トップダウンアプローチ

視覚的イメージの想起により描画することが可能であったことから，視覚的イメージによる描画と物品を同定する練習を行った．認知しやすい刺激はその後の認知を促通するといわれ，描画することにより物品の形態的なイメージを事前に活性化させておくことで，物品の視覚認知に結びつきやすくするためである．まず練習対象の物品は，本症例が認知できれば有用と考えられる日常生活での使用頻度の高いものを選択した．次にその物品をイメージで描き，物品とのマッチングを繰り返し行った．それが可能となったら形態が異なるさまざまな物品のなかから描画したものを選択することや，形態が類似したさまざまな物品のなかから選択する段階づけを行った．最終的には描画せずに視覚的イメージのみで物品を同定する練習を行った（▶図8）．

b ボトムアップアプローチ

　本症例においては，物品をまったく認知できないわけではなく，物品の部分的な特徴はとらえられていた．誤ることもあったが，歯ブラシを正答したときのように「毛の部分が見えました．細長い…歯ブラシ」と，物品の最も特徴的な箇所から推測し同定できることもあった．そこで，先行する部分処理を生かして物品を視覚認知する場合，その物品をよく観察して，そのなかから特徴となる箇所を選択し，物品を同定するという方法を繰り返し行った．

3 視覚以外のモダリティを利用した代償方法の導入

　視覚失認への治療的アプローチで大きな改善が得られない場合でも，視覚以外の感覚を利用した代償方法によって視覚認知の効率や正確さを改善できる可能性は高い．特に本症例のように自己の障害を認識している場合には，療法士が助言を与えなくとも自発的に代償方法を見出していることが多く，日常生活において自発的に行っていた代償手段については褒めて推奨するようにした．見ただけではわからなかった際に，手に取り触覚で認識する，文字が読めなかった場合には文字を指でなぞり運動覚で認識する，顔を見ても誰かわからなかった場合には声を聞いて聴覚で認識する，というように視覚だけに頼らない方法で認識するよう教示した．

　具体的には，整容では櫛や歯ブラシ，コップなどの物品を手にとり触覚を利用して認識した．更衣では，被りの衣服だと前後・裏表の誤りが多かったことから，襟にあるラベルを手がかりに衣服の前後や裏表を確かめながら着衣するように繰り返し練習した．新聞や手紙の文字がわからなかった場合には，文字を指でなぞって判断するよう練習した．病棟スタッフの顔を見ても誰かわからなかった場合には髪型や体型，髭，ほくろ，歩き方などの顔以外の身体的特徴を手がかりにして判断する，眼鏡や服装などの身につけているものを手がかりとする，相手に話しかけて声を聞いて判断するように指導した．金銭の支払いに対してはプリペイドカードを使用するように勧めた．プリペイドカードが使用できない場合には間違った紙幣を出さないよう折り方を変えてわかりやすくしたり，硬貨を種別できるよう小銭入れに仕切りのある財布を使用した．また，わからなかった場合には周囲の人に援助を求めることも指導した．

4 環境調整

　視覚失認に対する治療的アプローチや代償方法を導入する一方で，環境調整も実施した．主に本症例にとって視覚認知しやすい環境を整える物理的環境調整と，本症例の障害を理解して援助する人的環境調整を行った．

a 物理的環境調整

　視覚認知しやすいように，使用しないものは収納して整理整頓を行い，よく使用する日常物品は本症例と相談して置く場所を決めておくようにした．また，入浴ではリンスで洗髪してしまうなどの誤りが多かったことから，それぞれどのように見えるか尋ねると「容器の形が似ているからどれも同じ，どれもいい匂いだし…」と語り，形状が似た物品の判別への困難さを述べた．そこで１つの容器で賄えるリンスインシャンプーに変える，ボディソープを固形石鹸に変えるなど形状が異なるものを置いて判別しやすくした．

b 人的環境調整

　家族など本症例をとりまく周囲の人々に障害を説明し，できないこと，工夫すればできること，助言が必要な場面を伝えておくことは重要である．たとえば本症例の相貌失認に対しては，「顔を見ただけではわからないことが多いです．声を聞けば判断しやすいので声をかけてあげてくださ

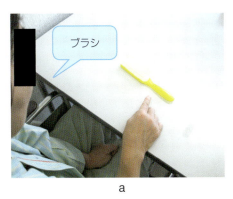
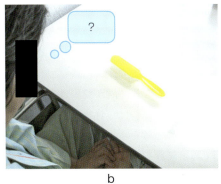

▶図9 物品の置き方による視覚認知の相違
a:ブラシの背を下にして置いた場合には認知できた. b:ブラシの背を上にした場合には認知できない.

い」,物体失認に対しては「形が似たようなものは間違えやすいので,区別できるよう形の異なるものを置くようにしてください」と具体的に教示し,周囲の協力を得られるようにした.

5 結果

訓練開始から5か月後には,物体失認においては,訓練した物品の視覚認知は可能となっていた.また,判断に迷ったら触れて触覚で確認するようになっていた.本症例も「だいぶ見てわかるようになってきました.物を置く場所もだいたいわかるし,もしわからなかったら触って確かめるようにしています」と述べていた.しかし,練習した物品は認知できるようになったが,しなかった物品は汎化できなかった.さらに,練習を行って認知できた物品でも,置き方によって視覚認知できる場合とできない場合が認められた.たとえば,櫛の背を下にして置いた場合には認知できるが,背を上にした場合には認知できなかった(▶図9).

純粋失読においては,読めない文字を指でなぞり運動覚を利用して内容を理解できることが多くなっていた.新聞や手紙の読みたい文字はなぞりが早くなり,読みたい箇所を読めるようになっていた.

相貌失認においては,頻繁に会う家族や担当した医療スタッフの顔は,「表情からわかるようになってきました」と認知できるようになっていた.たまにしか会わない知人の顔は,声をはじめ,髪型,体型,髭,眼鏡などの顔以外の特徴を手がかりに判断するようになっていた.その後,身のまわりのことは自立したため自宅退院となった.

6 考察

視覚失認を呈した症例を提示し,評価結果をもとにした視覚失認のタイプや障害の特徴,日常生活で生じている障害,および作業療法の実践について述べた.

視覚失認は比較的稀な症候で,治療的アプローチに関しては患者群での比較はもとより,症例に対する研究も少なく十分なエビデンスを示した報告はない.

視覚失認に対する治療的アプローチについて,鎌倉[1]は,自然回復の可能性を否定できないが,単純に「対象を見る」ことが視覚認知の学習を促す可能性があると述べている.本症例も回復期の段階であり自然回復の可能性は否定できない.しかし,アプローチした物品は視覚認知できたものの,しなかった物品には汎化できなかったことは,視覚失認に対する治療的アプローチがある程

度の効果を示したと考えられた．また，視覚認知できた物品でも，置き方によって認知できる場合とできない場合が認められた．これは対象を視覚認知するうえで部分処理が先行していたために，置き方によって特徴となる箇所が見つけられた場合には認知できるが，見つけられない場合には認知できなかったものと考えられた．

相貌失認では，家族や医療スタッフに対しては改善傾向が認められた．このことは，顔の認知に対しては頻繁に見ることで再学習が有効なことを示唆していると思われる．また，本症例は表情でわかるようになってきたと述べており，表情という「動き」が顔の認知に良好な影響を及ぼしたものと思われた．顔の認知−記憶学習においては，特徴のある顔はそうでない顔よりも覚えやすい，見た目と関連して優しそうなどの意味情報が加わると覚えやすい，笑顔などの表情があったほうがわかりやすいなどの報告があるが，これらを考慮して「笑顔で，頻繁に，声を出して」接したほうがもっと認知しやすかったのかもしれない．

このように視覚失認に対する治療的アプローチは，すぐに改善が認められるものではなく，その効果も限定的となる可能性がある．そのため残存能力を確認し，他のモダリティを活用した代償方法の導入と環境調整が療法士の主な役割となることが多い．触覚を利用して物を認知し，運動覚を利用して文字を読み，記憶を利用して物の置く場所を決め，聴覚を利用して声で誰か判断できることは，生活を向上させる最も近道で最善な方法かもしれない．しかし，視覚失認に対する代償方法や環境調整を考慮する場合，単に視覚以外のモダリティを利用すればよいという画一的な対処ではなく，対象者の訴えをよく傾聴し，どのようにすれば対象を知覚し，認知しやすくなるか検討して導入する必要がある．

●引用文献

1) 鎌倉矩子：視覚性認知の障害．鎌倉矩子，本多留美：高次脳機能障害の作業療法，pp201-241，三輪書店，2010

●参考文献

2) 平山和美：高次脳機能障害の理解と診断．pp61-95，中外医学社，2017
3) 能登真一：失認症．網本　和(編)：PT・OTのための高次脳機能障害ABC，pp89-103，文光堂，2015
4) 早川裕子，鈴木匡子：失認のアセスメント．リハビリテーション．武田克彦，長岡正範(編)：高次脳機能障害―その評価とリハビリテーション，第2版，pp84-92，中外医学社，2012
5) 横山絵里子：失認．河村　満(編)：急性期から取り組む高次脳機能障害リハビリテーション，pp197-213，メディカ出版，2010
6) 永井知代子：物体・画像・色彩の失認．鹿島晴雄，種村　純，大東祥孝(編)：よくわかる失語症セラピーと認知リハビリテーション，pp363-373，永井書店，2008

半側空間無視

　半側空間無視に対する作業療法を実施できるようになるため，症例をとおしてその実際を学習する．

1）症例の評価結果からその臨床像を解釈できる．
　□ 半側空間無視の症状の評価結果について説明できる．
　□ 半側空間無視によって生じる生活機能への影響に気づくことができる．
2）半側空間無視に対する治療の実際を概略説明できる．
　□ 半側空間無視を伴う症例の治療目標を説明できる．
　□ 半側空間無視に対するADL練習のいくつかを説明できる．

　注意は認知機能の基盤であり，環境を認知するための重要な機能である．大まかに全般性注意と方向性注意に分類され，前者の障害では注意の持続や選択，変換，分配などの注意機能に問題が生じ，後者の障害では視空間や身体に対する半側空間無視の問題が生じる．

　リハビリテーションを行うなかで遭遇する機会が多いのは，右大脳半球損傷後に生じる左半側空間無視を呈した症例である．一般的に左半側空間無視は脳損傷後，急性期にみられる症状である．しかし，右大脳半球が広範囲に障害され，左半側空間無視が残存した場合には，注意障害も加わることにより日常生活活動（ADL）全般に多大な影響を及ぼす．また，これらの存在は，空間的な注意の偏りや課題に集中して取り組めないという問題だけにとどまらず，身体のアライメントの崩れや姿勢の非対称性を助長し，さまざまなADLの阻害因子となる．

　ここでは左半側空間無視に対するリハビリテーションについて自験例を提示し，実生活上で生じるさまざまな問題と高次脳機能障害の相互関係の理解，および作業療法の実践方法について述べる．

症例提示

①**症例**：69歳，男性，右利き

②**診断名**：脳梗塞

③**現病歴**：2008年5月23日，帰宅途中，突然の左半身麻痺と意識障害が出現し，A病院に搬送となり入院となった．CT所見にて右中大脳動脈領域に広範囲の脳梗塞を認めた（▶図1）．入院中，座位バランス練習や関節可動域（range of motion；ROM）練習を中心とした練習を受けていたが，同年11月14日にさらなる機能改善を目的に当院へ転院となった．

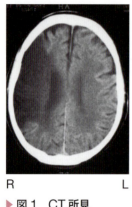

▶図1　CT所見

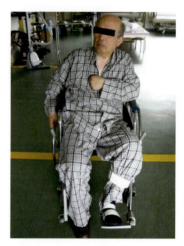

▶図2　本症例の姿勢
車椅子操作でみられる姿勢の非対称性

A 評価

1 神経学的所見

　意識レベルは清明であり，コミュニケーションは問題なく可能であったが，多弁傾向を認め，特に排尿に対する訴えが多かった．左上下肢の運動機能は Brunnstrom Recovery Stage にて上肢がⅢ，手指がⅡ，下肢がⅢであった．感覚は表在感覚，深部感覚ともに中等度鈍麻であった．

2 神経心理学的所見

　知的機能は，WAIS-R（ウェクスラー成人知能検査改訂版）で言語性 IQ 92，動作性 IQ 57，Total IQ 84 であった．Mini-Mental State Examination（MMSE）は16点で，コース立方体組み合わせテストは IQ 54 であった．左半側空間無視は，BIT 行動性無視検査日本語版にて通常検査56点，行動検査36点であった．注意機能は，digit span で順唱6桁，逆唱3桁，Audio-Motor Method（AMM）は正答数87，的中率56％であった．Trail Making Test（TMT）は，Part A，Part B ともに左側にある数字や文字を探索できず10分を要しても遂行できなかった．構成障害は透過立方体の模写で左側の書き残しと全体的な拙劣さを認めた．その他に運動維持困難を認めた．

3 頭部の動きや視線，姿勢，リーチ動作の行動観察

　左半側空間無視を有する患者は，異なるさまざまな活動を行っていても，頭部の動きや視線，姿勢，リーチ動作において共通する行動特性があることが渕[1]により報告されている．本症例においては頭部の動きや視線，姿勢，リーチ動作すべてにおいて右側優位の活動に陥りやすい傾向を認めた．

a 頭部や視線

　頭部や視線は右側を向きやすく，声かけによる促しである程度左側を向くことは可能であったが，左向きの状態を維持することは困難で，少し時間が経つと右向きに戻ってしまった．また，人の出入りが多く騒々しい環境では，注意が散漫となりやすく，容易に右側の刺激に引きつけられた．

b 姿勢

　眼球，頭部の左側の動きの範囲が少ないだけで

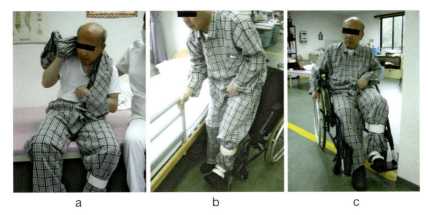

▶図3 本症例のADL障害
a:着衣にみられる袖の左右の誤りと衣服のねじれ,患側の袖通しの不十分さ,b:移乗動作時のフットレストの上げ忘れ,c:車椅子駆動時にみられる左側の障害物への衝突

なく,体幹も左側へ傾き姿勢の非対称性を認めた.

さらに体幹の左側への傾きに対して無関心な状態で行動を起こそうとすることから,車椅子駆動などの種々の活動では,姿勢の非対称性がさらに顕著となった(▶図2).

C リーチ動作

輪投げなどの枠づけられた空間では,姿勢が非対称的になりながらも左側へのリーチ動作は可能であったが,テーブル拭きなどの枠づけのない空間では,テーブルを拭くという動作に集中してしまうと,次第に右空間での活動に陥りやすく,それに伴い頭部や視線も右側へ向かった.

4 ADL

食事,整容は自立していたが,更衣では袖の左右の誤りや衣服がねじれていても気づかず,肘や肩の部分で十分に袖を通さないまま,健側の袖を通そうとするため着衣は困難であった(▶図3-a).さらに患側の袖通しが不十分なまま健側の袖通しに集中すると,頭部や視線が右側へ傾き姿勢も非対称となった.移乗動作では,指示すると体幹を前傾させずに起立しようとしたり,車椅子の左側のブレーキのかけ忘れやフットレストを上げずにベッドへ移乗しようとするなど,性急に行動しようとすることによる不注意行動が多かった(▶図3-b).また,車椅子駆動では,右上肢のみの操作になりやすく,それに伴い頭部や視線も右側へ偏るため,左側に注意が向かず障害物へ衝突してしまうことが多かった(▶図3-c).

5 左半側空間無視の特性の把握

本症例は神経心理学的検査からも明らかな左半側空間無視や注意障害などのさまざまな高次脳機能障害を呈していた.左半側空間無視によって頭部や視線の動き,リーチ動作は右側優位の活動になりやすく,それに伴って姿勢の非対称性を示していた.

しかし,単に「左半側空間無視がある症例」という評価にとどまらず,どのような特性をもった左半側空間無視なのか行動をよく観察し理解することが,治療を展開するための重要な手がかりとなる.本症例の場合,左半側空間無視がいつも同様に出現するわけでなく,おかれた環境や治療者側の働きかけによって,その現れ方や反応のしかたも異なることがあった.

以下に特徴的であった行動を示す.

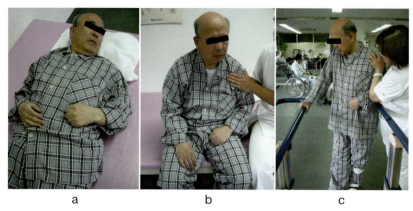

▶図4 姿勢による声かけの変化
a：臥位での声かけによる左向きの反応，b：座位での声かけによる左向きの反応，c：立位での声かけによる左向きの反応

a 覚醒レベルの低下や騒々しい環境，情緒的ストレスによる左半側空間無視の変化

重篤な左半側空間無視や注意障害を呈していたが，特に起床時や入浴後など覚醒レベルが低下したときに左半側空間無視の悪化が認められた．また，人の出入りが多い騒々しい環境では注意散漫となりやすく，その他に疲労感や排尿が気にかかったときなどの情緒的なストレスを感じた場合には，課題に集中できないことが多かった．

b 姿勢による声かけへの反応

臥位では，頭部の右向きがみられても左側からの声かけによる促しで，容易に左側を向くことが可能であった．しかし，座位では声かけによる促しである程度左側を向くことは可能であったが，臥位ほど十分でなかった．さらに立位では左側を向くことが困難となるだけでなく，声かけによる促しで右向きを助長し，支持基底面が狭く不安定な姿勢ほど左側を向くことが困難となる傾向を示した（▶図4）．

c 姿勢のコントロールによる左半側空間無視の変化

頭部や視線が右側を向き，体幹も左側へ傾いた非対称的な姿勢となっていたが，姿勢をコントロールし対称的な姿勢を促すことよって，机上検査での左半側空間無視の改善を認めた．また，対称的な姿勢よりも体幹を左側へ回旋させたほうが，より左半側空間無視の改善を示した（▶図5）．

d 感覚モダリティの相違による左半側空間無視の変化

左側への言語的な注意喚起では，十分な左側への探索には至らなかった．しかし，閉眼での声かけや左上肢を他動的に動かしながら声かけをしたほうが，より左側への注意喚起が得られやすかった（▶図6）．

6 評価の解釈と治療への展開

本症例は，左半側空間無視や注意障害をはじめ多様な高次脳機能障害を有していた．左半側空間無視によって阻害されていた動作には頭部の動きや視線，リーチ動作で，右側優位の活動に陥りやすく，それに伴って姿勢の非対称性を助長していた．また，注意障害により課題に集中できず注意散漫となりやすく，行動全般において動作が性急で，動作の雑さにより不注意行動に結びつきやすいものと推察された．

しかし，本症例の左半側空間無視は，いつも同

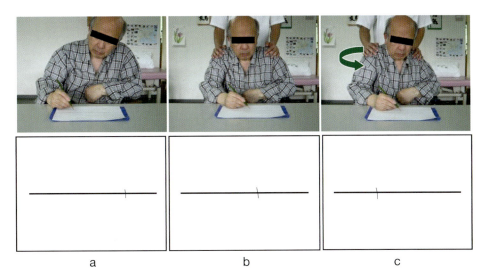

▶図5 姿勢をコントロールすることによる線分二等分試験の変化
a：自然状況下，b：姿勢のコントロールあり，c：体幹の左回旋

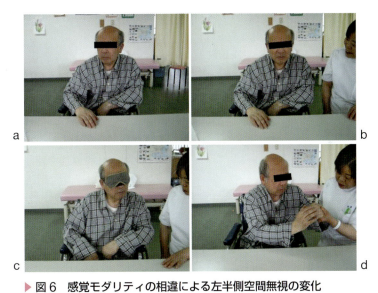

▶図6 感覚モダリティの相違による左半側空間無視の変化
a：自然状況下，b：自然状況下での声かけ，c：閉眼での声かけ，d：左上肢を他動的に動かしながらの声かけ

様に現れるわけではなく，覚醒レベルの低下や騒々しい環境，情緒的ストレスの有無，さらには座位や立位などの不安定な姿勢によっても左右され，その一方で姿勢をコントロールすることや体幹を左回旋すること，視覚以外のモダリティを利用することによって左側への注意喚起が容易になりやすい傾向を示した．

このため，本症例に対する治療の指針として，覚醒レベルの低下や情緒的ストレスに対する配慮，集中できる環境を調整したうえで，座位や立位姿勢での非対称性をコントロールし安定した姿勢を促す必要があると考えられた．その後，安定した姿勢に着目しながら，体幹の左回旋や視覚以外のモダリティを取り入れた左半側空間無視に対

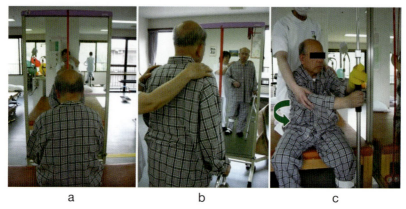

▶図7 姿勢の非対称性に対するコントロール
a：座位での正中位の意識化，b：立位での正中位の意識化，c：体幹回旋に伴う正中位の意識化

する要素的トレーニング，および左半側空間無視などの高次脳機能障害の存在を意識したADLトレーニングに結びつけていくことが有用であると考えられた．

B 治療

1 環境調整

注意散漫による右側優位の探索を誘発させる刺激を減らすため，できるだけ刺激の少ない環境を選んでトレーニングした．また，入浴後などの覚醒レベルが低下する時間帯でのトレーニングは避けるようにした．疲労感を訴えた場合には休息をとり，排尿が気になった場合には，ニーズを満たしてから集中してトレーニングを行えるように配慮した．

2 姿勢の非対称性に対するコントロール

姿勢の対称性を促すために，正中線を引いた鏡を利用して，座位や立位での正中位の意識化を促した(▶図7-a，b)．また，点滴棒を利用して体幹回旋に伴う正中位の意識化を促した(▶図7-c)．

3 左半側空間無視に対する要素的トレーニング

左半側空間無視そのものを改善させるトレーニングとして，体幹回旋を伴った視覚走査トレーニングと感覚情報との統合トレーニングを行った．また，これらのトレーニングを通して左側に注意を向けるだけでなく，右上肢を能動的に左側へ動かすこと[2]，指標となる刺激を注視すること(注意の持続)も促した．

a 体幹回旋を伴った視覚走査トレーニング(トップダウンアプローチ)

左側へ注意を喚起することを目的に体幹回旋を促しながら視覚走査トレーニングを行った．トレーニングを導入するうえで本症例のように右側の注意が過剰な場合には，右側の過注意となる刺激を減らし左側への探索を容易にする工夫[3]や，"より左側に近い右側"から徐々に左側へ探索させることが重要であると考えられた．

具体的には，机上に置いたトランプやおはじき

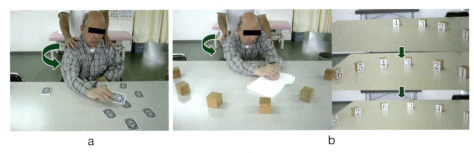

▶図8　体幹回旋を伴った視覚走査トレーニング
a：トランプを用いた視覚走査トレーニング，b：数字ブロックを用いた視覚走査トレーニング

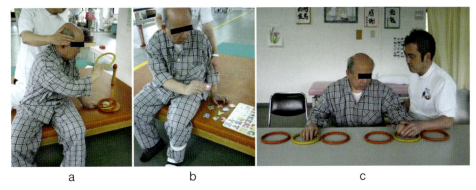

▶図9　感覚情報との統合トレーニング
a：体重負荷による視覚との統合，b：体重負荷による視覚との統合とパズルを利用した左空間での注意の持続，
c：運動覚による視覚との統合

を片づける作業を行うことにより，右側の刺激を徐々に減らし左側へ視覚走査が容易になるよう促した（▶図8-a）．また，数字ブロックを用いた視覚走査トレーニングでは，右側に置かれた数字を探索することから開始し，徐々に左側への探索の拡大をはかった．十分な左側への探索が可能となったら，不連続的に探索できるように段階づけた（▶図8-b）．

感覚情報との統合トレーニング（ボトムアップアプローチ）

身体を基準として左空間の認識を向上することを目的に，温存されている体性感覚を利用して視覚との統合をはかった．具体的には，体重負荷を利用した視覚との統合トレーニングでは，輪投げを利用して左上肢の体重負荷により視覚走査を促した（▶図9-a）．また，左側へ注視した視線がすぐに右側へ移動しないようパズルを行うことで，左空間での注意の持続を促した（▶図9-b）．運動覚を利用した視覚との統合トレーニングでは，机上の空間に左右対称に配置された輪の上に，他動的に左上肢を置き，右上肢を同じ位置に置くことで左空間への認識を高めた（▶図9-c）．

4 ADLトレーニング

左半側空間無視に対する要素的トレーニングを行いながら，更衣動作や移乗動作，車椅子駆動などのADLトレーニングを行った．左半側空間無視に対する要素的トレーニングは，左側へ注意を喚起させるという視覚走査を中心としたトレーニングであるのに対し，本症例のADL障害は，左

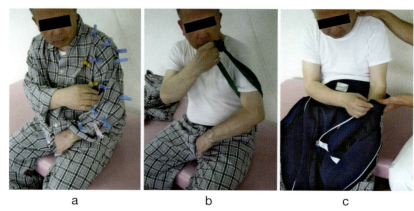

▶図10　更衣動作トレーニング
a：洗濯バサミを利用した左上肢の身体認知の促通，b：セラバンドを利用した模擬的な袖通し，c：襟のラベルを手がかりとした袖の左右の認知

半側空間無視以外の高次脳機能障害が多く関与しているため，机上検査での改善がみられてもADLに改善がみられない可能性がある．従来，左半側空間無視に対する要素的トレーニングの問題として机上検査で改善が得られてもADLには汎化しにくいことが指摘されている[4]が，その理由として以下の点があげられる．

① 机上検査は狭い空間で行う課題であるため1つのことに集中しやすいが，ADLでは環境を取り巻くさまざまなものに注意を分配しながら動作を行う必要がある．
② 机上検査は意識的に行われる動作であり，ADLは無意識的に行われる動作である．
③ 机上検査は視覚を中心とした課題であり，ADLはさまざまな感覚モダリティを使って行われる動作である．

以上の点を念頭に，左半側空間無視などの高次脳機能障害の存在を意識したADLトレーニングを行った．

a 更衣動作

着衣動作においては，袖の左右が誤ったり，衣服がねじれたり，患側の袖通しが不十分であったりすることが多かった．しかし，これらの要因は左半側空間無視による誤りというよりも，「自己の身体に配慮しながら，衣服の位置関係を把握して空間操作することの障害」，すなわち自己身体に対する無視（半側身体失認）や構成障害に，注意障害の影響が加わったものと考えられた．

そこで，左上肢の身体認知を促す目的で左袖に付けた洗濯バサミを取り除いたり（▶図10-a），袖の空間操作を促す目的でセラバンドを用いて模擬的な袖通しを行い（▶図10-b），実際の衣服の着衣へと段階づけた．また，袖の左右がわからなくなったら襟のラベルを手前に置きそのまま通すこと（▶図10-c），混乱したらはじめからやり直すことも指導した．

b 移乗動作

移乗動作において問題になったことは，動作が性急で体幹を前傾させずに立ち上がろうとしたり，車椅子の左側のブレーキのかけ忘れやフットレストを上げずにベッドへ移乗しようとすることであった．これらの要因は左半側空間無視による障害というよりも注意障害やペーシング障害の影響が大きいものと考えられた．しかし，本症例の移乗動作で重要なことは「注意障害」そのものを改善することでなく，「ブレーキをかけずに移乗しようとする」などの不注意行動を安全に行えるようにするために，「ゆっくり行う」もしくは「確認して

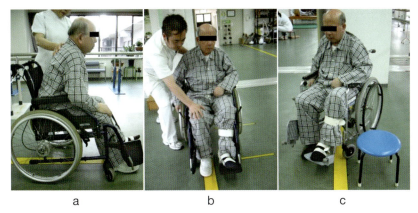

▶図11 車椅子駆動トレーニング
a：体幹前傾と膝の上から加重をかけ床面を蹴る感覚の学習．b：直線を利用した床面を蹴る位置の学習．c：障害物への注意の分配

行う」という注意を伴った行動（注意行動）に変容させることである．

そこで移乗動作を要素的な動作に細分化し，各要素動作を行う手前で徒手的な誘導やモデリング，指さし，口頭指示などの教示を組み合わせて，できるだけ誤りを生じさせないよう繰り返し練習した．口頭指示のみの教示で安全な移乗動作が行えたら，病室では口頭指示の教示を録音したカセットテープを用いて注意行動を促し，安全に移乗が行えるよう段階づけた．

C 車椅子駆動

車椅子駆動は，右上下肢を協調して操作しながら，環境を取り巻くさまざまものに注意を分配して動作を行う必要があるため左半側空間無視の影響が出現しやすい動作であった．また，背もたれに体幹を押しつけて操作することが多いため姿勢は非対称性となりやすく，右上下肢の操作能力の低下を招いているものと考えられた．

そこで駆動のトレーニングは，まず体幹と下肢の使い方を学習することから開始した．体幹を前傾しながら，足部への圧力を意識させるため，上肢はハンドリムを持たず，駆動する膝の上から荷重するようにして足を蹴る感覚を学習した（▶図11-a）．また，床面を蹴る足部の位置が一定しないため廊下の直線を手掛かりに駆動する練習を繰り返した（▶図11-b）．直線の駆動が可能になったら曲線の駆動を練習し，障害物に注意を分配しながら駆動する練習を行った（▶図11-c）．

5 結果

トレーニング開始から5か月後の退院時には，神経心理学的検査において，左半側空間無視はBIT行動性無視検査日本語版にて通常検査124点，行動検査67点であった．注意機能は，digit spanで順唱6桁，逆唱4桁，AMMは正答数97，的中率86％であった．TMTは，Part Aで4分31秒を要し，Part Bでは数字順とあいうえお順を正しく変換できず，課題を遂行することができなかった．

左半側空間無視は大きな改善を認めたが，注意障害は存続した．ADLにおいては，更衣動作は患側の袖通しにおいて肩まで十分に通していないため着衣が困難になりやすいことがしばしばみられた．移乗動作においては，カセットテープを用いた指示にてベッド上での移乗動作は安全に行えるようになったが，指示がないと体幹を十分に前傾せず立ち上がろうとする場面がみられた．車椅子駆動においては，ゆっくりであるが無視症状はみ

られず自走できるまでに至った．

6 まとめ

　左半側空間無視や注意障害を呈した症例を提示し，実際の生活障害と高次脳機能障害との相互関係，および作業療法の実践に至るまでの過程について述べた．

　左半側空間無視は空間的な問題または身体的な問題として明確に区別することが困難な症状であり，左半側空間無視以外のさまざまな症状との相互関係を理解しなければならない．左半側空間無視に伴う頭部や視線の右向きが姿勢の非対称性を助長し，さらに姿勢の非対称性が左側への注意喚起に悪影響を及ぼすというように，個々の障害が複雑に絡み合い，結果的にADL上でみられる左半側空間無視の問題として現れている場合が少なくない．複雑に絡み合った障害を紐解き，有用な治療方法を模索するためにも，あるがままの観察だけでなく，どのような働きかけをすれば左側へ注意が喚起されやすくなるかという視点での観察も重要であると思われる．

　臨床場面においては，常に働きかけとその反応を観察するなかで，良好な反応を見出し適切な治療方法へ結びつけなければならない．左半側空間無視の治療に対しては，単に左側へ注意を向かせればよいという画一的なものではなく，個々の対象者がもつ行動をよく観察し，左半側空間無視の特徴をとらえ，治療方法を厳選することが重要である．

C 類似例に対するアドバイス

　筆者はこれまでたくさんの左半側空間無視を有する対象者から，多くのことを学ばせてもらった．そのなかで「左半側空間無視は独立した症状ではなく，右半球症状の1つである」，そう実感した失敗体験について述べたい．

　症例は78歳の女性で，脳梗塞により重篤な左上下肢の運動障害と左半側空間無視を有していた．多幸でトレーニング中はおしゃべりが多く課題に集中できなかった．食事では左側のものに手をつけず，車椅子駆動では左側のブレーキかけ忘れや障害物に気づかずADLは全介助レベルであった．この症例に対して，さまざまな作業を用いて左側への注意を促したり，ADL場面で無視症状に対してフィードバックを繰り返した．しかし，無視がみられるのに深刻さが感じられなかったため，苛立ちながら「左，よく見て！」といったようにネガティブなフィードバックを繰り返した．それでも一向に無視症状は改善することはなかった．その後，症例は次第に無口になり，ついにはうつ傾向となりトレーニング拒否に至った．

　この苦い経験から，筆者自身が左半側空間無視にとらわれすぎていたのではないかという反省と，無視に対するネガティブなフィードバックを行ってしまったなど，本症例に対して病識を高めるための自己洞察が可能になるような工夫を行っていたか疑問が残る．左半側空間無視は右半球症状の1つであり，左半側空間無視にとらわれない姿勢と，トレーニングを進めるうえで感情交流に留意しながら障害の自覚を促す工夫も重要なことを実感した．

●引用文献

1) 渕　雅子：観察の方法．鈴木孝治，早川裕子，種村留美，他（編）：リハビリテーション評価，高次脳機能障害マエストロシリーズ3，pp9-28，医歯薬出版，2006
2) 能登真一，毛利史子，網本　和，他：半側空間無視症例に対する"木琴療法"の効果．作業療法18：126-133，1999
3) 石合純夫：失われた空間．神経心理学コレクション，pp140-179，医学書院，2009
4) 前島伸一郎，大沢愛子：半側空間無視．河村　満（編）：急性期から取り組む高次脳機能障害リハビリテーション―QOL向上のために今すぐできる日常生活援助．pp228-237，メディカ出版，2010

半側空間無視（プリズム順応）

半側空間無視に対するプリズム順応を利用した作業療法を実施できるようになるため，症例をとおしてその実際を学習する．

1) プリズム順応がもたらす効果について説明できる．
   - プリズム順応課題の実施手順をグループで話し合える．
   - 半側空間無視に対するプリズム順応課題の効果について説明できる．
2) 半側空間無視を伴う症例に対するプリズム順応課題の実際を概略説明できる．
   - 症例の臨床像を述べることができる．
   - 症例に対するプリズム順応の実際の成果に気づくことができる．

半側空間無視（unilateral spatial neglect；USN）とは，脳卒中などで損傷した大脳半球の反対側の空間に対して注意を向けることが困難となる現象である[1]．この症状は，改善が得られにくい特徴を有し，作業療法による治療効果を妨げ，ADL能力向上を妨げる原因の1つとなる．そのため，これまでに数多くの治療方法や訓練方法が考案されてきた．そのなかで，治療効果の即効性，持続性，般化の面で他の方法よりも優れているのが，プリズム順応課題[2]である．また，USN患者がプリズム眼鏡をかけて，目の前のターゲットへリーチ動作を繰り返すという単純な課題内容であることもこの課題の特徴である．

ここでは，左USN患者に対するプリズム順応課題の実施方法とその効果について説明し，最後に，自験例での取り組みを紹介する．

プリズム順応課題と効果判定の実施方法

1 実施環境

- 被検者は椅子に座り，机に向かう．机上に置かれたターゲットは，被検者の正中矢状面から左右にそれぞれ10°の位置で，被検者の手の届く位置とする（▶図1）．
- 被検者の胸骨上をリーチ動作の開始位置とする．手元に覆いを設置して，到達運動の途中で手指の軌跡が見えないようにする（▶図2）．患者のなかには，この覆いがあると，到達運動が困難となる場合がある．その際には，この覆いを外してプリズム順応課題を実施する（▶図3）．

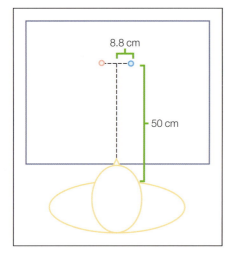

▶図1　プリズム順応課題のターゲット提示位置

正中矢状面から左右に10°の角度にターゲットを設定する場合，被検者の体幹正面から50 cm 前方であれば，左右に 8.8 cm の位置となる．図には点線が記載されているが，実際には2つのターゲットのみが提示される．

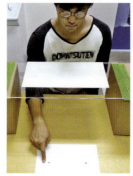
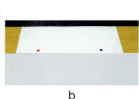

▶図2　手元に覆いがある条件でのプリズム順応課題

a：透明ボードの上の白紙によって，被検者はターゲットより手前が見えないようになっている．この覆いの設置は，リーチ動作中に運動方向の修正を防ぎ，順応効果を高めるためのものである．
b：被検者から見たターゲットと覆いの位置関係．

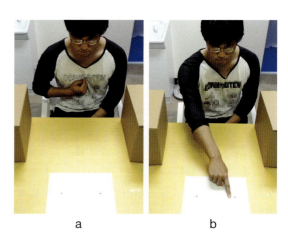

▶図3　手元に覆いがない条件でのプリズム順応課題

この条件では，被検者は，自身のリーチ動作を目視することができる．a：リーチ動作開始前．b：ターゲットへのリーチ動作時．

2 実施手順

a プリズム順応課題の実施前評価

(1) 順応成立判定課題

プリズム順応課題の終了後に，被検者がプリズムレンズ越しの視野世界に順応していることを確認する必要がある．プリズム順応課題終了後の成績と比較するために，次のいずれかの課題を実施する．

① Straight Ahead Pointing 課題：被検者は，目を閉じた状態で，自身の体幹正中矢状面と一致する位置を紙面上に指し示すことが要求される．プリズム順応課題時のように，胸元から運動を開始してもらう．結果の再現性を高めるために，5〜10試行を繰り返す（▶図4）．

② Open Loop Pointing 課題：被検者の正面に1つのターゲットを提示し，その位置を覚えてもらう．そして，閉眼にて記憶を頼りにそのターゲット位置へリーチ動作を実施してもらう．こちらも5〜10回繰り返す（▶図5）．

閉眼し続けることが難しい患者に対しては，白紙を遮蔽物として目の前に提示し，被検者に，自ら指をさした位置が見えないようにする（▶図6）．遮蔽物を設置しても，課題遂行が困難である場合には，これらの課題の実施を省略する．この場合，プリズム順応の成立についての判定はできず，次に説明するプリズム順応効果の判定課題のみで課題実施効果を検証することとなる．プリズムレンズに順応した効果か，あるいは反復リーチ運動による効果であるのかは明らかとはならない

A　プリズム順応課題と効果判定の実施方法　● 235

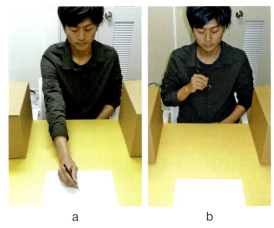

▶ 図4　Straight Ahead Pointing 課題
a：被検者に右手で鉛筆を把持してもらい，それを使って，閉眼の状態で体幹正中矢状面上に印を付けてもらう．被検者には，「目を閉じたまま，右手を伸ばして，体の正面と思うところを鉛筆で指し示してください．そして，机の上の紙にその印を付けてください」と教示を与える．
b：この課題では毎回，鉛筆を把持した手を胸元から開始してもらう．

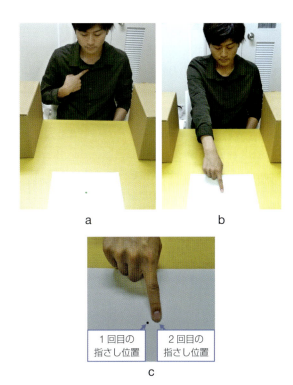

▶ 図5　Open Loop Pointing 課題
a：リーチ動作の開始肢位として，毎回，被検者の示指を胸骨上に置いてもらう．そして，目の前の机上に提示されたターゲットの位置を被検者に覚えてもらう．
b：被検者に目を閉じてもらい，検者は記録用紙をターゲットの用紙に重ねる．そして，被検者に記憶したターゲット位置を指し示してもらう．
c：被検者の指し示した場所として，示指の先端の位置を紙面上に記録する．この図は，2試行目のリーチ動作の様子を示す．

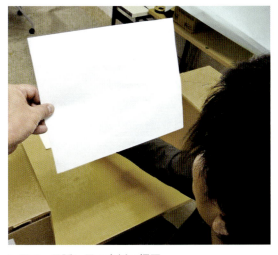

▶ 図6　目隠し用の白紙の提示
閉眼し続けることが困難な被検者に対しては，目の前に目隠し用の白紙を提示したうえで課題を実施してもらう．その際，ボードの下からのぞき込まないよう事前に説明を与える．

ものの，「プリズム順応課題を通じて得られた効果」として結果を解釈することは可能である．
　いずれの課題においても，目の前の記録用紙の正中と被検者の正中を一致させておく．そして，課題終了後には，その用紙の中央に縦に線を引き，その線から，被検者のそれぞれの反応までの垂直距離を測定し，平均値を求める．課題終了前に比べて，課題終了後の被検者の反応が左へずれていれば，プリズム順応が成立したと判断できる．

(2)　順応効果判定課題
　プリズム順応課題の実施によるUSN症状の変化を判定するために机上検査やADLの評価を実施する．その際，効果判定の目的や対象者の症状特性に合わせて，課題内容を選定する．机上検査では，線分二等分試験，抹消試験，模写試験，描画試験などを用いることができる．行動性無視検査日本版(Behavioral Inattention Test；BIT)に含まれる課題を採用するとカットオフ点による評定も可能となる．ADLでは，食事，整容，更衣，移

乗，起居，車椅子駆動，歩行などの動作のなかで，左USN症状の認められるものを評価対象とする．また，FIMやBarthel Indexを採用してもよいが，それぞれの評定基準では，症状の変化を拾いきれない場合があるため，動作分析に基づいた方法で評価を実施する．USN症状に特化した項目でADL評価を行うのであれば，Catherine Bergego Scale日本語版[3]の評価者用を採用する．

実際の生活環境でADLを評価する場合には，予期せず評価対象者の右側に人の姿などが見えることや，周囲の生活音が聞こえることがあり，これらが動作遂行に影響を与える場合がある．プリズム順応課題の前後に実施する評価環境を同じにするためには，静かで集中しやすい個室などで評価を実施する．

b プリズム順応課題の実施手順

以下に，プリズム順応課題の実施手順と実施方法に関する解説を述べる．

① 左USN患者に，視野が右へ偏倚する楔型プリズムレンズの取り付けられた眼鏡をかけてもらう．かける際には目を閉じてもらう．

② リーチ動作は，毎回，胸元から開始し，検者の指示に合わせて，右または左のターゲットへできる範囲で素早く手を伸ばすように被検者へ説明する．

③ 2つのターゲットへのリーチ動作は疑似ランダムの順番で行い，最終的に被検者は，左右のターゲットに対してそれぞれ25回，計50回のリーチ動作を行うこととなる．これは数分で終了する．

④ プリズム順応課題が終了したら，被検者は目を閉じたままプリズム眼鏡を外す．

- ロセッティ（Rossetti）のグループは，偏倚角度が10°の楔形レンズを採用しているが，同じものを国内で入手するのは困難と考える．市販のレンズを用いると最大角度は，5.7°（10ディオプトリー）となる（▶図7）．しかし，この角度のレンズでも，ロセッティら[2]が報

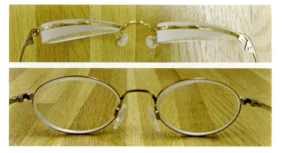

▶図7　市販のレンズを使用したプリズム眼鏡

告したような順応効果は得られている[4]．

- 左USN患者のなかには，左側にあるターゲットを見つけられないか，手を伸ばしながらそのターゲットを探す場合がある．これらの状況では，プリズム順応が成立しない可能性が高いため，被検者の正面に1つのターゲットを提示してみる．こうすることでリーチ時の困難さが解決されるかもしれない．また，1つのターゲットを異なる位置に提示したいのであれば，パソコンのプレゼンテーションソフトの利用で対応が可能である（「B．自験例の紹介」参照）．

- 1回のプリズム順応課題におけるターゲットへのリーチ回数は，50〜200回と研究報告によって異なる．リーチ回数と順応効果の関係は不明であり，たくさんリーチ動作を繰り返しても，疲労の影響が出てくる可能性がある．よって，まずは少ない回数で順応効果を実施し，もし効果が得られない場合には，回数を増やして効果を検討する．

- 反復リーチ運動以外にも，ペグ棒の操作や，輪入れ台へ輪を入れる活動を順応課題として採用した報告もある[5]．

c プリズム順応課題の実施後評価

プリズム順応課題が終了したら，その直前に実施した順応成立判定課題と順応効果判定課題を実施する．プリズム順応効果の持続性を評価するのであれば，順応課題終了から一定の時間が経過し

た段階で，これらの課題を再度実施する（たとえば，2時間後や24時間後）．ただし，再評価までの間に，左USN症状に対する他の治療を実施してしまわないように理学療法士（PT）や言語聴覚士（ST）の担当者のほか，病棟・施設スタッフにも協力を求める必要がある．

また，プリズム順応課題を数日に渡って実施し，その反復実施効果を検討する場合には，課題実施前評価として数回の検査を実施し，ベースラインとしての症状特性を把握する．そして，連続実施の順応課題が終了したら，効果判定のために再評価を行う．効果の持続性をみるのであれば，その後も評価を実施する．順応課題の実施期間中は，作業療法を含めたリハビリテーションプログラム内容を可能な限り固定化し，内容変更による影響を排除する．さらに，順応課題の実施ごとにプリズム順応成立の判定を行っておくと，プリズム順応効果と順応成立との関係を明らかにすることができる．

3 プリズム順応効果

a 順応効果の即時性・持続性

ロセッティら[2]の報告では，1回のプリズム順応課題の実施で，その直後から2時間経過時まで効果の持続が認められ，一部は，直後よりも2時間後で効果が高まっていることが示されている．また，1回のプリズム順応課題でもその効果が4日間持続したことも報告されている[6]．フラッシネッティ（Frassinetti）ら[7]は，1日に2回の頻度で10日連続のプリズム順応課題を実施し，課題終了直後から少なくとも5週経過時まで順応効果が持続したことを報告している．

b 効果の般化

机上検査の項目として，抹消課題，模写課題，描画課題，線分二等分課題で，成績に改善が認められており，プリズム順応課題を複数回実施した研究では，その実施前後にBITを実施し，合計

▶ 表1　プリズム順応課題によるUSN症状の改善

- 車椅子で病棟廊下を周回するのに要した駆動時間の短縮[8]
- 車椅子乗車中の麻痺側下肢の管理能力向上（フットレストに乗せ，そこから下ろす）[9]
- 右に片寄っていた立位バランスの改善[10]
- 食事場面で，お盆の左側に置かれた食器へ手を伸ばす回数の増加[11]
- 整容動作時のやり忘れの軽減[9]
- FIMの得点向上[12]

得点による成績改善を報告している[7]．

プリズム順応課題では，机上の課題にとどまらず，身体動作を伴う課題においても左USN症状の改善が得られている．特定の課題に焦点を当てた報告のほかに，ADLの評価尺度を採用したものもある．代表的なものを表1に示す．

c 維持期・生活期の症例に対する有効性

脳卒中の発症から時間が経過しても，プリズム順応課題が有効であることが明らかとなっている．複数例を対象とした報告では，発症より1～7年経過した左USN患者において症状の改善が認められている[5]．また，発症から11年経過した患者においても同様の効果が認められている[13]．

B 自験例の紹介

前述の通り，プリズム順応課題を2週間連続で行うと，その効果が少なくとも5週間は持続することが報告されている[7]．しかし，プリズム順応課題終了後に，毎回順応効果が得られているのかは明らかではない．そこで，1症例を対象にプリズム順応課題を連続で実施し，その効果を検証した．なお，今回は，1つのターゲットを複数の場所に提示するために，パソコンのプレゼンテーションソフトを利用して，ターゲットを液晶ペンタブレット上に提示した（▶図8）．

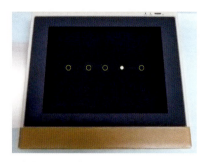

▶図8 液晶ペンタブレットを用いたターゲットの提示方法
ターゲットは画面の中心から1つ右側の位置に提示されている．○が示す場所は，他のターゲットが提示される位置を表す．

▶表2 BIT行動性無視検査日本版の通常検査成績

	得点	カットオフ点／最高点
線分抹消試験	25	34 / 36
文字抹消試験	18	34 / 40
星印抹消試験	27	51 / 54
模写試験	0	3 / 4
線分二等分試験	2（左下：0，中央：0，右上：2）	7 / 9
描画試験	0	2 / 3
合計得点	72	131 / 146

 症例提示

症例は，50歳台の女性（右利き）．診断名は，もやもや病による右脳梗塞であり，以下は，発症から2か月経過時の所見である．

【神経学的所見】意識清明．視野障害なし．左不全片麻痺（Brunnstrom Recovery Stage 上肢・手指・下肢ともにⅡ）と左半身の表在・深部感覚の重度鈍麻を認めた．

【神経心理学的所見】MMSE（Mini-Mental State Examination）23点（減点内容：場所の見当識−1，連続減算−4，3段階の命令−1，図形の模写−1），BITの通常検査は72/146であり，すべての下位検査項目で左USN症状を認めた（▶表2）．

【頭部画像所見】頭部MRI FLAIR画像にて，右大脳半球の頭頂葉を中心とした皮質および皮質下に損傷が認められ，その広がりは，側頭後頭接合部や，前頭葉の皮質・皮質下に及んでいた．このほかとして，後部島葉にも損傷が認められた（▶図9）．

【ADL所見】FIM 65/126点（得点：清拭，更衣，トイレ動作，排尿コントロール，移乗，移動，問題解決で1〜3点）．更衣，移動，移乗動作，問題解決の項目で左USN症状の影響を認めた．

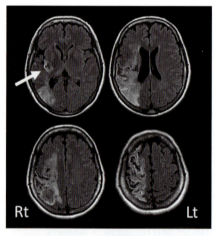

▶図9 頭部MRI FLAIR画像
発症から2か月経過時に撮影．矢印は後部島葉を示す．

1 プリズム順応課題の実施手順

本症例に対して以下の内容でプリズム順応課題を実施した．

①被検者は，車椅子座位にて机に向かい，視野が右へ5.7°偏倚するプリズム眼鏡をかけた．

②本症例から液晶ペンタブレットの中心までの距離を50cmとした．

③リーチ動作の開始位置を胸骨上として，机上の液晶ペンタブレットに現れた直径1cmのターゲットを右示指でできるだけすばやく触れるよう教示を与えた．その際，顎乗せ台や，手元の

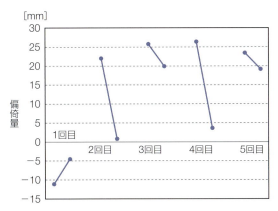

▶ 図10 Straight Ahead Pointing 課題の結果

正中矢状面上からの偏倚量（ずれの程度）をmm単位で測定し、それより右へのずれを＋値で、左へのずれを－値で表示。各回の左側と右側の値は、それぞれプリズム順応課題前と後の結果を平均値で表している。課題実施前と比べて、課題実施後の値が小さくなることは、反応が左へずれたこととなり、順応が成立したと判断される。

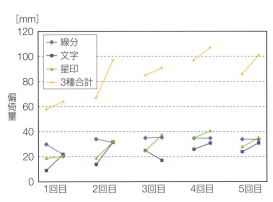

▶ 図11 3種類の抹消試験の結果

3種類の抹消試験の抹消数および、それらの合計数をグラフに示す。各回の左側と右側の値は、それぞれプリズム順応課題前と後の結果を表している。

覆いは使用しなかった。
④ターゲットの提示位置は、被検者を起点として、正面（0°）と、そこから左右に5°と10°の位置の計5か所とし、そのうちの1か所へ擬似ランダムに80回、ターゲットを提示した。その際、ターゲットは被検者のペースに合わせて手動で提示された。
⑤プリズム順応課題は1日1回の頻度で、作業療法を実施した5日間連続で行った。
⑥プリズム順応の成立判定のために、各回のプリズム順応課題の直前・直後に、5試行のStraight Ahead Pointing 課題を実施した。
⑦さらに、BITの線分抹消試験、文字抹消試験、星印抹消試験、線分二等分試験も併せて実施し、これらの結果をもとにプリズム順応効果を判定した。

2 結果

Straight Ahead Pointing 課題の結果から、1回目を除いて、プリズム順応課題の終了後に指さし位置が左へずれたことが明らかとなり、順応成立が確認された（▶図10）。一方、1回目のプリズム順応課題実施前の指さし位置は、例外的に大きく左にずれており、さらなる左方向のずれは生じず、逆に、右へずれる結果となった。

プリズム順応効果として、3種類の抹消試験の合計得点を見ると、プリズム順応課題の終了直後に毎回抹消数の増加が認められ、順応課題を繰り返すことによる右肩上がりの成績改善も認められた（▶図11）。それぞれの抹消試験の成績をみると、毎回、課題終了後に、抹消数に増加を認めたのは星印抹消試験であった。線分抹消試験では、はじめの2回でプリズム順応課題直後に成績低下を認めるも、3回目以降は、ほぼ変化なく、満点に近い成績で推移していた。また、文字抹消試験では、順応課題終了後に一度、成績低下を認めるも、それ以外では毎回、プリズム順応効果が認められていた。

一方、線分二等分試験では、点数の得られた線分は用紙の右上に印刷された1本のみであり、かつ4回目の順応課題直後に得点増加を認めるのみであった〔（3本の合計得点の結果 直前→直後）1回目：3→3、2回目：3→3、3回目：0→0、4回目：0→1、5回目：3→0〕。また、経時的な成績改善も認められなかったことから、線分二等分試験への効果は乏しいものであったと判断した。

3 考察

- プリズム順応課題の実施により，Straight Ahead Pointing 課題で順応成立が確認され，順応効果が机上検査や ADL などに認められるのが理想であったが，本症例の 1 回目のプリズム順応課題では，順応成立は認められなかった．その一方で，順応効果は認められる結果となった．
- プリズム順応課題を用いた研究では通常，プリズムレンズへの順応成立を確認し，その後に順応効果を判定する 2 段構成となっている．しかしながら，臨床場面では，USN 症状の改善が認められることが重要である．よって，このような場合には，"プリズム順応による効果"とはいえないものの，"プリズム順応課題を通じて得られた効果"として解釈できると考えた．
- プリズム順応の成立が認められても，いくつかの抹消試験や線分二等分試験での成績に改善が認められない場合のあることが明らかとなった．

現時点では，どの検査課題に改善効果が認められるのか事前に知ることはできない．そのため，複数の課題を効果判定のために採用することが望ましいと考える．加えて，本症例に対する結果の検討のように，複数の検査結果を総合して，順応効果を判定するなどの工夫も必要と考える．

USN 症状の特徴として，症状の浮動性（見落としの程度が，その時々で異なる）により，プリズム順応課題の直後で成績の低下が認められる可能性がある．また，机上検査やプリズム順応課題による疲労も，順応効果に影響を及ぼす可能性がある．こうした理由から，複数回のプリズム順応課題を実施して順応効果を検討する必要があると考えた．

C おわりに

プリズム順応課題は，非常に簡単な内容であり，侵襲がなく，明らかな副作用もないことから，左 USN を呈する患者へ実施してみる価値のある治療方法であると考える．ただし，この課題を実施しても USN 症状に改善を認めない症例も存在することから，既存の USN 症状に対する作業療法を優先し，プリズム順応課題は「おまけ」の治療方法として位置づけ，実施すべきと考える．

●引用文献

1) Heilman KM, Watson RT, Valenstein E：Neglect and related disorders. In：Heilman KM, Valenstein E (eds)：Clinical Neuropsychology, 3rd ed, pp279-336, Oxford University Press, New York, 1993
2) Rossetti Y, Rode G, Pisella L, et al：Prism adaptation to a rightward optical deviation rehabilitates left hemispatial neglect. Nature 395：166-169, 1998
3) 長山洋史，水野勝広，中村祐子，他：日常生活上での半側無視評価法 Catherine Bergego Scale の信頼性，妥当性の検討．総合リハ 39：373-380，2011
4) 太田久晶，村上育子，谷口百恵，他：改定版プリズム順応課題による左半側空間無視の症状改善について．北海道作業療法 21：2-6，2004
5) Shiraishi H, Yamakawa Y, Itou A, et al：Long-term effects of prism adaptation on chronic neglect after stroke. NeuroRehabil 23：137-151, 2008
6) Pisella L, Rode G, Farnè A, et al：Dissociated long lasting improvements of straight-ahead pointing and line bisection tasks in two hemineglect patients. Neuropsychol 40：327-334, 2002
7) Frassinetti F, Angeli V, Meneghello F, et al：Long-lasting amelioration of visuospatial neglect by prism adaptation. Brain 125：608-623, 2002
8) Jacquin-Courtois S, Rode G, Pisella L, et a：Wheelchair driving improvement following visuo-manual prism adaptation. Cortex 44：90-96, 2008
9) 砂原伸行，桐山由利子，柴田克之：半側空間無視例に対する ADL 評価を併用したプリズム適応療法―症状の修正方法を含んだ評価の有用性．日本作業療法研究学会雑誌 17：7-14，2015
10) Tilikete C, Rode G, Rossetti Y, et al：Prism adaptation to rightward optical deviation improves postural imbalance in left-hemiparetic patients. Curr Biol 11：524-528, 2001

11) 高山恵里, 佐藤朗代, 石橋晃仁, 他：プリズム眼鏡の使用により食事動作に効果が見られた一症例. 作業療法　24（特別号）：213, 2005

12) Mizuno K, Tsuji T, Takebayashi T, et al：Prism adaptation therapy enhances rehabilitation of stroke patients with unilateral spatial neglect：a randomized, controlled trial. *Neurorehabil Neural Repair* 25：711-720, 2011

13) Humphreys GW, Watelet A, Riddoch MJ：Long-term effects of prism adaptation in chronic visual neglect：a single case study. *Cogn Neuropsychol* 23：463-478, 2006

● 参考文献

14) 石合純夫：高次脳機能障害学. 第2版, pp151-192, 医歯薬出版, 2012

15) 水野勝広：教育講座　半側空間無視のリハビリテーション―最近のトピックス. *Jpn J Rehabil Med* 53：629-636, 2016

16) 石合純夫：脳血管障害（右半球損傷）―半側空間無視と関連症状. *Jpn J Rehabil Med* 53：266-272, 2016

17) 太田久晶, 石合純夫：機能回復への新しい取り組み（上肢, 下肢, 認知）―半側空間無視のリハビリテーション. *Mod Phys* 34：819-823, 2014

18) 渡辺　学, 網本　和, 大沢涼子, 他：半側空間無視に対するプリズム順応の有効性と臨床属性. 理療臨研教育 17：42-46, 2010

遂行機能障害

GIO 一般教育目標　遂行機能障害に対する作業療法を実施できるようになるため，症例をとおしてその実際を学習する．

SBO 行動目標
1) 症例の評価結果からその臨床像を解釈できる．
   - 遂行機能障害の症状の評価結果について説明できる．
   - 症例の遂行機能障害を4つの構成要素ごとに述べることができる．
2) 遂行機能障害に対する治療の実際を概略説明できる．
   - 注意やワーキングメモリの治療の重要性に気づくことができる．
   - 遂行機能障害の4つの構成要素ごとの治療をいくつか具体的に説明できる．

遂行は日常生活や就労・就学といった社会的活動を効率よく行うために必須の機能であり，いわゆる①段取りがよい，②計画性がある，③柔軟な対応ができる，④回を重ねるごとに成長できる，などと表現される働きのことをいう．レザック（Lezak）は遂行機能の4つのコンポーネントとして，①意思もしくは目標の設定，②計画の立案，③目的ある行動もしくは計画の実行，④効果的に行動すること，をあげている．

これらの働きは前頭前野（pre-frontal-cortex；PFC）によって実現されていると考えられ，脳血管障害や脳外傷でPFCが損傷されることで遂行機能障害が生じると考えられる．遂行機能障害患者では急性期から回復期にかけて周辺症状として，脱抑制や自発性低下を合併し，非局在性症状として注意・ワーキングメモリの障害を合併することが少なからず認められ，評価結果の解釈に難渋することが多い．

今回，遂行機能障害患者の実例を通して，評価と結果の解釈から作業療法の方法の立案までの過程を紹介する．

症例提示

①**症例**：30歳，男性，右利き，コンビニエンスストア店長

②**診断名**：頭部外傷（びまん性脳軸索損傷 ）

③**現病歴**：X年Y月Z日，友人とツーリングをしていて対向する自動車と衝突事故が生じ，頭部を打撲，意識不明（JCS：200）となりA病院に緊急搬送．CTにて脳室壁に低吸収域を認めるものの，特に目立った所見は認められず，びまん性脳軸索損傷と診断された．

A病院では意識不明が約3か月継続したものの，3か月以降に急激に意識レベルが改善．意識レベル改善後は運動麻痺や感覚障害は認められず，筋緊張も正常であり，運動機能面では軽度の運動失調症状が右手に認められた．認知機能面においては，注意障害，記憶障害，ワーキングメモリの障害が認められ，逆行性健忘が受傷前3年であった．理学療法では，上下肢のROM練習と筋力増強（強化）運動，作業療法では右手の運動失調

に対する手指巧緻動作練習，日常生活活動(ADL)練習と注意・記憶練習が行われていた．

　受傷から6か月時点で注意・ワーキングメモリおよび記憶の障害は検査上問題ないレベルとなり，逆行性健忘は受傷前数日の記憶があいまいな状態であるものの，言われれば思い出すというレベルまで回復した．右上肢の運動失調は簡易上肢機能検査(Simple Test for Evaluating Hand Function；STEF)において右手89点，左手98点となり，生活上での支障は目立たなくなった．一方で，この時期からは脱抑制と遂行機能障害が症状の中心となり，対人面での課題が問題視されるようになり，受傷後6か月～1年のリハビリテーションでは脱抑制症状が軽減し，遂行機能障害による職業・社会的な側面への支障に対するリハビリテーションが中心となった．受傷後1年の時点において運動機能面では，STEFが右手96点，左手100点，認知機能面において注意障害では，標準注意検査法(Clinical Assessment for Attention；CAT)，記憶面においては改訂版ウェクスラー記憶検査(Wechsler Memory Scale-Revised；WMS-R)において特に問題を認めず，脱抑制および遂行機能障害のみが残存したため，社会行動面の改善を目的としたリハビリテーションを行うためにB病院に入院することとなった．B病院入院時，MRI所見では特に問題となる画像所見は認められず，やはりびまん性脳軸索損傷という診断がなされた．

A 評価

1 神経学的所見

　意識レベルは清明であり，筋緊張は正常であったが，右手に運動失調症状を認め，鼻指鼻試験にて素早い動作を要求すると企図時振戦が認められた．STEFでは右96点，左100点であり，通常のポインティング動作においては失調症状を認めないが，ビー玉をスプーンに乗せて運搬するなど，動的物体を素早く不安定な道具で操作するような場面において失調症状が顕在化する様子が伺えた．

2 神経心理学的所見

　コース立方体組み合わせテストではIQ 103，前頭葉機能検査(Frontal Assessment Battery；FAB)では18/18，遂行機能障害症候群の行動評価(Behavioral Assessment of the Dysexecutive Syndrome；BADS)(第2章Ⅶ「遂行機能障害」の図8を参照➡136ページ)では，鍵探し検査において四角形の隅における探索範囲が不十分であり，動物園地図検査においてはVer.1では考えるのに時間がかかり，遂行困難であった．Ver.2では時間がかかるものの遂行可能であった．また，時間判断検査において，カメラのセルフタイマーを1分と回答した．BADS付属の質問紙表であるDEX(Dysexecutive Questionnaire)(➡137ページ)では，「4．将来のことを考えたり，計画したりすることができない」が本人は1の「たまに」，家族は3の「よくある」．「7．自分の問題点がどの程度なのかよくわからず，将来についても現実的ではない」では本人が1の「たまに」，家族が3の「よくある」．「20．自分の行動を他人がどう思っているのか気づかなかったり，関心がなかったりする」において本人が1の「たまに」，家族は3の「よくある」と回答し，本人と家族の間でギャップが認められた．箱づくりテスト(底辺が一辺10 cmの正方形で，高さ5 cmの枡の形状をコピー用紙で作成し，四隅をホッチキスで止める)を行わせると，じっくり考えながら展開図の設計はできるが，接合部分ののりしろを作り忘れてしまい，上手く作成できない様子が伺えた．

3 エピソードの聴取

①（本人）試験的にお店に行くが，業務の手順がピンとこない．
②（本人）手馴れた業務のはずなのに，いくつか抜け落ちが出て指摘される．
③（本人）手順どおりに行っても，予定と異なることが生じると，混乱して対応ができないことがある．
④（家族）以前よりもこだわりが強く，自分の思いを他人に押し付ける．
⑤（家族）業務の手順や準備など，以前よりも時間がかかり，そのわりに抜け落ちが多くなった．
⑥（家族）以前と違い，他人や子どもに厳しく当たることが多くなった．
⑦（家族）生活でも仕事でも，目標が高く，それを時間内に終わらせることが難しい．
⑧（家族）一緒にどこかへ出かける際，目的地と時間，順路などの設定が間違っていて，それを指摘しても受け入れず，自分の考えを曲げないので，複数回は同じ失敗を繰り返す．

また，④〜⑧を本人に尋ねると，そんなことはないと強く否定し，自分が正しいことを主張する様子が伺えた．ほかに，遂行機能障害が疑われる症例に使用する神経心理学的検査を表1に列挙する．

4 評価の解釈と治療への展開

レザックの4つのコンポーネント「意思・目標設定」「計画立案」「計画実行」「効果的行動」ごとに本症例の状態を整理する．

a 「意思・目標設定」

⑦（家族）目標が高く，それを時間内に終わらせることが難しい．
⑧（家族）一緒に出かける際，目的地と時間，順路などの設定が間違っていて，それを指摘しても

▶ 表1 遂行機能障害事例に対する評価

1) 意識・注意の量的評価	Japan Coma Scale (JCS)，単純反応課題，など
2) 前頭葉機能評価	前頭葉機能検査 (FAB)，ストループ課題，語流暢課題，ウィスコンシンカードソーティングテスト (WCST)，ギャンブリング課題，ティンカートーイ課題，ハノイの塔，ヴィゴツキー検査課題，など
3) 注意機能・ワーキングメモリ (WM) 評価	Trail Making Test (TMT)，仮名拾いテスト，標準注意検査法 (CAT) など
4) 意欲・自発性評価	標準意欲評価法 (CAS)，など
5) 記憶機能評価	リバーミード行動記憶検査 (RMBT)，ウェクスラー記憶検査改訂版 (WMS-R) など
6) 後方脳の認知機能評価	ウェクスラー成人知能検査 (WAIS-Ⅲ)，コース立方体組み合わせテスト，標準高次視知覚検査 (VPTA)，など
7) 遂行機能の特異的課題	遂行機能障害症候群の行動評価 (BADS)，箱づくりテスト，生活関連活動評価，職業（前）評価など

受け入れず，自分の考えを曲げないので，複数回は同じ失敗を繰り返す．

b 「計画立案」

- BADSの動物園検査Ver.1で，考えても行動手順がまとまらない
- 箱づくりテストで「のりしろ」が抜け落ちる

①お店に行くが，業務の手順がピンとこない．
②手馴れた業務のはずなのに，いくつか抜け落ちが出て指摘される．
⑤業務の手順や準備など，以前よりも時間がかかり，そのわりに抜け落ちが多くなった．

c 「計画実行」

- 鍵探し検査において，目的に沿った行動ができない．

③手順どおりに行っても，予定と異なることが生じると，混乱して対応ができないことがある．

d 「効果的行動」

⑧一緒にどこかへ出かける際，目的地と時間，順

路などの設定が間違っていて,それを指摘しても受け入れず,自分の考えを曲げないので,複数回は同じ失敗を繰り返す.
(メタ認知・アウェアネス)
他人の意見を聞き入れられないし,自分の状況を正確に把握できない.
(思考の柔軟性)
こだわりが強く,決まりごとを状況に応じて変容させられない.

以上のことから,本症例はレザックの4つのコンポーネント「意思・目標設定」「計画立案」「計画実行」「効果的行動」のすべてにおいて障害が認められ,さらに思考の柔軟性が欠如し,メタ認知能力の低下があるため自己モニタリングを行うことが困難であると考えられた.

遂行機能の下位機能である視知覚認知や注意・ワーキングメモリあるいは記憶機能には問題が認められないので,まずは信頼関係を構築した存在からのフィードバックまたはビデオを用いたフィードバックを用いた.本症例が自らの言動を客観的に認識し,そのようなアウェアネスを確立できれば,遂行機能のコンポーネントごとの代償戦略を段階づけし,徐々に遂行機能に関するスキルを高めていくように支援することが望まれた.

B 治療

1 注意・ワーキングメモリ・記憶トレーニング

遂行機能の下位機能のうち,注意機能,ワーキングメモリ機能,記憶機能は非常に重要であり,また,これらの機能はPFC領域の損傷のみならず,さまざまな脳障害やその領域に付随して出現しやすい症状であるともいえる.これらの機能に障害が認められる場合には,まずこれらの機能回復練習または代償戦略の習慣化を行うことが望ましい.これらの下位機能の特徴,評価方法,練習方法は本書の該当箇所を確認してほしい(➡128ページ).

本症例の場合,これらの下位機能は保たれていたため,実際にこれらに特化した練習は実施しなかった.

2 メタ認知・アウェアネストレーニング

これらはPFC領域の機能不全がある場合に障害が出現しやすく,改善には難渋することが予測される.試行してほしいのは,知識の学習,グループワークとビデオによるフィードバックである.知識の学習については,人の行動と心理の特性について理論的な理解を高める方略であり,人はこういう状況では○○な心理になりやすく,その場合には○○のような行動をしやすいなど,理論的な理解を高めることによって,人の感情が理解しやすくなり,一方でそれを知っていれば,自分の行動を認識しやすくなるはずでもある.

グループワークによる他のメンバーによるフィードバックが効を奏する場合もあるが,人は他人の悪い面を認識しやすく,自分の悪い面は認識しにくいため,他者批判で終わってしまう場合も少なくない.そのため,グループワーク場面をビデオで撮影し,ビデオを見ながら自己認識を高めることが重要である.

本症例では,同じような遂行機能障害患者,脱抑制・自発性低下を呈する患者とのグループワーク練習において,グループ内で小旅行やゲーム,あるいは手工芸作品の共同制作を行うなかで,活動終了時に反省会を開催し,ビデオを見ながら相互によかった点と悪かった点について話し合い,メタ認知機能・アウェアネスを向上させることを心がけた.

3 遂行機能の4つのコンポーネントごとのトレーニング

a 目標設定から計画立案，計画実行までの過程

これらの過程については視覚化することが重要であり，フローチャートなどで行動の計画を図示する．また，各工程をわかりやすくイメージさせるために，その工程の特徴をイラストか写真で示しておくと，自分がやるべきことが理解しやすくなり，効果的である．計画実行に関しては，偶発的な事象が生じると固まってしまい，行動そのものが停滞してしまうので，どのような事象が生じた場合にはどのような対応方法が適当であるかについてあらかじめ図示しておくとよい．たとえば，ある工程でAという問題が生じた場合にはAAという対処を行うなど，偶発的事象をあらかじめチャートに組み込んでおくことによって，問題に対して冷静に対処できるようになる可能性がある．

本症例の場合，小旅行や共同作品作りにおいて生じやすいエラーを想定したフローチャートを作成し，事前にそれを知らせた．さらに失敗が想定される場面ではセラピストが対応可能な状態で配置されることで，失敗しかけた状態でフローチャートを確認すること，また療法士によるフォローが行われた（▶図1, 2）．

b 効果的行動

前述したメタ認知機能が必要不可欠であり，メタ認知を改善させることがもっとも重要である．図3にメタ認知を改善させるための訓練方法をまとめた．

4 職業前トレーニングと環境調整

職業前トレーニングにおいては，想定される失敗をあらかじめ設定し，そのような失敗をなくす

- ・行動する意欲の問題
- ・計画の失敗
  （準備や情報収集，目標の段階づけ，工程設定，時間見積もりなど）
- ・計画実行の失敗
  （記憶，偶発性，阻害事項，予期せぬ変更，時間超過など）
- ・効果的行動
  （気づき＜結果の評価，周囲の変化，他者の感情，自己の洞察＞，問題の明確化，問題解決方法，計画の修正など）

＊注意機能，＊記憶機能，＊視覚認知機能，＊行為機能，など
＊周囲の環境
＊経済的状況，など

＜計画立案のトレーニング＞
⇒表象化・表象操作が難しいのであれば外部につくるなど難易度を下げる．他も同じ．
- ・計画は紙に記載すること
- ・タイムスケジュール，メンバー，役割分担など必要項目を網羅したチャートを用意し，それに書き込むこと
- ・時間の推測，起こりうる偶発的な計画変更要因など，「もし○○ならどうする？」をセラピストと考えておく
- ・「A」なら→「a」，「B」なら→「b」と行動パターンを決めておく
＊徐々に独力で考えさせる→独力で考え，療法士が確認→独力のみへ展開

▶ 図1　遂行機能障害へのアプローチ＜計画性＞

ための訓練を行うとともに，やはりフローチャートを作成して，それを参照しながら行動を実施することが望ましい．また，原職復帰の準備として，試験的な職場復帰を行うことによって，どのような場面で問題が生じ，それを防ぐにはどのような対策，あるいはどのような回避行動が必要なのかを想定することで，トレーニングにおける失敗を減少させることが可能な場合がある．さらに，原職の同僚や理解のよい上司と事前に話し合い，本症例が犯しやすい失敗について，事前に情報を提供することで，理解と協力を得ることも重要である．本症例の場合には職場の同僚の理解がよく，本症例，家族，同僚を交えた話し合いのなかで課題を共有することができ，同僚は本症例の課題とその原因を事前に知ることによって，失敗を何度も未然に防ぐことができ，対策の検討が可能となった．

- 行動する意欲の問題
- 計画の失敗
  （準備や情報収集，目標の段階づけ，工程設定，時間見積もりなど）
- 計画実行の失敗
  （記憶，偶発性，阻害事項，予期せぬ変更，時間超過など）
- 効果的行動
  （気づき＜結果の評価，周囲の変化，他者の感情，自己の洞察＞，問題の明確化，問題解決方法，計画の修正など）

＊注意機能，＊記憶機能，＊視覚認知機能，＊行為機能，など
＊周囲の環境
＊経済的状況，など

＜問題解決トレーニング＞
⇒表象化・表象操作が難しいのであれば外部につくるなど難易度を下げる．他も同じ．
- 問題解決方法について一般的知識を高める＜講義を行う＞
- 個人シミュレーションを行う
- グループシミュレーションを行う
- つき添いありでの外出練習
- つき添いなしでの外出練習

▶ 図2　遂行機能障害へのアプローチ＜問題解決＞

- 行動する意欲の問題
- 計画の失敗
  （準備や情報収集，目標の段階づけ，工程設定，時間見積もりなど）
- 計画実行の失敗
  （記憶，偶発性，阻害事項，予期せぬ変更，時間超過など）
- 効果的行動
  （気づき＜結果の評価，周囲の変化，他者の感情，自己の洞察＞，問題の明確化，問題解決方法，計画の修正など）

＊注意機能，＊記憶機能，＊視覚認知機能，＊行為機能，など
＊周囲の環境
＊経済的状況，など

＜メタ認知訓練＞
- 机上での状況把握，他者理解，行動選択訓練
- ビデオなどを使った訓練
- グループワークでの状況把握，他者理解，自己認知，行動選択練習（グループリーダーは療法士が行う）
- グループ訓練（患者のみで構成）
＊客観的理解から主観的理解へ
＊他者理解から自己認知・自他認知へ

▶ 図3　遂行機能障害へのアプローチ＜メタ認知＞

5　結果

BADSは「平均」となり，鍵探し検査，動物園地図検査ともに遂行可能となった．また，コース立方体組み合わせテストはIQ 115に向上し，勤勉さゆえに，さまざまな職業的工程において同僚とともにフローチャートを作成しており，それを反復することで，多少は時間がかかるものの，失敗せずに職業的作業を遂行できるようになった．

DEXについては，「4．先のことを考えたり，将来の計画を立てたりすることができない」が本人・家族ともに3の「よくある」，「7．自分の問題点がどの程度なのかよくわからず，将来についても現実味がない」でも本人・家族ともに3の「よくある」，「20．自分の行動を他人がどう思っているのか気づかなかったり，関心がない」において本人・家族ともに3の「ときどき」と回答し，本人と家族の間でのギャップはなくなった．

現時点での課題は，①フローチャートがなければ上手くできないのではと心配，②仕事が終わると疲労困憊してしまう，③（家族）ときどきこだわりの強さが気になり，いさかいが生じる，という点であった．

最終的に原職復帰は可能となったが，店長ではなく店長補佐という役割に変更となった．

6　まとめ

遂行機能障害は，PFCの機能的な問題によって生じる障害群であり，この領域に支障が出ることによって表2に示す問題が生じる．

実際に，本症例は当初これらのすべてに障害が出現しており，遂行機能障害が軽減しても，思考柔軟性の低下が課題として残っていた．したがって，表現型が遂行機能障害であったとしても，これらの症状が合併していないかを検索し，適切な対処を行う必要がある．

また，このようなPFCの機能的問題によって生じる障害の多くは，臨床場面で難渋することが

▶ 表2　前頭前野(PCF)の支障によって生じる問題

・プランニング(plannning)の障害
・戦略利用(strategy application)の障害
・自己制御(self regulation)の障害
・抑制(inhibition)の障害
・目標志向的行動の障害
・自発性の低下
・自己洞察(insight)の障害
・思考柔軟性の低下

多く，反復や代償によって，見ため上は改善していても，場面や相手が変わることで再び表面化することが多い．このことを念頭において，長期的なフォローアップを心がける必要がある．

C 類似例に対するアドバイス

遂行機能障害はPFC機能障害群のうちの一部であり，実臨床ではさまざまな組み合わせによって表現型が構成される．脱抑制，自発性低下，遂行機能障害の3類型のみで障害を評価していると，社会生活上の大きな問題を誘発する因子を見逃してしまうおそれがある．また，PFC損傷の多くは交通事故で生じることが多く，その原因から若い人に生じやすい．PFC機能の完成は20歳を超えてからであり，30歳近くまでかかる場合もある．したがって，入院当時は学生であったため社会的な負荷がそれほど高くはなくても，数年経過して社会人となった途端に支障が表面化する場合もある．

PFCの機能とそれによる障害，またそれらは将来にわたって影響を及ぼす可能性があることを念頭においた長期的なフォローアップが望まれる．

● 参考文献

1) 佐野恭子：遂行機能障害．日本作業療法士協会(監修)，渕　雅子(編)：高次脳機能障害．作業療法学全書　改訂第3版，pp163-175，協同医書出版，2011
2) 武田克彦，村井俊哉(編)：高次脳機能障害の考えかたと画像診断．中外医学社，2016
3) 平林　一，野川貴史，他：遂行機能障害．鈴木孝浩，早川裕子，種村留美，他(編)：(4)リハビリテーション介入．高次脳機能障害マエストロシリーズ，pp78-86，医歯薬出版，2011
4) 福田正人，鹿島晴雄(編)：前頭葉でわかる精神疾患の臨床．専門医のための精神科臨床リュミエール21，中山書店，2010
5) 西林宏起，板倉　徹：前頭前野の外傷．*Clin Neurosci* 23：658-660，2005

社会的行動障害

　社会的行動障害に対する作業療法を実施できるようになるため，症例をとおしてその実際を学習する．

1) 社会的行動障害に対する治療の体系を理解できる．
   □ 社会的行動障害に対する外的・内的アプローチの違いに気づくことができる．
2) 社会的行動障害に対する治療の実際を概略説明できる．
   □ 症例の臨床像を評価結果にもとづいて 1～2 点具体的に説明できる．
   □ 社会的行動障害に対する作業療法の効果を具体的に述べることができる．

　社会的行動障害は，「同種の生物の集団のなかで生じる行動の障害」[1]と定義づけられている．また「周囲とのかかわりのなかで問題となるような行動表出を指す」[2]とも述べられている．一方，DSM-5 では，神経認知障害（neurocognitive disorder）を「複雑性注意」「実行機能」「学習と記憶」「言語」「知覚-運動」「社会的認知」のいずれかの障害を認める場合と定められている．

　これらのことから，社会的行動障害は「社会的認知の障害」と分類できるが，定義に関しては統一された見解は得られていないのが現状である．そのため，社会的行動障害を理解するためには，ADL 上生じうる症状を把握することが有効といえる．

　以下に，社会的行動障害が強く，生活に困難を生じている対象者の様子を架空の事例として 3 つ示す[3]．

事例1

　40 歳，男性．会社員．妻子と同居．

　38 歳時に交通事故により頭部外傷を含む多発外傷を生じた．骨折の治療終了とともに自宅退院し，職場復帰した．職場では同じことを何度も尋ねるようになり，本人は 1 回のつもりなので喧嘩になる．イライラが募り，物を壊す．ちょっとしたことでカッとなり外へ飛び出るが，行った先の店でも喧嘩になる．同僚によれば，職場でも仕事の段取りが悪くなり，加えて思ったことをすぐに口に出すため同僚や顧客とトラブルになる．そのため上司から，病休を取って病院へ行くように勧められた．

事例2

　28 歳，男性．フリーランサー．両親と同居．

　25 歳時にバイクの転倒により頭部外傷と下腿骨折を生じた．退院後継続的に頭痛，不眠，幻覚，幻聴の症状があり，両親に対しての暴行が次第に激しくなった．母親と口論となり，自分の家のカーテンを燃やそうとして警察沙汰になったこともある．家族は精神科病院への入院を希望したが，本人が断固として拒否しているため，家族の疲弊が増す一方である．

事例3

　20 歳，男性．工員．両親，妹と同居．

　19 歳時に交通事故により頭部外傷を生じ，退院後は自宅で生活していた．仕事に就こうとする

▶ 表1　社会的行動障害の支援困難例の一覧

A：暴言暴行・自傷	1. 易怒，家族への暴力行為で警察を呼ぶことになった． 2. 病院や役所などで怒鳴り，恐喝し，何度も警察に通報される． 3. 公共交通機関などで車内マナーの悪い人に大声で怒鳴りつける．主張が止まらない．話を遮ると激昂する． 4. 運転免許を希望したが運転免許センターで困難と言われて激昂し，職員を恫喝，強迫した． 5. 腹が立つと多量の薬物とアルコールを同時に摂取し，店で暴れ警察に通報され措置入院となる．
B：脱抑制（行動）	1. しきりに性的な暴言を繰り返し，女性職員に触る．入所施設で女性職員や利用者を襲い，何回も警察に通報される． 2. 欲しいと思ったものをすべて買ってしまう．カードでの高価な買い物を勧められてしまうことが何度もあり，消費者センターに対応してもらった． 3. 金銭管理ができない．持っているお金はすべて使ってしまう．渡さないと暴れる．
C：脱抑制（飲食関連）	1. 水をあまり飲まないので飲むように言うと，一度にたくさん飲むようになり，意識不明（低ナトリウム水中毒）になった． 2. 制限なく食べる．家中探しまわり，飲料がなければ他人の家に入る．無銭飲食，万引きする． 3. 購入前の菓子の袋を破って食べて，平気でいる．
D：保続	1. 食べて飲んでトイレに行く．これをずっと繰り返している． 2. 1日に続けて何回も風呂に入る． 3. 診察場面では「帰ろうよ」「喉がかわいた」「何か飲ませてよ」とばかり言う．それ以外では終日同じ妄想の話をしている．
E：触法	1. 雑誌，食料品などを万引きして，罰金（30万円）を科せられる． 2. 万引きで実刑となり刑務所に2年服役した． 3. 施設などでお金を盗む． 4. 銀行強盗未遂で裁判になった．
F：発動性の低下	1. ボーッとしているだけで自発性がまったくない．
G：他の認知機能との関連	1. 物忘れがひどく同じことを何度も聞く．自分は1回のつもりなので喧嘩になる．イライラがひどくなり，リビングや食器棚をひっくり返す．そんなときはなにもかもがいやになり，家を出てふらつく． 2. 職場では，事故前のように簡単なメモでは思い出せない．わかっているが段取りができなくなり，行き当たりばったりになった．何でも押さえられず言ってしまうので他の職員につべこべ言うなと胸ぐらを掴まれた． 3. 家族の年齢や自分の職業などについて記憶が混乱している．家では平穏だが，万引きで何度も警察に呼ばれる． 4. こだわりが強く，その一方で落ち着きがない．急に道路に飛び出して，その場で器物を破損する． 5. たくさんのことを言われると処理しきれず，困惑するだけでなく段々いらついてきて最後にパニックになる． 6. 半側空間無視で左が怖い．人にぶつかり注意されるとパニックになりカーッとなって暴れるが自分は覚えていない．大きなてんかん発作は年に1，2回．
H：他の疾患・症状との関連	1. やる気が出てきた．疲れも少なくなり逆にやり過ぎるところがある．自殺のイメージはいつももっている． 2. てんかんが起こるようになった．手足は一応動くが，よくつまづいたり，箸を落としたりする．その後，いろいろとトラブルが増えた．
I：被害的	1. 職場が自分を解雇させるために精神科に入院させたと思っている． 2. 親兄弟が嘘をつき，自分のお金を盗むので包丁をつきつけた． 3. 人や車が怖い，敵がいるので外出しない．出るときはカッターナイフを持ち歩く．

〔中島八十一：社会的行動障害がもたらす生活のしづらさ．高次脳機能研究 37：275-280，2017 より〕

意欲がないまま家で無為に過ごしていたが，徘徊が目立ち，特に夜間，家から出ていこうとする傾向にあった．家族は，最初は必死になって止めようとしていたが，それも疲れ果てたため，苦肉の策で家のあらゆるところに鍵を付けた．しかし，唯一鍵を付けなかった2階の高い位置にある窓から飛び降りてしまい，足首を骨折した．整形外科に入院した後にいったん施設に入所したが，施設内でぼやを出してしまい，退所を余儀なくされた．

この3例には社会的行動障害が強い人の特徴のすべてが収められている．すなわち，原因が脳の損傷に基づいており，家庭生活，社会生活において問題行動が生じ，またその程度が強いことである．程度が激しさを増すと家庭で面倒をみきれなくなるばかりか，入院や入所も難しくなる．

このような社会的行動障害の支援困難な事例を表1にまとめた[3]．

社会的行動障害の包括的な評価方法や治療方法

はないのが現状である．したがって，おのおのの症状に対応する評価方法と治療方法を選択することが重要となる．

治療にあたっては，家族を含め，関連職種およびスタッフが統一した対応を行う必要がある．社会的行動障害の場合は，症状によっては薬物療法を含めて精神科との連携が欠かせないケースもある．また，作業療法プログラムの展開にあたっては，対象者および家族にとって，目標が達成可能なものである必要がある．さらに，症状の改善を左右する要因の1つに，対象者の症状に対する気づきの程度がある．以下に気づきをふまえた代表的な治療方法を示す．

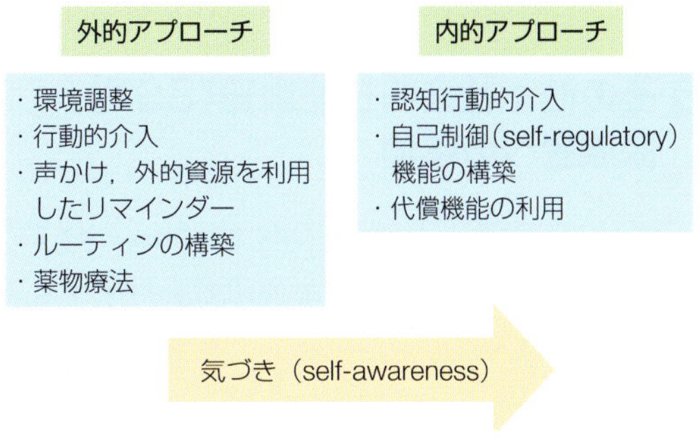

1 外的アプローチと内的アプローチ（▶図1）[2]

対象者の気づきが低い場合は，外的アプローチを行う．外的アプローチの代表的な方法として，治療を行う環境（病院，自宅，職場，学校など）の調整を行うことがあげられる．また，不適切な行動を起こす状況を事前に把握し，行動をマネジメントする行動的介入や薬物療法がある．こうしたアプローチをとおして，気づきが改善することを目指す．そして，気づきが改善するに従い，内的アプローチへ移行していく．内的アプローチの代表的な方法として**認知行動療法**があげられる．

a 環境調整・行動的介入[2]

環境調整・行動的介入は，気づきが低い場合に実施される外的なアプローチである．

環境調整とは，症状のきっかけとなる出来事や心理的負荷を増大する要因の調整を試みることである．外界からの感覚刺激の調整が基本となる．たとえば，騒がしい家庭環境を調整したり，症状を惹起しやすい行動を調整することなどがその一例となる．また，対象者が望ましくない行動をとろうとしたり，感情をうまくコントロールできないといったサインを見つけた場合は，対立場面を

▶図1 治療方法の選択
〔元木順子，三村 將：社会的行動障害のみかた，臨床リハ 21：63-67, 2012より一部改変〕

外的アプローチ
・環境調整
・行動的介入
・声かけ，外的資源を利用したリマインダー
・ルーティンの構築
・薬物療法

内的アプローチ
・認知行動的介入
・自己制御（self-regulatory）機能の構築
・代償機能の利用

気づき（self-awareness）

避ける，対象者を不快刺激のない場所に移す，家族が対象者から離れるなどといった対策が有用である．

行動的介入の代表的な方法として，Applied Behavioral Analysis（ABA）[4]がある．ABAは，問題行動のきっかけとなる出来事や状況を把握し，一方で問題行動の代わりに適切な行動がとれたきっかけも理解しておく．さらに，問題行動を引き起こした場合の結果，およびその問題行動が再び起こるであろう出来事や状況を具体的に確認する．これらの情報をもとに，行動マネジメントを構築し，問題行動の頻度を下げる．

b 認知行動療法

認知行動療法は，気づきがある場合に実施される内的アプローチである．

認知行動療法[5]とは，うつ病や不安障害などの精神疾患に対して用いられる心理療法である．脳損傷者に用いる場合は工夫が必要である．社会的行動障害に対するアプローチとして効果的な治療方法の1つであるといわれており，気づきを利用し，自己制御によって行動を変えることを目標にする．具体的には，①質問形式により行動に関する情報・知識を整理する，②自己観察と自己分析の訓練を行う，③統制された環境と自然環境下においてこれらの方略を使う訓練を行う，④誤りを認識しているか検証するためのモニタリング訓練

を行う，といった段階から構成されている．

C その他：社会的技能訓練（SST），家族会への参加

社会的技能訓練(social skills training；SST)[6]とは，1970年代に統合失調症の患者を対象として始められた対人技能訓練である．社会的行動障害に対しても，対人技能拙劣や感情のコントロールがうまくできない対象者に効果的とされている．具体的には，①前回の内容や宿題の確認，②スキル獲得訓練(内容の説明，モデリング，ロールプレイ，フィードバック)，③宿題の説明(自宅学習)といった流れで構成されている．

家族会への参加は，ピアカウンセリング(自助グループによる援助)の活用という観点から期待できる．ピアカウンセリングにより患者や家族が障害に対する共感を得る機会となり，そのことをとおして，気づきの向上に繋がる．

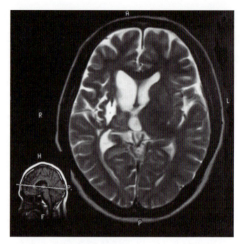

▶ 図2　頭部 MRI 画像
MRI T2 強調画像のモンロー孔レベルで，右被殻部に比較的限局した高吸収領域を認めた．また，右側脳室の拡大と左右前頭葉の軽度の萎縮を認めた．

 症例提示[7]

1 現病歴

症例は中高年男性で，脳出血により左片麻痺を呈していた．X年Y月に脳出血(右被殻部)を発症し，血腫吸引術を行った．その後，回復期リハビリテーション病院を退院し，前職への復職と同時にA病院への外来リハビリテーションを開始した．A病院来院時の頭部MRIでは，右被殻部に比較的限局した高吸収領域を認めた(▶図2)．

2 外来通院開始時の評価結果

身体機能面は，中等度の運動麻痺と感覚鈍麻を認めた．精神機能面は，知能検査であるウェクスラー成人知能検査(WAIS-R)が，VIQ 93, PIQ 84, FIQ 88，また改訂長谷川式簡易知能評価スケール(HDS-R)は30点満点で，知的機能に問題はなかった．またADLは，基本動作はすべて自立し，機能的自立度評価法(FIM)が109点/126点(監視レベル)であった．復職に関しては，営業職から事務職へ配置転換を行い，継続して就労できている．

3 症例の社会的行動障害

復職後，妻に相談なしに，衝動的に高額の買い物や契約を行ったり，インターネットショッピングで不必要な買い物をするなど衝動性のコントロールができなくなった．さらに，職場や普段の社会生活の場において，その場の状況を考えずに思ったことをすぐ口に出してしまい，相手の立場や気持ちを思いやることができないなど対人技能の拙劣さも目立ち始めた．

妻や担当作業療法士(以下，OT)が，なぜ高額な買い物をしたり，不必要な買い物をするか尋ねると，商品購入時に店員と商談をする際の値引き交渉にゲーム的感覚を覚え，そのまま衝動的に購入してしまうとのことであった．購入後は，高額である，また不必要であることを自ら認識してお

り，後悔していた．また，対人技能に関しては，思ったことをすぐに口に出したあとに妻をはじめ他者から指摘されると，相手の立場や気持ちを察することができるようになった．

4 リハビリテーションプログラム

a 社会的行動障害を引き起こしている原因追究のための脳血流検査

脳画像診断は，形態的変化を調べるCT，MRI，ならびに機能的変化を調べる脳血流検査とに分けられる．形態的変化は，図2に示したMRIのとおりであったので，今回は脳血流検査（SPECT）を実施し，その結果についてeZIS解析（健常者と比較し，相対的血流変化を解析表示する方法）を行った．すると，右前頭葉から側頭葉，頭頂葉を含む広範囲の脳血流低下を認めた（▶図3）．

b 作業療法プログラム

1）神経心理学検査結果（▶表2，実施直前）

標準注意検査法（CAT）では，主にSymbol Digit Modalities Test（SDMT），記憶更新課題，そしてPaced Auditory Serial Addition Test（PASAT）が，カットオフ値以下であった．すなわち，注意の転導性，容量の低下を認めた．記憶は問題を認めなかったが，前頭葉機能（遂行機能）を評価するBADSが低下していた．また，脳損傷者の自己認識（現在の自身の長所や短所を評価する能力）を評価することを目的に開発された

Patient Competency Rating Scale（PCRS）（▶表3）[8]を本人，妻，OTが実施し，3者間で比較した．このPCRSは，日常生活から社会生活に至るまでの30項目に関して，「簡単にできる：5点」から「できない：1点」の5段階で評価する質問形式のスケールである．その結果，妻とOTは，症例に対する認識はほぼ同程度であったが，症例自身の結果とはかけ離れていた．

2）作業療法プログラム（▶図4）

神経心理学検査の結果に基づき，以下に示す作

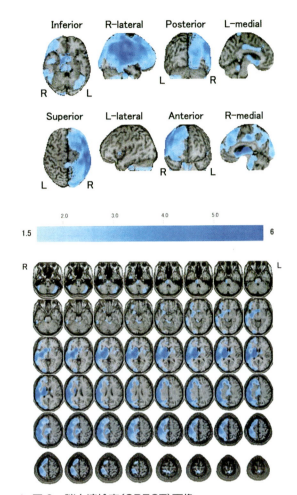

▶ 図3 脳血流検査（SPECT）画像
SPECTの結果をeZIS解析（健常者と比較し，相対的血流変化を解析表示する方法）したところ，右被殻部領域にとどまらず右前頭葉から側頭葉，頭頂葉を含む広範囲の脳血流低下を認めた．

業療法プログラムを作成し2か月間実施した．

(1) 注意障害に対するCaAT

注意障害に対しては，窪田[9]が独自に開発したComputer-assisted Attention Training（CaAT）を実施した．主な特徴は，課題の難易度設定や成績の記録が容易で，段階的なトレーニングとトレーニング終了直後のフィードバックが可能である，といった点があげられる．

(2) 遂行機能障害に対する問題解決トレーニング

このトレーニングは，問題解決行動の順序を①情報の検索と分析，②問題解決のための発見と推

▶ 表2　神経心理学検査結果

	検査項目	介入直前の結果	2か月後の結果	正常値
注意	【標準注意検査(CAT)】 ・SDMT ・記憶更新課題　3スパン 　　　　　　　　4スパン ・PASAT　　　　2秒 　　　　　　　　1秒	43.6% 56.3% 37.5% 60.0% 31.6%	45.5% 81.3% 43.8% 65.0% 36.7%	49.0% 81.0% 63.0% 52.0% 32.0%
記憶	【三宅式記銘力検査】 ・有関係対語 ・無関係対語 【レイ複雑図形検査】 ・模写 ・即時再生 ・遅延再生	10-10-10 3- 6- 7 35.0点 25.5点 24.5点	未実施 未実施 未実施 未実施 未実施	8.5-9.8-10.0(個) 4.5-7.6- 8.5(個) 32.0点 22.0点 22.0点
遂行機能	【BADS】	68点(障害あり)	112点(平均上)	69点以下(障害あり)
自己認識	【PCRS】 ・本人 ・妻 ・担当OT	100点 80点 87点	100点 83点 85点	― ― ―

・CAT　　：標準注意検査法(Clinical Assessment for Attention)
・SDMT　：Symbol Digit Modalities Test
・PASAT ：Paced Auditory Serial Addition Test
・BADS　：Behavioural Assessment of the Dysexecutive Syndrome
・PCRS　：Patient Competency Rating Scale

理,③評価と判定とし,課題や問題点を操作しやすいように分解して,適切な解決方法を考えていくものである.具体的には,文章課題を提示し,回答を求めた.回答を求める際には,前述した①～③を意識し,回答終了後に担当OTとともに回答内容とそのプロセスに関するフィードバックを行った.

(3) 衝動性コントロールのための認知行動療法

本症例は,障害への気づきは比較的保たれていたので,内的アプローチが有効と考えた.そこで,認知行動療法を実施した.たとえば,高額な買い物や契約を行ったり,インターネットショッピングで不必要な買い物をするときに起こる衝動性をコントロールするために「なぜそれが必要なのか?」「何のために使うのか?」「支払い能力(金銭面や経済面への負担)はあるのか?」「どんな問題が生じる可能性があるのか?」などについて口答およびメモ帳を利用して自問自答してもらった.そして,日頃の生活のなかでもメモ帳を利用し,新たな行動に対する自問自答を習慣化する工夫をはかった.

(4) 妻への面談

妻に対しては,前述の(1)～(3)の必要性とトレーニング内容およびその結果を毎回報告した.また,家庭での言動に注意を払いつつ,これまで以上の連携をはかるようにした.

5 作業療法プログラム実施後の神経心理学検査結果

2か月後,CATの結果は改善し,BADSの結果も正常へと改善した(▶表2).また,認知行動療法に関しては,ADLに即した課題をOTと毎回実施した.たとえば「新車のカタログを見ていたら急に車が欲しくなりました」というような課題に対し,「なぜそれが必要なのか?」「何のために使うのか?」「支払い能力(金銭面や経済面への負担)はあるのか?」「どのような問題が生じる可能性があるのか?」などについて,口答およびメモ帳を利用して自問自答させ,現実的かつ合理的な

▶ 表3 Patient Competency Rating Scale(PCRS)

		できない	大変難しい	難しいができる	比較的簡単にできる	簡単にできる
1	自分の食事を用意すること	1	2	3	4	5
2	着替えをすること	1	2	3	4	5
3	身だしなみを整えること	1	2	3	4	5
4	食事の後，皿洗い(後片付け)をすること	1	2	3	4	5
5	洗濯をすること	1	2	3	4	5
6	ご自身の家計を管理すること	1	2	3	4	5
7	約束の時間を守ること	1	2	3	4	5
8	グループの中で話を切り出すこと	1	2	3	4	5
9	疲れたり，飽きている時でも仕事を続けること	1	2	3	4	5
10	昨夜の夕食に何を食べたかを思い出すこと	1	2	3	4	5
11	よく会う人たちの名前を思い出すこと	1	2	3	4	5
12	毎日の自分の予定を思い出すこと	1	2	3	4	5
13	自分で行わなければならない大切なことを思い出すこと	1	2	3	4	5
14	必要な場合に車を運転をすること	1	2	3	4	5
15	自身が混乱した時に誰かに助けを求めること	1	2	3	4	5
16	予想しない変化に対応すること	1	2	3	4	5
17	よく知っている人たちと議論すること	1	2	3	4	5
18	他人からの批判を受け入れること	1	2	3	4	5
19	"泣くこと"をコントロールすること	1	2	3	4	5
20	友人と一緒にいる時に適切に振舞うこと	1	2	3	4	5
21	他の人に優しさを見せること	1	2	3	4	5
22	集団行動に参加すること	1	2	3	4	5
23	自分の言動によって他の人を動揺させたかを知ること	1	2	3	4	5
24	毎日の計画をたてること	1	2	3	4	5
25	新しい指示を理解すること	1	2	3	4	5
26	毎日の役割を確実に果たすこと	1	2	3	4	5
27	動揺した時に自分の感情をコントロールすること	1	2	3	4	5
28	憂うつなことから心を平静に保つこと	1	2	3	4	5
29	気分によって毎日の行動に影響させないこと	1	2	3	4	5
30	"笑うこと"をコントロールすること	1	2	3	4	5
	Score					
	Total					

〔Prigatano GP and Others：Neuropsychological Rehabilitation after Brain Injury. Johns Hopkins University Press, Baltimore, 1986 より〕

回答を得るための工夫をはかった．その結果，高額な買い物や契約をしたいという衝動的な気持ちは生じていたが，これまでとは違い，すぐに行動に移すことがなくなる抑制が可能になった．妻との面接でも，夫がこれまでと異なり衝動的な言動が減少してきていることを日常生活で感じるようになったとのことであった．さらに，PCRSの結果において，症例自身の自己認識が妻や担当OTとほぼ同様の結果に近づいていた．

6 まとめ

近年，脳科学の進歩に伴い，社会性に関係する脳部位が明らかにされつつあり，主に前頭葉・側

1. 注意障害に対するCaAT
   - パソコン上に音声と文字・図形で出題される問題に対して，画面に表示される文字や図形（視覚刺激）をポインティングしながら課題を遂行していく．
   - Process Specific Approach 理論*
2. 遂行機能障害に対する問題解決トレーニング
   - 文章課題を提示し，①情報の検索と分析，②問題解決のための発見と推理，③評価と判定とし，課題や問題点をより操作しやすい部分へと分解し，より適切な解決方法を考えることを要求した．

トレーニング目的や進捗状況および結果をフィードバック

3. 衝動性コントロールのための認知行動療法
   - 例：「新車のカタログを見ていたら急に車が欲しくなりました」という課題に対して「なぜそれが必要なのか？」「何のために使うのか？」「支払い能力はあるのか？」「どんな問題が生じる可能性があるのか？」などを口答およびメモ帳を利用して自問自答させた．
   - 歪んだ思考や非機能的な思考・行動を変容するために，歪んだ思考の停止と他の自己調整的な方略を導入し，そして非機能的な思考や行動への対処方略を明確にした．

トレーニング目的や進捗状況および結果をフィードバック

▶ 図4　作業療法プログラム

*：Process Specific Approach 理論とは，注意の特性の障害を体系的検査で明らかにし，それを基に一定期間集中トレーニングを行うことである．

頭葉の基底部が機能していることがわかってきた．本症例のMRIでは，右被殻出血による形態的変化を認めており，さらに機能的変化を示すSPECTでは，前頭葉から側頭葉，頭頂葉を含む広範囲に及ぶ血流低下を認めていた．すなわち，脳血流低下により脳の機能不全が生じ，社会的行動障害が出現したと推測できた．また，このことは神経心理学検査結果からも説明することができた．

社会的行動障害に対するリハビリテーションアプローチは確立していない．そこで今回は，神経心理学検査で問題となった注意障害に対し，CaATを実施した．注意のトレーニングを優先的に行った理由は，注意が情報処理における第一段階で，すべての精神神経活動の基盤であるからである．また，並列的に遂行機能障害に対して問題解決トレーニングを実施した．さらに，生活における衝動性のコントロールをはかる目的で内的アプローチの1つである認知行動療法も実施した．具体的には，口答およびメモ帳を利用して「なぜそれが必要か？」「何のために使うのか？」「支払い能力（金銭面や経済面への負担）はあるか？」「どのような問題が生じる可能性があるか？」などについて自問自答させた．これは，衝動的な行為に駆られた際に自らの行動を客観的にモニタリングしてもらうことを目的としたものである．さらに，日頃の生活においてもメモ帳を利用し，自問自答する新たな行動を習慣化する工夫を繰り返し行った．その結果，高額な買い物や契約をしたいという衝動的な気持ちは生じていたが，これまでとは違い，メモ帳を利用し自らの気持ちに対するモニタリングを行うことで行動抑制ができるようになった．妻との面接においても，衝動的な言動が減少してきていることを日常生活で感じていた．さらにPCRSの結果においても，症例自身の自己認識が妻や担当OTとほぼ同様の結果に近づいた．

これらの一連の作業療法プログラム実施した際には，終了時に必ずていねいなフィードバックを実施した（▶図4）．このようなフィードバックについて，Ponsfordら[10]は，治療者が①患者に治療が順調に進んでいることを伝える，②課題の結果を伝え，記録を呈示する，③課題の改善度を伝えるといった言語的な強化因子を与えると治療に対するモチベーションの向上につながると述べている．今回のCaAT時および問題解決トレーニングのフィードバックは，障害への気づきとトレーニングに対するモチベーション維持に役立ったと思われる．一方，認知行動療法時のフィードバックは，自らの行動を客観的にモニタリングする能力を改善し，衝動性の抑制につながったと考える．

●引用文献

1) 上田敬太：社会的行動障害の精神医学的側面．高次脳機能研究 37：281-287，2017
2) 元木順子，三村　將：社会的行動障害のみかた．臨床リハ 21：63-67，2012
3) 中島八十一：社会的行動障害がもたらす生活のしづらさ．高次脳機能研究 37：275-280，2017
4) Yody BB, Schaub C, Conway J, et al：Applied behavior management and acquired brain injury：approaches and assessment. *J Head Trauma Rehabil* 15：1041-1060, 2000
5) 大嶋伸雄，宮本礼子：前頭葉損傷者の評価と生活支援．臨床リハ 26：264-273，2017
6) 岡村陽子，大塚恵美子：社会的行動障害の改善を目的としたSSTグループ訓練．高次脳機能研究 30：67-76，2010
7) 窪田正大，有上栄香，小川千恵，他：社会的行動障害を伴った脳出血患者の認知リハビリテーション―衝動性のコントロールを目指して．鹿児島大学医学部保健学科紀要 24：19-25，2014
8) Prigatano GP and Others：Neuropsychological Rehabilitation after Brain Injury. Johns Hopkins University Press, Baltimore, 1986
9) 窪田正大：注意障害を伴った脳血管症害患者の認知リハビリテーション―Computer-assisted Attention Training の試み．高次脳機能研究 29：256-267，2009
10) Ponsford J, Kinsella G：The use of a rating scale of attentional behaviour. *Neuropsychol Rehabil* 1：241-257, 1991

認知症

　認知症に対する作業療法を実施できるようになるため，症例をとおしてその実際を学習する．

1) 症例の評価結果からその臨床像を解釈できる．
　□ 症例の評価結果を ICF のカテゴリごとに述べることができる．
2) 認知症に対する治療の実際を概略説明できる．
　□ 認知症に対する治療をいくつか具体的に述べることができる．
　□ 認知症に対する治療の効果に気づくことができる．

　認知症は大別すると，アルツハイマー(Alzheimer)病，血管性認知症，前頭側頭型認知症，レビー小体型認知症などに分類される．すべての認知症に当てはまるわけではないものの，その症状は，記憶，見当識，判断力の障害を中核に，妄想，不安，徘徊，取り繕いなどの行動・心理症状(behavioral and psychological symptoms of dementia；BPSD)がある．

　認知症の対象者に対する作業療法では，多くの症状から生じる行動上の特性に着目し，対象者の生活上の可能性を評価し，整理する．また，認知症の人がこれまで歩んできた生活，人生，役割，価値などをもとに，対象者が行いたいと思われる作業を見つけ，それが少しでもできるように関わることが必要となる．

　本項では認知症のなかでも特に血管性認知症のある対象者に焦点を当て，その作業療法について，症例を提示し，感覚刺激の活用，習慣を促進すること，遂行技能の向上などを中心に，その実践方法について概説する．

 症例提示

①**症例**：70 歳台後半，女性
②**診断名**：血管性認知症，高血圧症

　3 年ほど前に，調理や洗濯などの家事に対して食器を落として割ったり，衣類を干し忘れるなどの失敗が目立つようになり，近隣病院を受診，脳梗塞と診断された．運動麻痺，失語症などは認められなかったが，医師から血管性認知症の症状が認められると診断を受けた．約 2 週間の病院での医学的治療のあと，近隣に住む長女夫婦宅へと退院した．退院 1 週間後，家族は認知症の症状により家庭での介護が困難であるという理由のため，**介護老人保健施設**(以下，老健)への入所申し込みを決定した．

▶表1 MMSEの変化

	最高得点	初回評価	再評価
見当識			
時間	5	5	5
場所	5	2	4
記銘			
3つの物品	3	3	3
注意と計算			
100 − 7	5	0	1
再生			
3つの物品	3	2	2
言語			
物品呼称	2	2	2
復唱	1	1	1
3段階命令	3	1	1
読んで従う	1	1	1
文章記載	1	0	0
図形模写	1	1	1
合計得点	30	18	21

▶表2 臨床的認知症尺度(CDR)パターンの変化

CDR	0	0.5	1	2	3
	なし	疑い	軽度	中等度	重度
記憶		○			
見当識			○		
判断力と問題解決			○		
地域社会活動		◎ ←	○		
家庭生活および趣味・関心			○		
介護状況			◎ ←	○	

○初回評価　◎再評価

A 評価

1 心身機能・構造

脳梗塞の既往があったが，上下肢とも麻痺および感覚障害は認められなかった．MMSE(Mini-Mental State Examination)(▶表1)は18/30点で，場所の見当識，注意と計算，3段階命令，文章において障害されていた．特に，検査中の注意の転導は著しかった．臨床的認知症尺度(Clinical Dementia Rating；CDR)[1](▶表2)は，「記憶」は疑い(0.5)，「見当識」「判断力と問題解決」「地域社会活動」「家庭生活および趣味・関心」は軽度(1)，「介護状況」は中等度(2)であった．新しいことを覚えることは時間を要したが，近時記憶は保持されていた．また，老健での入浴や食事，機能練習などにおいて，夜間に入浴の準備を始めたり，居室の場所がわからなくなるなど時間と場所の見当識障害がみられた．パラチェック老人行動評定尺度(Paracheck Geriatric Rating Scale；PGS)[2](▶図1)は，入浴，整容，社会的行動が低得点(34/50点)で，覚醒水準の低下と注意の転導が認められた．

日常生活において，着替えの順序に戸惑ったり，食事の動作が停止するなどの行為が認められたため，遂行機能障害症候群の行動評価日本版(Behavioural Assessment of the Dysexecutive Syndrome；BADS)を試みた．しかし，覚醒水準と注意の低下により検査が途中で中断したため，遂行機能障害の質問表(家族・介護者用)(Dysexecutive Questionnaire；DEX)[3](▶表3)を対象者の長女夫婦に依頼し，実施した．結果は，計画性の低下，無気力，移り気，情緒反応の希薄，無関心，集中力低下が著しかった．

2 活動・参加

ADLは，更衣において，衣服を着る順序を間違えたり，タンスから服を準備せずに着替えを始め，後に戸惑い遂行できなくなるなど動作の系列化と計画性に障害がみられた．また，整容や食事などにおいても途中で動作が停止し，絶えず行動の継続を促す必要があった．また，施設内のレクリエーションや屋外活動においては，職員に促されても，意欲の低下，活動途中など感情の平板化，覚醒水準の低下，注意の転導がみられた．他の日常生活活動(ADL)についてはほぼ自立していた．

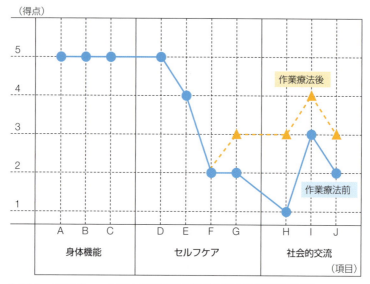

▶図1 パラチェック老人行動評定尺度(改訂版)累積経過記録

身体機能(A:移動, B:視覚, C:聴覚), セルフケア(D:排泄, E:食事, F:入浴, G:整容), 社会的交流(H:病棟手伝い, I:個人的な反応, J:集団活動)

▶表3 遂行機能障害の質問表(DEX)プロフィールの変化

No.	行動特徴	まったくない	たまに	ときどき	よくある	ほとんどいつも
1	抽象的思考の低下			◎ ←	○	
2	衝動性	○				
3	作話			○		
4	計画性不良					○
5	多幸性	○				
6	時間的順序づけの不良		○			
7	自己洞察および他者視点の欠如					○
8	感情鈍麻と無気力			◎ ←		○
9	無抑制	○				
10	移り気			◎ ←		○
11	情緒反応の希薄			◎ ←		○
12	攻撃的言動	○				
13	無関心			◎ ←		○
14	保続				○	
15	落ち着きのなさ-多動	○				
16	反応抑制の不能	○				
17	知識と行為の解離			○		
18	集中不良			◎ ←		○
19	決断力低下				○	
20	社会的ルールの無視				○	

○初回評価 ◎再評価

▶表4 役割チェックリスト初回評価結果（家族面接による）

役割	過去	現在	将来	まったく価値がない	少し価値がある	非常に価値がある
学生：全学あるいは単位取得のために学校に通う	○					
勤労者：時間給あるいは常勤で仕事をする	○					
ボランティア：病院，学校，地域，政治活動などに少なくとも週に1回賃金なしで働く						
養育者：子ども，配偶者，親戚，友人などの養育に少なくとも週1回責任をもつ	○					
家庭生活維持者：家の掃除や庭仕事など家庭の管理に少なくとも週1回責任をもつ	○		○			○
友人：友人と何かをしたり，時間を過ごすことを少なくとも週1回行う	○					
家族の一員：配偶者，子ども，親など家族と何かをしたり，時間を過ごすことを少なくとも週1回行う	○	○	○			○
宗教信仰者：自分の信仰する宗教の団体活動などに少なくとも週1回は参加する						
趣味人あるいは愛好家：縫い物，楽器演奏，木工，スポーツ，演劇鑑賞，クラブやチームの参加など，趣味や愛好する活動に少なくとも週1回は出席する	○					
組織の参加者：町内会，PTAなどの組織に少なくとも週1回は出席する	○					
その他：上記以外の役割を記載してください						

再評価時には変化はみられなかった「家庭生活維持者」と「家族の一員」の役割以外について，家族は対象者の価値観がわからなかったため空白となっている．

対人交流は，職員や利用者など誰に対しても愛想よくふるまうものの，思考が停止したり，話のつじつまが合わないこともみられた．

介護職員が行う毎日の体操と，週に1回の回想法とレクリエーションについては，促されて参加するものの，その場にいるだけで，覚醒水準も低く，時折声かけに反応するのみであった．

役割については，対象者のことをよく知っている長女夫婦に役割チェックリスト[4]（▶表4）に基づく面接を行った．その結果，これまでの対象者の生活と認知症の診断を受けたあとの行動から，「家庭生活維持者」と「家族の一員」の役割において，将来，それらの役割を担いたいと考えており，価値が高いものであることが推察された．

3 個人因子

病前はサラリーマンの夫を支える専業主婦としての役割を担っていた．生真面目な性格で，熱心に家事に専念し，工夫しながら料理をすることが特に好きであった．5年前に夫が他界したあと，1人暮らしが続いた．3年ほど前より，洗濯や料理に失敗したり，うまくできないことに対し気分がすぐれなくなることも多くなったため，近隣の病院を受診した．その結果，脳梗塞による認知症と診断され，病院からは抗血小板薬などが処方された．対象者は毎日の服薬を忘れがちになるとともに，日常生活に支障をきたす行動が多くみられたため，長女夫婦は老健入所の手続きを進めた．

4 環境因子

対象者の子どもたち（長女，長男，次女）は独立し，長女夫婦は7年前に結婚，近隣のアパートに在住していた．長女は週に1回程度，老健に対象者を見舞い，1時間ほど話をしていた．将来は，

対象者の持ち家にて同居し，世話をしたいと考えていた．

対象者の家は2階建ての旧家であった．長女夫婦との何度かの外泊後には，「施設に戻りたくない，家はよかった」などの発言が多く認められた．

B 治療

1 作業療法実践

評価結果から，以下の3つの指針に基づき，作業療法実践を行った．

a 感覚刺激を用いた実践

覚醒水準が低下していたことにより，感覚奪(sensory deprivation)状態[5]にあると考えられた．感覚奪とは，人間は環境との相互作用下で脳の機能水準を維持しているが，老化などによる感覚入力の減少により低刺激環境となり，行動の減少，動機づけの低下，気分障害などを引き起こす可能性がある，というとらえ方である．そこで，対象者に対し種々の刺激を提供する作業療法実践を週に2回の頻度で実施した．対象者は，実践マニュアル[2,6]に基づき，感覚刺激を提供するアプローチが最も有効とされるPGSの合計得点が25〜39点の対象者を含む10名で，円陣を組み一連の7つの活動(①匂い当て，②物品まわし，③ボール投げ，④ボール蹴り，⑤風船を用いたラリー，⑥パラシュート，⑦深呼吸)を行った．作業療法士は，円陣の周囲から，種々の活動が継続されるように対象者の行動を支援した．

b 習慣を促進する実践

老健における入浴や食事，機能練習などの時間と場所について混乱していたため，対象者と一緒に1日の行動予定表をつくり，時間と場所の確認をするとともに，居室担当の介護職員にも同じ対応のしかたで該当する場所に誘導してもらうよう物理的・人的環境を整えた．対象者が使用するトイレ，食堂，浴室などには，目印のポスターを貼り，その写真を行動予定表に添付し，場所の見当識を補助するように努めた．

また，入浴時にはタオルのセッティングを，食事の際にはエプロンとおしぼりを各テーブルに配置することを，感覚刺激を用いた実践の際には風船やボールなどの準備を作業療法士と一緒に行いながら，対象者の役割の認識が得られるように，また1日の習慣化を促進した．

c 遂行機能の向上を目的にした実践

日常生活において計画性および集中力の低下などが認められたため，先述の1日の行動予定表を用いて規則正しく習慣化された行動を促進した．また，食事の際にタオル，エプロン，おしぼりなどのセッティングを行う際には，活動ごとに決められた色のプラスチックケースから物品を取り出すことを説明し，作業療法士とともに行った．また，洋服についても，作業療法士とともに，たたむことと衣服の名前と写真の付いたタンスに片づけることを行った．服薬については，作業療法士と自分のお茶をテーブルに運んだ直後に薬を飲むように伝え，服薬の忘れを防止した．

2 作業療法実践の経過

a 感覚刺激を用いた実践

種々の感覚刺激を提供する作業療法実践においていくつかの変化がみられた．

匂い当てでは，開始当初は，手渡された紙コップをすぐに相手に返したり，持ったままで反応を示さないことが多く認められたが，2週間後から，他者の行動を真似て紙コップ内の酢などの匂いをかぎながら「酸っぱい」と顔をしかめるなどの行動がみられるようになった．物品まわしでは，1か月ごろから，促されることなく隣の人に物品を渡すことができるようになった．ボール投げとボー

ル蹴りでは，開始当初からボールを受け取り，作業療法士に投げ返す行為が積極的にみられた．風船を用いたラリーでは，自分のところに来た風船を打ち返すことができたが，2週間後から声を出してラリーの際に数えることができるようになった．パラシュートは，他の利用者と一緒に両手を高く上げながら，パラシュートを持ち上げることが可能であった．

作業療法実践当初は覚醒水準も低く，注意が他者の行動に向けられることは少なかったが，徐々に集団のなかで何が行われているか，何をすることが求められているかを理解するようになり，他者の行動を真似ながら自己の行動を修正したり，実行したりすることができるようになってきた．

b 習慣を促進する実践

対象者は1日の行動予定表作りを行うも，それを活用することは少なかった．職員は，入浴や食事の時間などそのつど予定表を見ながら一緒に説明し行動することを繰り返したが，対象者自ら予定表を確認する行動は認められなかった．しかし，次第に入浴と食事の時間と場所を正しく認識するようになってきた．種々の活動の準備については，職員が物品を用意すると，当初よりは積極的に準備する行動がみられたが，自発的な行動は認められなかった．

c 遂行機能の向上を目的にした実践

食事時のタオルの準備，衣服の片づけなどは，集中して行うことができるようになった．時々，動作が停止し，次に何を行うか戸惑う様子がみられたが，すぐに近くにいる職員に次にどうするとよいかを尋ねることができるようになった．服薬の忘れは，作業療法士と一緒にお茶の準備をする際には認められなかったが，お茶入れという準備行動がないときには，3割程度の確率で忘れることが続いた．

3 再評価（3か月後）

a 心身機能・構造

MMSE（▶表1）は21/30点で，場所の見当識，注意と計算の向上が認められた．CDR（▶表2）は，「記憶」は疑い（0.5），「見当識」「判断力と問題解決」は軽度（1）でともに変化がなかったが，「地域社会活動」「家庭生活および趣味・関心」は疑い（0.5）に，「介護状況」は軽度（1）に向上した．老健での入浴などの時間と場所の見当識障害については，作成した予定表を確認して行動することはあまりみられなかったが，混乱したり拒否をすることが減少した．PGS（▶図1）は，整容と社会的行動が向上し，合計39/50点となり5点の上昇がみられた．対象者の外泊時に，長女夫婦が記載したDEX（▶表3）は，抽象的思考，無気力，移り気，情緒反応の希薄，集中力の得点が増加し，全般的に，覚醒水準と注意力の向上が認められた．

b 活動・参加

ADLは，衣服の順序を間違えることはみられなくなったが，整容や食事などにおいて途中で動作が停止することがしばしば認められた．施設内のレクリエーションや屋外活動においては，活動を持続して行うことができるようになった．

介護職員が行う回想法では，質問されるとテーマに沿った話をすることができるようになったが，時折保続がみられるようになった．

長女夫婦との面接による役割チェックリストは変化が認められなかった．

c 個人因子

他の利用者が行っている調理場面を見て，病前に好んで行っていた料理についての話をし，自分もやってみたいと伝えるようになった．

d 環境因子

対象者の作業療法が展開するにつれて，長女夫

婦は，家庭で介護をする際に必要な知識や方法について，作業療法士に積極的に尋ねるようになった．

4 考察

作業療法実践の際には，対象者本人の生活環境において遭遇する日常生活などに対して，細部にわたりていねいに課題遂行を系列化してアプローチした．幸い記憶障害が日常生活に及ぼす影響が少なかったことも，こうしたアプローチがうまくいった理由の1つと考えられる．

Romanら[7]によると，血管性認知症の記憶障害は，アルツハイマー(Alzheimer)病ほど目立たない場合があり，これをAlzheimerization Biasと呼んだが，単純に脳血管障害に認知症の記憶障害が付加されたものというわけではなく，残存した記憶を作業遂行に生かすことが可能であると思われる．

また人格においても，血管性認知症は，病前のものが保持され，社会との接触は比較的良好であり，抽象的内容は乏しい[8]ものの，時間をかければ課題遂行できる[1]といわれているため，対象者のこれまでの文脈(個人因子)を評価し，本人あるいは家族ができるようになりたい(なってほしい)と望む作業の獲得を目標に作業療法実践を行うことが可能になったものと思われる．

再評価時に，家族は積極的に対象者とのかかわりをもち，家庭での介護のための知識を得ようとした．本症例の血管性認知症ではアルツハイマー病などとは異なり，妄想や徘徊などのBPSDが，ほとんど認められなかったため，認知症と診断された対象者に対し，家族はさほど深刻な感情を抱かずに，家族が何をすべきか困惑していた．作業療法士は，家族に対して，血管性認知症の症状と対応について，具体的な説明を怠らないようにすべきであろう．こうしたことが結果として，対象となる認知症患者の家族が服薬を不要と感じることなどを避けることにもなると思われる．

C 類似例に対するアドバイス

遂行機能は，神経心理学的には記憶や言語，視空間性機能，行為などの個々の認知ドメインをいかにうまく使いこなすことができるかという「管理」(エグゼキュティブ)機能[9]といわれている．対象者については，個々のドメインに重度な障害がないため，たとえば食事においては，事前に何を準備するとよいかを計画し，エプロンとおしぼりの配置を考えながら動作の系列化を行い，他者と話をしながら準備を進めるといった動作の並列化を促進するように，作業療法士は対象者を観察しながら柔軟に実践した．

初回評価の際に，注意や遂行機能の障害が認められたため，ここではふれていないが，図形や物品を用いたアプローチも実施したが，対象者の動機づけは得られなかった．しかし，対象者が夫のために長きにわたって行ってきた家事については，動作上のミスが認められるものの，積極的に作業療法に参加した．作業療法士は，こうした能動的な活動を促進しながら，より具体的で，潜在的に認知症の対象者ができるようになりたいと望む作業を発見し，アプローチに組み入れる必要があると考える．

今回は，日常における対象者の食事などの場面に焦点を当てたが，単に食事という日常生活の一部ではなく，今回の対象者がもつ主要な高次脳機能障害である遂行機能障害というフィルターを通して分析し，各々の動作のもつ高次脳機能障害としての意味と，対象者という人間の文脈性(個人因子)としての意味を融合させ，作業療法実践に組み込むことが重要である．

また，遂行機能障害をもつ対象者の作業を可能にする視点は，首尾一貫した物理的・人的環境のなかで日常の習慣的行動を行えるような作業を用いることで，対象者が混乱することが避けられ，結果として適応行動に結びつくものと思われる．

認知症の対象者は特に，環境の変化に敏感に反応する．人の脳は，たとえ損傷されても，環境からの情報を希求し，環境と相互作用をしながら適応しようという潜在的な能力を持ち合わせている．そう考えると，作業という環境がうまく整備されるならば，認知症の対象者は適応的な行動が促進されることが示唆される．

● 引用文献

1) 目黒謙一：血管性痴呆の問題点．痴呆の臨床―CDR判定用ワークシート解説．pp31-41，医学書院，2004
2) King LJ：Paracheck Geriatric Scale by Joanne Frazier Paracheck Accompanied by a Revised and Expanded Treatment Manual. Center for Neurodevelopmental Studies, Inc, 1982
3) 鹿島晴雄(監訳)，三村　將，田渕　肇，森山　泰，他(訳)：遂行機能障害症候群の行動評価　日本版．新興医学出版社，2003
4) 山田　孝(監訳)，竹原　敦(訳)：役割チェックリスト―開発と信頼性の経験的評価．作業行動研究6：111-117，2002
5) King LJ：Toward a science of adaptive responses. *Am J Occup Ther* 32：429-437，1987
6) 山田　孝(監修)，小林法一，竹原　敦，鎌田樹寛(編)：高齢期領域の作業療法―プログラム立案のポイント．第2版，pp216-229，中央法規出版，2016
7) Roman G, Sachdev P, Royall D, et al：Vascular cognitive disorder：A new diagnostic category updating vascular cognitive impairment and vascular dementia. *J Neurol Sci* 226：81-87, 2004
8) 福井圀彦(監修)，前田眞治(著)：老人のリハビリテーション．第7版，p234，医学書院，2008
9) 目黒謙一：血管性認知症―遂行機能と社会適応能力の障害．p106，ワールドプランニング，2008

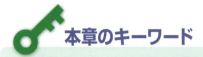
本章のキーワード

●神経学的所見
反射や筋緊張などの運動系の評価と感覚系の評価所見のことで，高次脳機能を評価する神経心理学的所見とは区別されている．病的反射や運動麻痺，感覚障害，脳神経障害などについて検査所見をもとに示す．意識レベルは神経学的所見に含まれる．

●神経心理学的所見
高次脳機能の評価所見のこと．各種検査データを示しながら，個々の高次脳機能障害の有無を示す．医学論文などでは，神経学的所見と神経心理学的所見の双方を持って示すことが一般的である．

●ペーシングの障害
ペーシング(pacing)とは歩調合わせのことである．右半球損傷者では，この歩調合わせ，つまり行為の速度を一定に保つ機能が障害されることが多く，この名称を使用する場合がある．「時計」という文字をできるだけゆっくりと3回書いてもらい所要時間を測定する課題などをとおした評価も可能である．

●バイタルサイン
生命を維持していることを示す徴候のこと．脈拍，血圧，呼吸数，体温を指す．意識レベルまでを含める場合がある．英語のvitalとは，「生命維持に必要な」という意味である．

●モダリティ
狭義には視覚，聴覚，触覚などの種々の感覚様式を指すが，広義には治療方法における種々の介入手段としても用いられる．つまり，後者の場合には感覚以外にも運動による介入方法がモダリティーとして包括されるということである．

●汎化
ある特定の行為の練習の効果が他の行為にも良い影響を与えることで，その行為が可能になること．一般化ともいう．たとえば，機能低下に対する治療によって機能の改善が図られても，それがそのままADLなど活動の改善につながらない場合(高次脳機能障害ではそのようなことが多いが)は，汎化されない，あるいは，汎化しにくいと表現したりする．

●アライメント
前後左右のバランスのこと．たとえば，車のホイールバランスは安定した直進運転を得るために4本のタイヤについて，そのリムを含めた微細な調整を行うことを指すが，身体においてもこれが崩れると姿勢のアンバランスにつながり，活動面へ影響が表れてしまう．通常，片麻痺や半側空間無視を有した対象者の場合，アライメントは左右非対称となり，右側に重心が偏る．

●びまん性脳軸索損傷
頭部外傷の際に受ける強い衝撃によって，脳神経の軸索が広範囲にわたり断裂し，機能を失うことを指す．MRIやCT画像では明らかな血腫や脳損傷を認めないことが多い．意識障害や高次脳機能障害を認める．

●認知行動療法
行動療法を基にした治療理論であり，学習理論をはじめとした様々な行動科学の理論や行動変容の技法を用いて対象者に適切な反応を学習させていく治療法のことである．モデリング，社会的スキル訓練，自己教示訓練，生活技能訓練などがある．

●介護老人保健施設
介護保険法で定められた施設のひとつで，介護老人福祉施設(いわゆる特養)とは異なり，リハビリテーションを中心とした医療サービスを提供しながら在宅復帰を目指す，いわゆる病院と自宅との間の中間施設とされている．ただ実態は，地方によっても異なり，特養とはほとんど変わらず在宅復帰できる入所者がいない施設も多い地域がある．

第4章 高次脳機能障害と社会復帰支援

GIO 1. 高次脳機能障害支援事業を活用した作業療法を実施できるようになるため，その制度と実際の活用法を学習する．

SBO 1-1) 高次脳機能障害支援事業を具体的に説明できる．
☐ 高次脳機能障害支援事業が実施された経緯を述べることができる．
☐ 高次脳機能障害支援事業における作業療法士の役割を説明できる．

1-2) 高次脳機能障害支援事業を活用した作業療法の実際を説明できる．
☐ 症例の臨床像と作業療法の過程を具体的に説明できる．
☐ 症例をとおして，高次脳機能障害支援事業を活用した社会復帰支援のあり方に気づくことができる．

GIO 2. 高次脳機能障害に対して就労支援を目標とした作業療法を実施できるようになるため，関連する制度や実際の活用法を学習する．

SBO 2-1) 就労支援に関連する制度と支援拠点を具体的に説明できる．
☐ 就労支援に関連する制度と支援拠点を列挙することができる．
☐ 高次脳機能障害に対する就労支援の重要性に気づくことができる．

2-2) 高次脳機能障害に対する就労支援の実際を説明できる．
☐ 症例の臨床像と作業療法の過程を具体的に説明できる．
☐ 症例をとおして，就労支援における作業療法士の役割に気づくことができる．

GIO 3. 高次脳機能障害に対する運転再開のための作業療法を実施できるようになるため，関連する制度や実際の評価，治療を学習する．

SBO 3-1) 高次脳機能障害の自動車運転再開に向け関連する制度や評価法を説明できる．
☐ 自動車運転再開に向けた法制度を具体的に説明できる．
☐ 自動車運転の評価を具体的に説明できる．

3-2) 高次脳機能障害に対する運転再開支援の実際を説明できる．
☐ 症例の臨床像と作業療法の過程を具体的に説明できる．
☐ 症例をとおして，運転再開に向けた作業療法士の役割を説明できる．

高次脳機能障害支援事業

A 高次脳機能障害支援事業の成り立ちと背景

　厚生労働省により2001～2005年度まで，高次脳機能障害支援モデル事業が実施された．この事業により高次脳機能障害の行政的診断基準やリハビリテーション方法，社会参加，生活支援プログラムなどが整理され，診断基準では高次脳機能障害の内訳は記憶障害，注意障害，遂行機能障害，社会的行動障害の4症状と定義された．また，2006年度からは障害者自立支援法の都道府県地域生活支援事業として，高次脳機能障害支援普及事業が開始された．この事業では都道府県が支援拠点機関を指定することになっており，その後全国に拠点機関が徐々に整備され，2010年にはすべての都道府県に拠点機関が指定されている．

　2013年に障害者総合支援法が制定されたのに伴い，高次脳機能障害支援普及事業は，「高次脳機能障害及びその関連障害に対する支援普及事業」と名称が変更された．これには高次脳機能障害が，診断基準の4症状以外にも失語症，半側空間無視などの他の症状を合併することが少なくないことが影響している．合併症状も含めて支援拠点機関ではこれまで対応がなされてきており，この対応している事実を広く啓発し，各関連機関からの問い合わせにも密に対応するために名称を変更した経緯がある．

　この事業では国立障害者リハビリテーションセンター内の「高次脳機能障害情報・支援センター」が，全国高次脳機能障害支援普及拠点センターとして機能している．この拠点センターが本事業の中核機関となり，各支援拠点機関への指導・情報提供を行っている．各支援拠点機関は中核機関の助言を受けつつ，高次脳機能障害の普及・啓発の充実，当事者・家族への相談支援の充実，研修体制の充実をはかるように機関業務を進めていくことになっている．

　2018年1月末現在，支援拠点機関は104施設にのぼっており，すべての施設に高次脳機能障害相談支援コーディネーターが配置されている．職種としては社会福祉士，心理職，保健師，作業療法士などが就く場合が多く，コーディネーター業務は作業療法士の重要な役割の1つにあげられる．また，高次脳機能障害情報・支援センターは各種取り組みの全国レベルでの普及・定着のために，全国連絡協議会および支援コーディネーター全国会議を開催しており，各支援拠点施設間の連携向上の一翼を担っている．最新の情報については，国立障害者リハビリテーションセンター内の高次脳機能障害情報・支援センターのWebサイト（http://www.rehab.go.jp/brain-fukyu/）を参照していただきたい．

B 高次脳機能障害支援普及事業

1 支援起点機関の事業

　支援拠点機関の事業として共通するのは，相談

支援事業，普及・啓発事業，研修事業である．支援拠点機関が医療機関に併設されている場合は，相談支援の範囲内で個別支援として診断，評価，場合によってはグループ療法も含めた認知リハビリテーション（以下，リハ）プログラムも実施される．最近では高次脳機能障害者に対する生活版ジョブコーチ[1]などの，在宅における生活支援のための訪問型サービスが事業化されているところもある．今後この領域での作業療法士の関与はますます大きくなると考えられる．

就労や生活支援への対応は地域の関連する機関への紹介が主となることが多く，支援拠点のスタッフはこれらの関連機関との連絡調整において実績を持っていることが望まれる．多くは福祉系のスタッフにその役割が委ねられるが，作業療法士は高次脳機能障害の状況をふまえて対象者の能力を把握し，それらの情報を提供する必要がある．

2 支援起点機関の取り組み

次に支援拠点機関の取り組みとして，関連する機関との連携を日頃から強化しておく必要性があげられる．連携は，最初は個別支援でのケースをとおして始まるが，連携会議を企画するなどの地域でのネットワークづくりがスムーズな連携構築には必要となり，作業療法士は障害の評価方法，リハ内容を紹介するなどの役割を担うことになる．

また，医療的観点から急性期および回復期の医療機関との連携も重要である．支援拠点機関にかかわる作業療法士は医療機関から相談を受けて対応することになるが，医療機関に併設された支援拠点機関では医療機関での業務も兼任している作業療法士も多い．この場合，作業療法士は連携づくりの最も重要なメンバーの1人となる．すなわち脳卒中連携パスなども併用して情報の相互のやりとりを行うことで，高次脳機能障害をもつ患者に対する急性期から回復期に至る支援がスムーズ

に動くよう働きかけることになる．

支援拠点機関では研修，啓発事業も業務としての重要な取り組みとなる．一般向け，医療関係者向け，福祉関係者向けなどさまざまなレベルでの事業が考えられ，支援拠点機関にかかわっていればそれらの企画，運営に携わる場合もある．機関にかかわっていなくても医療機関の作業療法士として症例呈示や研修開催のための人材派遣を求められることがあるので，積極的に関与していくことが望まれる．

3 作業療法士に期待される役割

高次脳機能障害支援普及事業をとおして作業療法士に期待される役割としては，作業および作業行為に関する専門職として生活障害へのリハや具体的な対応についての情報提供にある[2]といえる．また，高次脳機能障害者の支援には連続したケア[3]が提唱されており，回復期を過ぎても医療と福祉の連携がスムーズに進み，社会生活に向けた適切なサービスの提供がなされる必要がある．作業療法士は在宅生活の支援，就労支援などのどの時点においても障害の状況を明らかにし，生活および就労上の問題と照らし合わせて障害との関係を見極め，適切な対応を提案していく役割がある．

また近年，小児の高次脳機能障害に対する支援の重要性も増しており，支援拠点機関においても就学への支援が求められている．今後，発達障害領域の医療スタッフおよび教諭などの教育分野の職種との連携がますます重要になってくることが予想される．

以上，高次脳機能障害支援における作業療法士の役割について述べたが，最近では高次脳機能障害に対する自動車運転再開に対する支援の重要性も増してきている．この点は別項で扱われているのでそちらを参照していただきたい（➡293ページ）．

C 症例提示

高次脳機能障害支援事業としての対応には急性期，回復期からの対応も当然含まれる．しかしそこで完結するよりも維持期での対応が継続される場合が多く，むしろ維持期での対応が対象者の社会復帰状況を左右するといっても過言ではない．この時期は現状を維持していく時期というよりも，最適な社会参加に辿りつくために対象者を取り巻く状況が展開し始める時期ととらえたほうがよく，展開期ともいえる．支援事業に基づく実際の社会復帰支援はこの維持期に委ねられる場合が少なくない．本項では医療機関に併設された支援拠点機関での症例の経過を回復期から維持期にわたって示し，支援事業における作業療法士の役割について考察する．なお，紹介する3例はいずれも身体機能には問題がない例であり，支援拠点機関での継続支援を受けながら，併設する医療機関にて入院および外来を通じて作業療法を継続した症例である．

症例1

a 症例プロフィール

①症例：30歳台，男性，土木関連技術者
②診断名：頭部外傷
③現病歴：X-1年10月，交通事故にて救急搬送され，左硬膜下血腫，外傷性くも膜下出血を認め，保存療法施行される．その後，意識改善し，X年1月，某リハ病院回復期病棟に転院する．
④既往歴：特記すべきことなし
⑤頭部MRI所見：びまん性軸索損傷（大脳皮質下白質域に高信号域が多発．脳梁病変あり）

b 回復期での対応

入院時は記憶障害，注意障害が認められ（▶表1），日常で取るべき行動がわからず，混乱や不安を示すことも見受けられた．これに対し，一日の流れがわかる日課表を作成して持参させ，日課を終えるごとにチェックするようにした．作業療法（以下OT）では軽い運動，体操のほかに貼り絵やタイルモザイクなどの創作開始時からの実施工程が把握しやすい課題を選んだ．また，注意障害への課題として計算問題，迷路課題，視覚探索課題などを実施した．OT終了後，課題を行った場所および内容の確認を行った．当初は課題内容の想起は困難であったが，1か月経過後から課題内容，実施場所，使用道具の再認が可能となった．この際，複数工程で完成まで数日間かかる作業（革細工，箱づくりなど）を導入し，作業手順書を参照して行うよう促した．これらの作業を繰り返し行うことで，道具，材料の保管場所や作業そのものの手順を習得することが可能となった．入院5か月後の退院時検査（▶表1）ではリバーミード行動記憶検査（Rivermead Behavioral Memory Test；RBMT）で改善を示し，また注意機能も改善するとともに，遂行機能障害症候群の行動評価（Behavioural Assessment of the Dysexecutive Syndrome；BADS）では検査課題遂行まで指示に注意を向け，その内容の把持が可能となった．日課表を持参しながらスタッフの声がけで病棟日常生活活動（ADL）が可能となったことにより，X年6月に退院し外来対応となった．

c 維持期での対応

外来対応は週1回とし，宿題のチェックと本人作成の記録に基づいた質問，エピソード記憶の再認を主に行った．記録は日記形式であり，記載内容は日付，天候，外出，自宅への訪問者の記録，新聞記事で印象に残っているものの要約，その記事部分の添付である．宿題はワープロ文書作成とし，毎日作成する文章を決めて1週間分をまとめて来院時に手渡した．開始当初は記録，文書作成に際し家族の助言が必要であったが，1か月経過後には自力で行えるようになった．外来時には記

▶ 表1 症例1の検査所見の推移

		入院時	入院1.5か月後	退院時
CAT	数唱	順唱6，逆唱5		順唱6，逆唱4
	視覚性スパン	順唱4，逆唱3		順唱5，逆唱7
	視覚性抹消課題	図形△：57/57　所要時間56秒 図形無意味：57/57　所要時間58秒 数字(3)：109/114　所要時間115秒 仮名(か)：106/114　所要時間129秒		図形△：57/57　所要時間61秒 図形無意味：57/57　所要時間57秒 数字(3)：112/114　所要時間104秒 仮名(か)111/114　所要時間117秒
	聴覚性検出課題	39/50		36/50
	SDMT	90秒到達数37　誤答数1		90秒到達数38　誤答数0
	記憶更新検査	3スパン：15/16　4スパン：1/16		3スパン：10/16　4スパン：6/16
	PASAT	2秒条件：正答率36.7% 1秒条件：拒否		2秒条件：正答率53.3% 1秒条件：正答率38.3%
	上中下検査	107/110　達成率97.3%， 所要時間120秒		110/110　達成率100% 所要時間88秒
RBMT		標準プロフィール点2 スクリーニング点0		標準プロフィール点8 スクリーニング点2
BADS		規則変換カード検査：2 行為計画検査：2 鍵探し検査：未実施 時間判断検査：3 動物園地図検査：2 修正6要素検査：実施するも未完了		規則変換カード検査：1 行為計画検査：4 鍵探し検査：4 時間判断検査：2 動物園地図検査：2 修正6要素検査：3　判定：平均下
WAIS-Ⅲ			FIQ63，VIQ67，PIQ63	
WMS-R			言語性記憶50未満 視覚性記憶50未満 一般的記憶50未満 注意集中力80 遅延再生50未満	

CAT：標準注意検査法，RBMT：リバーミード行動記憶検査，BADS：遂行機能障害症候群の行動評価，WAIS-Ⅲ：ウェクスラー成人知能検査，WMS-R：ウェクスラー記憶検査改訂版

録に記載のある事柄について質問し，その情報が再認できるのかどうかを確認する対応を行った．当初は外出の事実などについて記録を見ても再認できない場合があったが，徐々に再認できるようになり，また記録を見なくても1週間中にあった事実を語ることができる場面がみられてきた．

d リハ出勤の開始

X年10月，職場へのリハ出勤が検討され，X+1年1月より週1回午後からの出勤が開始された．出勤開始と同時に本人作成の記録に出勤の欄を設け，当日の仕事内容について記載するように促した．外来時には記録を最初の手がかりとして読むことで，記録に記載のない職務内容も想起し説明できるようになった．X+1年6月よりリハ出勤の日数は週2回となった．この時期以降，出勤の内容もパソコン入力を主としたデスクワーク以外に，現場での測量業務補助なども担当するようになった．

X+3年10月のウェクスラー成人知能検査(Wechsler Adult Intelligence Scale-Third Edition；WAIS-Ⅲ)の再検査では，総IQ 77，言語性IQ 76，動作性IQ 83と改善を示した．その後，職場での配置転換が可能かどうかの調整を行うにしたがい，リハ出勤の日数は徐々に増えていき，X+4年1月より週5日(午後3時まで勤務)の勤務が可能となった．その後も外来では自動車運転支援として，自動車運転シミュレーション装置を用いた

▶表2 症例2の検査所見の推移

	入院時	入院1.5か月後	入院3か月後	入院5.5か月後	退院1.5か月後
WAIS-Ⅲ	FIQ54, VIQ60, PIQ56		FIQ74, VIQ78, PIQ75		FIQ84, VIQ83, VIQ88
WMS-R	言語性記憶50未満 視覚性記憶60 一般的記憶50未満 注意集中力73 遅延再生50未満		言語性記憶50未満 視覚性記憶99 一般的記憶57 注意集中力97 遅延再生50未満		言語性記憶50未満 視覚性記憶74 一般的記憶50未満 注意集中力89 遅延再生50未満
HDS-R	6点	21点	25点	23点	
TMT	A 174秒 B 451秒	A 145秒 B 145秒	A 72秒 B 68秒	A 70秒 B 85秒	A 118秒 B 155秒
CAT：抹消課題	見落としあり	すべての課題で100%抹消可	すべての課題で100%抹消可	すべての課題で100%抹消可	仮名抹消のみ94.7%,他は100%抹消可
RBMT	標準プロフィール点4 スクリーニング点1	標準プロフィール点11 スクリーニング点5	標準プロフィール点15 スクリーニング点6	標準プロフィール点14 スクリーニング点7	標準プロフィール点12 スクリーニング点4
ベントン視覚記銘検査	正確数6	正確数7	正確数9	正確数9	
三宅式（有関係）	0-0-0	3-2-3	3-4-3	3-6-5	
レイ(Rey)の複雑図	即時再生1点 遅延再生0点	即時再生6.5点 遅延再生7点	即時再生22点 遅延再生10点	即時再生33点 遅延再生14点	
BADS					判定；平均レベル 総プロフィール得点17

WAIS-Ⅲ：ウェクスラー成人知能検査，WMS-R：ウェクスラー記憶検査改訂版，HDS-R：改訂長谷川式簡易知能評価スケール，TMT：Trail Making Test，CAT：標準注意検査法，RBMT：リバーミード行動記憶検査，BADS：遂行機能障害症候群の行動評価．

対応を月2回程度の頻度で実施した．同年10月よりフルタイムの勤務となった．自動車運転に関し，シミュレーションの段階では可能なレベルと判断されたが，本人は通勤での使用は希望せず実車評価には至らなかった．

X+6年4月に記憶に関する再評価を行った．RBMTでは標準プロフィール点9，スクリーニング点3であり，ウェクスラー記憶検査改訂版（Wechsler Memory Scale-Revised；WMS-R）では，言語性記憶58，視覚性記憶67，一般的記憶55，注意集中力92，遅延再生50未満であり，双方とも改善を示した．

症例2

a 症例プロフィール

①症例：20歳台，男性，マンション建設現場監督
②診断名：低酸素脳症
③現病歴：X年8月，建設現場にて突然の呼吸停止となる．その後，意識レベルは改善し，発症23病日に某リハ病院回復期病棟に転院する．
④既往歴：7歳時に心房中隔欠損，心房細動
⑤頭部MRI所見：海馬，海馬傍回域を含む両大脳半球に軽度ながら全体的な脳萎縮．左前頭葉内側域に淡い高信号あり．

b 回復期での対応

記憶障害，注意障害が主症状であり，見当識障

害，病識欠如，作話も認められた（病院を学校と誤認する）．一日のスケジュールの把握，院内移動においても助言や誘導が必要であった．入院時からの検査所見の推移を表2に示した．

OT目標として，まず一日のスケジュールを把握して行動できることをあげた．また日付，場所などの見当識の確認，病院に入院中であることを確認する対応も併行して行った．病棟生活に慣れてきたころから記憶障害，注意障害に対しての認知リハを行い，次に行動チェック表（▶図1）を用いてのパソコン文字入力練習を導入した．入院当初は見当識を高める対応が主であったが，記憶障害に対する論理的記憶の再認，想起練習（文章を読んでその直後に簡単な質問に答える）も0.5か月経過後から追加した．入院1.5か月経過後には病室，リハ室間の移動が自立し，また見当識も改善し，曖昧な場合も携帯電話を参照して把握可能となった．この時期からパソコン入力を病室での自主練習とし，さらに認知リハのドリル課題（間違い探し，迷路課題など）も病室で行うようにした．また，リハ時間，自主課題を行う予定時間帯をメモ帳に毎日記載するよう習慣づけた．入院3か月経過後には，OT室において論理的記憶の再認，想起練習に用いる課題プリントの準備（課題手本を決められた棚から取り，自分の分だけコピーする）も自ら行うように設定した．入院5.5か月経過後にはOT室に長時間（午前，午後2時間ずつ）在室し，実際の事務仕事を想定した複数の課題を行うよう治療環境を設定した．具体的には自分が行う課題以外にOT室で他患者が使うプリント類のコピー作業，切り絵作業を導入し，さらにパソコンを用いての文書作成の3つの課題を設定した．そのうえで1日の課題量を本人へ伝え，当日行う時間帯を自ら計画するよう促した．症例は徐々にメモ帳を用いてこれらの課題の実行が可能となっていった．

c 維持期での対応

X＋1年3月より外来対応となった．外来通院に際し，1か月程度は両親が自動車を運転し送迎していたが，X＋1年4月頃より自ら車を運転して通院するようになった．症例は一連の外来診療の流れ，次回リハ予定日時の把握などで問題が生じることはなく，月1回の他院受診予定との調整も含めて自力での外来通院が可能となった．対応内容としてはメモ帳に記載された事柄のチェック，週間スケジュールの作成・確認，また文章の聞き取り後にメモを取り，その後当該文章に関連する問題に答えるなどである．宿題は計算問題，新聞記事から作成した問題（読んだ直後に質問に答える），文章修正課題（文章の間違い探し），簡単な図面の作成（住居の平面見取り図の模写）を準備した．また，作業療法士が読み上げて録音した文章が保存されたボイスレコーダーを貸し出すことで，自宅でも文章を聞きその内容をメモする機会を設けた．さらに，メモ内容をワープロに打ち込み，次回の来院時に内容をチェックした．

d その後の展開

X＋1年8月，就労担当の支援員（社会福祉士）と本人，母親が面談を行い今後の方向性を協議した．本人からは「すぐにでも働けると思っている」との発言があり，障害認識の低さがうかがわれた．本人は外来通院，買い物程度の外出以外は自

```
      文字入力練習時の行動チェック表
          平成　年　月　日（　）
□自分の引き出しに携帯電話をしまう
□個室にパソコンをセットする
□20分のタイマーをセットする
□リハビリ担当の○○から課題をもらう
□課題文字入力）にとりかかる
□アラームが鳴ったら止める
□文章を保存する
□パソコンをしまう
□携帯電話とパソコンを持って部屋へ戻る
＊わからないことがあったときは担当の○○に聞いてください．
```

▶図1　作業療法室での文字入力練習時のチェック表（症例2）

▶表3 症例3の検査所見の推移

		入院時	退院時	退院2年後
WAIS-Ⅲ		FIQ67, VIQ76, PIQ63 (WAIS-R)	FIQ69, VIQ80, PIQ62	FIQ70, VIQ77, PIQ68
WMS-R		言語性記憶 50 未満 視覚性記憶 73 一般的記憶 50 未満 注意集中力 97	言語性記憶 50 未満 視覚性記憶 73 一般的記憶 50 未満 注意集中力 107	言語性記憶 72 視覚性記憶 87 一般的記憶 73 注意集中力 102　遅延再生 50 未満
TMT		A 256秒　B 423秒	A 248秒　B 403秒	A 199秒　B 380秒
CAT	数唱	順唱 5, 逆唱 3	順唱 6, 逆唱 4	順唱 7, 逆唱 6
	視覚性抹消課題	図形△：53/57　所要時間 76秒 図形無意味：52/57　所要時間 102秒 数字(3)：107/114　所要時間 151秒 仮名(か)：98/114　所要時間 298秒	図形△：56/57　所要時間 72秒 図形無意味：55/57　所要時間 98秒 数字(3)：108/114　所要時間 141秒 仮名(か)：104/114　所要時間 256秒	図形△：57/57　所要時間 66秒 図形無意味：56/57　所要時間 89秒 数字(3)：113/114　所要時間 129秒 仮名(か)：103/114　所要時間 248秒
	聴覚性検出課題	21/50	28/50	30/50
	SDMT	到達数 14, 誤答数 3	到達数 22, 誤答数 1	到達数 29, 誤答数 0
	PASAT	2秒条件　9/60	2秒条件　10/60	2秒条件　12/60
	上中下検査	104/110　所要時間 154	106/110　所要時間 150	107/110　所要時間 138秒
RBMT		標準プロフィール点 4 スクリーニング点 1	標準プロフィール点 7 スクリーニング点 3	標準プロフィール点 11 スクリーニング点 5
BADS				判定；平均レベル 総プロフィール得点 18 年齢補正標準化得点 98

WAIS-Ⅲ：ウェクスラー成人知能検査，WMS-R：ウェクスラー記憶検査改訂版，TMT：Trail Making Test，CAT：標準注意検査法，RBMT：リバーミード行動記憶検査，BADS：遂行機能障害症候群の行動評価．

室で過ごし，建築管理関連の資格取得の勉強をしているが，なかなか内容が頭に入らないとの訴えがあった．対応として障害への認識を促すとともに，職場側の具体的な受け入れ方法についても確認していく方針とした．

障害の認識向上については，グループ療法に参加することで同じような障害をもった人との交流を通じ，自己の障害に目を向けるようにした．この決定に伴い，X＋1年8月よりグループ療法へ参加することになった．当初は参加に意欲的ではなかったが，毎回決められた時間に遅刻することなく参加するようになった．本人は元来寡黙な性格で他者と積極的に会話を持つことは少なかったが，グループ場面では必要に応じて自らの意思を口頭で伝えることができるようになってきた．その後，就労支援の専門職による職場との調整業務，障害者職業センターでの面接および評価を経て，職場への働きかけを継続した．X＋3年9月，

リハ出勤開始となり，X＋4年1月，配置転換により職場復帰となった．復帰に際して発症前よりも遠方への通勤となるため，運転シミュレーション装置により自動車運転評価を実施した．ハンドル操作，アクセル・ブレーキ微調整操作，踏み替え操作ともに問題なかったが，長時間の通勤時間帯の運転においては，最初は休憩を挟むなどの対応が必要と判断された．

症例3

a 症例プロフィール

①**症例**：40歳台，男性，鉄骨製造の設計と管理
②**診断名**：くも膜下出血（前交通動脈瘤破裂後）
③**現病歴**：X年5月，帰宅途中のスーパーで倒れ，某総合病院へ救急搬送され，保存的治療を受

ける．X年8月，某リハ病院回復期病棟へ転院となる．
④頭部MRI所見：左前頭葉に損傷有り

b 回復期での対応

検査所見の推移を表3に示した．記憶障害，注意障害，見当識障害が認められ，毎日の日課の遂行，病室，リハ室間の移動にも誘導が必要であった．また，リハ室を会社内の工場であると認識する，会社の上司が訪れていないのに病室で今上司に会ってきたと述べるなど，作話と思われる症状も認められた．OT目的として一日のスケジュールを把握させ，それに基づいて行動を促すこととした．日付，場所などの見当識の確認には毎日スケジュールを書いた札を用意し，確認するよう促した．次に，病棟生活に慣れてきたころから主に記憶，注意機能，思考能力を高める対応を認知リハとして導入した．

c 認知リハ対応

実施課題は計算問題（100枡計算など），文章題，漢字問題，市販のパズルや脳トレ課題（数独，魔方陣，ストループ課題など），構成課題（複雑図形，積木など），フロスティッグ視知覚発達検査の練習帳などである．目的は全般的な注意機能の賦活および保たれている知的機能への刺激を主目的としたが，これらの課題実施を習慣づけることで本人に対してリハへの意欲づけをはかる目的もあった．

d その後の経過

X年12月に家族，職場との話し合いを持ち，復職の可能性について検討した．職場側から本人のできるところからやらせてみたいとの話が出たので，1か月程度のリハ出勤の話が具体化し，12月後半より実施することになった．出勤は入院のまま行うこととし，午前中2時間会社へ出勤し，午後からは病院に戻り通常のリハを受けることとなった．会社，病院間の移動は家族が運転する自家用車とした．

e リハ出勤経過

会社とリハ部門の間で連絡ノートを用意し，会社およびリハ場面での様子を毎日相互に連絡し合い情報交換を頻繁に行うようにした．職務内容は発症前に鉄骨製造の管理を行っていたことから，会社では鉄骨製品の図面を見て設計寸法などを読み取り，検査表への記入作業を行うこととなった．連絡ノートの内容を図2に示す．X+1年1月末に退院となり，自宅から出勤するようになった．退院後は午前10時〜午後2時まで会社で過ごすようになり，リハの関わりとして，月1回の通院時に面接を実施した．会社への通勤については当初は父親あるいは妻が自動車を運転していたが，2か月経過頃から父親が助手席に同乗することで運転が可能となり，6か月経過後からは一人で会社までの運転が可能となった．

一方，仕事（製品の検査作業，検査表への記入）に関しては，実際の仕事開始に関わる準備，最終的な確認は他の職員が行う必要があり，職場側では自力で仕事を進めていくことは困難と判断された．その後，会社内の別施設への配置転換による別業務（鉄くずの中から非鉄を手で取り除く分別作業）を試みるなど，会社側で約1年間仕事の内容を工夫する対応が続き，他職員の管理下である程度の作業は行えるようになっていた．しかしながら職場が大型重機のある工場内であり，不用意に重機に近づくなどの危険行動が頻発した．職場側は注意を促したが危険行動がなくなることはなく，職場側としては安全を第一と考え，本人をX+1年12月自宅待機とした．

その後X+2年2月に病院側と障害者職業センターとの間で連絡，協議を重ねた結果職業評価を受けることとなり，併行して今後の就労に関する援助を再検討した．職場側は何とか仕事を用意しようと配慮してきたが，同時期に障害年金の受給が可能となったこともあり，またリハ出勤の間に配偶者の障害への受容も促された結果，就労支援

> 　　　　　　12月9日　●●工業にて　　　10:00〜　　　　担当者□□
> ⇒（職場担当者より）
> 鉄骨製品の図面を見て設計寸法などを読み取り，検査表への記入作業をしてもらいました．
> 「材料の寸法を示す H588×200×10×20 サイズのことを，専門用語でエイチゴパッパーと言っていました」
> また寸法に興味を示し，電卓を使用し，いろいろと計算していました．記入作業に関しては，すぐに理解を示しました．
> 検査表への記入において，1か所間違っている箇所があったのですが，最後に終わったときに，全体を確認して，自分で気がつき修正していました．
>
>> ⇒（病院担当者より）
>> 慣れていることや体で覚えていることに関しては，大丈夫ではないかと思われます．よろしくお願いします．（担当○○）
>
> 　　　　　　12月10日　●●工業にて　　　10:00〜　　　　担当者□□
> ⇒（職場担当者より）
> 昨日に引き続き，検査表への記入をやってもらいました．
> 記入するスピードも上がって慣れてきたように感じます．
> こちらのほうで指示していない，倒れる前に自分でやっていたやり方も覚えているようです．
> いろいろな人が訪ねてきて，会話もいろいろとしています．
> （自分から話題をふるということはまだないですが）
> 来週に入ったらまた別の作業をしてみようと思っています．
>
>> ⇒（病院担当者より）
>> 仕事に出られるようになってから，こちらでの課題への反応も少しですがよくなっているように思われます．　　（担当○○）

▶図2　会社との連絡ノートの一部（症例3）

機関への通所の方針が決定した．X+2年6月，K福祉作業センターにて通所前の実習が開始され，勤務先の退職を経て7月より毎日半日の正式利用となった．なお，利用にあたり職種間での会議（支援拠点機関業務）を4月から利用後の9月にかけて，月1回程度の頻度で行い支援を継続した．

施設利用にあたり施設内で一日の行動を定着させるための行動チェック表（▶図3）を作成した．また，作業手順書を用意し，具体的に仕事に必要な動作が自力で行えるよう環境設定を行った．職務内容は電装関連の作業で，最初はコネクターにゴムを詰める難易度の低い作業であったが，次に難易度を上げて電線へのコルゲート（波形管，管壁が蛇腹式のヒダになっている管）の取り付けおよびテープ巻き作業を実施した．作業手順書をみて見本に合わせて作成することが可能であり，作

```
　　　　　行動チェック表
　　　　平成　　年　　月　　日（　）
□ 事務所へ顔を出し，あいさつをする
□ ロッカーの鍵を事務所で受け取る
□ ロッカーへ荷物を入れる
□ 作業場へ行く
□ 休憩時間にお茶を飲む
□ 出勤簿に印鑑を押す
□ 作業が終わったらロッカーへ荷物を取りに行く
□ 事務所へロッカーの鍵を返す
```

▶図3　通所施設利用時の行動チェック表（症例3）

業に慣れてから著しいミスはみられなくなった．9月より1日フルタイムの利用となった．なお，通所開始5か月経過後より自宅からの自動車運転が可能となり，家族の付き添いなしで通所することとなり現在に至っている．また，X+3年2月

(退院2年後)に高次脳機能障害のフォローアップ検査を実施したところ,記憶面での改善がみられた(▶表3).

D 考察

　高次脳機能障害支援事業は都道府県の支援拠点機関が行う事業であり,支援拠点機関に属さない作業療法士は,支援拠点機関からみれば連携先のスタッフとなる.一般の医療機関に勤務する作業療法士にとっては対象者の社会復帰を進めるうえで,支援拠点機関との連携は欠かせない.併設する医療機関をもたない支援拠点機関から医療機関へ評価,訓練が依頼される場合もある.逆に医療機関からは,退院後の社会資源の活用も含めた就労支援および生活支援に関して支援拠点機関へ依頼する必要が生じる場合もある.その際,複数の社会参加の可能性を模索し,具体的に生活,就学,就労などの問題を解決していかなくてはならない.

1 就労への対応

　本項で紹介した最初の2例は回復期リハを経て外来対応に至り,その過程のなかで認知リハ対応も併行しながら就労への対応も行った例である.このような場合,医療職のみでの対応も不可能ではない.しかし,医療機関から支援拠点機関へ紹介して,支援コーディネーターを兼ねる福祉領域の専門家にチームに入ってもらい,その後の具体的な就労支援を進めるのが望ましい.特に新規就労を目指す場合は障害者職業センターとのかかわり,ハローワークへの同行などのきめの細かい対応が求められるので,就労支援に経験の深いスタッフが加わることが必須となる.また,現職復帰の場合で休職期間が残っていれば試し出勤[4],すなわちリハ出勤を職場側にお願いすることになる.職場側に本人の状態を認識してもらったうえで対応を協議し合うのが理想であるが,職場側の意向が優先され配置転換などの方策の考慮にまでは至らないことも多い.その際も就労支援機関および専門知識を持った人材を十分に活用していくことが望ましい.重要な点は練習してから就職という考え方ではなく,就職しながらの練習が可能かどうかである.職場側にジョブコーチなどの制度の導入が可能かどうかもキーポイントとなる.高次脳機能障害に対する就労支援の詳細については別項で扱われているので,そちらを参照してほしい(➡281ページ).

　これに対し,症例3は職場側の配慮が大きく,1年間にわたり本人の可能な仕事を模索する機会が得られた.最終的には就労支援施設での福祉的就労に落ち着いたが,この期間に本人および家族の障害に対する理解,現状への認識が深まったのも事実である.それが可能であったのは,この期間に患者家族教室への参加を促すなどの家族支援を実施していたからにほかならない.最近,家族支援も高次脳機能障害支援事業に含まれる重要な事業となっており,当事者および家族同士が専門家の支援のもとで,家族教室などの場を通じて支え合う(ピアカウンセリング[3],ピアサポート)イベントが定期的に開催されている支援拠点機関も多い.

2 グループ療法

　症例2は個別での外来対応をグループ療法に変更した例である.グループ療法の目的の1つとして他の高次脳機能障害者を意識し,意見を聴くことで自らの障害を安心できる状態で客観視し,障害認識を深めていくことが指摘されている[5].支援拠点機関では当事者同士の交流もはかりながら,障害の認識および就労などの社会参加への意識づけを促す目的で,グループ対応が定期的に開催されている.グループ療法において作業療法士は,計画立案から実施に至るまでを担う主要なスタッフであり,支援拠点機関では個別対応

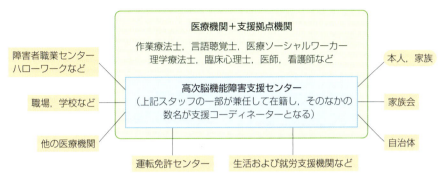

▶図4　医療機関内に支援拠点機関が併設されている場合の連携体制

と併せて実施されている場合も少なくない.

3 支援拠点機関での対応

　冒頭でも述べたように，支援拠点機関の事業としては相談支援，普及・啓発，研修事業があり，作業療法士は個別，グループ対応の双方で対象者とかかわっている．本項で取り上げた症例はいずれも医療機関を併設する支援拠点機関での対応であり，作業療法士による対応は医療機関で実施された．支援拠点機関で支援を継続している場合，作業療法士の個別対応は通常の医療機関で提供される内容と変わらないが，保険診療外でのグループ対応や家族支援，当事者支援の集まり，家族・当事者交流のための種々の行事開催，関連機関の連携会議などは支援拠点機関特有の業務となる．

　すなわち，支援拠点機関に関わる作業療法士には医療機関での業務に加えて，よりいっそう社会参加の道筋を意識しながら，常に他職種，関連機関との連携を念頭において対応を進めていくことが求められる．もちろん支援拠点機関にかかわっていなくても，この点は重要であり，早い時期に医療機関から支援拠点機関へ対象者を紹介していくことが最初のステップとなる．

　図4に医療機関内に支援拠点機関が併設されている場合の支援の連携体制を示す．この場合，作業療法士は自らが支援センター業務を兼任していれば，センタースタッフと協力して直に外部の連携機関との連携をはかることになる．兼任していない場合は，兼任している作業療法士に連携業務を委ねる場合もある．一方，支援拠点機関を併設していない医療機関では，高次脳機能障害支援センターを通じて外部との連携を行うが，センターからのアドバイスに基づいて直に連携をはかる場合もある．なお，支援拠点機関のなかには医療機関との併設がなく，単独で業務を行っている機関もある．この場合，診断・評価，認知リハなどの個別対応については医療機関へ照会することになる．しかしながら普及・啓発，研修事業などの集団を対象とした事業には力を入れている機関が多い．高次脳機能障害をもった人の家族を含めた支援として家族教室，当事者同士の交流を目的とした活動，一般の人を含めた障害理解への啓発を目的とした研修会など，多くの事業が年間の行事として定期的に開催されている．これらの行事に医療機関の作業療法士が依頼を受け，動員されることも珍しくない．

4 おわりに

　作業療法士は支援拠点機関に属しているか否かにかかわらず，高次脳機能障害支援事業の趣旨を理解し，本人だけでなく家族，職場の人などの本人を取り巻く人々とのかかわりを進めていく必要

がある．この場合，障害を広く知ってもらうという啓発の意味も十分ふまえて，広い視野から社会参加の方策を考え，日頃の業務を進めていくことが理想である．

●引用文献

1) 阿部順子：生活自立に向けた支援．阿部順子(編)：チームで支える 高次脳機能障害のある人の地域生活─生活版ジョブコーチ手法を活用する自立支援．pp5-9, 中央法規出版, 2017
2) 大塚祐子：高次脳機能障害の支援体制の現状について．臨床作業療法 5：15-19, 2008
3) 餅田亜希子, 中島八十一：失語症と高次脳機能障害に対する社会支援体制．鹿島晴雄, 大東祥孝, 種村 純(編)：よくわかる失語症セラピーと認知リハビリテーション．pp615-621, 永井書店, 2008
4) 後藤祐之：就労支援．鹿島晴雄, 大東祥孝, 種村 純(編)：よくわかる失語症セラピーと認知リハビリテーション．pp628-633, 永井書店, 2008
5) 永吉美砂子, 本村啓介, 和田明美, 他：通所リハビリテーション─包括的・全体論的リハビリテーションプログラム．総合リハ 37：29-35, 2009

● 参考文献

6) 本田哲三(編)：高次脳機能障害のリハビリテーション─実践的アプローチ[DVD 付]．第3版, 医学書院, 2016
7) 中島八十一, 今橋久美子：福祉職・介護職のためのわかりやすい高次脳機能障害─原因・症状から生活支援まで．中央法規出版, 2016
8) 原 寛美(監修)：高次脳機能障害ポケットマニュアル．第3版, 医歯薬出版, 2015
9) 中島八十一(編)：リハビリテーションから考える高次脳機能障害者への生活支援．*MB Med Reha* No.220, 2018

高次脳機能障害と就労支援

A 作業療法士による就労支援

1 就労支援とは

　就労支援は,「心身機能の障害や,環境上の問題といった社会的事由で生活上の困難を有する対象者に,その就労を支援することによって,生活問題や課題の解決,改善を図ること」[1]とされる.広義の就労にはボランティア活動や地域活動といった賃金を伴わない仕事も含む.

　作業療法士は「仕事をしている生活の継続」を支援する.就労は就職決定がゴールではない.その後の職場への適応,職業生活の継続が重要となる.作業療法士はワーク・ライフ・バランスを考え,就労を含めた対象者の生活全般を支援する.

2 高次脳機能障害の定義

　一般に行政や就労支援機関が対象とする高次脳機能障害は表1[2]の「高次脳機能障害診断基準」に基づく行政的定義であることが多い.つまり対象とする高次脳機能障害は,「記憶障害」「注意障害」「遂行機能障害」「社会的行動障害」が主となる.しかし,作業療法が対象とする高次脳機能障害は,より広義の脳損傷に起因する認知障害全般を指す.

　近年は,行政的定義の高次脳機能障害(行政用語)とより広義の高次脳機能障害(学術用語)(▶表2)[3]を区別しない支援者も増えた.しかし,外傷性脳損傷や脳炎・脳症に多い「注意障害」「遂行機能障害」「記憶障害」「社会的行動障害」を高次脳機能障害としてとらえてきた支援者は,脳血管障害に多い「失語」「失行」「失認」などには詳しくない.

3 就労支援における同意

　就労支援は他のサービスと同様に,対象者のニーズに基づき対象者の自己決定を最大限に尊重する.関連機関や職場との連携,支援サービス導入にあたっては,本人や家族の同意を得る.一度説明したが拒否があったため支援をやめる,ということではない.本人や家族は支援の必要性を理解できないことがある.支援の必要性や利点について,長期的視点から,他職種とともに説明し,同意を得る.

　また,対象者本人の希望(仕事内容や勤務条件など)が現実的でないことがある.その際も否定はしない.そのために解決すべき課題に対し,ともに1つひとつ取り組むことで,現実検討を促す.

B 就労形態に応じた制度と支援機関[4,5] (▶表3)

1 一般就労

　雇用主との契約に基づく就労を指す.一般雇用

▶ 表1　高次脳機能障害診断基準（行政的）

Ⅰ．主要症状など
1. 脳の器質的病変の原因となる事故による受傷や疾病の発症の事実が確認されている．
2. 現在，日常生活または社会生活に制約があり，その主たる原因が記憶障害，注意障害，遂行機能障害，社会的行動障害などの認知障害である．

Ⅱ．検査所見
MRI，CT，脳波などにより認知障害の原因と考えられる脳の器質的病変の存在が確認されているか，あるいは診断書により脳の器質的病変が存在したと確認できる．

Ⅲ．除外項目
1. 脳の器質的病変に基づく認知障害のうち，身体障害として認定可能である症状を有するが上記主要症状（Ⅰ-2）を欠く者は除外する．
2. 診断にあたり，受傷または発症以前から有する症状と検査所見は除外する．
3. 先天性疾患，周産期における脳損傷，発達障害，進行性疾患を原因とする者は除外する．

Ⅳ．診断
1. Ⅰ～Ⅲをすべて満たした場合に高次脳機能障害と診断する．
2. 高次脳機能障害の診断は脳の器質的病変の原因となった外傷や疾病の急性期症状を脱した後において行う．
3. 神経心理学的検査の所見を参考にすることができる．

なお，診断基準のⅠとⅢを満たす一方で，Ⅱの検査所見で脳の器質的病変の存在を明らかにできない症例については，慎重な評価により高次脳機能障害者として診断されることがあり得る．また，この診断基準については，今後の医学・医療の発展をふまえ，適時，見直しを行うことが適当である．

〔中島八十一：高次脳機能障害の現状と診断基準．中島八十一，寺島　彰（編）；高次脳機能障害ハンドブック—診断・評価から自立支援まで，pp16-18，医学書院，2006より〕

▶ 表2　高次脳機能障害の定義

行政用語	学術用語
高次脳機能障害支援モデル事業において集積された脳損傷者のデータには，記憶障害，注意障害，遂行機能障害，社会的行動障害などの認知障害を主たる要因として，日常生活および社会生活への適応に困難を有する一群が存在する．支援対策を推進する観点から，行政的に，この一群が示す認知障害を「高次脳機能障害」と呼ぶ．	脳損傷に起因する認知障害全般を指し，このなかにはいわゆる巣症状としての失語・失行・失認のほか記憶障害，注意障害，遂行機能障害，社会的行動障害などが含まれる

〔国立障害者リハビリテーションセンター　高次脳機能障害情報・支援センター：高次脳機能障害を理解する（http://www.rehab.go.jp/brain_fukyu/rikai/）より一部改変〕

▶ 表3　就労支援機関

種別	主な業務
公共職業安定所（ハローワーク）	職業相談，職業紹介，職業指導，求人開拓
障害者職業センター	職業評価，職業準備支援，職業指導，職場適応支援
障害者就業・生活支援センター	生活支援，就労準備支援，職場実習
障害者職業能力開発校	職業訓練
就労移行支援事業所	一般就労に向けた訓練
就労継続支援事業所A型	一般就労が困難な者に対する働く場の提供，雇用契約あり
就労継続支援事業所B型	一般就労が困難な者に対する働く場の提供，雇用契約なし
就労定着支援事業所	職場定着支援
地域活動支援センター	創作的活動，生産活動の機会や社会交流の促進の場

と障害者雇用がある．障害者雇用は支援サービスを受けることが可能だが，障害者雇用に対する算定率の条件（障害者手帳や勤務時間など）を満たす必要がある．

a 関連の制度

障害者の雇用の促進等に関する法律（障害者雇用促進法）がある．障害者の雇用の促進と職業の安定をはかることを目的として，職業リハビリテーションの推進，障害者雇用率の制度，障害者雇用調整金や障害者雇用納付金の制度について定められている．

（1）障害者雇用率制度

すべての事業主は，従業員の一定割合（＝法定雇用率）以上の障害者を雇用することが義務づけられている．

＊実雇用率算定対象：身体障害者手帳1～6級該当者，<u>精神障害者保健福祉手帳所持者（身体障害のない高次脳機能障害者はこれにあたる）</u>，児童相談所などで知的障害者と判定された者．

（2）障害者雇用納付金制度

法定雇用率を満たしていない事業主から納付金を徴収する．障害者を多く雇用している事業主に対しては，調整金や報奨金，各種の助成金を支給する．

b 支援機関

(1) 公共職業安定所(ハローワーク)

就職を希望する障害者を対象とし，職業紹介，職業指導，求人開拓などを行う．

＊障害者試行雇用事業(トライアル雇用)：障害者の短期試行的・段階的な雇用制度．事業主に対しては障害者雇用の理解を促す場となり，対象者にとっては現実検討の場になる．

(2) 障害者職業センター

障害者職業総合センター，広域障害者職業センター，都道府県単位の地域障害者職業センターがある．職業評価，職業準備訓練，職業指導，職場適応支援を行う．

＊職場適応援助者(ジョブコーチ)による支援事業：対象者に対して他者との関わり方や作業の進め方を助言する．事業主に対しては障害特性に応じた作業の提案や指導方法の助言を行う．配置型ジョブコーチ(地域障害者職業センター所属)，訪問型ジョブコーチ(就労支援機関所属)，企業在籍型ジョブコーチ(自社所属，ジョブコーチ養成研修を受講)の3つがある．

(3) 障害者就業・生活支援センター

障害者の居住地域において，就業面と生活面の一体的な相談・支援を行う．

(4) 障害者職業能力開発校

就職手段として技能習得を希望する障害者に対し，職業訓練を行う．

2 福祉的就労

病気や障害に対する配慮を受けながらの就労を指す．多くは雇用契約が結ばれないが，一部雇用契約に基づくものもある．

a 関連の制度

障害者の日常生活および社会生活を総合的に支援するための法律(障害者総合支援法)がある．この自立支援給付における訓練等給付対象として就労移行支援，就労継続支援，就労定着支援，地域活動支援事業として地域活動支援センターがある．

b 支援機関

(1) 就労移行支援事業所

一般企業などでの雇用が可能と見込まれる者に対し，一定期間，就労に必要な訓練を行う．

(2) 就労継続支援事業所

① A型

一般企業などでの雇用は困難だが，雇用契約に基づく就労が可能な者を対象として，働く場を提供し，就労に必要な訓練を行う．雇用契約を締結するため労働基準法などの労働関係法規の適用を受け，最低賃金は保証される．

② B型

一般企業などでの雇用や雇用契約に基づく就労が困難な者を対象とする．雇用契約がなく，就労よりも日中活動の場として利用されることが多い．作業に対し一定の工賃が支払われるが，平均工賃を時給換算すると最低賃金よりもかなり低い．

(3) 就労定着支援事業所

就労移行支援などの利用を経て一般就労した障害者に向けて，就労に伴い生じた課題に対して相談，調整，支援を行う．

(4) 地域活動支援センター

創作的活動，生産活動の機会，社会との交流の促進などを目的とする．生産活動に従事した場合は工賃が支払われるが，最低賃金よりもかなり低い．就労移行支援や就労継続支援のサービスが利用困難な対象者にとっては，職業準備性訓練の場となる．

3 その他

自治体により独自に設置した就労支援センターや就労関連プログラムがある．対象や内容はさまざまであり，障害者手帳がなくとも利用できるものもある．詳しくは都道府県もしくは市町村に問い合わせるとよい．

▶表4 復職にかかわる要因

復職先	本人
休職可能期間	発症からの時期
障害に対する理解	障害内容と重症度
業務内容	障害の理解度
配置転換の可能性	障害の対応方法の修得度
異動の可能性	仕事内容
勤務時間	資格や専門技術の有無
勤務環境	職場に対する貢献度
通勤環境	復職に対する心構え
多忙さ	経済状況
支援者の存在	協力者の存在

▶表5 職業準備性

健康管理や障害の理解	体調管理，服薬管理，障害の理解や対応方法に関する能力
日常生活能力	生活リズム，金銭や持ちものの管理といったIADL，移動やセルフケアといったADLに関わる能力
社会生活能力	対人技能，余暇活動，地域活動，社会資源の活用などに関わる，社会のなかで生活していくうえで必要となる能力
基本的労働習慣	職場規則の遵守，あいさつや言葉づかいや身だしなみ，仕事に向かう意欲や態度，責任感など，働く基盤となる姿勢や技能
職務遂行に必要な技能	仕事に直結する具体的技能

〔日本職業リハビリテーション学会(編)：職業リハビリテーションの基礎と実践―障害のある人の就労支援のために．p134，中央法規出版，2012をもとに筆者作成〕

C 復職

可能な限り退職を回避することが重要である．環境への適応が苦手な高次脳機能障害者は慣れた職場のほうが働きやすい．また一度退職すると新規就労は困難となることが多い．しかし復職の可否は対象者本人の要因に加えて，復職先の状況が大きく影響する(▶表4)．

1 休職

重症度によるが，急性期から回復期の復職は，症状変動の影響が懸念される．総合的に判断して不利益が少ない場合は可能な限りの休職が望ましい．同様に，早期の職場への接触(電話や面会など)は復職困難と判断される可能性がある．疾患の予後予測や復職先の状況など総合的に判断し，慎重に進める必要がある．

2 経済的保障

私傷病のために欠勤し，十分な報酬が受けられない場合は，加入の健康保険(国民健康保険は除く)から傷病手当金[6]が支給される．期間は最長1年6か月となっている．

3 復職準備

仕事内容を分析し，障害像に適した方法や外的補助手段について指導する．場合によっては配置転換や異動の助言，支援者への指導を行う．必要に応じて模擬的就労(勤務時間を設定し模擬的作業を行う)，出勤訓練(復職先近くまで行く)，試し出勤を行い，短時間勤務から開始するとよい．

D 職業準備性

職業準備性(レディネス)には，①健康管理や障害の理解，②日常生活能力，③社会生活能力，④基本的労働習慣，⑤職務遂行に必要な技能が含まれる(▶表5)[7]．ただし障害像によっては職業準備性にとらわれず，多様な働きかたに対し柔軟な支援を行うこともまた作業療法士の得意とするところであろう．

1 健康管理や障害の理解，日常生活能力，社会生活能力

作業療法士が主として関わる部分である．これ

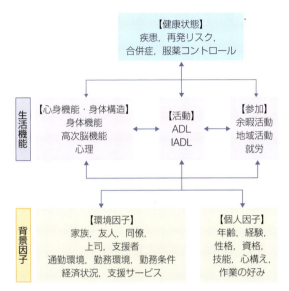

▶ 図1　ICFによる評価と支援の整理
対象者の全体像をとらえ，漏れや偏りのない包括的な支援を行う．

らは職業生活の土台となる．欠勤することのないよう体調管理に留意する．身なりを整え，公共交通機関を利用して出勤する．記憶障害があればメモをとり，外出先で道に迷えば携帯電話で指示を仰ぐ．このような職業生活の基盤となる能力を作業療法で培っておく．

2 基本的労働習慣

　病前の就労経験によるところが大きい．就労経験のない対象者はビジネスマナーを身につける必要がある．この指導は就労支援機関が長けている．ただし「失語により報告・連絡・相談が難しい」「左半側空間無視により身だしなみが整わないことがある」「記憶障害により規則を忘れる可能性がある」といった障害特徴が基本的労働習慣に影響を及ぼす部分は，作業療法士が申し送りをする．

3 職務遂行に必要な技能

　病前に習得したものは活用できる．障害特徴に病前の仕事内容がマッチしない場合は，配置転換や転職が必要となる．就労支援機関が職業評価や職業訓練を行うが，この場合も障害特徴が及ぼす影響について作業療法士による申し送りは必須となる．

E 国際生活機能分類(ICF)に基づく包括的支援

　心身機能に障害があっても，個人因子を生かし，環境因子へ働きかけることで，活動・参加は向上する．対象者の全体像を図1のように整理し，就労に向けて漏れや偏りのない包括的な支援を行う．

1 健康状態

　脳疾患，再発リスク，合併症，服薬コントロールについて，他職種とともに評価を行う．てんかんや再発のリスク，薬の副作用，高次脳機能障害の症状といった医学的情報の申し送りは医療職の重要な役割である．

2 心身機能・身体構造

　身体機能，高次脳機能，心理的側面について評価と治療を行う．神経心理学検査は対象者に負担を強いるものであり，むやみに実施することは勧められない．しかし，のちの職業選択や支援方法の検討，あるいは障害者手帳申請の際の客観的指標となる．医療機関でしか実施できないことが多いため，必要な検査は実施する．

　一方で既存の神経心理学検査では検出できない障害がある．軽度の症状も検出できない．神経心理学検査に加え，さまざまな生活場面の観察評価と対象者の24時間を知る者からの情報収集は，障害の見落としや解釈の誤りを防ぐために不可欠である．

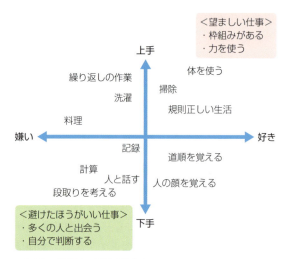

▶ 図2　作業における評価
好きと上手，嫌いと下手は必ずしも一致しない．就労にあたって「好きで上手」な作業は適しているが，「嫌いで下手」な作業は避けたほうがよい．

▶ 表6　就労にかかわる環境因子

人	家族，友人，隣人，同僚，上司，医療スタッフ，就労関連支援スタッフ，介護・福祉スタッフ これらの支援力，障害の理解度，本人との関係性（病前と現在）
職場	通勤環境；混雑度，距離，交通機関，ルートの複雑さ 勤務環境；移動手段（エレベーター，エスカレーター，手すり），勤務スペース（広さ，複雑さ，物品），トイレや食事や休憩の環境 勤務条件；休職可能期間，勤務時間，仕事内容，休憩時間，転勤や配置転換の可能性，賃金，福利厚生
制度	利用可能な福祉・介護サービス

▶ 表7　病期別の作業療法士の役割

	急性期	回復期	生活期
特徴	症状変動がある 短期間のかかわり 心身機能の治療	他職種との連携 長時間のかかわり 24時間の生活に対する支援	他機関との連携 長期間のかかわり 就労に対する直接的な支援
役割	障害について，本人・家族・先の病期へ伝える	就労に必要な能力の評価，治療，支援．障害の理解と対応法の指導	就労準備，就労継続，就労生活継続の支援
注意点	重症例は障害を見誤らない，軽症例は障害を見落とさない	社会生活や就労に必要な高次脳機能を使う場面を設定する	対象者に適した作業療法の実施形態を選択する

3 活動・参加

　移動や身辺処理などのADLや，健康管理，対人技能，金銭管理，社会資源活用などの生活関連活動（IADL），就労に関わる作業遂行能力について，評価や指導を行う．障害をカバーする代償法の指導によって活動制限や参加制約を防ぐことは作業療法士にしかできない役割である．片麻痺者に片手動作や利き手交換の指導を行うように，高次脳機能障害者に対しても各障害像に応じた代償法を具体的に指導する．

　＊職業前評価：一般職業適性検査（General Aptitude Test Battery；GATB）[8]やワークサンプル幕張版（Makuhari Work Sample；MWS）[9]，作業活動による擬似就労体験がある．対象者の自己理解促進と具体的な問題点抽出に有効である．

4 個人因子

　就労経験や性格，就労につながる作業の「好き・嫌い」と「上手・下手」（▶図2）について，病前と現在の評価を行う．就労に対する心構えや病前の職場への貢献度も重要な要素となる．

5 環境因子（▶表6）

　環境因子への働きかけが就労の成否に大きく影響する．対象者本人，家族，職場，そして他職種や他機関とともに，対象者と環境の適応をはかる．

F 病期別の作業療法士の役割（▶表7）

　直接的な就労支援は生活期の作業療法士が担当することが多い．しかし「みえない障害」といわれ

る高次脳機能障害が就労や生活に及ぼす影響は，急性期や回復期の情報に頼る部分が大きい．医療分野で働く作業療法士は，対象者の24時間の生活評価，神経心理学検査，障害の理解と対応方法の指導に対し，多くの専門職とともに時間をかけて取り組むことができる．ゆえに障害と就労のマッチングに関する助言や職業生活の基盤を整えておく責任を担っている．

1 急性期

入院期間が短い急性期では身体機能の治療が優先される．また意識障害が残存した場合，高次脳機能障害の評価は難しい．しかし急性期でのみ観察される高次脳機能障害は多い．回復期で消失したようにみえても，回復期退院後の刺激が多い環境では障害が表面化することがある．急性期の作業療法士は発症直後にみられた症状を先の病期に申し送る責任がある．

またADLが早期に自立した軽症例は，高次脳機能障害を見落とされたまま退院することがある．高次脳機能障害支援拠点機関にはこういった例からの相談が寄せられる．就労を目指す例に対しては，社会生活に問題がないか評価を行う必要がある．十分な評価ができない場合や，検査上は問題ないものの不安が残る場合は次の支援へつなげる．

2 回復期

病院内のADLに対して，積極的に治療を行う作業療法士は多い．しかし，早いスピードで大量にこなすべき家事や仕事をもたない入院生活において，高次の脳機能を使う機会は少ない．そのため院内で高次の脳機能を使う生活場面を設ける必要がある．退院後生活における失敗を防ぐために，自分自身の手で生活管理を行うことを目指した支援を行っておく．課題が残った場合は次の支援へつなげる．

3 生活期

訪問・入所・通所，個別・集団など作業療法の実施形態によって利点や課題は異なる．通所は生活の問題点が見えにくい．時に家族に情報収集を行うことも重要である．集団作業療法は他者を手本にできるため，障害の理解や対応方法の学習が進む．

作業療法士の強みは医学的知識をもつことと作業活動の評価と支援が得意なことである．就労支援は作業療法士が得意とする分野であり，生活期で働く作業療法士はその能力を遺憾なく発揮できる．自己理解が乏しい高次脳機能障害者は能力以上の業務を行ったり，相談しなかったりと無理をする．就労定着支援を含め，生活期の作業療法士に期待される役割は多い．

G 就労支援における課題

就労支援の現場では，「障害の理解と対応方法」の難しさと「連携」の不十分さが指摘されている．

1 障害の理解と対応方法

高次脳機能障害は「みえない」だけでなく，「複数」存在し，症状は環境によって「変動」する．たとえば左半側空間無視もあり記憶障害もある例は，左にあるものに気づかないこともあれば，左にあるものに気づいてもその存在を忘れることもある．さらに右に刺激がない環境では左に気づきやすいが，右に刺激がある環境では左に気づきにくい．

このような障害像は支援者のみでなく対象者本人も理解しがたい．しかし対象者本人が障害の理解と対応方法を修得しなければ，他者へ援助の依頼ができない．作業療法士には「どのようなときにどのような困難が起こりうるのか，それに対し

▶表8 就労に対する高次脳機能障害の影響

発症時の障害	軽症でも就労に影響する症状	避けたほうがよいと思われる作業	対応方法
注意障害	見落とす，気づかない，集中できない	書類作成など集中力を必要とする	ミスをしてはいけない箇所を指差し，声出しで確認する
記憶障害	覚えられない	作業や環境が一定でなく，覚えることが多い	作業内容や環境を一定とする，メモ帳やカメラ機能を活用する
遂行機能障害	優先順位がつけられない，効率が悪い	企画や計画など柔軟な思考を必要とする	作業内容や環境を一定とする，手順書やTo-Doリストを活用する
社会行動障害	すぐに怒る，短絡的に行動する	接客など多様な人間関係が求められる	イライラしたらその場を離れる，深呼吸する
失語	早口や複雑な指示がわからない，報告や相談が苦手	電話受付など言語的コミュニケーションを多用する	言葉数は少なく，ゆっくりと，わかりやすい文で会話する
肢節運動失行	細かな作業が苦手，道具を落とす	手先の器用さが求められる	目で見てゆっくり操作する
観念失行	道具の使い分けが苦手，道具の使い方を覚えられない	道具を多用する	慣れた道具を使う
左右失認	左右で指示されると混乱する	案内など左右判断やその伝達を必要とする	右，左，という言葉でなく，手の動きなどで方角を示す
左半側空間無視	衣服の乱れが多い，左側にあるものに気づかない	自動車運転など空間性注意を必要とする	触って確認する，指差しで確認する，右側の刺激を減らす
立体視や傾き知覚，構成の障害	対象を均等に分けることができない，包装や組立てが苦手	物づくりなど空間認知や構成の能力を必要とする	手で触って確認する
視覚運動失調	隙間に物を置くことが苦手，物品操作に時間がかかる	給仕や片づけなど，狭い空間に対して物を操作する	手や道具で対象に触れて確認する
運動視障害	歩きながら人とすれ違うことができない	交通整理など動いているものを制御する	こちらへ向かう車や人に対して，静止して過ぎるのを待つ
道順障害	配達作業が苦手，社内や通勤路で迷う	配達や訪問など道順を覚える必要がある	目印を利用する，言語で把握する
色彩失認	似た色の濃淡がわからない	化粧品販売など色の識別を必要とする	品番などで判断する
相貌失認	人の顔を覚えることが苦手	営業など多くの人と出会う	声や服装など顔以外の特徴を利用する

てどのように対応すべきか」について，対象者本人と支援者に伝える役割がある．

障害像に応じた職業選択の助言も重要な役割である．耳が聞こえない人は電話受付業務が困難となるように，高次脳機能障害もその障害特徴に応じて困難となる業務が存在する(▶表8)．

2 連携

a 機関間の連携

行政や就労支援機関は身体障害，知的障害，精神障害と，すべての障害を支援対象としている．そのなかで「みえない障害」といわれる高次脳機能障害は支援が難しいとされる．一方，多くの医療職は一般企業や他業務に従事した経験が少ないため，就労に関する知識は乏しい．そのため医療機関と就労支援機関の連携は欠かせない．居住地域の支援に関する情報は，各自治体，高次脳機能障害支援拠点機関，精神保健福祉センターがもっている．また高次脳機能障害全般に関する詳細な情報は，国立障害者リハビリテーションセンター，障害者職業総合センター，独立行政法人高齢・障害・求職者雇用支援機構の各ホームページから手に入る．就労支援機関が近くにない，あるいは障害が重度で利用できないという場合は，社会福祉サービスや介護保険サービスを活用し，長期的視点から就労を目指す．

連携先に対し，対象者の障害像や対応方法は，専門用語を避けて「具体的」に伝える．未修得の場

	医療	社会適応訓練, 生活訓練	職能訓練	職業訓練	就業支援		
重度	△	×～△	×	×	×	→	施設入所
	△	△	×	×	×	→	在宅介護
利用者	○	○	×	×	×	→	在宅生活
	◎	◎	○	○	○	→	福祉就労
軽度	◎	◎	◎	◎	◎	→	就職・就学, 復職・復学

相談・家族支援・環境調整・マネジメント

▶図3　高次脳機能障害支援プロセスのモデル
連携によって切れ目のない連続した支援を心がける．
〔中島八十一：高次脳機能障害の現状と診断基準．中島八十一，寺島　彰（編）：高次脳機能障害ハンドブック—診断・評価から自立支援まで．p5, 医学書院，2006 より〕

合は，そのことを「具体的」に伝える．「○○と説明したが，○○の言動がみられ，自己理解が不十分と思われる」「○○を指導したが，○○の部分は修得できていない」など，残った課題を具体的に伝えることで，連携先はより的確な支援を行うことができる．また，申し送り後も必要に応じて情報交換を行う．

b 病期間の連携

各病期の作業療法士の役割については前述したとおりである．病期間の連携をはかるうえで，急性期や回復期勤務の作業療法士は，「作業療法士のみ」で「自施設のみ」で「短期間」で「解決できないことがある」ことを知っておく必要がある．数週間〜数か月の担当時期に行うべきことは，対象者の数年後の様子を知ることでみえてくる．先の病期から対象者の「その後」を聞くことは，作業療法士自身の大きな成長につながる．

生活期勤務の作業療法士は，前の病期でみられた症状を知ることで，課題解決の手がかりを得ることができる．前の病期の情報を得るための働きかけが必要なこともあるかもしれない．

医療サービス終了後も，障害を抱えた人生は続く．そしてライフステージに応じて課題は変わる．支援を最初に担当する医療職には，次の支援へつなぐ責任がある（▶図3）[10]．

 症例提示

1 回復期，医療機関で復職を目指した例

①症例1：20歳台，男性，右利き，営業職，独居．
②診断名：両側前頭葉脳挫傷
③現病歴：バイクにて移動中，車と衝突．頭部MRI（FLAIR）で両側前頭葉皮質〜皮質下（前頭回〜眼窩回，左広範）に高信号域．発症1か月で回復期リハビリテーション病院へ転院．

a 評価

運動麻痺や感覚障害は認めなかった．ADLは全般に声かけを要した．神経心理学検査（▶表9）と観察評価（▶表10）より，記憶障害，注意障害，遂行機能障害，社会的行動障害を認めた．感情コントロール不良により，社会人として培った知識を実生活場面に生かすことができなかった．医療ソーシャルワーカーが家族を通じて職場に復職条件を確認した．休職可能期間は最長2年，配置転換や異動は可能であった．

b 回復期退院時の目標

①自宅内のADLが自立する.
②（記載内容が不十分でも）メモの持ち歩き，見返し，記載が習慣化する.
③1人で起きて，身支度を整え，バスを利用し，自立訓練機関へ通うことができる.
④困ったことが起きたら家族（特に母親）に報告，連絡，相談できる.

c 復職支援

カンファレンスにて「症状が落ち着くまで本人と職場の接触（電話や面会）を避ける」という方針を決定した．作業療法士がマネジメント役を担った．関わる全員（家族，医療職）が常に情報を共有し，同じ対応をとることで，本人の混乱による症状悪化を防いだ．職場でカメラ機能や録音機能を使うことは難しいと判断し，メモによる代償を取り入れた．当初，本人がメモをとらなかったため，医療職や家族など本人に接した者が記載する方式から開始した．また，生活をマネジメントする機会を増やした．治療プログラムについて本人の希望を聞くことから開始し，自主練習の内容，スケジュール，外泊手続きなどを任せた．

d 連携

家族全員と信頼できる友人へ障害特徴と対応方法を指導した．退院後は自立訓練事業所の集団訓練へつないだ．退院後も母親と本人は作業療法士へ状況報告に来院した．母親と本人の同意のもと，自立訓練事業所との情報交換を継続した．

e 結果

発症から約1年半，自立訓練事業所サポートのもと，段階的に復職した．実家からバスで通勤可能な営業所へ異動し，営業職から軽作業職へ配置転換した．復職後もミスや職場に対する不満は続いている．だが本人は「仕方ないですよね，死ぬかもしれなかった事故でここまで回復したんだ

▶ 表9 症例1の神経心理学検査

検査名	初期（発症1か月）	最終（発症6か月）
WMS-R	言語性記憶：50未満 視覚性記憶：50未満 一般的記憶：50未満 注意/集中：68 遅延再生：50未満	言語性記憶：73 視覚性記憶：82 一般的記憶：57 注意/集中：89 遅延再生：50未満
BADS	年齢補正後：86　平均下	年齢補正後：102　平均
WCST	CA（達成カテゴリー数）：4	CA（達成カテゴリー数）：4
FAB	12/18	14/18
RCPM	20/36	33/36
TMT	A：88秒　B：164秒	A：32秒　B：65秒

〔WMS-R：Wecheler Memory Scale-Reviced；ウエクスラー記憶検査改訂版，BADS：Behavioural Assessment of the Dysexecutive Syndrome；日本版BADS遂行機能障害症候群の行動評価，(K)WCST：Wisconsin Card Sorting Test；（慶應版）ウィスコンシンカード分類検査，FAB：Frontal Assessment Battery at bedside，RCPM：Raven's Colored Progressive Materices；レーヴン色彩マトリックス検査，TMT：Trail Making Test〕

し，手伝ってくれる人もいるし」と笑顔で報告に来ている.

2 生活期，就労支援機関で新規就労を目指した例

①症例2：40歳台，男性，右利き，無職，家族と同居.
②診断名：左脳梗塞
③現病歴：約3か月の入院後，自宅退院．入院中に退職．再就職を目指して健常者向けの職業能力開発校へ通うも，講義内容がわからず中断．コンビニエンスストアでアルバイトをするも，ミスが多いと指摘される．入院中，高次脳機能障害との指摘はなかったが，自身で調べ，発症から約半年後，就労支援機関を訪れた．

a 評価

入院中の神経心理学検査（▶表11）では問題はみられず．ADLも自立している．しかし，情報量が多い話にはついていくことができない．また，語想起困難や冗長的発話がみられる．アルバイト

▶表10 症例1の観察評価

記憶障害	社会的行動障害	残存能力
約束について「聞いていない」 食後しばらくすると「何も食べていない」 「宿題には4時間もかかる」（実際は30分程度） 薬を飲み忘れる． 自分の見舞い客を「知人の見舞いにきた」 「学校に行っているのでリハビリの時間はない」	医療職への過剰なクレームがある 思いどおりにならないと寝て過ごす 車が近づいても，車が停止すべきと避けない 他者の陰口を言って回る すぐに怒る	知識としての常識は残存 あいさつをする 敬語を使う 共感能力はある程度残存 目の前の明らかな利得はわかる 体を動かすことは好き ノートに記載した手がかりは有効

▶表11 症例2の神経心理学検査

WAIS-R	VIQ（言語性IQ）：115 PIQ（動作性IQ）：112 FIQ（全検査IQ）：115
RBM	SPS（標準プロフィール点）：21 SS（スクリーニング点）：9
WCST	CA（達成カテゴリー数）：6

〔WAIS-R：Wechsler Adult Intelligence Scale-Revised；ウエクスラー成人知能検査改訂版，RBMT：The Rivermead Behavioral Memory Test：日本版 リバーミード行動記憶検査，(K)WCST：Wisconsin Card Sorting Test：(慶應版)ウィスコンシンカード分類検査〕

では道具使用の誤りが生じていた．エピソード記憶の障害はない．軽度の失語と観念失行が残存していると思われた．

B 就労支援

精神保健福祉士とともに支援を行った．利用できる制度について学習の機会を設けた．障害特徴と対応方法について以下のとおり指導した．
①冗長的発話とならないよう，1回に話す内容や量を少なくする．
②相手にわかりやすく端的な説明を求める．
③新しい道具や複数の道具がある場面では他者に自身の障害特徴を伝え援助を求める．
④精神障害者保健福祉手帳を取得し，障害者枠での就職活動を行う．

C 連携

障害の理解と対応方法について指導を終えた後，地域障害者職業センターへつないだ．障害者雇用で通信設備会社の軽作業に就労した．

H 就労支援で目指すもの

失職した場合，失うものは収入，役割，生きがい，楽しみ，人間関係，生活リズムなど多岐にわたる．就労支援で目指すべきものは，その先にあるwell-beingとアイデンティティである．このことを作業療法士は胸に刻み，他職種・他機関とともに，包括的，全人的な支援を行いたい．

●引用文献

1) 日本職業リハビリテーション学会（編）：職業リハビリテーションの基礎と実践—障害のある人の就労支援のために．p11，中央法規出版，2012
2) 中島八十一：高次脳機能障害の現状と診断基準．中島八十一，寺島 彰（編）：高次脳機能障害ハンドブック—診断・評価から自立支援まで．pp16-18，医学書院，2006
3) 国立障害者リハビリテーションセンター高次脳機能障害情報・支援センター：高次脳機能障害を理解する（http://www.rehab.go.jp/brain_fukyu/rikai/）
4) 厚生労働省：障害者雇用対策（https://www.mhlw.go.jp/stf/seisakunitsuite/bunya/koyou_roudou/koyou/shougaishakoyou/index.html）
5) 厚生労働省：地域活動支援事業（https://www.mhlw.go.jp/stf/seisakunitsuite/bunya/hukushi_kaigo/shougaishahukushi/chiiki/index.html）
6) 厚生労働省：医療保険（https://www.mhlw.go.jp/stf/seisakunitsuite/bunya/kenkou_iryou/iryouhoken/index.html）
7) 日本職業リハビリテーション学会（編）：職業リハビリ

テーションの基礎―実践―障害のある人の就労支援のために．p134，中央法規出版，2012

8) 独立行政法人労働政策研究・研修機構：厚生労働省編 一般職業適性検査(http://www.jil.go.jp/institute/seika/tools/GATB.html)

9) 独立行政法人高齢・障害・求職者雇用支援機構障害者職業総合センター研究部門：研究成果のご紹介―ワークサンプル幕張版(MWS)(http://www.nivr.jeed.or.jp/research/kyouzai/21_2_MWS.html)

10) 中島八十一：高次脳機能障害の現状と診断基準．中島八十一，寺島　彰(編)：高次脳機能障害ハンドブック―診断・評価から自立支援まで．p5，医学書院，2006

●参考文献

11) 後藤祐之：医療と福祉との連携による高次脳機能障害者の職場復帰支援の実際．*MB Med Reha* 119：37-43，2010

12) 中島八十一：高次脳機能障害の診断と診断書の書き方．*MB Med Reha* 220：8-13，2018

13) 田谷勝夫：高次脳機能障害者の就労と制度利用．*MB Med Reha* 220：65-71，2018

14) 高森聖人，野﨑智仁，峯尾　舞，他：働くことを支援する―作業療法士が行う就労支援．日本作業療法士協会誌 71：33-49，2018

15) 萩原喜茂，中島裕也，高波博子，他：高次脳機能障害者を支援する．日本作業療法士協会誌 76：20-35，2018

III 高次脳機能障害と運転

A 高次脳機能障害を有する脳損傷患者の自動車運転と交通安全上のリスク，疫学的リスク

　脳卒中（脳梗塞や脳出血）や頭部外傷などによる脳組織の器質的損傷（以下，脳損傷）は，自動車運転に求められる認知・判断・予測・操作といったさまざまな要素・能力に影響を及ぼす可能性がある．また，ドライバーのパーソナリティや運転に対する姿勢，経験と同じように，障害や視覚機能なども運転に影響する因子とされている[1]．

　脳損傷による運転への影響とリスクについては，欧米各国で実施された複数の研究で，脳卒中者の事故リスク比ないしオッズ比が非脳卒中者に比べ1.9〜7.7倍を示している[2]．

　わが国の警察庁の運転免許統計によると，日本における運転免許保有者数は2017（平成29年）時点で約8,200万人存在し，そのうち脳卒中の好発年齢層とされている50〜70歳台の運転免許保有者数は約3,700万人であり，過去10年間をとおして増加傾向にある[3]．

　以上のことから考えると，脳損傷患者に対する自動車運転評価の実施件数は今後増加していくことが予測できる．これらの交通安全上のリスクおよび疫学的リスクから考えても，作業療法士が医学的見地から自動車運転再開可否判断に関わる意義は大きいといえる．

B 運転中止後のQOL低下や予後悪化へのリスク

　交通事故リスクの低減に向けて，医学的見地から適切な運転再開可否の判断が求められる一方で，運転中止をきっかけとして，その後の生活や予後へのネガティブな影響を指摘する意見もある．例として，高齢者では運転中止をきっかけに，健康度の指標である健康関連QOLの低下の加速，抑うつ症状のリスク倍増，社会参加の低下，生活能力の低下，認知機能の低下などさまざまな影響があることが報告されている[4]．

　そして，本書の対象とする脳損傷患者においても，運転の機会喪失（運転中止）がうつ症状や，自信や自立性の低下，コミュニティへの参加制約と社会的隔離をもたらすことが報告されている[5-7]．

　適切な運転再開可否の判断を行うための対策のみならず，脳損傷患者の運転中止をきっかけとしたQOL低下や予後悪化のリスクを軽減するために，安全に運転再開につながる対策を進めることも同時に求められている．

C 脳損傷患者の運転再開の背景にある制度——道路交通法について

　わが国の道路交通法では，運転免許の拒否または取り消し事由となるものとして，自動車の安全な運転に必要な認知・予測・判断または操作のい

ずれかにかかわる能力(以下「安全な運転に必要な能力」)を欠くこととなるおそれのある症状を呈する病気(一定の病気)があげられている．これらの一定の病気については，表1に示すとおりの病名があげられている．そのなかでも，認知症は診断がついた時点で免許の拒否または取り消しとなる絶対的欠格事由とされているが，認知症以外の病気については安全な運転に支障をきたす症状を呈しているかどうかで判断する相対的欠格事由となっている．そして，本書の主な対象である高次脳機能障害を有する脳損傷については，表1にも記載されている「その他自動車等の安全な運転に支障のあるもの」に分類されている．

また，脳卒中などの脳損傷については，慢性化した症状と発作により生じるおそれがある症状に大別されている．脳損傷の慢性化した症状のうち，見当識障害，記憶障害，判断障害，注意障害などは「認知症」のカテゴリーとされ，運動障害(麻痺)や視覚障害(視力障害等)および聴覚障害については「身体の障害」に係る規定に従うこととされている．さらに，道路交通法上では，「認知症」のうち，アルツハイマー型認知症，血管性認知症，前頭側頭型認知症(ピック病)およびレビー小体型認知症については拒否または取り消しとすることが明記されている．そして，その他の「認知症」として，甲状腺機能低下症，脳腫瘍，慢性硬膜下血腫，正常圧水頭症については医師が「回復の見込みがない」または「6か月以内に回復する見込みがない」旨の判断を行った場合においても，拒否または取り消しとなる．一方，本書の対象である脳損傷に起因する高次脳機能障害については，一定の期間を経て運転再開可能なレベルに到達する可能性があるため，回復する見込みのある「その他の認知症」として扱われる．

脳損傷後の運転再開に関する臨時適性検査の実施・運転免許の交付については，最終的に各都道府県の運転免許センターで実施される．しかしながら，実際に運転免許センターで実施されている検査は主に自動車の運転に必要な運動能力(アク

▶ **表1** 運転免許の拒否などを受けることとなる一定の病気など

運転免許を拒否又は保留される場合
1. 介護保険法第5条の2に規定する認知症
2. アルコール，麻薬，大麻あへん又は覚醒剤の中毒
3. 幻覚の症状を伴う精神病であって政令で定めるもの
   政令では，統合失調症(自動車等の安全な運転に必要な認知等に係る能力を欠くこととなるおそれのある症状を呈しないものを除きます．)が定められています．
4. 発作により意識障害又は運動障害をもたらす病気であって政令で定めるもの
   政令では，次のものが定められています．
   ア てんかん(発作が再発するおそれがないもの，発作が再発しても意識障害及び運動障害がもたらされないもの並びに発作が睡眠中に限り再発するものを除きます．)
   イ 再発性の失神(脳全体の虚血により一過性の意識障害をもたらす病気であって，発作が再発するおそれがあるものをいいます．)
   ウ 無自覚性の低血糖症(人為的に血糖を調節することができるものを除きます．)
5. 3及び4のほか，自動車等の安全な運転に支障を及ぼすおそれがある病気として政令で定めるもの
   政令では，次のものが定められています．
   ア そううつ病(自動車等の安全な運転に必要な認知等に係る能力を欠くこととなるおそれがある症状を呈しないものを除きます．)
   イ 重度の眠気の症状を呈する睡眠障害
   ウ そううつ病及び睡眠障害のほか，自動車等の安全な運転に必要な認知等に係る能力を欠くこととなるおそれがある症状を呈する病気

運転免許の取消し又は効力の停止を受ける場合
1. 運転免許を拒否又は保留される場合の1から5までに掲げるもの
2. 目が見えないことその他自動車等の安全な運転に支障を及ぼすおそれがある身体の障害として政令で定めるもの
3. 政令では，次のものが定されています．
   ア 体幹の機能に障害があって腰をかけていることができないもの
   イ 四肢の全部を失ったもの又は四肢の用を全廃したもの
   ウ その他，自動車等の安全な運転に必要な認知又は捜査のいずれかに係る能力を欠くこととなるもの(運転免許に条件を付することにより，その能力が快復することが明らかであるものを除きます．)

(道路交通法より一部抜粋)

セル・ブレーキ・ハンドル操作・視力)などといった各種検査が中心となっている．そのため，医学的側面など高次脳機能障害の詳細な診断は医師の診断書(各都道府県の**公安委員会**の書式)に委ねられ，その比重は大きい．

われわれ作業療法士は，医師の処方を受けて評価を実施し，診断書作成に関する情報を医師に提供するという立場である以上，評価情報の十分な

医学的根拠が求められる．

D 自動車運転再開に向けた評価・支援の流れ

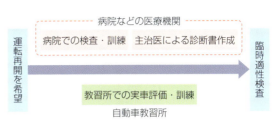

▶ 図1　自動車運転再開に向けた支援の流れ

都道府県によっては，教習所での実車評価後に臨時適性検査を実施するところと免許センターでの臨時適性検査後に実車評価を実施するところ，診断書の提出は不要とするところが混在している．

運転再開に向けた評価や訓練による支援の大まかな流れを図1に示す．支援を開始するにあたって，まず，運転免許の拒否または保留の事由に該当するか否かの医学的評価を医師が行う．次に運転免許の適性検査基準（▶表1）に該当するか否かについて，作業療法士をはじめとした医療技術職が身体機能（運動および感覚機能）および認知機能・神経心理学的検査を行う．さらに，各医療機関や施設の実情に応じてドライビングシミュレータなどの機器や教習所において実車による評価を行う．各評価結果をもとに医学的な立場から「運転を控えるべきか否か」について総合的な判断が行われる．ここで，「運転を控えるべきである」と判断された対象者については必要に応じて再評価を実施する．再評価までの期間については，可能な限り「運転を控えるべきである」との判断につながった課題について訓練や支援を行うことが望ましい．また，運転再開が可能と見込まれる対象者に関しては，安全な運転再開・継続にむけて，自身の状態をふまえた安全な運転行動をとれるように運転に関する自己認識を高めるための働きかけや，安全に運転を継続するための環境（例：片麻痺の場合の旋回ノブ）や条件設定（例：交通量の多い道路の走行は避ける）も必要となる．

1 自動車運転再開に向けた評価

a 認知機能・神経心理学的検査

自動車運転は，認知・判断・操作・予測の要素が必要となり，注意や空間認知，遂行機能などといった多彩な認知機能が関連するといわれている．ミション（Michon）の運転行動モデルによると，運転行動は Operational level（操作レベル），Tactical level（戦術レベル），Strategical level（戦略レベル）の3つの階層に分類されている．Operational level はアクセルやブレーキ・ハンドル操作などの瞬間的な反応に代表される数ミリ秒のオートマチックな行動，Tactical level は車線変更（車線変更先の後方をミラー・目視で安全確認しながらハンドル操作で走行車線を変更するといった一連の流れ）に代表される数秒単位の行動，Strategical level は走行する道路状況などのコンディションや自身の体調を含む運転の状態をふまえた運転前の意思決定に代表される長いスパンでの行動とされている．また，あらかじめ速度を低減させて走行する意思決定をとおして，危険な場面に遭遇しないように回避する対処行動のように，上位レベルが下位レベルの行動に影響することも示されている．そして，これらの3つの階層の各レベルには，それぞれ必要な身体機能や認知機能および能力が示されている（▶図2）[8]．

脳損傷者後の自動車運転評価における予測因子として用いられる神経心理学的検査については，図3に示すように多くの検査があげられており[8]，検査の有効性や予測精度について研究がなされている．実際の臨床現場では，対象者の機能的な背景を考慮して，複数の検査を組み合わせて用いることが多い．

そのなかでも，Trail Making Test（TMT）やコース立方体組み合わせテスト，標準注意検査法（CAT），レイ（Rey）複雑図形，Behavioural Assess-

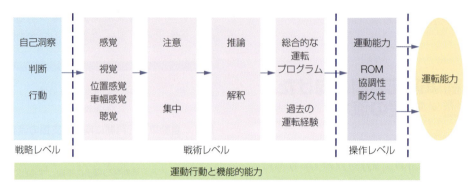

▶図2　運転の概念モデル
〔Marshall SC, Molmar F, Man-Son-Hing M, et al：Predictors of driving ability following stroke：a systematic review. *Top Stroke Rehabil* 14：98-114, 2007 より〕

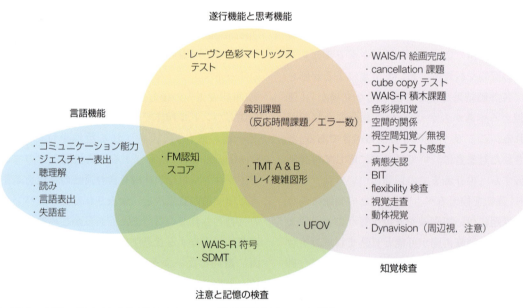

▶図3　運転に関する予測因子とされている認知機能検査の認知機能ドメイン
特に，一部の検査においては，認知機能ドメインのオーバーラップがみられている．

ment of the Dysexecutive Syndrome（BADS），Wechsler Adult Intelligence Scale-Third Edition（WAIS-Ⅲ）などの検査については，実車評価で判断した運転可能群・不可能群間で有意差を認めたことが報告されている．

しかし，神経心理学的検査を用いて運転可否の予測精度を検証した研究では，感度・特異度（検出率）ともに60〜80％程度と精度上の限界があることが示されている．そのため，先行研究を参考にして，神経心理学的検査を用いた運転可否予測をする場合においては，先行研究の対象者との差異を十分に確認することに加え，予測結果と一致しないケースがあることも念頭におく必要がある．

さらに，多くの神経心理学的検査は机上の静的な課題として実施され，自動車運転場面のように刻一刻と状況が変化する動的な課題とは異なり，机上検査では一見問題がないようにみえても実車運転場面で初めて問題が顕在化するケースも

ある.

したがって，作業療法士は，実車運転評価を実施する前の段階で，これらの種々の機能や能力を十分に把握し，実車運転評価の段階で生じる問題が高次脳機能障害など障害由来のものなのか，あるいは個人のもともとの運転行動の癖に起因するものなのかを見極めることが求められる.

b Stroke Drivers Screening Assessment(SDSA)

Stroke Drivers Screening Assessment(SDSA)は，脳卒中ドライバーの自動車運転の可否判定に特化した検査バッテリーとして英国で開発され，欧米諸国で運転可否予測に関する精度検証がされている．また，日本の交通事情に合わせて作成されたSDSA日本版(J-SDSA)も普及してきている．

J-SDSAはドット抹消，方向スクエアマトリクス，コンパススクエアマトリクス，道路標識の4つの検査(▶図4)で構成され，2つの予測式(運転可の予測式・運転不可の予測式)に各課題の結果を代入し，数値が大きいほうの式の結果を採用する("運転可の予測式＞運転不可の予測式"であれば，運転可と判定する)．

実際に，J-SDSAの予測精度については，方向スクエアマトリクス・コンパススクエアマトリクス・道路標識の3検査がすべてカットオフ値を上回った対象者は80％以上の精度で運転可能と予測でき，3検査ともカットオフ値を下回った対象者についてはすべて運転不適と予測できたと報告されている[9]．

c ドライビングシミュレータ評価

ドライビングシミュレータは仮想環境上で運転できることから，使用対象者への衝撃などのリスクを抑えて危険場面の対処方法に関する評価や同一場面の反復した評価が可能である．ドライビングシミュレータには，刺激提示からアクセル・ブレーキ操作までの反応時間やハンドル操作の正確さなど基本操作面の評価ができるものと，実車運

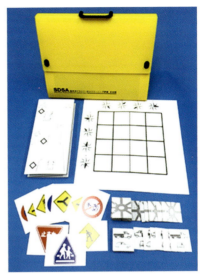

▶図4 Stroke Drivers Screening Assessment 日本版(J-SDSA)

転に近づけた仮想環境上で市街地コースなどが実装されているもの，あるいはその両方を兼ね備えたもの(▶図5)がある．また，高次脳機能障害を有するドライバーの運転再開可否の診断の支援に特化した簡易自動車運転シミュレータ(Simple Driving Simulator；SiDS)(▶図6)もある．SiDSは，反応時間，速度予測感覚，注意配分などを計測する4つの項目の検査(認知反応検査，タイミング検査，走行検査，注意配分検査)で構成されており，高次脳機能障害者の自動車運転再開可否の診断に関する基本的な能力の判定に特化したドライビングシミュレータである．自動車学校で実車評価を実施する前段階で，病院内で実車運転評価に進むべきであるかを判断する目的で使用されることが多い．所要時間は4検査トータルで最低約30分であり，4検査で測定される9項目すべてが標準域ないし境界域であれば「適性あり」と診断される仕組みになっている．

自動車教習所や病院などで普及しているいずれのシミュレータにおいても，基本操作面の検査ではアクセル・ブレーキ操作の反応時間やハンドル操作の誤差率および誤反応や無反応などのエラー

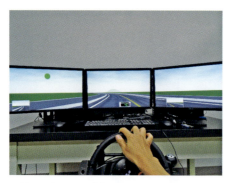 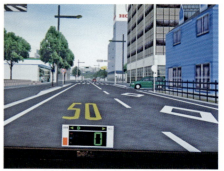

▶ 図5　Honda製セーフティナビ
画面上に提示された信号に対するアクセル・ブレーキの反応速度やランダムなカーブに対する逸脱の程度を計測する基本操作面の評価や実車運転に近づけた仮想環境上で市街地コースでの評価を兼ね備えている.

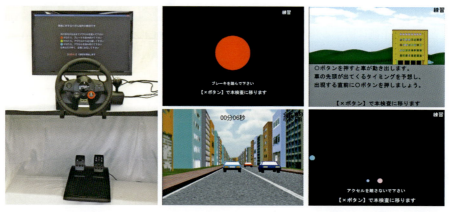

▶ 図6　Simple Driving Simulator (SiDS)

数を計測・数値化し，運転操作への影響がないかを確認することができる．また，他車両の飛び出しなどのイベントが組み込まれている市街地のコース走行(▶図5)では，机上検査において観察困難な動的な環境下での認知・予測・判断・操作の一連の過程を評価することが可能である．

 症例提示

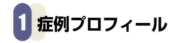

①**症例**：50歳台，男性．職業は工場作業員．

②**主な運転目的**：通勤(運転再開できない場合，復職が困難となる可能性が高い)

③**診断名**：脳梗塞(右中大脳動脈領域)

④**現病歴**：X年1月に発症しA病院に救急搬送され，発症時のJapan Coma Scale(JCS) 10，構音障害，右共同偏視，半側空間無視，顔面を含む左不全片麻痺を認めた．その後，杖なしで歩行可能となり，X年3月にA病院回復期病棟に転棟した．転棟時には明らかな半側空間無視(unilateral spatial neglect；USN)は認めなくなっていた．回復期病棟では，ADLは自立したが注意障害の影響が大きく，20分程度連続した作業になるとミスが目立ち，作業速度も顕著に低下する．また，病態に関する認識が乏しい様子も観察されている．X

年6月に自宅退院となり，自動運転評価を実施するためB病院の外来を紹介された．A病院退院時の身体機能として，Brunnstrom Recovery Stage (BRS)は上肢・下肢・手指すべてⅥ，STEFは右99，左97，握力は右32.9 kg，左15.2 kgであった．

⑤ **既往歴**：なし

⑥ **頭部MRI・MRA所見**：MRI，MRA上で右中大脳動脈閉塞，同領域の梗塞巣があり，左内頸動脈(C2/3)の狭窄も認めた．発症翌日には，右中大脳動脈領域の再開通を認めた．さらに1か月経過後には，右中大脳動脈狭窄の改善がみられた．

2 評価

a 病院内での評価・観察

(1) 神経学的所見

自動車運転評価時（発症5か月経過時）の意識レベルは清明，BRSは上肢Ⅵ，下肢Ⅵ，手指Ⅵであった．

(2) 神経心理学的所見

A病院退院時およびB病院外来時に実施した神経心理学的検査の結果を**表2**に示す．

A病院からの情報では，検査時の様子として，短時間の課題実施は可能だが，連続した課題実施場面では注意が持続せず，ミスや作業速度の低下が目立ち，易疲労性も顕著であった．さらに，自分の病態に関する認識が低く，危機感に乏しい様子が観察されたとの報告があった．

B病院外来での運転評価時の神経心理検査時の様子では，意識清明ではあるが，会話時の聞き返しや教示の理解の不十分さがみられ，注意障害が残存している可能性が疑われた．外来での神経心理学的検査結果（▶**表2**）と会話時の様子より，注意障害（分配性低下），処理速度低下，方略低下，病識低下が認められた．また，処理速度や作動記憶の群指数が低いことについては，教育歴（定時制高校中退歴あり）を考慮すると生来の知的レベル相応である可能性が推察された．検査実施時の

▶ **表2 症例の神経心理学的検査の結果**

	病院退院時の評価結果	病院外来時の評価結果
HDS-R	27/30	
MMSE	28/30	
TMT partA（縦）	96秒	57秒
TMT partB（縦）	130秒	140秒
BADS		動物園地図：1 修正6要素：1
WAIS-3rd		処理速度52（符号課題：3，記号：2） 作動記憶52（算数1/19，数唱1/19，語音整列2/19）
BIT	線分抹消課題35/36，文字抹消課題38/40	線分抹消課題35/36，文字抹消課題38/40
レイ図形		図形模写32，再生15
コース立方体		IQ94

HDS-R：改訂長谷川式簡易知能評価スケール，MMSE：Mini-Mental State Examination，TMT：Trail Making Test，BADS：Behavioural Assessment of the Dysexecutive Syndrome，WAIS-Ⅲ：Wechsler Adult Intelligence Scale-Third Edition，BIT：Behavioural Inattention Test

様子から，1つの課題を継続することは可能とであるが，自動車運転のように複数作業を同時に進行していく際には混乱をきたす可能性が予測された．

J-SDSAは，合格の予測式スコア：3.919，不合格の予測式スコア5.904となり，検査結果は「運転適性なし」であった．

(3) ドライビングシミュレータ所見

・SiDS

認知反応検査の反応時間の平均値と標準偏差，タイミング検査の平均値，走行検査の危険車間率については境界域を示した．走行検査で前方を走行する車両と一定の車間距離を確保できず，前方車両への衝突が繰り返し観察された．またコースからの逸脱や信号無視も認め，総合評価は「適性なし」であった（▶**図7**）．

認知反応検査や注意配分検査では，ディスプレイの左・右・中央の3か所の反応時間を比較した

認知反応検査		測定値	判定[その判定基準値：範囲]
認知反応時間	平均値	0.98(秒)	境界域[0.91〜0.99]
	標準偏差	0.18(秒)	境界域[0.15〜0.19]

タイミング検査		測定値	判定[その判定基準値：範囲]
予測誤差	平均値	0.75(秒)	境界域[0.74〜1.22]
	標準偏差	0.33(秒)	標準域[〜0.48]

走行検査	測定値	判定[その判定基準値：範囲]
危険車間率	89.30(%)	境界域[66.70〜96.50]
逸脱回数	7(回)	−
衝突回数	8(回)	−
信号無視	あり	−

注意配分検査		測定値	判定[その判定基準値：範囲]
赤信号認知反応時間	平均値	0.96(秒)	標準域[〜1.18]
	標準偏差	0.18(秒)	標準域[〜0.22]
黄信号認知反応時間	平均値	0.74(秒)	標準域[〜0.93]
	標準偏差	0.19(秒)	標準域[〜0.21]

総合評価	適性なし

▶図7 症例のSiDSの結果

結果，位置による差は認められなかった．

・Honda製セーフティナビ

①運転操作課題

運転操作課題については，ランダムなカーブを走行中に3画面上のどこかに提示される青信号刺激に対してできるだけ早くアクセルを離す反応をする単純反応課題，ランダムなカーブを走行中に3画面上のどこかに提示される信号刺激（赤・黄・青）に対してできるだけ早く所定の反応（赤→ブレーキを踏む，黄→アクセルを離す，青→アクセルを踏んだまま）をする選択反応課題を実施した．選択反応課題の結果，左画面左側1列に他と比べて0.1秒程度の反応遅延を認めたが大きな遅延ではなかった（0.7〜0.8秒で推移）．また，カーブからの逸脱も平均50％程度と少なかった．さらに，単純反応課題と選択反応課題間の変化として，課題負荷の上昇に伴って顕在化する症状は観察されず，発症当初に観察されていたUSNの影響は少ないと考えられた（▶図8）．

②市街地コース走行

市街地コースの難易度中級コース走行では，赤信号に気づかずに走行する場面が2度観察された（▶図9）．また，走行中の速度調整についても，短時間でコースの制限速度上限まで加速する傾向があり，その後の危険場面での急ブレーキにつながる場面が多く観察された．また，危険場面に対する認識についても，危険だという認識はあるものの，危険に対する対応策について尋ねると，「気をつけて運転しなければいけないと思います」と具体的な対応策について言語化することが難しかった．

市街地コース走行については，訓練的な要素も含めて，さらに難易度中級の3コース，上級（事故に直結するイベントが多く発生する）の3コースを実施した．これら6つのコースの訓練走行をとおして，以下の作業療法実践を行った．コース走行後に，ドライビングシミュレータのリプレイ機能を用いて危険場面を振り返り，その原因や危険回避のための方法・対応（危険場面の原因となる対象物を然るべきタイミングで発見できていたか，発見できていなかった場合，そのタイミングでどこを見ていたか，リプレイ画面を第3者的な視点から見たときに，どのように対処すべきであったか）について，運転行動様式の変容を促すために

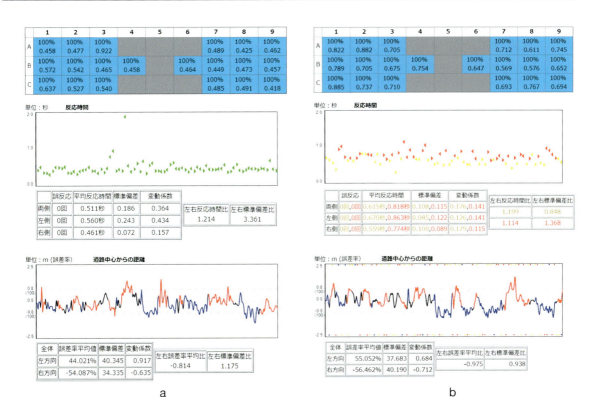

▶図8 症例のHonda製セーフティナビ運転操作課題の結果
a:単純反応課題,b:選択反応課題
上段の図は,対象者の前方に設置された3画面のディスプレイにランダムな順番で提示された信号に対する反応の応答率と平均反応時間を示す.中段の図は,3画面にランダムに提示された信号に対する反応時間の時系列変化を示す(赤い△:赤信号,黄色い△:黄色信号).下段の図は,カーブの続く道路からの逸脱率の時系列変化を示す.車両の片側の車輪が同側の白線を踏んだ位置を100%としている.上方が左,下方が右である.

自身の運転の状態の意識化や言語化を促した.

しかしながら,病院での作業療法実践後も,事故が観察された.さらに,自身の運転の安全対策に関しても依然として具体的な言語化・行動化が不十分であった.

(4) 病院内での評価・訓練・観察を通しての解釈

病院内で実施した神経心理学的検査やドライビングシミュレータの評価結果から,本症例の問題点と利点を表3に示したとおりに解釈した.

3 治療

a 教習所での実車評価・訓練の実施

上記の問題点と利点の解釈から,教習所においては実車を使用して教習所構内および公道での評価・訓練を実施した.また,自身の注意機能や処理速度の低下に合わせた運転行動(余裕を持って反応できる速度で走行することや,確認行動の習慣化)を意識できているか,自身の身体の状況に合わせた運転行動を習得し,習得した運転行動を維持できるかを教習指導員の協力を得ながら,確認・訓練することを目的とした.

b 実車結果

実車評価(所内・路上)の結果・経過を表4に示す.教習所内および路上ともに,指摘された事項については,反復練習を通じて修正・改善し,最後まで維持することが可能であった.また,実車評価終了後においても,自身の運転の注意点について,具体的な場面を振り返りながら明確に言語

危険予測体験(中級)《コース1》

Honda セーフティナビ

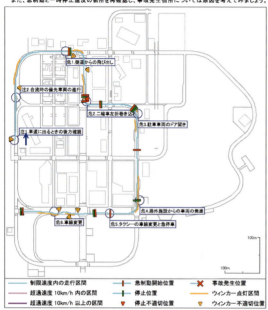

▶図9 症例の Honda セーフティナビ市街地コース結果

▶表3 症例の問題点と利点

問題点
① 机上検査で観察される注意機能や処理速度の低下(もともとの知的レベルの影響による可能性あり)
② DS の市街地コースなど動的な複数同時処理場面での反応遅延により事故につながる
③ 発症初期からみられる病識の乏しさから,自身の運転の安全対策に関する言語化・行動化が不十分である
④ 運転環境上の問題として通勤ラッシュ時の混雑の影響で,処理速度や情報量などの負荷が大きくなる可能性がある
⑤ 通勤における運転の所要時間が約40分程度を要する(精神的な耐久性が求められる)
⑥ 退勤時は,業務などの疲労により注意機能が低下する可能性がある

利点
① SiDS やセーフティナビの運転操作課題のパフォーマンスから,急性期で見られた USN の兆候は観察されておらず,課題負荷の上昇に伴う兆候の出現もない
② 左片麻痺が軽度であり,特殊な運転技術の新規習得が不要である

化することができており,運転再開にむけて意識化・行動化ができていたことから,運転再開可能である旨を記載した医師の診断書を免許センターに提出し,運転再開となった.

C 運転再開にあたっての環境調整と指導

運転再開にあたっての環境調整と指導として,現状の注意の容量で対応できる速度まで下げること,通勤時間帯など交通量の多くなる時間帯・ルートは避けるなどの条件設定を指導した.また業務の退勤時は,疲労により注意機能が低下するリスクがあるため,疲労感を感じる際はすぐに運転せず,疲労感が軽減するまで一定時間休憩してから運転するなどの対処方法も指導した.

▶表4 実車運転中の観察事項と対応

場所	運転中の様子	訓練	結果
直線路，カーブや右左折時のハンドル操作	ふらつきはみられず		
後退時	危ない箇所に注意を向けることができず接触した	後退時は，車体のどこが危ないのか質問して能動的に考えていただき，適宜，フィードバックしながら反復練習した	接触や脱輪がなくなり，危険を感じた場合には切り返しができるように改善した
コース全体	走行位置が道路の真ん中であった	①どこを走行させようとしているつもりなのか，②どこを走行させるとよいのか，③どのような理由なのか，質問しながら反復練習した	キープレフトで走行できるように改善した
S型・クランクなど左カーブや左の曲がり角	左後輪が脱輪することが多かった	①前輪と後輪は同じ軌跡なのか，②どこを走行すれば脱輪しにくいのか，質問して，フィードバックしながら反復練習した	危険を感じた場合には，自ら切り返しをするなどして，安全に通過できるようになった
路上全体	情報量が多く，顕在的・潜在的危険が多い道路を1時間以上運転したが，必要な情報を見落とすことなく運転できており，補助を要する場面，急ブレーキや急ハンドルはなかった		
駐車車両や歩行者の側方通過	補助を要する場面や急ハンドルはなかった		
交差道路からの車両の接近時の回避行動（所内・路上）	補助を要する場面や急ハンドルはなかった		
右左折（所内・路上）	右左折時に進行方向の後方から接近してくる歩行者に対して，ほとんど注意を向けていなかった	右左折時は，どの方向から接近してくる車や歩行者に注意を向ける必要があるか質問しながら反復練習した	タイミングよく安全確認できるように修正できた

E まとめ―自動車運転再開において作業療法士に期待される役割

　自動車運転はさまざまな要素が複合的に関連する作業である．自動車運転に関連する可能性のある認知機能については，神経心理学的検査で確認することができる．しかし，神経心理学的検査の結果は自動車運転のパフォーマンスすべてを反映しているわけではない．本項で紹介した症例のように自動車運転可否の予測に有用とされている検査が，教育歴などの種々の要因による影響を受けて低値になることは臨床上ありうる．そのため，われわれ作業療法士の役割として，ドライビングシミュレータや実車運転も含めた多角的な視点から評価を実施し，必要に応じて訓練などの支援を行う必要がある．

　特に，高次脳機能障害を有する脳損傷患者に対する訓練などの支援では，自身の運転パフォーマンスの振り返りを促すフィードバックや，フィードバック後の修正などの行動化や修正の維持は大きな意味をもつ．自身の運転パフォーマンスの振り返りやその行動化において，メタ認知は大きな役割を果たしており，メタ認知が十分に機能しない場合，たとえ認知機能障害が軽度でも運転リスク増大に直結するといわれている[10-12]．Schmidt（シュミット）ら[13]のシステマティックレビューでは，メタ認知への働きかけとして，実際の検査や実施結果を提示する直接的フィードバックの効果が報告されている．

　われわれ作業療法士は，評価結果からの運転再

開可否判断にとどまらず，安全な運転行動への変容を促すための働きかけを行うことも意識すべきである．

● 引用文献

1) Shinar D：Psychology on the Road：The Human Factor in Traffic Safety. Wiley, New York, 1978
2) Perrier MJ, Korner-Bitensky N, Petzold A, et al：The risk of motor vehicle crashes and traffic citations post stroke：a structured review. *Top Stroke Rehabil* 17：191-196, 2010
3) 警察庁：運転免許統計（https://www.npa.go.jp/toukei/menkyo/index.htm）
4) Chihuri S, Mielenz TJ, DiMaggio CJ, et al：Driving cessation and health outcomes in older adults. *J Am Geriatr Soc* 64：332-341, 2016
5) Legh-Smith J, Wade DT, Hewer RL, et al：Driving after a stroke. *J R Soc Med* 79：200-203, 1986
6) Liddle J, Turpin M, Mckenna K, et al：The experiences and needs of people who cease driving after stroke. *Brain Impairment* 10：271-281, 2009
7) Logan PA, Dyas J, Gladman JR：Using an interview study of transport use by people who have had a stroke to inform rehabilitation. *Clin Rehabil* 18：703-708, 2004
8) Marshall SC, Molnar F, Man-Son-Hing M, et al：Predictors of driving ability following stroke：a systematic review. *Top Stroke Rehabil* 14：98-114, 2007
9) 山田恭平，加藤貴志，外川　佑，他：脳卒中ドライバーのスクリーニング評価日本版（J-SDSA）の基準値に関する検討．高次脳機能研究 38：239-246, 2018
10) Anstey KJ, Wood J, Lord S, et al：Cognitive, sensory and physical factors enabling driving safety in older adults. *Clin Psychol Rev* 25：45-65, 2005
11) Griffen JA, Rapport LJ, Bryer RC, et al：Awareness of deficits and on-road driving performance. *Clin Neuropsychol* 25：1158-1178, 2011
12) Barco PP, Stav WB, Arnold, et al：Cognition：a vital component to driving and community mobility. In：McGuire MJ, Davis ES（eds）：Driving Community Mobility Occupational Therapy Strategies Across the Lifespan, pp137-171, AOTA PRESS, Maryland, 2012
13) Schmidt J, Lannin N, Fleming J, et al：Feedback interventions for impaired self-awareness following brain injury：a systematic review. *J Rehabil Med* 43：673-680, 2011

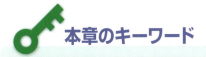
本章のキーワード

- ●ピアカウンセリング　ピア(peer)とは，同僚とか仲間という意味である．ピアカウンセリングとは，同じ境遇の人々がお互いに平等な立場で話を聞き合い，地域での自立生活を実現しようとするカウンセリングサポートのことである．

- ●障害者雇用率制度　国により定められたもので，2019年現在，民間企業2.2％，国・地方公共団体等2.5％，都道府県等の教育委員会2.4％と，それぞれその目標とする割合が示されている．達成企業には調整金や報奨金が支払われる一方，達成できない場合は納付金が徴収される．

- ●公安委員会　国には内閣総理大臣が所管する国家公安委員会と，都道府県警察の管理を行う都道府県公安委員会があり，後者は運転免許証の交付主体となっている．

高次脳機能作業療法学の発展に向けて

A 高次脳機能障害と作業療法士の関係

　本書では，高次脳機能は人において発達した脳機能であり，それが障害されると人間らしさの一部が失われる可能性があると繰り返し述べてきた．高次脳機能障害に対し，われわれ作業療法士はどう向き合っていけばよいだろうか．

　医学の進歩は目覚ましく，たとえば重度の脳塞栓に対して，t-PA（血栓溶解療法）によって脳血管を詰まらせた血栓を溶解させたり，血栓回収療法によって外科的に血栓を除去することができるようになってきた．このことによって，脳塞栓を発症しても，片麻痺や高次脳機能障害を呈することなく退院できる割合も増えてきた．

　養成校を卒業したあとの就職先でもっとも多いのは回復期病棟のあるリハビリテーション専門病院である．その回復期では約6割が脳卒中をはじめとした何らかの脳損傷を伴った対象者であり，就職先が老人介護保険施設や訪問リハビリテーションサービス施設であれば，その対象者の多くは何らかの高次脳機能障害を合併していることであろう．

　つまり，作業療法士のまわりには多くの高次脳機能障害を伴った対象者が存在し，1人ひとりの作業療法士の目の前にはその回復を願う対象者と家族がいるということである．

　高次脳機能障害は脳の機能障害であるが，それがADLやIADLといった対象者の日々の生活に大きな影響を及ぼすことは本書を読んで理解できたことと思う．高次脳機能障害の対象者と作業療法士との関係はまさにこの日々の生活場面でつながっているといっても過言ではない．だからこそ作業療法士が最前線に立って，対象者に向き合う必要がある．

B 作業療法士にできること

1 生活への影響を明らかにすること

　高次脳機能障害がそれを発症した対象者にとって，あるいは家族にとってどのような影響を与えたのか，もしくは与えているのかということについてのさらなる探求が必要といえる．高次脳機能障害の影響は検査場面だけにとどまらず，むしろ生活場面において，より重大な影響をもたらす場合がある．たとえば，半側空間無視はどうであろうか．検査場面では単に机上の1枚の紙面の一部を無視するだけだが，自動車の運転場面では重大な事故を引き起こしかねない．失行も同様である．検査場面で道具の使用を誤っても直接生活に影響を与えないが，その症状が回復しないまま退院し，1人で暮らす自宅に戻ったらどうなるかは容易に想像がつくであろう．

　作業療法士は高次脳機能障害を有する対象者の実生活へのさまざまな影響を明らかにしていく必要がある．そのためには，対象者の生活場面に寄り添いながら，生活の流れ，時間の流れに沿って観察するほかない．このような対象者の実生活への接近こそが作業療法士に求められていることな

のではないだろうか.

そして，最終的には対象者が高次脳機能障害の症状をどのようにとらえているのかという内省に迫ることこそが今後の課題といえよう．

2 新たな評価方法や治療方法を開発すること

リハビリテーションの領域ではさまざまな技術が発展してきている．たとえば，介護用ロボットの開発や歩行練習用の機器の開発がある．脳機能の解明や治療的応用の技術としても，fMRIを用いた大脳の機能部位の特定やNIRS（近赤外分光法）を用いた脳機能マッピング，さらにはrTMS（反復性経頭蓋磁気刺激法）と呼ばれる磁場の変化によって脳内のニューロンを興奮させ脳機能を調べたりする研究などが行われている．また近年では，バーチャルリアリティ（VR：仮想現実）の技術を使った評価や治療方法の開発がなされている．これらは工学的な技術応用であるが，そこにも作業療法士が積極的に活躍できる余地がある．

VRを用いた治療には運転技術を評価するものがあるが，これは主に半側空間無視の影響を調べるためのものである．また，VRと現実の生活空間を組み合わせたMixed Reality（MR）という技術も開発されている．たとえば室内の壁にさまざまなターゲットを表示させ，そこにリーチすることで半側空間無視の評価をしたり，治療的に応用しようとするものである．いずれも，進化する工学技術を応用して評価や治療に役立てようとするもので，いくつかの大学院で研究されている．このような最新の技術に触れながら，次世代の評価や治療の手段を開発する場に身を投じてみるのもよいだろう．

C 作業療法士をめざす皆さんに期待すること

作業療法士はリハビリテーションの職種において，もっとも広範囲にわたり多様な疾患や幅広い年齢の対象者に携わる専門職である．そのため，養成校のカリキュラムの科目も多岐にわたり，国家試験の出題範囲も広く，そこに挑む準備も大変なことと思う．そして，その苦労は臨床現場に出てからも続き，作業療法士である限りそれが途絶えることはないだろう．

ただ，医師が専門医制度に沿ってより専門化しているのと同様に，作業療法士や理学療法士もこれからはより専門的に1つの領域を極めていくようになると考える．その際に，向かう先のひとつとしてぜひ，高次脳機能障害領域を検討してみてほしい．

高次脳機能障害は人々の目に見えずらく，たとえそれに気づいたとしても対処方法がわからず，対象者ばかりでなくその家族や周囲の人々を混乱させ，時には絶望の淵に追いやってしまう．そこから対象者や家族を呼び戻すことができるのは，やはり，その生活に密着して評価や治療のできる作業療法士なのだと思う．

見えない障害を評価というスキルをとおして目に見える形にし，そのメカニズムや損傷した脳部位との関係について，関連知識をもとに説明し，そして戻るべき日常生活や社会に適応できるように誠心誠意支援できるとしたなら，こんなに素晴らしい職業はないのではないだろうか．

筆者だけではなく，高次脳機能障害をメインテーマとして臨床や研究に努力し続けている現役の作業療法士たちはそう思っているに違いないし，本書に携わってくれた先輩諸氏はまさにその努力を目に見える形で社会に還元しようとする領域に到達している人たちである．是非，本書の読者のなかからわれわれの仲間が増えることを期待している．そのことが高次脳機能作業療法学を発展させ，ひいては高次脳機能障害を抱える対象者に必ずや還元されるはずである．

さらに深く学ぶために

　本書を手に取り，高次脳機能障害に対する作業療法をより深く学んでみたいと思った方々に役立つ情報をお伝えしたい．筆者の経験から，高次脳機能分野の作業療法をさらに深く学ぶための入りかたには大きく3つ方法があると考える．その方法とは，①各種症状のメカニズムを学ぶこと，②新しく活用できる評価方法やより効果的な治療方法を探すこと，③対象者の声を聴くことである．以下にその具体的方法について紹介する．

各種症状のメカニズムを学ぶ

　高次脳機能障害の各症状はそれを有する何人かの対象者を担当し，評価や治療を実践していくなかで理解が深まる．しかしながら，その出現のメカニズムは対象者の評価や観察を繰り返しているだけでは理解できない．それはやはり目に見えないからである．さらに，メカニズムの理解がなぜ重要かというと，その理解がないまま治療を提供するのは，EBM，つまり根拠に基づいた医療とはいえないからである．本書でも各症状を理解するために最低限必要なメカニズムは紹介しているが，メカニズムの核心や最新の知見に迫るところまでは紙面の都合上紹介し切れていない．

　その解決策としてはやはり，高次脳機能の領域も医学の範疇に含まれるので，論文を読むことに尽きると思う．しかしながら，それは多大な労力と根気が必要な作業となる．筆者も作業療法士になりたての頃，病態失認や半側空間無視を合併した対象者を担当した際に特有の症状が出現するメカニズムがどうしても理解できず，関連する文献を読みあさった経験がある．文献は和文のものよりも英文のもののほうが豊富なので，時には英文の文献も苦労して読んだものである．その過程で1本の優れた文献に出会うと，引用文献からさらに興味深い文献にたどり着けたり，身近なところで研究している先生に出会ったりといったようによい連鎖反応が起こる．また，難しい英語の論文でも苦労して読むことによって，文中に出てくる専門用語を関連させて学ぶことができたり，次の1本が読みやすくなったりするものである．近年は和文英文ともに，総説や解説といったように，多くの論文をまとめて紹介しながら症状のメカニズムなどを解説している論文が掲載されるようになっている．各症状に関する研究の体系を理解するにはとても有用な手段となるであろう．

　各種文献を検索するにはGoogle Scholar（http://scholar.google.co.jp/）を利用するとよい．キーワードを入力するだけで学術論文のみを一瞬のうちに検索してくれるとても便利なサイトである．

　なお，多くの論文をもとにまとめられた専門書は参考書として有用である．その一部をあげる．

- 山鳥　重：神経心理学入門．医学書院，1985（わが国におけるこの分野のバイブル的な存在）
- 石合純夫：高次脳機能障害学 第2版．医歯薬出版，2012（メカニズムの解説が詳しい）
- 神経心理学コレクションシリーズ 各巻．医学書院（『記憶の神経心理学』（山鳥　重，2002），『失われた空間』（石合純夫，2009），『失行』（河村　満・他，2008）が個人的に特におすすめできる）

新しく活用できる評価方法や
より効果的な治療方法を探す

　本書でもできる限り高次脳機能障害の評価方法や治療方法を紹介しているが，まだ十分とはいえない．国内外ではいまも新たな評価方法や治療方法が研究，開発されている．それを探し出し，入手したいという欲求に駆られる日がくることと思う．その方法も前述したように，論文を検索し，そのなかから探し出すのが一番である．

　もう1つの方法は，高次脳機能障害を対象にした専門グループや学術団体，つまり研究会や学会に参加することである．代表的な研究会として，高次脳機能障害作業療法研究会がある．ここでは毎年の例会で，症例検討をとおした深い議論が行われている．高次脳機能障害を専門とする多くの先輩作業療法士から参考になる考え方や視点を学ぶことができる．また，高次脳機能障害に関する学会として，日本高次脳機能障害学会や日本神経心理学会がある．前者は作業療法士や言語聴覚士の会員も多く，学会のプログラムも療法士向けのものが多い．後者はどちらかというと専門医が多く所属する学会であり，学会のプログラムも医師向けの診断や症状の解釈が中心であるが，勉強になる点も多々ある．また，日本認知症学会や日本リハビリテーション医学会などでも高次脳機能障害に関するセッションが設けられている．入会方法や学会の参加方法についてはそれぞれのサイトを確認してほしい．自己研鑽のためにこれらの研究会や学会にまずは参加してみることこそが大事なのだと考える．きっと想像以上によい刺激が得られるはずである．

- 高次脳機能障害作業療法研究会(http://www.kouji-ot.com/)
- 日本高次脳機能障害学会(http://www.higherbrain.gr.jp/)
- 日本神経心理学会
（http://www.neuropsychology.gr.jp/）

対象者の声を聴く

　勉強やスポーツ，文化活動，あるいは病気や怪我，そして失恋に至るまで，それを経験した人にしかわからないことはたくさんある．高次脳機能障害は療法士自身は経験できないものであるからこそ，症状のとらえ方やそれを抱えたときの感情などを知るために，実際に経験した対象者や家族の声に耳を傾けることも非常に重要である．

　本書のCOLUMNでもいくつか紹介したが，実際に高次脳機能障害を経験した人たちが自身の体験を本にまとめている．一般書として書かれたものもあるが，われわれ療法士にとっても非常に貴重な情報源となりうる．

- 柴本　礼：日々コウジ中—高次脳機能障害の夫と暮らす日常コミック．主婦の友社，2010
- 小林春彦：18歳のビッグバン—見えない障害を抱えて生きるということ．あけび書房，2015
- 鈴木大介：脳が壊れた．新潮社，2016
- 鈴木大介：脳は回復する—高次脳機能障害からの脱出．新潮社，2018

索引

*用語は，片仮名，平仮名，漢字(第1字目の読み)の順の電話帳方式で配列した．
*数字で始まる用語は「数字・欧文索引」に掲載した．
*太字は主要説明箇所を，🗝はキーワードのページを示す．

和文

あ

アーチファクト　20, 43🗝
アイパッチ　122
アウェアネス　11, 43🗝
アウェアネストレーニング　245
アクティビティ，認知症に対する
　　　167
アセチルコリン　12
アナルトリー(発語失行)　70
アパシー　145
アフォーダンス　93
──，失行症の　211
アライメント　266🗝
アルコール性認知症　159
アルツハイマー病　158
誤りなし学習　62, 166

い

イメージトレーニング　124
入れ子現象　114
医師　39
医療ソーシャルワーカー(MSW)
　　　39
移乗動作，左半側空間無視に対する
　　　230
意志　129
意識　11
意思決定　142
意味記憶　56
──の障害　58
意味性錯語　70
意味性錯書　71
意味性錯読　71
一般就労　281
一般職業適性検査　286
逸脱行動　158

う

ウィスコンシンカードソーティング
　テスト(WCST)　133

ウィリス動脈輪，大脳動脈輪　19
ウェクスラー記憶検査(WMS-R)
　　　61, 160
ウェクスラー成人知能検査(WAIS-
　Ⅲ)　28, 62, 215
ウェルニッケ-リヒトハイムの失語
　図式　73
ウェルニッケ失語　72
ウェルニッケ野　72
ヴァン・ヘーテンの評価　89
ヴィゴツキーテスト　133
迂言　70
運転　293
運転行動モデル，Michonの　295
運動維持困難　84
運動覚促通　74
運動企図　86
運動機能　3
運動の生じる3つの要素　210
運動無視　84

え

エピソード記憶　56
──の障害(健忘)　58
エンパワメント　167
遠隔記憶　57

お

音韻性・深層性失読　71
音韻性錯語(字性錯語)　70
音声模倣　7

か

カード分類課題　177
カクテルパーティ効果　48
カテゴリー分類　103
仮名ひろいテスト　51
「書く」の障害　71
画像失認　214
画像の診かた　19
介護者負担感尺度　165
介護福祉士　40
介護老人保健施設　258, 266🗝

回想法　167
灰白質　15
改訂長谷川式認知症スケール
　(HDS-R)　28, 60, **160**
海馬　16
──の損傷　59
階層性モデル　59
外頸動脈　19
外胚葉　4
概念機能　128
──の評価　133
鍵探し検査　243
拡散強調画像(DWI)　21
拡大・代替コミュニケーション　79
覚醒　11
頭文字手がかり法　63
革細工(クラフトワーク)　208
看護師　39
喚語困難　70
間脳　4
感覚機能　3
感覚情報との統合トレーニング
　　　228
感覚奪　262
感度の障害　48
管理栄養士　39
監視上の注意システム(SAS)
　　　49, 141
環境調整　251
──，記憶障害の対象者に対する
　　　64
──，視覚失認の対象者に対する
　　　220
──，失行の対象者に対する　92
──，失認の対象者に対する　107
──，社会的行動障害の対象者に対
　する　152
──，遂行機能障害の対象者に対す
　る　138
──，注意障害の対象者に対する
　　　54
──，認知症の対象者に対する
　　　167

環境調整
　——，半側空間無視の対象者に対する　**125**, 228
簡易自動車運転シミュレータ　297
簡易上肢機能検査(STEF)　243
観念運動失行　83, 204
観念失行　82, 204
眼胞　4
眼窩耳孔線　22

き

「聴く」の障害　69
キーワード法　124
ギャンブリング課題　148
企画　129
企業在籍型ジョブコーチ　283
利き手　10
記憶　6
記憶障害　56, 156, 184
　——，血管性認知症の　264
記銘(符号化)　56
基本情動　9
機能再編成法　79
機能的自立度評価法(FIM)　30
機能適応法　181
擬似就労体験　286
擬人化　101, 114
拮抗失行　83
逆転模写課題　116
逆向健忘　58
休職　284
共鳴反応　9
鏡映文字　71
近時記憶　57

く

クラフトワーク(革細工)　208
グループ療法　278
空間　112
　——の認知　7
空間性注意　47, 112
車椅子駆動，左半側空間無視に対する　231

け

ケアマネジャー　39
ゲルストマン症候群　100
　——の評価　104
形態性錯書　71
系統発生　43

系列課題，失行に対する　207
系列行為　87
計算課題，電卓を用いた　177
軽度認知障害(MCI)　156
慶應版WCST　133
血管性認知症　258
見当識障害　59, 156
健忘　56, 58, 156
　——，エピソード記憶の障害　58
幻覚　157
言語　7
言語聴覚士　39
言語領野　73
原始皮質　16

こ

コース立方体組み合わせテスト　28, 200, 243
コミュニケーション，失語の対象者との　209
コミュニケーション障害　68
コルサコフ症候群　60, 170
古皮質　16
固執　146
語性錯語　70
語性錯書　71
語性錯読　71
誤信念　171
誤認　157
誤認妄想　157
公安委員会　305
公共職業安定所(ハローワーク)　283
交叉性失語　74
興奮　157
後頭葉　15
行為　81
　——の誤り　88
　——の効率化　129
行為の認知モデル，ロティらの　90, 207
行動・心理症状(BPSD)　156, 258
行動観察，社会的行動障害の　148
行動観察評価，遂行機能障害に対する　136
行動性無視検査　30, **118**, 235
行動評価尺度　52
攻撃性　157
更衣動作
　——，失語症に対する　198

　——，左半側空間無視に対する　230
　——の課題　178
効果的な成果　129
効果判定　35
高次脳機能　**3**
高次脳機能障害
　——，小児の　270
　——の回復過程　193
　——の定義　281
高次脳機能障害及びその関連障害に対する支援普及事業　269
高次脳機能障害支援拠点機関　269
高次脳機能障害支援事業　269
高次脳機能障害支援普及事業　269
高次脳機能障害支援モデル事業　269
高次脳機能障害診断基準　281
高次脳機能スクリーニング検査　29, 195
構音障害　170
心の理論　9, 143
心の理論課題　148
混合型超皮質性失語　74

さ

サヴァン症候群　37
左右障害　100
作業活動　210
作業記憶(ワーキングメモリ)　56, 128
作業療法士の役割　39
作業療法の実践過程　26
再帰性発話　70
再生(検索)　56
再評価　36
　——による効果判定　35
作話　60
錯書　71
錯文法　70
錯乱状態　170

し

シニョーレの分類　82
シルビウス溝　15
ジェスチャー　87
　——の練習　91
ジャルゴン　70, 170
ジョブコーチ　40, **283**
支援拠点機関　269

索引

使用行動　84
使用失行（観念失行）　82
刺激–促進法，シュールの　79
肢節運動失行　**83**, 204
施設間連絡票　36
視覚　7
視覚イメージ法　63
視覚失調　109
視覚失認　**98**, 212
　―― の評価　102
視覚性注意障害　109
視覚走査　106, 123, 171🔑, 228
視床　17
視野欠損　106
視野の評価　117
字性錯語（音韻性錯語）　70
字性錯書　71
字性錯読　71
自己意識（メタ意識）　11
自己教示（法）　**54**, 182
自己身体　112
　―― の評価方法　120
　―― 部位失認　100
　―― 無視　113
自己中心枠障害説　116
自叙伝的記憶検査　60
自動詞的行為　82, 170🔑
自動車運転　293
自動性と意図性の解離　87
自発性　142
持続性注意の障害　48
時間伸長法　63
時間判断検査　243
失行　**81**, 204
　―― に対する戦略的トレーニング　93
失構音（発語失行）　70
失語　**68**, 194
　―― の有無　27
　―― の対象者とのコミュニケーション　209
失語症スクリーニング検査　195
失算　100
失書　100
失読失書　100
失認　97
失文法　70
失名詞失語　74
嫉妬妄想　157
社会的技能訓練（SST）　252

社会的行動障害　**142**, 249
社会的認知機能　143
手指失認　100
終脳　4
習慣化排尿療法　167
就労　40, 278
就労移行支援事業所　283
就労継続支援事業所　283
就労支援　281
就労支援ワーカー　40
就労定着支援事業所　283
瞬時記憶　47
純粋語唖（発語失行）　74
純粋語聾　74, 100
純粋失書　74
純粋失読　74, 98, 103, 214
初回評価　27
所属感　170🔑
書字　**71**, 119
小児の高次脳機能障害　270
消去現象　114
焦燥　157
象徴動作　206
障害者雇用　282
障害者雇用納付金制度　282
障害者雇用率制度　282, 305🔑
障害者試行雇用事業（トライアル雇用）　283
障害者就業・生活支援センター　283
障害者職業センター　283
障害者職業能力開発校　283
障害者総合支援法　283
上行経路　12
上中下検査　141
常同行動　171🔑
情動　**9**, 142
情動発現　143
情報収集　26
職業カウンセラー　40
職業準備性（レディネス）　284
職業前評価　286
触覚失認　100
　―― の評価　103
身体パラフレニー　114
神経学的所見　266🔑
神経管　4
神経心理学　14
神経心理学的所見　266🔑
神経認知障害　249
進行性核上性麻痺　159

進行性失語　74
新造語　70

す

スクリーニングテスト　28, 43🔑
　――, 失語の　74
ストループ効果　140
ストループテスト　140
スプーンの使用練習，失語に対する　198
図表作成課題　178
遂行機能　140
　―― の評価　133
　―― のプロセス　129
遂行機能障害　**128**, 156, 242
　―― の質問表　259
遂行機能障害症候群の行動評価（BADS）　**134**, 243
数字
　―― の逆唱課題　50
　―― の順唱　50
　―― の順唱・逆唱　132

せ

セーフティナビ　301
セロトニン系　160, 171🔑
せん妄　156
正常圧水頭症　159
生活健忘チェックリスト　62
精神性注視麻痺　109
選択性注意の障害　48
線分二等分課題　118
線分抹消課題　118
全失語　74
全般性注意　47, 174, 223
全般性注意障害　117
全般的刺激法　181
前向健忘　58
前帯状回　16
前帯状皮質　17
前大脳動脈　19
前頭前野　242
前頭側頭型認知症　159
前頭葉　5, 15
前頭葉機能検査　243
前脳　4
前脳基底回路　58

そ

ソマティック・マーカー　142

相貌失認 **99**, 214
　──の評価 103
総頸動脈 19
即時記憶 57
側性化，言語機能の 72
側頭葉 15

た
ターゲット行動（標的行動） 187
タイムアウト 151
ダブルデイジー（模写試験）
　　　　　　　　　　119, 195
他動詞的行為 82, 170
他人帰属化 101, 114
他人の手徴候 84
多職種連携 **39**, 41
体幹の回旋 122
対象認知 7
　──の障害 97
帯状回 15, 16
大脳 4, 15
　──の左右差 24
　──の側性化 10
大脳基底核 16
大脳動脈輪（ウィリス動脈輪） 19
大脳皮質 4, 16
大脳辺縁系 16, 43
脱抑制 145, 147, **158**
短期記憶 57

ち
チェックリスト 64
地域活動支援センター 283
地域包括ケアセンター 43
地理的障害 188
治療根拠 34
治療プログラム 32
治療目的 32
治療目標 31
知覚型視覚失認 **98**, 103
知覚の再教育 106
着衣失行 83
着衣動作障害 190
中心溝 22
中大脳動脈 19
中脳網様体 12
注意 **6**, 223
　──の分配性 182
注意システム，監視上の 141
注意障害 **47**, 174, 242

長期記憶 57
超皮質性運動失語 73
超皮質性感覚失語 73
調理動作の課題 178
聴覚 7
聴覚失認 100
　──の評価 103
聴覚性検出検査（AMM） 32
聴覚的記銘力 69
陳述記憶 56, 170

つ・て
椎骨動脈 19
ディジットスパン，数字の順唱 50
手続き記憶の障害 59
定時的排尿療法 166
転換性注意の障害 48
伝導失語 73

と
トイレ動作練習，失語に対する
　　　　　　　　　　　　199
トップダウンアプローチ 35
　──，視覚失認に対する 219
トライアル雇用（障害者試行雇用事業） 283
ドパミン系 160, 171
ドライビングシミュレータ 297
島皮質 15
統合型視覚失認 98
頭頸部の右向き傾向 114
頭頂葉 15
動物園地図検査 243
動物園迷路課題 134
同側性本能性把握反応（本能性把握反応） 84
同名性半盲 171
道具の強迫的使用現象 84
道路交通法 293
読字 119
　──の評価 103

な
なぞり読み 107
内頸動脈 19
内胚葉 4
喃語 43

に
二重解離の原理 14

二重課題 51
日常観察による注意評価スケール（ARS） 52
日課表の掲示 64
認知，空間と対象の 7
認知行動療法 251, 266
認知刺激療法 166
認知症 **155**, 258
認知神経心理学的方法 79

ね・の
ネットワークモデル 59
脳
　──の構造 15
　──の発生 4
脳解剖（PI） 15
脳灌流画像 21
脳機能局在 15, 43
脳血管性認知症 158
脳血流検査 253
脳損傷者のための通院プログラム，ラスク研究所の 53, 138
脳断層画像 22
脳地図 15, **18**
脳梁失行 84

は
ハノイの塔 60, 133
ハローワーク（公共職業安定所）
　　　　　　　　　　　　283
ハンチントン病 159
バイタルサイン 266
バリント症候群 109
パペッツの回路 58
パラチェック老人行動評定尺度（PGS） 259
パントマイム 206
　──，道具使用の 87
パントマイム失行（観念運動失行）
　　　　　　　　　　　　83
歯ブラシの使用練習，失語に対する
　　　　　　　　　　　　198
背側視覚路 98
背背側視覚路 98
配置型ジョブコーチ 283
配分性注意の障害 48
排尿自覚刺激行動療法 166
徘徊 157
白質 4, 16
箸の使用練習，失語に対する 198

発語失行　**70**
発動性　142
「話す」の障害　70
反響言語　70
半身異常感覚　101
半身パラフレニア　101
半側空間無視　**112**, 127, 223, 233
半側身体失認　101
　──の評価　104
汎化　266

ひ

ピアカウンセリング　252, 305
びまん性軸索損傷　266
皮質下失語　74
皮質基底核変性症　159
皮質盲　102, 171
非言語的コミュニケーション，失語の対象者との　209
非所属感　114
非陳述記憶　56
被害妄想　157
左半側空間無視　225
左方向への探索　124
表象　171
表象地図障害説　116
表情認知課題　148
表層性失読　71
評価結果の解釈　32
標準意欲評価法　147
標準高次視知覚検査（VPTA）
　　　　104, 120, 215
標準高次動作性検査（SPTA）
　　　　30, **88**
標準失語症検査（SLTA）　**75**, 195
標準注意検査法（CAT）　30, **52**, 253
標的行動（ターゲット行動）　187
病態失認　**101**, 110, 114
　──の評価　104
描画課題　119

ふ

フィードバック，半側空間無視対象者に対する　123
フィネアス・ゲイジ　153
フォローアップ　36
フロスティッグ視知覚学習ブック
　　　　106
ブローカ失語　72
ブローカ野　72

ブロードマン
　──のエリア　5
　──の脳地図　18
プリガターノの能力判定表　148
プリズム順応（課題）　122, 233
プログラム学習法　79
プロソディーの障害　70, 170
プロトン強調画像（PD）　20
不安　157
不穏　157
不潔行為　158
不眠　157
符号化（記銘）　57
負の心理反応　146
復唱の障害　70
復職　284
　──，注意障害者の　181
福祉的就労　283
腹側視覚路　98
腹背側視覚路　98
物体失認　213
物品
　──の呼称　102
　──の模写　103
物品探索課題　106
文章入力課題　178

へ

ベントン視覚記銘検査　200
ペーシングの障害　190, 266
ペグボード　124
片麻痺憎悪　101, 114
扁桃核　17

ほ

ボトムアップアプローチ　35
　──，視覚失認に対する　220
ポーテウス迷路　134
保健師　40
保持（貯蔵）　56
方向性運動低下説　115
方向性注意　174, 223
方向性注意障害説　115
訪問型ジョブコーチ　283
報酬−損失勘定　144
本能性把握反応（同側性本能性把握反応）　84

ま

マズローの欲求構造　144

街並失認　**99**, 214
抹消課題　118

み

三宅式記銘力検査　61
見捨てられ妄想　157
身振り失行（観念運動失行）　83
道順障害　99

め

メタ意識（自己意識）　11
メタ認知　171, 245
メタ認知トレーニング，遂行機能障害に対する　137
メモリーノート　63
迷路課題　133

も

モダリティ　266
もの盗られ妄想　157, 171
模写課題　119
模倣，手指パターンの　206
妄想　157
妄想性半側身体失認　101
目的行動　129
目標管理トレーニング，遂行機能障害に対する　137
問題解決トレーニング，遂行機能障害に対する　137
問題点の抽出　31

や・ゆ

ヤコブレフのトルク　24
役割チェックリスト　261
薬剤師　39
優位半球　10

よ

予定記憶　57
余剰幻肢　101
「読む」の障害　71
幼児期健忘　6
抑うつ　157
抑制　145
欲求構造，マズローの　144

ら

ラスク研究所　53
　──の治療戦略，情動コントロール障害に対する　151

ラスク研究所
　──の認知トレーニング　138
ラテラリティ　10

り・る

リーディングスパンテスト　132
リープマン
　──の失行の定義　**81**, 204
　──の第2水平図式　85
リバーミード行動記憶検査
　　　　　　　　　　61, 161
リハビリテーションゴール　31
リボーの法則　58, **170**

利点の抽出　31
理学療法士　39
流暢性の障害　70
臨床的認知症尺度(CDR)　161
類音性錯書　71

れ・ろ

レーヴン色彩マトリックス検査
　　　　　　　　　　28, 200
レイの複雑図形　**61**, 216
レディネス(職業準備性)　284
レビー小体型認知症　159
劣位半球　10

連携，就労支援における　288
連合型視覚失認　99, 103
ロティらの行為の認知モデル
　　　　　　　　　　92, 208

わ

ワーキングメモリ(作業記憶)
　　　　　　　　　　56, 128
　──の障害　242
　──の評価　132
ワークサンプル幕張版　286

数字・欧文

3つの山課題　8

A

action disorganization syndrome
　(ADS)　82
active touch　91
activity　210
ADLトレーニング，左半側空間無
　視に対する　229
agnosia　97
alien hand syndrome　84
allocortex-old pallium　16
Alzheimerization Bias　264
amnesia　56
anosognosia　101
apathy　145
Applied Behavioral Analysis
　(ABA)　251
apraxia　81
archicortex　16
attention　47
Attention Process Training(APT)
　　　　　　　　　　　53
Attention Rating Scale(ARS)　52
Audio Motor Method(AMM)
　　　　　　　　　　32, 51
auditory agnosia　100
augmentative and alternative
　communication(AAC)　79

autopagnosia　100

B

Bálint 症候群　109
Barthel Index　30
Behavioral and Psychological
　Symptoms of Dementia(BPSD)
　　　　　　　　156, 258, 264
Behavioral Assessment for
　Attention Disturbance(BAAD)
　　　　　　　　　　　52
Behavioural Assessment of the
　Dysexecutive Syndrome(BADS)
　　　　　　　　134, 161, 243
Behavioural Inattention Test(BIT)
　　　　　　　30, 32, 118, 235
Benton 視覚記銘検査　200
body part as object(BPO)
　　　　　　　　　　83, 206
BPSD-AS　164
Brodmann area(BA)　5

C

Catherine Bergego Scale　**120**, 236
CI(constraint-induced)療法　79
Clinical Assessment for Attention
　(CAT)　30, **52**, 161, 253
Clinical Assessment for
　Spontaneity(CAS)　147
Clinical Dementia Rating(CDR)
　　　　　　　　　　161, 259

Cognitive Estimation　133
Color Stroop Test　141
computed tomography(CT)　19
Computer-assisted Attention
　Training(CaAT)　253
Continuous Performance Test
　(CPT)　51

D

dementia　155
diffusion weighted image(DWI)
　　　　　　　　　　　21
digit span　50
Disability Assessment for Dementia
　(DAD)　165
dual task　51
Dysexecutive Questionnaire(DEX)
　　　　　　　　136, 243, 259

E

errorless learning　62, 166
extrapersonal space　112
eye patch　122

F

Fluency Test　133
fluid attenuated inversion recovery
　(FLAIR)画像　20
Frontal Assessment Battery(FAB)
　　　　　　　　134, 161, 243
Frostig 視知覚学習ブック　106

Functional Independence Measure（FIM） 30
functional MRI（fMRI） 19

G

General Aptitude Test Battery（GATB） 286
generalized attention 47
Gerstmann syndrome 100
grandmother cell 67

H

Hanoi の塔 60
Hasegawa's Dementia Scale-Revised（HDS-R） 28, **160**
hemiasomatognosia 101
HN 利き手テスト 10
Huntington 病 159

I

ICF 分類，高次脳機能障害の 34
ideational apraxia 82
ideomotor apraxia 83

J・L

J-SDSA 297
Liepmann の失行の定義 **81**, 204

M

magnetic resonance imaging（MRI） 19
major neurocognitive disorder 155
Makuhari Work Sample（MWS） 286
medical social worker（MSW） 39
memory updating 132
Michon の逆転行動モデル 298
mild cognitive impairment（MCI） 156
mild neurocognitive disorder 156
Mini Mental State Examination（MMSE） 28, 32, 60, **160**, 259
motor impersistence 84

N

near infrared spectroscopy（NIRS） 19
neurocognitive disorder 248

Neuropsychiatric Inventory（NPI） 162
neuropsychology 14
N 式 ADL 164

O

Open Loop Pointing 課題 234
orbitomeatal base line 22

P

Paced Auditory Serial Addition Test（PASAT） **51**, 132
Papez の回路 58
Paracheck Geriatric Rating Scale（PGS） 259
Patient Competency Rating Scale（PCRS） 253
perfusion image（PI） 21
peripersonal space 112
personal neglect 113
personal space 112
phantom limb 101
Phineas Gage 153
Porteus 迷路 134
Position Stroop Test 141
positron emission tomography（PET） 19
PQRST（preview, question, read, self-recitation, test）法 63
pre-frontal-cortex（PFC） 242
Prigatano の能力判定表 148
primary progressive aphasia（PPA） 74
Promoting Aphasics' Communicative Effectiveness（PACE） 79
proton density（PD）画像 20
Pusher 症候群 95

Q・R

QOL 低下，運転中止による 293
Raven 色彩マトリックス検査 **28**, 200
Reality Orientation Method（RO 法） 165
Rey-Osterrieth Complex Figure Test（Rey の複雑図形） **61**, 200, 216
Ribot の法則 58
right neck rotation 114

Rivermead Behavioral Memory Test（RBMT） **61**, 161
Rothi の行為処理モデル 208
Rusk 研究所 53
—— の治療戦略，情動コントロール障害に対する 151
—— の認知トレーニング 138

S

savant syndrome 37
Self-Care Rating for Dementia, Extended（SCR-DE） 164
sensory deprivation 262
Signoret の分類 82
Simple Driving Simulator（SiDS） 297
Simple Test for Evaluating Hand Function（STEF） 243
single photon emission computed tomography（SPECT） 19, 253
social skills training（SST） 252
somatoparaphrenia 101, 114
spatial attention 47
Standard Language Test of Aphasia（SLTA） **75**, 195
Standard Performance Test for Apraxia（SPTA） 30, **88**
Straight Ahead Pointing 課題 234
Stroke Drivers Screening Assessment（SDSA） 297
supervisory attention system（SAS） **49**, 141

T

T1 強調画像 20
T2 強調画像 20
tactile agnosia 100
Theory of Mind（ToM） **143**, 148
Tinkertoy Test 134
Trail Making Test（TMT） 32, **51**, 161

U・V

unilateral spatial neglect（USN） **112**, 233
van Heugten の評価 89
visual agnosia 98
Visual Perception Test for Agnosia（VPTA） **104**, 120, 215
Vygotsky Test 133

W

Wechsler Adult Intelligence
　Scale-Third Edition(WAIS-Ⅲ)
　　　　　　　　　　28, 62, 215
Wechsler Memory Scale-Reviced
　(WMS-R)　61, 160
Western Aphasia Battery(WAB)
　　　　　　　　　　　　75
Wisconsin Card Sorting Test
　(WCST)　133

Y・Z

Yakovlevian anticlockwise torque
　　　　　　　　　　　　24
Zarit Burden Interview(ZBI)　165